Ta 28/3
T.1100.
—I

TRAITÉ

DE
LA STRUCTURE
DU CŒUR,
DE SON ACTION,
ET
DE SES MALADIES.

Par M. SENAC, Médecin Consultant du Roy.

Multùm egerunt qui ante nos fuerunt, multùm etiam adhuc restat operis,
multùmque restabit ; nec ulli nato post mille sæcula præcludetur
occasio aliquid adjiciendi. Ann. Seneca.

TOME PREMIER.

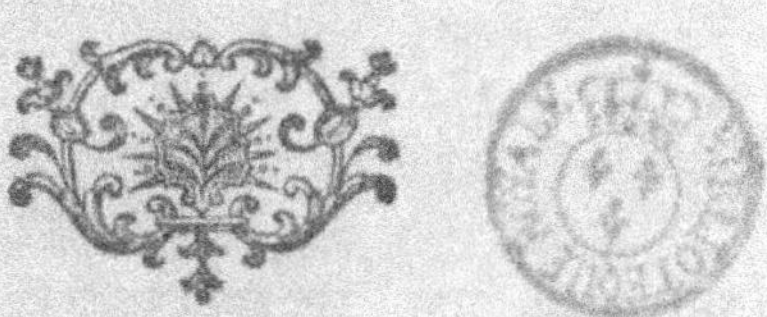

A PARIS,

Chez JACQUES VINCENT, rue & vis-à-vis l'Eglise
de S. Severin, à l'Ange.

***

M DCC XLIX.
AVEC APPROBATION ET PRIVILEGE DU ROY.

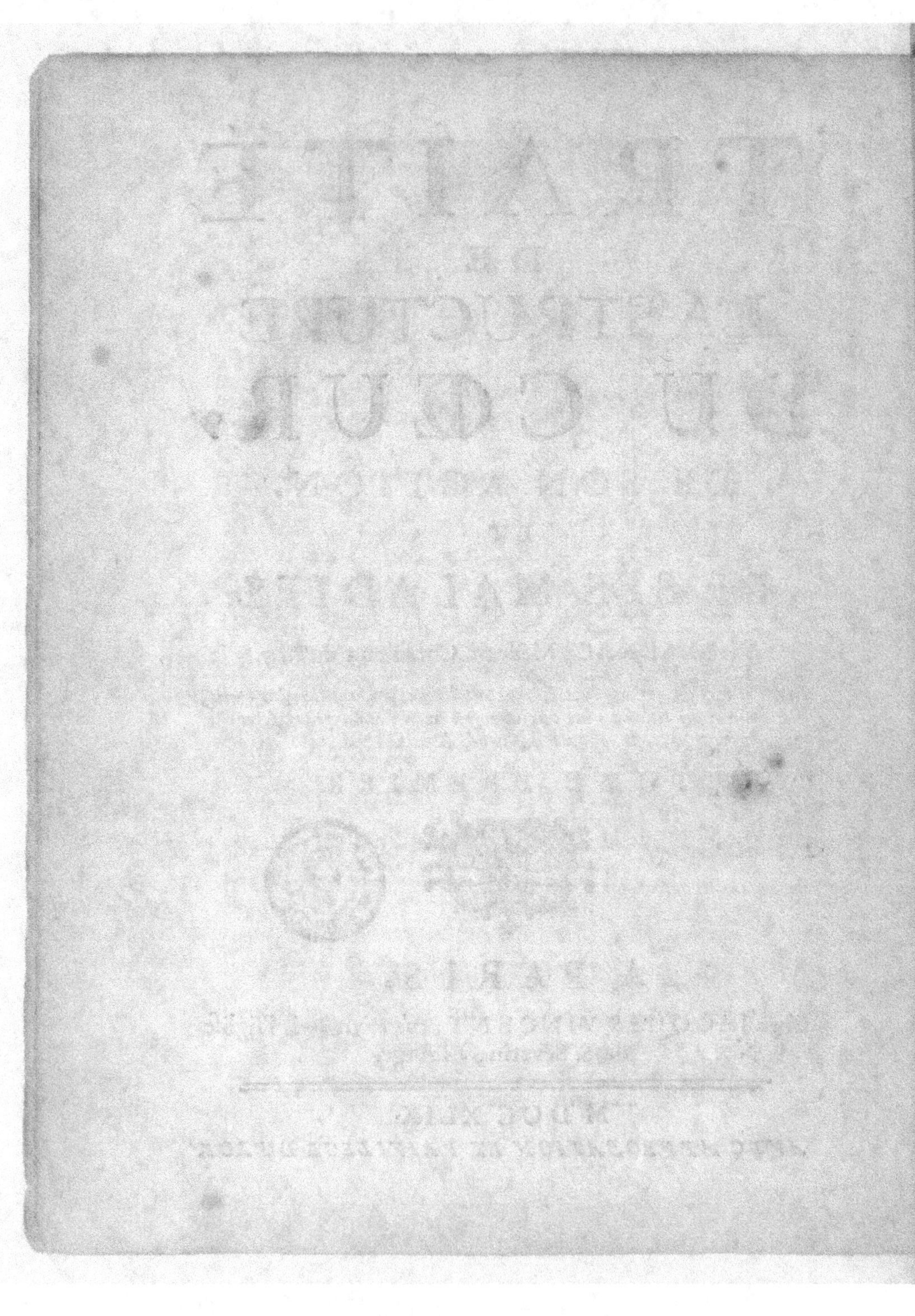

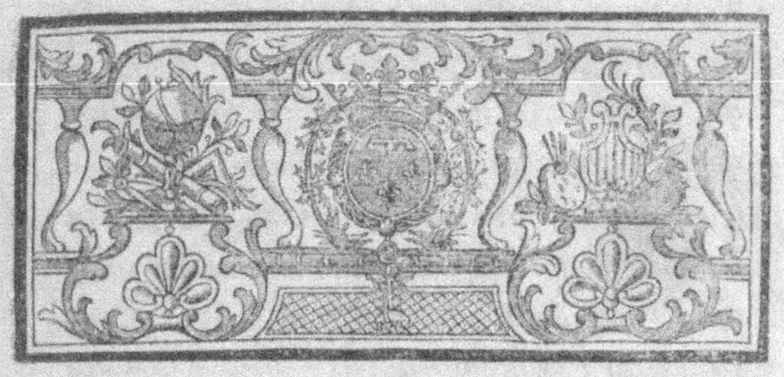

A
MONSEIGNEUR
LE DUC D'ORLEANS.
PREMIER PRINCE DU SANG.

ONSEIGNEUR,

*Ce n'est ni à votre rang, ni à votre
nom, que je rends un hommage en vous
présentant mes travaux. La Philosophie,*
MONSEIGNEUR, *respecte les titres
que donne un Auguste naissance, mais elle*

n'eſt point éblouie de l'éclat des grandeurs ;
elle perce à travers les ornemens étrangers
qui déguiſent les hommes, & les enviſage tels
qu'ils ſont en eux-mêmes. Vous n'avez pas
à craindre , MONSEIGNEUR, la
ſévérité de ſes regards : elle trouve en vous
un Prince-dont elle a formé l'eſprit & le
cœur, un Philoſophe qui la cultive pour elle-
même , & pour s'inſtruire ; un Protecteur
digne d'elle , je veux dire , un Protecteur
éclairé. C'eſt à ces ſeuls titres , indépendans
de la naiſſance, du hazard, & de l'opinion,
que j'offre ce tribut ; il ſera un témoignage
de ma reconnoiſſance & du profond reſpect,
avec lequel je ſuis ,

MONSEIGNEUR,

Votre très-humble & très-obéiſſant
ſerviteur SENAC.

PRÉFACE.

LE Cœur est un de ces premiers mobiles où l'industrie & les vûes de la Nature éclatent de toutes parts ; il est le principe de la vie, la source de ce feu qui ne s'éteint qu'avec elle, le premier agent sensible qui anime les parties, le dernier qui perd son activité, c'est, si je puis m'exprimer ainsi, l'ame materielle de tous les corps vivants ; son action est ce mouvement perpetuel que l'art n'a pu imiter ; son tissu forme une machine, dont le genie le plus fertile en inventions n'imagineroit jamais la structure. Sous une simplicité apparente, il offre un assemblage d'instrumens aussi variés que nombreux ; mais quand on les a développés, on ne sçauroit pénétrer jusqu'au principe de leur action. Elle est attachée à des ressorts invisibles qu'une obscurité profonde nous cachera toûjours.

Un organe si merveilleux a occupé long-tems les anciens Philosophes, mais avec peu de succés, quoiqu'ils en fussent peut-être satisfaits. Hippocrate, plus attentif aux effets qu'aux principes, a ébauché à peine la structure du cœur. Platon, accoutumé à déguiser les objets sous des images étrangéres plûtôt qu'à les approfondir, l'a représenté comme une espece de divinité. Tous, en l'admirant sans le connoître, lui ont accordé les priviléges de l'intelligence même. Selon toute l'antiquité le cœur partage avec l'ame l'empire qu'elle a sur le coprs, ou plûtôt il renferme en lui une

ame particuliere ; il eſt le principe du ſentiment &
des paſſions auxquelles il eſt ſoumis, & dont il reçoit
les premieres impreſſions. La ſuperſtition, encore plus
ridicule que la Philoſophie, l'a érigé en oracle. Les
Aruſpices l'ont conſulté pour y chercher le deſtin des
états. A meſure que les Phyſiciens ont été plus éclairés
ils l'ont dépouillé de ce merveilleux imaginaire ; mais
en le réduiſant à une machine hydraulique, ils y ont
vû des merveilles plus réelles qui ne ſont pas moins
ſurprenantes.

Ce qui peut ſeulement amuſer la curioſité dans
cette machine n'eſt pas l'objet de mes recherches.
Il eſt vrai qu'un tel amuſement eſt digne de l'eſprit
& de la raiſon ; c'eſt envain qu'une philoſophie trop
ſévére & trop groſſiére voudroit tout ramener à l'utilité des corps. L'eſprit a ſes beſoins & ſes plaiſirs qui
peuvent l'occuper. Il ſeroit heureux pour nous qu'il
pût ſéparer plus ſouvent ſes intérêts de ceux de la machine à laquelle il eſt attaché par des liens ſi étroits,
& qu'il ignore lui-même.

Mais dans la Médecine cette ſévérité, qui nous
interdit tout ce qui eſt inutile, devient une loi. Les
maladies & leurs dangers, les cauſes que la nature
nous a cachées avec tant de ſoin, les remédes qu'elle
ſemble nous refuſer, puiſqu'il faut, pour ainſi dire,
les lui dérober, voilà les ſeuls objets qui doivent occuper l'eſprit. C'eſt une infidélité meurtriere que de
donner à des amuſemens un tems qu'on doit à la
vie des hommes.

Conduit par de tels principes je n'ai cherché, même
dans ce qui eſt curieux, que des lumiéres qui puiſſent
nous guider dans l'art de guérir. Il y a plus de vingt ans
que j'avois tenté de débrouiller la ſtructure du cœur.

Le fonds de mes recherches étoit destiné à l'Académie;
elles lui appartenoient comme au Tribunal des sciences; mais de longues discussions, l'histoire des expériences & des observations, m'entraînerent plus loin
que je ne croyois. Ces détails étoient nécessaires dans
cet ouvrage pour qu'il fût plus instructif, ils ne me per-
mirent pas de me renfermer dans les bornes des Mémoires; les seules découvertes ont le droit d'y entrer.

Des objets qui intéressent la vie des hommes m'é-
cartérent encore davantage de mon premier projet:
ce sont les maladies du cœur, maladies fréquentes,
difficiles à connoître & à guérir, l'écueil ordinaire de
tant de malades & de tant de Médecins. Les fautes
auxquels j'ai vû les plus grands hommes exposés sans
qu'ils les eussent soupçonnées; des décisions hazardées & démenties par l'évenement, des remédes pres-
crits avec assurance & sans lumiéres; des opinions
fausses & accréditées, de vaines disputes, ou des
dissensions dans un Art où les esprits devroient se
réunir; tous ces égaremens dont le genie même n'a
pû se préserver, fixerent mes vûes sur les maladies
du cœur; je voulus donc tracer le tableau de ces
maux, exposer les difficultés qui nous les cachent &
les rendent si rebelles; ce seroit être fort éclairé que
de connoître ces difficultés; elles seroient un frein pour
des esprits, dont l'ignorance hardie ne connoît point
le doute, & ne craint point l'erreur.

De telles maladies n'offrent pas une matiére vaste,
si on en juge par les bornes où elles sont renfermées
dans les écrits dogmatiques des Médecins; diffus sur
des sujets faciles, ils sont stériles sur ces maux. Con-
sultez Sennert, Riviére son copiste, Hoffmann, qui
auroit mieux écrit s'il eût été moins fécond, ces Au-

teurs de tant de confultations, qui ne font qu'un commerce mercénaire entre des Médecins avides & des
malades crédules; que trouvons-nous dans leurs Ouvrages? Des préceptes vagues ou arbitraires fur la palpitation; des préjugés fur les polypes; diverfes obfervations peu exactes fur l'hydropifie du péricarde; des
hiftoires d'accidens furprenants qui prouvent également
le pour & le contre; voilà ce qui a épuifé le
fçavoir de plufieurs Écrivains qui ont vieilli dans
l'exercice de l'art. Telle eft l'expérience qui n'eft pas
conduite par des lumiéres : elle voit, comme on l'a
dit, les malades, & ne voit point les maladies. Sans
des obfervations détachées, qui font répandues dans
une infinité d'ouvrages, les maladies du cœur feroient
auffi obfcures que du tems d'Hippocrate.

Dès que j'entrai dans le détail, tout me parut concourir à nous faire illufion dans les maladies du cœur.
Elles font différentes fous les mêmes dehors; l'hydropifie de poitrine & l'hydropifie du péricarde s'annoncent par les mêmes fymptomes; le volume du
cœur, la dilatation des oreillettes, le calibre de
l'aorte dilaté ou rétréci, l'action déréglée des nerfs,
produifent également de violentes palpitations : partagé par une foule de fignes équivoques, l'efprit le
plus éclairé peut-il fe fixer? A peine peut-il déterminer fi la fource du mal eft dans le cœur.

Ce n'eft pas feulement cette incertitude qui femble
rendre inutiles nos recherches fur les maladies du
cœur; que les caufes de ces maladies foient caractéri-
fées par les fignes les plus certains, on n'y voit fouvent
que des dangers preffants qui éludent prefque toutes
les reffources de l'art. Lorfque le péricarde eft plein
d'eau, quand le volume du cœur eft devenu mon-
ftrueux,

ſtrueux, & qu'un vice local s'oppoſe au cours du ſang;
quels ſont les ſecours auxquels ces cauſes peuvent
céder ? Après avoir approfondi de telles maladies, on
n'a, ce ſemble, que l'inutile ſatisfaction de mieux connoître l'impoſſibilité de les guérir.

Dans ces recherches, les lumiéres mêmes qui en
ſortent découragent l'eſprit; elles ne lui montrent
que l'étendue immenſe de l'art de guérir. En découvrant toûjours une foule de nouveaux objets, je me
demandois quelquefois ſi la Médecine, cultivée depuis tant de ſiécles, enrichie de tant de découvertes,
n'étoit pas un art preſque ignoré de ceux mêmes qui
ſemblent avoir pénétré dans tous ſes ſecrets ? A peine
l'eſprit le plus vaſte peut-il embraſſer les cauſes, les
variations, les accidens, les différences, des maladies
du cœur. Il eſt encore moins facile de les voir d'un
coup d'œil dans un danger preſſant qui demande une
déciſion.

Cependant ces difficultés ne doivent pas nous re-
buter; un travail obſtiné a ſouvent forcé la nature à
ſe dévoiler. Les maladies du cœur ne ſont pas toûjours auſſi obſcures qu'elles le paroiſſent d'abord; on
peut ſouvent en ſaiſir les cauſes, déméler leur caractère, les préſenter à l'eſprit dans l'enchaînement
qui les lie, diſtinguer celles qui ſont ſoumiſes à l'art:
ces lumieres nous épargnent au moins la honte de
combattre des maux qui nous ſont inconnus, & d'expoſer les malades à des épreuves qui ne produiſent
que de nouveaux accidents.

Mais étoit-ce dans la théorie reçue, dans cette théorie qui domine dans les Écoles, que je pouvois trouver le fil qui devoit me conduire ? Des Médecins
célébres en ont été ſatisfaits. C'eſt ſur les principes

de cette théorie qu'ils ont décidé hardiment de la vie des hommes. Cependant elle est démentie par des observations avérées. Ce n'est pas-là un reproche injuste du vulgaire, qui accuse toûjours l'incertitude de la Médecine & s'y soumet aveuglément. Qu'on me permette de rappeller un de ces principes qui ne méritent pas un tel nom; ce n'est qu'un préjugé grossier & adopté comme une vérité.

Quelques Médecins, qui paroîtroient de grands hommes, si on en jugeoit par leur rang, avoient été consultés sur une palpitation violente. Ces Juges du sort d'un malade prononcerent que le sang étoit trop grossier, qu'il falloit l'*affiner* par l'usage du mars; or c'étoit l'aorte dilatée qui étoit la cause de ces palpitations. Dans plus de cinquante consultations différentes que j'ai rassemblées, les mêmes idées reparoissent soutenues d'un ton décisif qui suppose presque toûjours plus de présomption que de lumiéres.

Mais la théorie même, qui n'est fondée que sur la seule structure des parties & sur leurs fonctions, a des bornes étroites, au-delà desquelles l'erreur est inévitable. De la structure du cœur & du cours du sang on ne déduira jamais toutes les maladies de cet organe. Pour les ramener à leur principe il faut les avoir vûes sous toutes leurs faces. Souvent les liens de ces maux avec leurs causes échappent à l'esprit le plus éclairé; il ne trouve dans ces causes qu'une fécondité aussi obscure que formidable.

C'étoit donc dans l'histoire des maladies, & dans les expériences, qu'il falloit chercher le flambeau qui pouvoit me conduire: mais les observations mêmes nous présentent des contradictions perpetuelles. Les faits se démentent; l'un est borné, l'autre est étendu.

Le concours de plusieurs causes leur donne des faces différentes ; il varie les effets de ces causes ; des remédes opposés réussissent dans des cas qui paroissent les mêmes. La nature par ses dehors est donc comme un livre obscur qui se prête à toutes les interprétations. C'est-là la source des dissensions éternelles des Médecins qui, en soûtenant le pour & le contre, partent également de l'observation qui semble le leur dicter.

Pour sortir d'un tel labyrinthe, il a fallu chercher dans les causes le nœud où se réunissent tant de faits contraires, c'est-à-dire, qu'il a fallu remonter à la structure, & aux experiences, seuls guides des Physiciens qui veulent se dégager de l'erreur. J'examinai donc le cœur avec ce doute qui peut seul nous conduire à la vérité, & lui présente l'esprit nud, pour ainsi dire, & dépouillé de toutes les opinions pour la recevoir. Un préjugé m'arrêta d'abord : les découvertes paroissent épuisées ; tant de mains habiles ont fouillé dans cette machine, que pouvois-je trouver qui leur eût échappé, si ce n'est peut-être des particularités qu'ils ont dédaignées, parce qu'elles leur ont paru peu utiles ?

Mais l'objet qui paroît le plus borné a une vaste étendue. Les observateurs les plus exacts laissent après eux des richesses inconnues à recueillir. Celles que leur travail fait éclorre en préparent d'autres. Si les plus grands Anatomistes pouvoient revenir sur leurs propres traces, ils seroient surpris de ce qui leur avoit échappé. Le grand Vesale auroit-il cru que son immortel Ouvrage, qui est si étendu, & qui lui a mérité le nom d'Auteur divin, ne seroit un jour qu'un abregé, & qu'on n'y trouveroit que les élémens de l'Anatomie ? Ce qui faisoit des sçavans il y a un siécle ne seroit aujourd'hui que des ignorans.

b ij

Cette richesse paroîtra peut-être imaginaire. Les anciens Anatomistes, dira-t-on, ont connu en général toutes les parties & leurs fonctions. Ceux qui les ont suivis nous ont appris ce qui étoit essentiel. Les nouvelles recherches des Modernes ne sont-elles pas des raffinemens d'une exactitude pointilleuse qui multiplie des détails inutiles? Mais les détails ne paroîtront frivoles qu'aux yeux de l'ignorance uniquement occupée des objets grossiers qui frappent les sens, & toûjours interressée à resserrer les bornes du sçavoir.

Ne faut-il pas connoître exactement les machines pour en déterminer l'action? Or comment les connoître, ou en donner une idée juste sans entrer dans le détail le plus scrupuleux? Les descriptions doivent être comme les figures; tout l'objet qu'elles représentent doit y être tracé: si on omet une partie, quelque petite qu'elle soit, une proportion, ou une position qui paroîtra indifférente, on omet peut-être un instrument essentiel, ou une condition nécessaire: les plus petites parties sont des piéces qui entrent dans la structure du corps qu'elles composent, ou concourent à son action. De nouvelles connoissances pourront un jour nous découvrir l'usage des plus petits ressorts qui sont les élémens des plus grands; c'est aux agents les plus petits que la nature a attaché le principe de ses mouvemens; elle ne fait rien sans des vûes; il n'y a rien de petit ou d'inutile dans ses ouvrages que ce que nous lui prêtons dans nos frivoles opinions, ou dans des portraits peu ressemblants.

Avant que d'entrer dans cette carriére épineuse, il falloit, pour ne pas faire des pas inutiles, connoître les bornes où les autres s'étoient arrêtés. C'étoit donc une nécessité d'exposer les recherches & les progrès de tant d'hommes célébres ; on doit cet hommage à leur mérite, & cette réconnoissance à leur zèle. C'est ce que n'ont pas consulté divers Anatomistes trop prévenus pour eux-mêmes. Après quelques travaux sur le corps humain, ils se croyent en droit de donner de nou-velles descriptions comme s'ils entroient dans un païs entiérement inconnu.

Cette histoire des progrès de l'art pourroit flatter un Physicien riche en découvertes ; en les comparant avec celles des autres il donneroit plus de lustre à ses recherches : mais un tel parallele obscurcit toûjours l'ouvrage d'un seul homme ; ses travaux sont noyés dans l'immensité des travaux de tant de siécles ; on trouve du moins les semences de tout dans les écrits de ceux qui nous ont précedés. Souvent quand on a fait de grands efforts pour découvrir la structure d'une partie, on s'apperçoit, mais trop tard, qu'elle n'étoit pas inconnue ; c'est-à-dire, qu'en croyant donner de nouvelles descriptions, nous n'ajoûtons souvent que quelques traits a des tableaux tracés par de sçavantes mains.

L'équité seule peut donc mettre sous les yeux un tel parallele ; aussi en parcourant tant d'ouvrages n'ai-je consulté que l'utilité ; dans une telle comparaison les fautes mêmes des autres deviennent des leçons instructives ; leurs travaux nous montrent & la route qu'il faut suivre & celles qui peuvent nous égarer. Des esprits peu éclairés peuvent seuls se persuader qu'il n'y a qu'à se présenter le scapel à la main devant des cadavres pour en découvrir les ressorts. Le corps, disent-ils, est le vrai livre de la nature ; mais il faut sçavoir le lire : or on ne pourra jamais le parcourir si on n'est guidé par les recherches des

autres Anatomistes. Un Chymiste, un Physicien ose-
roient-ils se persuader qu'avec les seules ressources de
leur esprit & de leurs mains ils pénétreront dans les
secrets que tant d'experiences laborieuses nous ont développés ?

L'esprit n'est point assez vaste & la vie est trop courte
pour embrasser toute l'Anatomie. Malgré tous les secours que nous ont préparés nos prédécesseurs, à peine
un homme peut-il développer exactement un seul viscére. Ces longs ouvrages qui renferment le détail de
chaque partie annoncent leur stérilité, même par leur
étendue. Ils sont comme les cartes géographiques du
monde entier. Les Royaumes n'y paroissent que comme des points.

L'histoire exacte de toutes les découvertes seroit
donc plus utile que ces grands volumes qu'enfantent
tant d'Auteurs avec tant de facilité. L'illustre M. Morgagni, encouragé par les liberalités de la plus sage des
Républiques, nous prépare cette histoire : il a acquis
le droit d'apprécier tous les Anatomistes, & de les appeller à son tribunal.

C'est l'utilité d'une telle histoire qui m'a engagé à
fouiller dans tant de livres qui traitent du cœur. Le
travail auroit été plus étendu & moins utile, si j'avois
rapporté toutes les descriptions. Les vrais Anatomistes
sont rares : ceux qui les copient, ou qui copient mal
la nature, sont en grand nombre. Dans peu d'années
nous voyons paroître & disparoître tour à tour des
descriptions, des essais, des idées d'anatomie : sous
tous ces titres ou ces déguisemens, dans ces longs
traités, sur-tout où sont décrites toutes les parties, on
ne trouve le plus souvent qu'une nouvelle forme, ou
de nouvelles fautes, en un mot des Auteurs qui n'ont

pas aſſez de lumiéres pour voir le vuide de leurs productions.

Ce n'étoit donc pas dans de tels ouvrages que je
devois chercher la ſtructure du cœur? On ne peut
s'inſtruire que dans les ſources, c'eſt-à-dire dans les
écrits originaux, les copies ſont toûjours infidéles;
auſſi n'ai je conſulté que les deſcriptions des grands
Maîtres; celles où l'on voit du moins des traces d'un
ſçavoir qui n'eſt pas emprunté. Si j'en ai apprécié
quelques-unes qui n'ont pas ce mérite, leurs défauts
même leur ont donné une place dans cet Ouvrage:
l'autorité des noms & de l'opinion pouvoit ſéduire
dans ces deſcriptions; il a fallu dévoiler l'erreur pour
découvrir la vérité.

Si je n'euſſe fait que l'hiſtoire des recherches, j'aurois fait l'hiſtoire de beaucoup d'erreurs. Le vrai & le
faux confondus n'auroient pû être démélés. Il a donc
fallu prononcer ſur les travaux de pluſieurs Anatomiſtes. Dans un tel jugement je n'ai pas prétendu m'é-
riger en critique qui ne cherche que les défauts: ce
perſonnage ſeroit odieux; de tels critiques ſont des
eſpeces d'inſectes qui s'attachent aux fruits de l'eſprit
pour les flétrir. Leur venin rejaillit enfin ſur eux-
mémes. La malice peut d'abord le voir couler avec
plaiſir; des eſprits équitables en mépriſent la ſource,
qui eſt toûjours la jalouſie, la vanité, ou la préſom-
ption.

Mais une vraie critique eſt un jugement impartial,
qui ſépare la vérité de l'erreur. Cette critique eſt
utile aux plus grands Écrivains. Elle épure leurs ouvrages: elle honore le jugement & le ſçavoir des
vrais critiques; elle les aſſocie à la gloire de ceux
dont ils apprécient les écrits. L'intérêt de la vérité

demandoit donc une telle critique : elle eſt auſſi utile
que les ouvrages mêmes qui en ſont l'objet.

Sur ces principes j'ai oſé apprécier les ouvrages mêmes de certains Écrivains vivants ; mais, plein d'égards
pour eux & de reſpect pour la vérité, je leur ai propoſé
des difficultés plûtôt que des déciſions. J'ai cherché
des éclairciſſemens ; leurs travaux ont été à mes yeux
un bienfait pour les ſciences & pour le genre humain.

Pénétré de ces ſentimens, j'ai défendu divers Écrivains contre des critiques injuſtes. Peut-on voir ſans
indignation Ruyſch pourſuivi par Bidloo, les découvertes de Vieuſſens prodiguées à des Écoliers, mé-
priſées par des hommes altiers, qui n'avoient d'autre
mérite que celui que leur donnoit la prévention du
Public, juge ſouvent plus prévenu pour l'ignorance
qui veut le ſéduire, que pour le ſçavoir qui veut
l'éclairer.

Si on ne devoit pas quelques égards aux morts
mêmes, j'aurois dépeint un de ces critiques toûjours
empreſſé de diſcourir & ſans talent pour s'exprimer,
ſtérile en raiſons & diffus en raiſonnemens, armé de
citations ſuſpectes dans la mémoire même la plus heu-
reuſe, faſtueuſement paré de la forme & des apparences de la juſteſſe, & marchant hors de ſon ſujet de
propoſition en propoſition, plein de lui-même, dédaigneux pour ceux qui n'adoptoient pas ſes idées,
toûjours prêt à diſputer ſur ce qu'il avoit à peine compris, ramenant tout à la méchanique dont il ſçavoit
à peine les élemens ; telle eſt l'ignorance, l'amour
propre devroit la cacher, & la vanité la dévoile toûjours.

De tels portaits ſont des eſpeces de miroirs ; il n'eſt
pas inutile de les préſenter à ces eſprits ſi prévenus
pour

pour eux-mêmes ; il est vrai qu'ils ne s'y reconnoiſ-
ſent pas ; aveuglés par leur amour propre ils ne voyent
que des traits étrangers dans leurs propres traits,
mais ils n'échappent pas à des yeux pénétrants qui à
travers tous les déguiſemens de l'artifice ſaiſiſſent
toûjours l'inſuffiſance & la vanité.

En raſſemblant les travaux & les idées des autres
Écrivains, j'ai taché d'éviter un défaut que pluſieurs
Écrivains regardent comme le ſceau du ſçavoir. Le
goût faſtueux des citations a infecté la littérature : il
ſemble que quelques Auteurs ne penſent qu'à décharger leur mémoire, ou à nous donner le journal de
leurs lectures. Ils entaſſent des paſſages, des noms, des
époques, des chiffres, des titres. Ce ſont preſque
toûjours des Écrivains qui ont beaucoup lû & peu
penſé, ou qui croyent être riches, parce qu'ils con-
noiſſent la ſource des richeſſes.

Pour éviter ce défaut, j'ai rapporté ſeulement les
témoignages des Écrivains, & ſouvent leurs propres
expreſſions : mais en les citant ou en les appréciant,
j'ai tâché d'éviter ce préjugé national qui domine
les ſçavans mêmes. Pluſieurs s'imaginent que le génie
& le ſçavoir ſont attachés à leur païs, & que les autres Nations ſont condamnées par la nature à la ſtéri-
lité. Cette vanité peut être utile aux États ; en inſpi-
rant la confiance & le mépris, elle inſpire du courage
ou plûtôt de la férocité, mais elle dégrade l'eſprit.

Le génie n'eſt attaché à aucune Nation ; il eſt ſemé
par le hazard parmi la ſtupidité & l'ignorance. Il ne
rejaillit point ſur des hommes médiocres, c'eſt-à-dire,
ſur la plûpart des hommes. Un arbre rare ne donne
point de prix aux ronces & aux chardons qui l'environnent. Que les hommes qui ont l'eſprit en partage

ſoient ſeparés par des mers ou par de longs eſpaces de terres, ils forment une République dont le reſte des hommes eſt banni.

Ce n'étoit pas aſſez d'avoir apprécié les travaux de tant d'Écrivains qui ont examiné le cœur; j'ai conſulté cette machine pour découvrir ce qui leur a échappé. J'avois cru d'abord qu'on ne pouvoit rien ajoûter à leurs recherches; mais on ne connoit que les reſſorts groſſiers de cet organe, encore même ne ſont-ils pas exactement décrits. Pour les développer j'ai fouillé dans leur tiſſu. Telle eſt la fécondité de la nature; elle préſente toûjours des objets qu'on ne cherche point, & des replis qu'on n'a pas vûs.

Dans de tels recherches l'eſprit eſt toûjours ſurchargé de la multiplicité des objets, ils s'y déguiſent même en s'y gravant; la mémoire ne rend qu'avec infidélité ce qu'on lui confie; de même que les Peintres tracent leurs portaits, en ſuivant des yeux les traits qu'ils copient, j'ai décrit ſur le cadavre même ce que j'y voyois; mais les yeux ne ſont pas moins ſujets à l'illuſion que l'eſprit; pour n'être pas ſéduit par l'imagination, j'en ai toûjours appellé aux yeux des autres. Ce n'eſt même qu'après avoir vû pluſieurs fois les mêmes objets que mon eſprit s'eſt fixé.

Quoique la nature ſoit aſſez uniforme dans la conſtruction des parties, elle s'écarte quelquefois de ſes routes. Il a donc fallu en ſuivre les traces dans un grand nombre de cadavres. Je n'ai déterminé, par exemple, la poſition du médiaſtin qu'après l'avoir vûe dans quinze ſujets. C'eſt aux Anatomiſtes à décider de mon ouvrage; mais je puis au moins leur répondre de ma fidélité. Si je me ſuis trompé, je n'ai décrit que ce que j'ai cru avoir vû pluſieurs fois.

Mais de tels travaux feroient prefque inutiles à la Médecine s'ils étoient bornés à expofer aux yeux les refforts de la machine animale ; fi on n'y cherchoit les vûes de la nature, l'action des parties, leur ufage, la structure d'une feuille d'arbre feroit auffi intéreffante que la structure du cœur. On ne le connoîtroit même qu'imparfaitement, malgré tous les efforts qu'on feroit pour le développer ; nous ne pouvons pénétrer dans les refforts fubtils que par leur ufage. Il fuffifoit autrefois d'ouvrir un corps pour y voir des objets inconnus ; c'étoit une efpece de livre qu'on n'avoit pas approfondi ; mais la phyfique feule conduira déformais aux découvertes : les parties fenfibles font connues ; celles qui fe dérobent aux yeux ne fe dévoileront qu'à ceux qui en obferveront les mouvemens & les fonctions, qui imagineront des experiences pour s'ouvrir une voie dans les fecrets de la nature. Qu'on juge par-là du mérite de ces Anatomiftes fecs, décharnés, qui n'ofent envifager les operations de la nature.

Si cette anatomie eft la plus curieufe, elle eft la plus difficile : quand nous voulons fuivre la nature dans le tiffu des parties, nous faifons, il eft vrai, quelques pas dans les grandes routes, nous voyons les détours des gros vaiffeaux ; mais ils fe dérobent bientôt à nos fens, ils fe perdent dans l'obfcurité de l'infini, ou dans des refforts fi fubtils, qu'ils éludent toute notre induftrie : auffi les corps animés font-ils des énigmes que la nature nous propofe, ou plûtôt des fecrets où elle ne nous a pas permis de pénétrer.

On ne trouve pas moins de difficultés dans l'action des parties mêmes qui font foumifes à nos fens. De quelque côté qu'on entre dans le méchanifme des corps on y découvre des détours infinis : tout y annonce une simplicité admirable & une composition difficile à démêler. La machine animale est comme le cercle qui n'a ni commencement ni fin. Un ressort prête son action à l'autre qui lui doit son mouvement : leur concours forme d'autres instrumens qui en deviennent les mobiles ; enfin toutes les parties réunissent leur mouvement dans chaque partie, & chacune partage aux autres son action & ses productions.

Le cerveau, par exemple, n'agit que par l'impulsion du cœur, qui seroit lui-même immobile sans le cerveau. Ces deux parties réunissent leurs forces pour animer le poulmon qui soûtient leur action. Ces premiers mobiles agissent sur les vaisseaux, qui à leur tour leur rendent leur mouvement. Les fluides préparés par de tels agents sont pour eux un nouveau principe d'action. C'est ainsi que toutes les parties se soûtiennent réciproquement. Si on ignore le méchanisme de l'une, on ne peut pénétrer dans le méchanisme de l'autre. Nul principe particulier ne nous découvre le fil qui peut conduire l'esprit dans ce labyrinthe. Il faut suivre tous les détours pour en suivre un seul.

Quand on veut pénétrer dans l'action du cœur, par exemple, chaque pas qu'on fait tombe, pour ainsi dire, sur de nouvelles difficultés. Tous les arts ont leur pierre philosophale. Celle de l'anatomie est le mouvement du cœur. Les lumiéres multipliées par les experiences semblent augmenter l'obscurité. Ce qu'une découverte nous apprend, l'autre paroît le détruire. Quand on veut chercher dans un corps vivant la cause de ce mouvement merveilleux, on est surpris de la trouver dans un corps mort. Le cœur séparé de toutes

les autres parties est agité par des mouvemens alternatifs; après la mort même le principe du sentiment
n'est pas éteint dans cet organe; l'irritation, la chaleur, une impulsion le raniment; ainsi le cœur survit
aux autres parties & à lui-même.

Tout semble donc conspirer à obscurcir la théorie
du mouvement du cœur : mais, dira-t-on, perdons-
nous beaucoup en perdant cette théorie ? n'est-elle
pas incertaine, puisqu'elle est exposée à tant de vicissitudes & de contradictions ? Après que tant de
grands génies ont échoué dans de telles recherches,
peut-on se flatter d'arracher à la nature son secret ?
Chaque siécle a sa philosophie comme ses modes;
ceux qui l'ont méprisée, ne sont-ce pas les esprits les
plus sages ? Les seuls faits pratiques qu'ils ont ramassés
leur ont assuré le titre de grands Médecins. Ceux qui
ont voulu pénétrer jusqu'aux principes sont oubliés,
ou ne sont cités que comme des exemples d'égaremens inévitables quand on sort des bornes des sens,
qui sont presque toûjours les bornes de l'esprit.

Sur de tels raisonnemens, des hommes dédaigneux
se félicitent de n'avoir écouté que cette experience
qui inspire tant d'orgueil, & donne souvent peu de
lumiére à ceux-mêmes qui la vantent le plus. Ils dé-
créditent le sçavoir, parce qu'il a été quelquefois la
source de l'erreur, comme si on devoit rejetter la raison, parce qu'on en a souvent abusé. Ils condamnent
les livres comme un tissu de fables, parce qu'ils n'ont
rien lû; ils réduisent la Médecine à un talent naturel
ou à l'instinct, parce qu'ils croyent le posséder; ils distinguent subtilement l'habileté de la science, parce
qu'ils sont persuadés qu'ils sont habiles, quoiqu'ils
soient sans lumiéres. Enfin pour se justifier ils vantent

des Médecins célébres & ignorants, dont la réputation ou l'experience a couté beaucoup au Public, & peu à leur mérite.

Que le vulgaire se livre à de telles idées, il est fait pour se tromper, & pour être trompé : la Médecine est un sujet de délire pour la plûpart des esprits ; les plus sages même ont à peine assez de retenue pour ne pas prononcer sur un art si difficile ; ils apprécient le mérite des Médecins, condamnent ou approuvent leur conduite, leur donnent liberalement des avis, vantent des remédes, racontent des guérisons, discourent sur les temperamens, décident des causes des maladies, confondent la routine avec l'experience : dans un tel aveuglement le Public pourroit-il reconnoître la nécessité du sçavoir dont il dispense tant de Médecins qu'il a adoptés ?

Mais des Médecins mêmes osent-ils décréditer le sçavoir ? ont-ils acquis par l'étude le droit de le mépriser ? s'ils n'ont porté dans la Médecine qu'un esprit vuide qui n'a d'autres ressources que lui-même, peuvent-ils prononcer sur l'utilité de la Physique, de l'Anatomie, de la Chymie, des observations de nos prédécesseurs ? Des hommes véritablement instruits ont seuls la mésure de cette utilité : or de tels juges n'ont jamais reconnu de vrais Médecins dans ces praticiens que leur seule expérience a formés. L'art le plus difficile ne fut jamais l'art de l'ignorance : ceux qui méprisent le sçavoir ne sont donc que des génies étroits, qui voudroient nous renfermer dans les bornes dont ils ne peuvent sortir.

Heureusement pour la Médecine les autres sciences n'ont pas été moins exposées à la bisarrerie des opinions ; les Arpenteurs, les Machinistes méprisent les découvertes des grands Géométres; les opérateurs qui ne portent dans la Chymie que des yeux & des mains, dédaignent les travaux des grands Chymiftes; des efprits qui ne font jamais fortis d'eux-mêmes pour envifager la nature, ne voyent dans les recherches des Phyficiens que de vains amufemens, ou des jeux de l'imagination.

Tels font les Médecins ennemis de fçavoir qui les bleffe; qu'ils méprifent donc la théorie, ils ne peuvent l'eftimer parce qu'ils l'ignorent, & qu'ils n'en ont que de fauffes idées; elle n'eft à leurs yeux qu'un affemblage d'hypothéfes, d'explications arbitraires, de poffibilités vagues, où l'efprit fe perd, & ne faifit que l'erreur en croyant faifir la vérité.

Il faut avouer cependant que cette théorie, qui n'eft qu'une efpece de divination, ne mérite que du mépris. Les Auteurs à hypothéfes font des efpeces de Romanciers. Leurs opinions ne font, comme dit Ciceron, que des fictions que le tems efface, tandis qu'il confirme les décifions de la nature. Ils font comme des aveugles placés dans le coin d'un labyrinte dont ils veulent deviner les détours, les dimenfions, la ftructure. Le feul fruit qu'on ait retiré des hypothéfes, c'eft qu'elles nous ont engagés à chercher dans la nature ce qui pouvoit les détruire. Ces travaux ont produit des tentatives & des experiences qui font une fource de lumiéres qu'on ne cherchoit point. Mais de telles hypothéfes font des égaremens rachetés par beaucoup de recherches que le doute feul auroit infpirées.

Ce feroit encore un bonheur, fi les hypothéfes de la Médecine n'étoient qu'inutiles; mais, en dégradant cet art, elles font pernicieufes pour les malades. Des conjectures frivoles deviennent des opinions qui dominent l'esprit des Médecins : établies comme des vérités par l'ignorance & par l'opiniâtreté , elles leur dictent les régles qu'ils suivent dans la pratique. C'est ainsi que Sylvius aveuglé par les lueurs de la chymie qui devoit l'éclairer , réduit les causes des maladies à l'acide & à l'alkali ; il ne voyoit dans tous ces maux que des sels ; il ne pensoit qu'à combattre leurs impressions, accusées encore avec plus de confiance par ceux qui l'ont suivi.

D'autres, plus réservés en apparence , rejettent ces agents étrangers à l'économie animale , & se rapprochent davantage de ceux qu'elle nous présente ; ils ne cherchent l'origine des maladies que dans la circulation arrêtée ou troublée , & dans l'épaississement du sang. De ces causes ils tirent toutes les régles de l'art de guérir : hardis à passer de la théorie à la pratique , ils partent de leurs vaines spéculations avec la même assurance que s'ils étoient guidés par un principe démontré & universel. Mais des esprits si décisifs, qui se livrent si aveuglément à des préjugés, lors même qu'il s'agit de la vie des hommes ne pouvoient pas se borner à de telles causes ; d'autres , qui ne font pas mieux fondées , avoient le même droit sur leur esprit. La bile qui irrite, qui bouillonne ; les sucs lymphatiques qui fermentent & deviennent plus denses ; les étranglemens des artéres, les varices dans les veines ; toutes ces causes imaginaires sont érigées en causes des douleurs, des redoublemens, des inflammations, en un mot de tous les maux ; elles font la base des consultations ; &, ce qui est plus fâcheux, elles dirigent les pas de ceux qui les ont adoptées. Ceux mêmes qui méprisent la théorie remontent avec confiance à de telles causes, qui favorisent l'ignorance. Si elles font

difficiles

difficiles à établir, elles sont faciles à saisir ; c'est un
contraste bien singulier que la sage timidité des grands
Physiciens & la précipitation hardie des Médecins,
lors qu'il s'agit de prononcer sur les causes.

De tels reproches ne tombent pas sur la vraie théorie.
Les palpitations, par exemple, sont produites par des
causes nombreuses. Ces mouvemens déréglés du cœur
y portent quelquefois un desordre mortel, mais ils se
terminent souvent sans aucune suite fâcheuse ; il faut
donc connoître les causes des palpitations, les effets
de ces causes, les remédes, & qu'elles seules peuvent
nous dicter.

Or on ne peut demêler ces causes sans connoître
la structure du cœur, le cours des fluides, & les régles qu'ils suivent ; mais ce n'est là que les premiers
pas qui peuvent nous conduire aux maladies de cet
organe. Divers obstacles y arrêtent le sang, leurs
effets sont aussi nombreux qu'équivoques ; il faut donc
chercher leurs vestiges dans les cadavres, ce sont les
vrais livres qui peuvent nous instruire ; en les consultant on y verra la source des accidents, leurs dangers, leurs veriations. Telle doit être la théorie dans
toutes les maladies, sans elle la Médecine ne sera
qu'un aveugle empirisme ; il pourra bien être déguisé
sous le vain nom d'expérience ; les esprits même les
plus difficiles pourront s'y livrer, mais ils se livreront
à la présomption & à l'ignorance, souvent plus redoutables que les maux mêmes.

La théorie réduite aux seules conséquences tirées
des faits est donc la lumiére de la pratique. Pour établir une telle théorie, j'ai rassemblé les observations
& les experiences ; mais cet assemblage eût été inutile si je n'eusse cherché la liaison des faits, & leur dé-

pendance mutuelle. Pour mieux connoître leurs rapports ou leur enchaînement, je les ai placés dans leur
ordre, c'est-à-dire, que des derniers je suis remonté
aux premiers; dans cette espece d'échelle que j'en ai
formée, je me suis arrêté à ceux qui influent sur les
autres, ou qui en sont les principes; ce sont-là les
seules causes que la Médecine puisse reconnoître; elle
n'est que la philosophie des sens; les autres causes qui
en sont éloignées, ne sont pas des causes pour nous
qui ne les voyons point, & qui sommes réduits à les
deviner.

Cet ouvrage dicté, pour ainsi dire, par les sens, ou
par les causes qu'ils nous montrent, eût paru plus original si je m'étois borné à mes seules recherches; mais
nous suivons des routes que d'autres Physiciens nous
ont frayées, ils y ont semé des vérités utiles. Celles
qu'on découvre sont dépendantes de celles qui sont
déja connues. Il faut donc nécessairement pour saisir
la marche de la nature, les présenter ensemble à l'esprit : celles que nous devons aux travaux des autres
sont comme des pierres fondamentales qui doivent occuper la premiere place dans un édifice, elles demandent une suite; il faut remplir leurs intervalles, les liens
ou les appuis qu'on pourroit y ajoûter seroient inutiles s'ils étoient seuls. C'étoit donc une nécessité d'entrer dans un détail historique, critique, dogmatique.

Suivant ces idées j'ai cherché dans les monumens de
la Médecine ce qui pouvoit former un corps de doctrine. J'ai fait un usage continuel des experiences de
divers Médecins; je les ai confirmées, ou corrigées les
unes par les autres. Pour ne pas travailler sur des ma-
tiéres épuisées, j'ai cru devoir seulement rapporter en
historien ce qui a été perfectionné par quelques Physi-

ciens, mais j'ai souvent présenté leurs travaux dans
un jour dont ils avoient besoin pour être plus utiles.
Les efforts les plus heureux du génie portent toûjours
l'empreinte de sa foiblesse : en découvrant la vérité,
il ne peut la dégager de tout ce qui l'obscurcit.

L'objet que je m'étois proposé, c'est-à-dire, les maladies du cœur, demandoit sur-tout un tel assemblage
comme un fondement. Ce n'est pas d'un petit nombre d'experiences qu'on peut déduire ces maux. Ils
dépendent de l'action des organes, ou de la nature
du sang. Tous les faits qui nous découvrent cette dépendance, doivent être les élemens de la théorie, & la
base de la pratique même.

Mais en suivant les traces de la nature à la lumiére
des experiences & des observations, on arrive bien-tôt
à des barriéres où l'esprit est abandonné à lui-même ; en
sortant de ces bornes il ne peut saisir que des conjectures où l'égarement est inévitable. L'art de conjecturer
a été approfondi par un grand homme qui a peu con-
jecturé lui-même. S'il faut l'en croire, cet art est une
source de connoissances ; mais n'a-t-il pas produit cette
variété d'opinions qui dominent tour à tour dans la
physique, & qui se détruisent successivement ? Quoiqu'on puisse dire, l'art de conjecturer ne sera presque jamais dans la Médecine qu'un jeu de l'imagination, que l'art de deviner, d'imaginer, d'en imposer,
de prêter à la nature des vûes qu'elle dément toûjours,
de raisonner sur de vaines possibilités, de revêtir l'erreur des dehors de la vérité, en un mot, l'art de séduire
les autres, & de se tromper soi-même. Que des hommes oisifs cherchent un amusement, qu'ils imaginent
les ressorts de la nature comme ces politiques obscurs devinent & réglent ce qui se passe dans les ca-

b nets des Princes, c'est un délire philosophique, il
ne fait du tort qu'à l'esprit, mais dans ce qui intéresse
la vie, s'il est permis de former des conjectures, c'est
pour les soumettre à l'épreuve de l'experience qui en
doit décider; c'est pour rassembler des vraisemblances
qui puissent nous conduire sans rien hazarder. Malheureusement pour la Médecine, & pour les malades, elles sont les seules ressources qui nous restent
dans des cas pressants où la nature ne s'explique
qu'obscurément.

Le doute, ou l'aveu de notre ignorance, fait plus
d'honneur à l'esprit que de telles lueurs; elles n'ont pas
ébloui un des plus grands Philosophes; dans des ma-
tiéres qui échappent aux sens, il ne s'est permis que
des questions : ce sont, pour ainsi dire, des doutes
proposés à la nature qu'il interroge, & dont il demande la décision.

Telle étoit la sage réserve des anciens Médecins.
Lents à prononcer sur les causes, ils demandoient si
leurs soupçons ne pourroient pas être des réalités.
C'est à de telles demandes, ou plûtôt à de tels doutes, que se réduisent mes questions sur la cause de
l'action du cœur. J'ai cru même que je devois être fort
réservé en les proposant : si de telles questions sont appuyées sur quelques faits, elles peuvent nous conduire
à la vérité; mais si elles ne sont fondées que sur quelque vraisemblance, ce ne sont presque jamais que
soupçons mal fondés, on n'y voit qu'un travail inutile de l'imagination qui veut deviner ce que nous
ignorons; souvent même elles ne sont qu'un artifice
de l'amour propre, qui craint la censure. Sous les apparences du doute, ce sont des opinions qu'on a adoptées secretement, & qu'on n'ose avouer.

Les inductions qu'on tire des faits ne demandent
pas moins de réserve que les conjectures. Rien n'est
plus suspect dans la physique que le long enchaînement des conséquences. Nous ne connoissons pas
l'étendue des principes, ils ne sont pas simples, on y
trouve souvent un assemblage de causes plûtôt qu'une
cause unique. Leur concours ne nous permet pas d'apprécier séparément leurs effets, toutes se contrebalan-
cent, se combattent les unes les autres, déguisent réciproquement leur action.

De ce concours, qui modifie de tant de façons inconnues l'action d'une cause, naissent tant de contradictions apparentes qui se présentent dans la nature.
Ce n'est donc pas sans raison que les Physiciens les plus
sages osent à peine tirer quelques conséquences d'un
principe certain. A leur exemple je me suis toûjours
borné aux conséquences immédiates. La physique est
comme un terrain inconnu où le premier pas est
ferme, & le second est glissant.

Ce ne sont pas ces difficultés seules qui rendent si
long & si épineux le chemin de la vérité. Appuyée sur
des expériences même, elle paroît souvent mal affermie. La physique des corps animés est un champ semé
de ronces qu'il faut arracher ; à chaque pas qu'on fait,
on est forcé de combattre l'erreur ; il en coute moins
de découvrir la vérité que de dissiper les ténébres dont
on l'a enveloppée. J'ai donc été obligé de rapporter les
divers sentimens des Écrivains, c'est-à-dire, de mêler
l'histoire de l'erreur & celle de la nature, qui a eu tant
de faux interprétes.

De tels travaux ne nous découvrent les objets qu'en
général : nous ne sçaurions les apprécier, c'est-à-dire,
saisir les poids & les mesures de la nature, & les

exprimer par des nombres : cependant tout a été soumis au calcul ; la manie de calculer est devenue une maladie épidémique : la raison & les égaremens sont des remédes inutiles. On a calculé la quantité du sang, le nombre des vaisseaux capillaires, la force du cœur & de la circulation, l'écoulement de la bile , le jet de l'urine. On a poussé l'extravagance si loin qu'on a fixé les doses des remédes par les ordonnées d'une courbe dont les divers segmens représentent le cours de la vie humaine.

N'est-il pas étonnant que des Géométres n'ayent pas senti ce ridicule , qu'ils n'ayent pas entrevû les difficultés, ou qu'ils n'en ayent pas été frappés? L'esprit géométrique qui devoit les éclairer les a abandonnés. Enhardis par une confiance aveugle , ils ont appliqué des calculs à des matieres qui n'en étoient pas susceptibles. Ils ressemblent à des aveugles qui voudroient mesurer un espace inconnu & inaccessible : leurs excès sont si ridicules que les ignorants mêmes peuvent les juger.

Tandis que les uns élévent la force du cœur jusqu'à la force d'un poids de trois millions de livres, un autre la réduit à la force d'un poids de huit onces. Croiroit-on que des Physiciens tels que Borelli & Keill, des Physiciens guidés par les principes d'une science qui porte avec elle la lumiére & la certitude , ayent vû dans ces principes des conséquences si opposées?

Ces Écrivains par leurs erreurs ont préparé à leurs critiques une victoire facile. Michelloti & Jurin ont méprisé la géométrie de Borelli, de Morland , & de Keill. D'autres ont censuré ces critiques si éclairés sur les fautes des autres, & si aveugles sur leurs propres défauts. Voilà donc la géométrie armée contre la géométrie. Jamais l'universel *à parte rei* n'a produit plus de disputes & de contradictions parmi les scholastiques. Il est vrai que la honte de ces dissensions ne doit pas retomber sur la géométrie, mais sur des Physiciens qui en ont abusé comme on abuse de la raison. La plûpart étoient Médecins ; partagés entre divers objets qui les occupoient, ils sçavoient beaucoup, & ne sçavoient rien exactement.

Les erreurs de Borelli & de Keill sont plus surprenantes. L'un étoit plein de genie, & avoit pénétré dans les secrets de l'économie animale ; il a mérité encore par d'autres travaux l'estime de la postérité. L'autre fertile en ressources, étoit conduit par l'experience, & éclairé des lumiéres qui ont donné le plus d'éclat à la géométrie : mais s'ils eussent été uniquement occupés de cette science, ils auroient été plus réservés. Un rival des Newton, & des Leibnits, a été plus sage ; il n'y avoit, disoit-il, que des insensés qui pussent évaluer la force du cœur.

Il ne suffit pas de sçavoir calculer, il faut sçavoir si ce qu'on calcule est susceptible de calculs. L'application de la géométrie est plus difficile que la géométrie même. Peut-être que dans mille ans on pourra en appliquer les principes aux phénomènes de la nature ; encore même y en a-t-il qui s'y refuseront toûjours. On ne pourra du moins faire usage de ces principes que lorsque des experiences multipliées nous auront dévoilé les propriétés des corps & leur action. Jusques-là les tentatives des Géométres ne seront conduites que par l'imagination ; le fonds qui doit les appuyer leur manquera ; elles n'aboutiront qu'à des hypothéses aussi méprisables que celles des Physiciens qui ignorent la géométrie ; elles en imposeront seulement à des igno-

rants qui regarderont des figures & des calculs comme
le sceau de la vérité qui en est souvent si éloignée.

Mais de toutes les sciences physiques auxquelles on
a prétendu appliquer la géométrie il n'y en a pas où
elle puisse moins pénétrer que dans la Médecine. Avec
le secours de la géométrie, les Médecins seront sans
doute des Physiciens plus exacts, c'est-à-dire, que l'esprit géométrique qu'ils prendront dans la géométrie
leur sera plus utile que la géométrie même. Ils évite-
ront seulement des fautes grossiéres dans lesquelles ils
tomberoient sans ce secours.

Des Médecins qui, en parlant de leur art, ne parlent que de méchanique & hérissent leurs ouvrages de
calculs, ne sont donc que des charlatans, ou des esprits
lourds & ignorants : pour en imposer ils se parent
d'une science étrangère à leur art, & sans le soupçonner ils s'exposent au mépris des vrais géométres.
N'est-ce pas un contraste bizarre que la hardiesse avec
laquelle les Médecins calculent, & la retenue avec
laquelle les plus grands Géométres parlent des operations des corps animés?

Suivant M. d'Alembert, dans son admirable ouvrage
sur l'Hydrodynamique, le méchanisme du corps humain, la vitesse du sang, son action sur les vaisseaux, se
refusent à la théorie; on ne connoît ni l'action des nerfs,
ni l'élasticité des vaisseaux, ni leur capacité variable,
ni la tenacité du sang, ni les divers degrés de chaleur.

» Quand chacune de ces choses seroit connue, la
» grande multitude d'élémens qui entreront dans une
» pareille théorie nous conduiroit vraisemblablement
» à des calculs impraticables; c'est un des cas les plus
» composés d'un problème dont le plus simple est fort
» difficile à résoudre.

» Lorsque

» Lorfque les effets de la nature font trop compli-
» qués pour pouvoir être foumis à nos calculs, l'expe-
» rience eft le feul guide qui nous refte. Nous ne pou-
» vons nous appuyer que fur des inductions déduites
» d'un nombre de faits. Il n'appartient qu'à des Phy-
» ficiens oififs de s'imaginer qu'à force d'Algebre &
» d'hypothéfes ils viendront à bout de dévoiler les
» refforts du corps humain.

De telles raifons n'excufent pas l'ignorance de ceux
qui fans le fecours de la géométrie croyent pouvoir
pénétrer dans le méchanifme du corps humain. Tous
leurs pas feront marqués par des erreurs groffiéres;
ils ne fçauroient apprécier les objets les plus fimples;
tout ce qui aura quelque rapport avec la folidité, les
furfaces, l'équilibre, les forces mouvantes, le cours
des liqueurs, fera un écueil pour eux. Si la géométrie ne
nous ouvre pas les fecrets de la nature dans les corps
animés, elle eft un préfervatif néceffaire, c'eft un flambeau qui en éclairant nos pas, nous empêche de faire
des chûtes honteufes qui en attireroient d'autres. Les
erreurs font plus fécondes que la vérité; elles entraînent toûjours avec elles une longue fuite d'égaremens.

Fondé fur des idées fi juftes, j'ai examiné en critique
des travaux qui, en deshonorant la géométrie, deshonorent la Médecine, aprêtent un triomphe à l'ignorance, & appliquent l'efprit à des fpéculations frivoles
qui ne conduifent qu'à l'erreur. Les fautes de ces Médecins Géométres, qui, peut-être, n'étoient ni l'un ni l'autre, feront un préfervatif pour ceux qui feroient tentés
d'en fuivre les traces: elles défabuferont des Lecteurs
crédules, qui fous de vains calculs ont cru trouver la
vérité. Ce ne font pas en général les calculs qui font
faux, ils font feulement appuyés fur de fauffes fuppo-

firions. En ruinant de tels apuis, on renverse ces calculs, vains efforts de l'imagination qui compte des
chimères qu'elle croit réaliser en les appréciant.

Après avoir examiné la structure du cœur, son action
& sa force, onpouvoit, ce semble, pénétrer dans les causes de ses maladies: mais cet organe est par lui-même
une machine obscure; pour être éclairé il a besoin d'un
jour qui soit emprunté des autres parties : s'il est le premier mobile, il doit son action aux viscéres dont il anime les ressorts; il falloit donc examiner d'abord leur
commerce, leur dépendance réciproque, c'est-à-dire,
l'action des vaisseaux sur le cœur, celle du cœur sur les
vaisseaux dont il est l'origine & le terme.

Or on ne peut connoître cette liaison qu'en connoissant la circulation. Heureusement ce principe de
la vie est dévoilé; il se présente si clairement aux yeux
même les plus grossiers qu'on a presque oublié la main
qui a levé le rideau. Il semble que tous ceux qui traitent de la circulation ayent trouvé en eux-mêmes les
preuves de ce mouvement; ils ne sont cependant que
des copistes d'Harvey, ils déguisent seulement ses
idées, ils n'y ont ajoûté qu'une nouvelle forme dont
elles n'avoient pas besoin.

Pour éviter de tels reproches, je donnerai l'histoire
des travaux de ce grand homme; je les développerai
avec une précision qui y manque; j'en marquerai les
défauts inévitables dans les premiers essais; j'y ajoûterai les nouvelles découvertes dont il est lui-même
la source : éclairés de ses lumiéres, nous voyons ce
qu'il n'a point vû.

Mais Harvey est-il l'inventeur? Quand il découvrit la
circulation, on l'a rejetta d'abord; on en douta ensuite, & quand elle fut reconnue on disputa à ce grand

homme la gloire de cette découverte ; on la trouva dans les écrits d'Hippocrate même, écrits où perſonne ne l'avoit vûe pendant tant de ſiécles : aujourd'hui encore pluſieurs Écrivains accordent liberalement aux anciens Médecins une connoiſſance qui a donné tant de luſtre au dernier ſiécle. Il a donc fallu rappeller les idées confuſes de nos premiers Maîtres ſur le cours du ſang, marquer leurs erreurs, leurs contradictions, les bornes qui les ont arrêtés ; fixer l'époque de cette découverte, en ſuivre les progrés. Il en eſt d'elle comme des grands édifices, ils ne s'élevent pas tout à coup ; ſouvent les mêmes mains qui en ont jetté les fondemens ne les conduiſent pas juſqu'au comble.

Cette découverte intéreſſe tout le genre humain : elle mérite mieux une place dans notre ſouvenir que les travaux des Conquérants, ou les révolutions des États. C'eſt une eſpece de conquête faite ſur la nature qui nous refuſe preſque toûjours la connoiſſance de ſes ſecrets, & nous cache ce qui peut nous être utile. Le principe du mouvement du ſang étoit un feu ſacré, ſelon les Anciens ; ce feu a été ſous les yeux & entre les mains d'une infinité d'hommes curieux ; ils n'ont pû le ſaiſir, ni être ſenſibles à ſa lumiére qui étincelloit de toutes parts ; il étoit réſervé à l'immortel Harvey de préſenter cette lumiére avec un éclat qui pût faire ouvrir les yeux. Si d'autres Médecins ont quelque droit ſur cette découverte, ils n'en ont point ſur les preuves qui la démontrent dans les écrits de ce grand homme. Il les a expoſées avec tant de force qu'il a porté l'évidence dans les eſprits les plus difficiles ; il a effacé des préjugés enracinés depuis deux mille ans. De grandes découvertes ſont le plus ſouvent l'ouvrage du hazard ; mais c'eſt le genie qui a préſidé aux tra-

vaux d'Harvey ; il a suivi la nature dans ses détours, &
l'a forcée à se dévoiler.

La connoissance du cours du sang n'est pas une de
ces connoissances qui n'intéressent qu'une vaine curiosité. Avant que les travaux d'Harvey eussent développé la circulation, le méchanisme du corps a été
un énigme que le caprice a interprété à son gré ; on
a ignoré les causes qui soutiennent les fonctions des
parties & leur action ; pour connoître leurs dérangemens on a été réduit à des observations multipliées,
dont on ne voyoit pas la dépendance. La découverte
du cours du sang est donc une des époques les plus
mémorables de la Médecine ; c'est un fil qui conduit
l'esprit dans ce labyrinthe où il s'étoit perdu durant
tant de siécles, & où les nouvelles recherches nous
découvrent encore de nouveaux détours.

Mais, dira-t-on, une telle découverte donne-t-elle
tant de lustre à la Médecine moderne ? Les Anciens,
qui l'ignoroient, ne sont-ils pas toûjours les maîtres
de l'art ? Telle est la bizarrerie des hommes, les uns,
toûjours injustes pour leurs contemporains, dont le
mérite les blesse, ne trouvent des lumiéres que dans les
écrits que leur antiquité a consacrés ; les autres, plus
éblouis qu'éclairés par les nouvelles découvertes, ne
voyent que des préjugés dans les opinions des Anciens.
L'esprit, le genie, le goût, sont de tous les tems ; ils
ont pû former il y a trois mille ans des Poëtes, des
Orateurs, des Historiens qui ne trouvent pas de ri-
vaux parmi nous. Mais les sciences ne sont pas l'ouvrage d'un siécle ; des travaux successifs doivent nécessairement les enrichir, & multiplier les secours en
multipliant les lumiéres.

Cependant il faut l'avouer, l'art de guérir n'a pas

été un art aveugle & sans régles avant la découverte
de la circulation ; dans cette obscurité, qui voiloit
le principe de nos mouvemens, il a pû faire de grands
progrés. Sans connoître les causes on a pû observer les
effets, les comparer, en tirer des conséquences. Les
tems qui ont précedé Harvey sont les époques des découvertes les plus utiles ; Hippocrate a marqué le cours
des maladies, leurs signes, leurs accidents : les remédes
les plus efficaces sont le fruit d'une ancienne expérience, elle est appuyée sur des fondemens, d'autant
plus solides qu'ils ont résisté au tems, aux disputes,
aux vicissitudes des opinions ; nous suivons encore des
régles dictées par l'antiquité : de nouvelles découvertes leur ont donné une nouvelle autorité.

J'oserai même le dire, les anciens Médecins pouvoient guérir les maladies aussi-bien que nous. Ils
avoient faisi les principes nécessaires pour les conduire.
Ils sçavoient que la vie dépendoit de l'action du cœur ;
le sang, selon leurs dées, étoit agité par un mouvement continuel ; il se ramasse dans les parties souffran-
tes, il les irrite, en force le tissu, le détruit, y forme des
abscès. En diminuant le volume de ce fluide, suivant
les anciens dogmes, on affoiblit son action dans les
parties enflammées, on l'en détourne, on prépare la
guérison, on met enfin la vie en sureté. La nécessité des
saignées étoit donc reconnue dès Anciens ; ils l'avoient
établie sur l'observation & sur l'experience : c'étoient
là leurs guides dans l'obscurité, qui leur cachoit la
route du sang.

Ils ne connoissoient pas moins l'usage & la nécessité
des autres remédes. Ils sçavoient que les fluides qui
entrent dans l'estomac se portent par des routes se-
crettes dans tout le corps, qu'ils agissent diversement
dans toutes les parties, qu'ils les débouchent, que les

maladies se terminent par les sueurs, par les voies des
urines & des intestins. Les Anciens connoissoient donc
la nécessité des purgatifs, des sudorifiques, des alté-
rants. Ils en avoient assujetti l'usage à diverses régles.

Quel est donc l'avantage que nous tirons de la connoissance de la circulation ? C'est que nous connoissons par les causes ce que les Anciens ne connoissoient
que par les effets ; or en connoissant mieux les principes, nous voyons la source des accidents, nous
pouvons mieux apprécier leurs suites, mieux démêler
les erreurs. Nos connoissances sont donc plus exactes
& plus épurées, ou du moins elles devroient l'être.

Mais ce qui devoit nous éclairer nous jette dans
une ignorance présomptueuse. Nous avons cru qu'en
saisissant un principe, toutes les conséquences se
présentoient à l'esprit. On n'a plus observé avec le
même soin les démarches de la nature ; on ne s'est
plus instruit dans les anciens monumens. L'art qui
étoit si long a été abregé par des esprits stériles, qui
n'en connoissent pas l'étendue ; on s'est persuadé que
les principes de la Médecine étoient des principes simples dont toutes les suites se développoient d'elles-
mêmes. C'est cette facilité imaginaire qui a élevé au
plus haut rang l'ignorance la plus grossiére ; à la honte
de la Médecine, les idées de ces esprits décisifs, qui
simplifient les objets sans les connoître, ont paru
dictées par la nature même qui les desavoue : elles
ont été reçues parmi nous comme des lumiéres qui
débrouillent le cahos des anciennes opinions. La vérité, toûjours moins séduisante que l'erreur, pour laquelle il semble que nous soyons nés, n'auroit peut-
être pas réuni tant de suffrages, & n'auroit pas obtenu
tant de récompenses.

La circulation nous éclaire si peu, qu'elle ne nous

montre clairement que les caufes & quelques fuites
de l'inflammation : on ne fçauroit en déduire une infinité d'autres maladies , fi elle ne nous étoient connues par les obfervations. Le plus ou le moins de force
dans le fang ne fçauroit former la pefte , les fiévres
malignes , les fiévres à éruptions , la petite vérole , le
fcorbut , la fueur angloife. Je fçais bien que des efprits
hardis & accrédités ont voulu ramener toutes les maladies à la circulation troublée & arrêtée comme à
un principe démontré par la raifon & par l'experience,
mais ils ont feulement prouvé que l'ignorance pouvoit féduire ; heureufement en fe dévoilant dans leurs
ouvrages, ils fe font placés au rang qu'ils méritoient.
S'ils en ont impofé à leurs contemporains , ils n'ont
laiffé dans le fouvenir de leurs fucceffeurs qu'un mépris flétriffant.

Loin d'abréger les principes de la Médecine , la
circulation lui en donne de nouveaux, elle multiplie
même les difficultés, en multipliant les connoiffances ;
il ne fuffit pas de connoître la route des fluides qui circulent , il faut connoître encore leurs propriétés ; leur
fluidité & leur denfité , influent fur le mouvement du
cœur , diminuent ou augmentent les réfiftances , décident par conféquent de la viteffe & de la force du
fang. Après avoir examiné ces réfiftances , & les variations qu'elles produifent , j'ai tâché d'établir les caufes
de la circulation ; j'ai diftingué celles qui font les
premiéres de celles qui font fubfidiaires. La nature
attentive , en formant les premiers mobiles , a eu foin
de leur ménager des fecours qui font auffi effentiels
que ces mobiles mêmes.

Ces connoiffances font des dégrés fur lefquels l'efprit doit s'élever jufqu'aux maladies du cœur : elles
forment l'hiftoire de l'état naturel de cet organe ; état

qu'on ne doit pas ignorer si on veut le rétablir quand il est altéré. Toutes les parties du corps sont comme des édifices : pour réparer leurs brèches, il faut connoître leur structure & leurs fondemens. Mais les édifices élevés par les mains des hommes s'affermissent par leur immobilité qui en assure la durée. Au contraire un mouvement perpétuel conserve & détruit la machine animale. Il faut donc non seulement en développer les ressorts, mais il faut encore en connoître l'action pour leur rendre leurs fonctions. Comment répareroit-on ce qu'on ne connoît pas, si ce n'est par un hazard qui, en donnant même de la réputation, prouve l'ignorance & l'aveuglement.

Mais le cœur est une espece de centre où se réunissent tous les mouvemens déréglés. Tous les maux du reste du corps rejaillissent sur cet organe. Dès qu'une partie est irritée, enflammée, il en partage les souffrances. En les annonçant, il y ajoûte un nouveau surcroît de douleur, puisqu'il porte le feu partout. Nous sentons l'effet pernicieux de ce commerce de maux sans en connoître l'utilité, supposé qu'il y en ait quelqu'une. Peut-être est-il une suite de cette nécessité machinale, où les avantages sont nécessairement liés avec les inconvéniens dans les ouvrages les plus parfaits.

Je ne prétends pas expliquer cette sympathie, source de tant de maux, & peut-être de tant de biens. C'est une cause obscure, démontrée par des faits certains ; mais nous ignorons le méchanisme qui partage à diverses parties du corps les souffrances des intestins, de l'estomach, des reins, &c. Cette cause agit si sécrettement, que nous ne sentons pas même dans quel endroit elle commence à se mettre en action. Sans aucune impression qui avertisse les sens, une partie éloignée agite le cœur ;

telle

telle est souvent la cause de la fiévre, cette maladie si
générale qu'entraînent avec elles toutes les autres maladies, & qui détruit presque tout le genre humain.

La sympathie n'est donc qu'un terme, qui, sans donner aucune idée, exprime une cause que nous ne connoissons pas : bornés aux phénomènes qu'elle nous
présente, nous sommes presque réduits aux qualités
occultes, qualités que la sage ignorance des Anciens
avoit adoptées , & auxquelles les lumiéres mêmes
qui sortent des nouvelles découvertes nous ramènent
toûjours. Tel est le sort de l'esprit humain ; les efforts
qu'il fait pour se dégager de l'erreur le replongent
dans les ténébres ; ils le conduisent à des causes dans
lesquelles il ne sçauroit pénétrer.

Il ne m'étoit donc permis dans une telle obscurité, que
de m'attacher aux causes évidentes par elles-mêmes , ou
établies sur les faits les plus averés. Or les causes qui
agitent le cœur dans les maladies aigues , selon tant de
Médecins , se présentent-elles avec cette évidence qui
soumet les esprits ? quels sont les obstacles contre lesquels il s'eleve & se révolte , pour ainsi dire ? est-ce l'ob-
struction, l'épaississement du sang, l'irritation, la pléni-
tude , la qualité des fluides ? Comment de telles causes,
si éloignées quelquefois de cet organe , troublent-elles
l'action de toute la machine ? J'ai donc examiné leur influence sur l'action déréglée du cœur. En vain les a-t-on
érigées dans tant de Livres en causes générales ; les
unes sont fausses, ou suspectes ; les autres ont des bornes plus resserrées. Nous multiplions souvent sans raison les sources de nos maux ; sans soupçonner même
les vraies causes qui nous échappent , nous leur don-
nons une nouvelle force.

Mais quelles que soient ces causes , elles altérent d'abord le pouls, & par ce dérangement elles nous avertisſent de leurs ravages. Le pouls eſt donc le guide que la nature nous préſente; c'eſt une eſpece de thermométre; il nous marque les divers degrés d'activité que les maladies lui donnent ou lui enlevent. Dans des tems mêmes où l'obſcurité ne permettoit, ce ſemble, à l'eſprit que de s'attacher aux objets groſſiers, les Médecins ont diſtingué toutes les variations & les nuances du pouls : ils ſçavoient qu'en le conſultant, c'étoit le cœur qu'ils conſultoient. En marchant ſur leurs traces j'ai ſuivi toutes les altérations du pouls, ſigne ſi trompeur, ſelon Celſe, & ſi ſûr, ſelon tous les grands Médecins.

J'ai cependant négligé tous les raffinemens qui ont multiplié inutilement les différences du pouls. Ils ſont l'ouvrage de l'imagination; à peine peut-elle les ſaiſir après les avoir produits; ils échapent également à l'eſprit & aux ſens. Quoi qu'on diſe des Médecins Chinois, tout ce qu'on publie de leur habileté ne prouve que leur ignorance : ils diſtinguent, dit-on, toutes les maladies par les battemens de diverſes artéres; mais ils n'ont pas conſulté le cours du ſang; le cœur imprime à tous ces vaiſſeaux un mouvement uniforme; il ne differe dans leurs branches que ſelon leurs proportions. Le témoignage des hommes illuſtres qui vantent de télles connoiſſances montre ſeulement qu'en portant à la Chine beaucoup d'eſprit & de lumiéres, ils y ont porté beaucoup de credulité pour la Médecine.

Enfin le cœur ſuit le ſort des autres parties qui le dominent toûjours, quoiqu'il en ſoit le mobile. Il meurt avec elles, comme ſi les reſſorts qui l'animent en dépendoient. Un doigt bleſſé éteint dans le cœur le principe du mouvement & de la vie. Nous connoiſſons à peine comment nous vivons, mais nous ſçavons encore moins comment nous mourons ; quelle est la cause qui jette le cœur dans l'inaction, lorsqu'une fiévre ne laisse aucun vestige de ses ravages ; lorsqu'un abscès se forme dans la rate ; lorsqu'une matrice est schirreuse? Il falloit donc y chercher les causes de la mort, je veux dire, les causes étrangères qui arrêtent le mouvement du cœur, lien si fragile de l'ame & du corps.

Mais le cœur est exposé lui-même à diverses maladies. Les observations & les expériences sont comme des traces qui nous conduisent à la source de ces maux : or ces traces marquées dans tant d'ouvrages sont trop dispersées ; il a donc fallu les rapprocher les unes des autres, les suivre ensuite jusques aux causes découvertes par la dissection, voir l'enchaînement de ces causes, en marquer la différence, les ramener à la structure & à l'action des organes. J'ai donc rassemblé les faits répandus dans tous les monumens de la Médecine. Guidé par les observations physiques & anatomiques, j'ai examiné les maladies du cœur, leurs causes, leurs différens caractéres, leurs suites & leurs remédes. Cet ouvrage renfermera du moins une histoire exacte des dérangemens de cet organe, qui n'est pas moins singulier par les causes qui troublent son action, que par cette action même, dont le principe est si inconnu.

Ce détail montrera qu'on ne peut pénétrer dans la Médecine sans un grand fonds de sçavoir. Elle est facile aux yeux des ignorans, parce qu'ils n'en voient pas les difficultés. Contents d'eux-mêmes, ils se sont dispensés de s'instruire dans des livres qui les auroient condamnés ; ils dédaignent même ceux qui ont puisé des lumiéres dans de telles sources.

De telles idées ne sont dignes que des esprits qui sont faits pour elles, c'est-à-dire, pour le préjugé. Malgré

les murmures de l'ignorance, les Médecins dont l'experience sera guidée par le sçavoir, seront les seuls Médecins; que le vulgaire crédule donne à des hommes
peu éclairés le droit de décider de la vie & de la mort,
leur réputation ne leur donnera jamais le droit de juger les sçavans Médecins, le sçavoir seul peut apprécier le sçavoir.

Malheureusement les sçavans ne sont pas quelquefois des juges plus équitables, tels sont les hommes,
ceux-mêmes qui reprochent aux autres leur injustice;
ils ne voyent dans les travaux les plus utiles que des défauts, toûjours faciles à découvrir & difficiles à éviter;
les contradictions & le caprice des jugemens sont des
épreuves auxquelles tous les ouvrages sont exposés.

Si l'amour propre n'étoit pas si aveugle, seroit-il blessé
de ces censures? Lorsqu'elles sont injustes, ne tom-
bent-elles pas d'elles-mêmes? Y être sensible, n'est-ce
pas flatter la malignité qui les a produites? Mais si
elles sont justes, ne sont-ce pas des bienfaits, puisqu'elles nous arrachent à l'erreur?

Il n'y a que l'aveuglement qui puisse se flatter de ne
pas mériter de tels bienfaits, dont la jalousie est toûjours fort liberale: l'esprit humain a des bornes qu'il
marque toûjours malgré lui dans ses productions: *Nos
ouvrages sont*, comme le disoit un Ancien, *non tels que
nous desirons, mais tels qu'ils peuvent être : des esprits plus
éclairés pourront y ajoûter ce qui nous a échapé.*

Ce qui peut nous consoler, c'est, comme le dit le
même Philosophe, *que la nature ne sçauroit être épuisée* : elle
a mis entr'elle & nous des barrieres presque impénétra-
bles : en se refusant à nos recherches elle semble nous
reprocher une curiosité téméraire, qui ne nous découvre le plus souvent que l'impuissance de nos efforts.

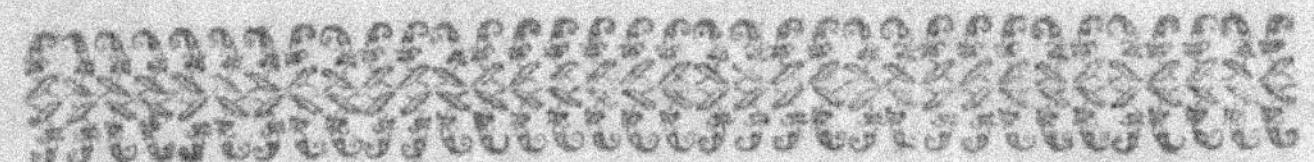

TABLE
DES CHAPITRES
Contenus dans ce Volume.

LIVRE PREMIER.
De la Structure du Cœur.

LIVRE SECOND

L'ufage & l'action du cœur.

APPROBATION.

J'AY lû par Ordre de Monseigneur le Chancelier un Manuscrit, qui a pour Titre : *Traité de la Structure du Cœur, de son action, & de ses Maladies*, dans lequel je n'y ay rien trouvé qui ne réponde parfaitement à la réputation de l'Auteur. A Paris, ce 15. Décembre 1748.

BRUHIER.

PRIVILEGE DU ROY.

LOUIS, par la grace de Dieu, Roy de France & de Navarre : A nos amés & feaux Conseillers les Gens tenans nos Cours de Parlement, Maîtres des Requêtes ordinaires de notre Hôtel, Grand Conseil, Prevôt de Paris, Baillifs, Sénéchaux, leurs Lieutenans Civils, & autres nos Justiciers qu'il appartiendra, SALUT. Notre bien amé JACQUES VINCENT, Imprimeur-Libraire à Paris, ancien Syndic de sa Communauté, Nous a fait exposer qu'il desireroit imprimer & donner au Public des Ouvrages qui ont pour titres, *l'Anatomie avec des Essais de Physique sur l'usage des parties du corps humain ; Traité de la Structure du Cœur humain, & de ses maladies ; Nouveau Cours de Chymie, suivant les principes de Newton & de Sthall ; Abrégé de l'Histoire de Languedoc*, s'il Nous plaisoit lui accorder nos Lettres de Privilege pour ce nécessaires : A CES CAUSES, voulant favorablement traiter l'Exposant, Nous lui avons permis & permettons par ces Présentes d'imprimer lesdits Ouvrages en un ou plusieurs volumes, & autant de fois que bon lui semblera, & de les vendre, faire vendre & débiter par-tout notre Royaume pendant le temps de neuf années consécutives, à compter du jour de la date desdites Présentes ; Faisons défenses à toutes personnes de quelque qualité & condition qu'elles soient, d'en introduire d'Impression etrangère dans aucun lieu de notre obeïssance ; comme aussi à tous Libraires & Imprimeurs, d'imprimer ou faire imprimer, vendre, faire vendre, débiter ni contre faire lesdits Ouvrages, ni d'en faire aucun extrait sous quelques prétextes que ce soit, d'augmentation, correction, changement ou autres, sans la permission expresse & par écrit dudit Exposant, ou de ceux qui auront droit de lui, à peine de confiscation des exemplaires contrefaits, de trois mille livres d'amende contre chacun des contrevenans, dont un tiers à nous, un tiers à l'Hôtel Dieu de Paris, & l'autre tiers audit Exposant ou à celui qui aura droit de lui, & de tous dépens, dommages & interêts : A la charge que ces Présentes seront enregistrées tout au long sur le Registre de la Communauté des Libraires & Imprimeurs de Paris, dans trois mois de la date d'icelles, que l'Impression desdit Ouvrages sera faite dans notre Royaume & non ailleurs, en bon papier & beaux caracteres, conformément à la feuille Imprimée & attachée pour modele sous le contre-Scel desdits Présentes : que l'Impétrant se conformera en tout aux Réglemens de la Librairie, & notamment à celui du 10. Avril 1725, qu'avant que de les exposer en vente les Manuscrits ou Imprimés qui auront servi de copie à l'impression desdits Ouvrages, seront remis ès mains de notre très-cher & féal Chevalier le Sieur DAGUESSEAU, Chancelier de France, Commandeur de nos Ordres, & qu'il en sera ensuite remis deux Exemplaires de chacun dans notre Bibliothéque publique, un dans celle de notre Château du Louvre, & un dans celle de notredit très-cher & féal Chevalier le Sieur DAGUESSEAU, Chancelier de France, Commandeur de nos Ordres; le tout à peine de nullité desdites Présentes : Du contenu desquelles vous mandons & enjoignons de faire jouïr ledit Exposant, ou ses ayans cause, pleinement & paisiblement, sans souffrir qu'il leur soit fait aucun trouble ou empêchement. Voulons que la Copie desdites Présentes, qui sera imprimée tout au long au commencement ou à la fin desdits Ouvrages, soit tenue pour dûment signifiée, & qu'aux Copies collationnées par l'un de nos amés, feaux Conseillers & Secretaires, foi soit ajoûtée comme à l'original. Commandons au premier notre Huissier ou Sergent de faire pour l'exécution d'icelles, tous actes requis & nécessaires sans demander autre permission, & nonobstant clameur de Haro, charte Normande & Lettres à ce contraires : CAR tel est notre plaisir. Donné à Versailles le onziéme jour du mois de Janvier, l'an de grace mil sept cent quarante-neuf, & de notre Regne le trente-quatriéme. Par le Roy en son Conseil. SAINSON.

Registré sur le Registre douze de la Chambre Royale des Libraires & Imprimeurs de Paris, No 71. fol. 57. conformément aux anciens Réglement confirmés par celui du 28. Février 1723. A Paris le 23. Janvier 1749.

G. CAVELIER, *Syndic.*

TRAITÉ

TRAITÉ
DE LA STRUCTURE
DU CŒUR,
DE SON ACTION,
ET DE SES MALADIES.

LIVRE PREMIER.
De la Structure du Cœur.

CHAPITRE PREMIER.
Du Péricarde.

I.

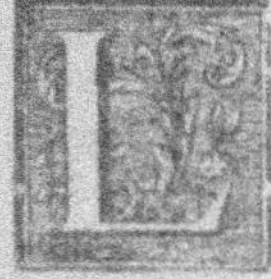E Péricarde est une vessie qui renferme le Cœur,
& qui est recouverte elle même par le médiastin.
Examinons d'abord cette derniere enveloppe. Les
descriptions qu'on nous en a données sont peu exactes : la plûpart même sont contraires les unes aux
autres. Il est bien étonnant qu'une partie si aisée à développer
se soit présentée si diversement aux yeux des Anatomistes.

A

La poitrine est partagée en deux cavités par une cloison qu'on appelle le médiastin. Cette cloison s'attache à l'épine du dos & au sternum. C'est une double membrane, qui est comme une espéce de toile tendue entre les deux lobes du poulmon : mais comment est-elle formée ?

Une membrane, qu'on nomme la *Plévre*, tapisse les parois internes de la poitrine ; mais chaque cavité est revêtue d'une membrane particuliere, c'est-à-dire, que chaque cavité a sa plévre. Si les côtes étoient enlevées, ces membranes se montreroient sous la forme de deux sacs adossés l'un à l'autre ; l'adossement, ou l'application de deux sacs, fait le médiastin. Cette cloison n'est donc pas une cloison particuliere, ou indépendante des parties voisines ; elle résulte des parois de ces deux vessies posées l'une auprès de l'autre.

Cette cloison n'est pas d'un tissu ferme & épais dans les fœtus, & dans les enfans. Les deux membranes qui la composent sont minces & transparentes ; elles prennent un peu plus de consistence & de fermeté dans les adultes : cependant elles sont toûjours diaphanes. Mais ces membranes sont-elles collées l'une à l'autre ? se réunissent-elles, en partant des vertébres, & en arrivant au sternum ? c'est ici que commencent les contradictions des Anatomistes. Les yeux, ni les travaux des mains, n'ont pû réunir les esprits ; ce n'est donc pas l'autorité qui peut décider sur la forme, sur la situation, & sur la structure du médiastin. Nous rapporterons cependant les opinions de divers Ecrivains ; elles nous développeront les difficultés qui ont excité tant de disputes sur un objet si simple, & qui se montre de lui-même.

Bartholin, ou plûtôt *M. Duvernei*, avoit observé, que les membranes du médiastin se colloient l'une à l'autre, en arrivant au sternum. Si elles ont paru écartées à quelques-uns, c'est qu'en levant le sternum, on les a séparées ; car lorsque les cartilages des côtes sont coupés, on saisit ordinairement la partie inférieure du sternum, on la tire en haut : les membranes du médiastin doivent donc se detacher & s'éloigner ; on doit donc trouver un espace entr'elles sur le devant de la poitrine. *Dionis* témoin des travaux de M. *Duvernei*, ou instruit lui-même par ses propres dissections, avoit fait la même remarque.

M. *Winflow*, éléve de *Bartholin* & de *Duvernei*, n'a pas contredit leurs observations ; il est entré seulement dans un détail plus long fur les divers écartemens des lames du médiaſtin, & fur leur réunion en divers endroits. Cet Auteur foutient que les lames du médiaſtin font unies étroitement à l'endroit où elles s'attachent au ſternum ; qu'elles ne font écartées l'une de l'autre que vers le milieu, & vers le devant, par le péricarde, & par le cœur ; qu'en arriere, elles fe féparent pour former une efpéce de tuyau qui enveloppe l'œfophage ; qu'entre les vertébres & le médiaſtin il y a un efpace triangulaire occupé principalement par l'aorte ; que devant le cœur les lames du médiaſtin font collées ; que leur attache au ſternum n'eſt pas au milieu de cet os, mais qu'elles biaifent en bas vers le côté gauche ; qu'il y a un travers de doigt de diſtance entre le ſternum & l'endroit où elles s'attachent ; que par conféquent la cavité droite de la poitrine eſt plus grande que la cavité gauche. C'eſt-là une particularité que M. Winflow a ajoûtée aux obfervations des autres Anatomiſtes ; elle eſt développée fort au long dans les Mémoires de l'Académie.

Tous les Anatomiſtes n'ont pas adopté de telles idées. C'eſt fans fondement felon *Heiſter*, que des hommes célébres ont nié qu'il y eût un efpace à la partie antérieure de la poitrine entre les lames du médiaſtin. J'ay toûjours obfervé, ajoûte-t-il, un écartement entre ces lames ; il eſt fenfible non-feulement à la partie fupérieure, mais encore au bas du *ſternum*. En 1730. je démontrai publiquement une grande féparation de ces membranes dans cet endroit. La lame du côté droit, continue-t-il, étoit attachée au milieu du ſternum : l'autre lame étoit collée aux cartilages du côté gauche. On ne peut pas dire, qu'en levant le ſternum, j'euffe détaché les membranes du médiaſtin. Les précautions que j'avois prifes, ne m'ont pas permis de foupçonner que j'euffe rien forcé. D'ailleurs, les abfcès qui fe forment dans le médiaſtin, la férofité qui s'y ramaffe quelquefois, prouvent certainement qu'il y a un efpace dans la duplicature de cette cloifon.

Kaaw, dans fon admirable ouvrage fur la tranfpiration interne, s'eſt rendu à l'autorité d'*Heiſter*, ou plûtôt fes recherches l'ont conduit aux mêmes idées & aux mêmes obfervations. C'eſt, felon lui, une néceffité qu'il fe forme antérieurement & poftérieurement un efpace entre les deux lames du médiaſtin ; car, dit-il, lorfque les deux plévres font parvenues jufqu'aux vertébres, leurs deux membranes s'élévent des deux côtés de l'épine : en montant elles se rencontrent ; elles marchent presque perpendiculairement jusqu'au sternum : étant parvenues à cet os, elles s'attachent aux bords ; mais la surface antérieure des vertébres & la surface antérieure du sternum étant larges & applaties, il s'ensuit que les membranes du médiastin laissent un espace entr'elles ; cet espace est rempli par une substance cellulaire.

I I.

La vraie situation du Médiastin.

Pour décider entre des Anatomistes qui ont eu des idées si contraires, il faut en appeller au témoignage de la Nature. Il est certain que dans les fœtus sur-tout, & dans les enfans, les lames du médiastin se collent à la partie antérieure de la poitrine ; ordinairement il n'y a nul interstice entr'elles, même devant le cœur : je dis ordinairement ; car dans deux enfans que j'ai ouverts depuis peu de jours, j'ai observé un écartement de ces membranes à la partie antérieure & inférieure du sternum.

Ce n'est pas au milieu de cet os, que se réunissent les lames du médiastin ; c'est au côté gauche qu'elles s'attachent l'une à l'autre, mais une telle attache n'est pas perpendiculaire ; je veux dire que sur le sternum le médiastin ne descend pas perpendiculairement depuis les clavicules jusqu'au diaphragme ; au contraire sa marche est oblique : cependant ce n'est pas tant au côté gauche qu'au côté droit qu'on remarque cette obliquité ; car j'ai vû que la membrane droite étant attachée par sa partie supérieure au côté gauche de la poitrine, biaise sur la surface interne du sternum, en descendant vers le diaphragme. Dans les deux derniers cadavres où j'ai cherché la route de ces membranes, j'ai observé que la membrane gauche n'avoit presque pas d'obliquité.

La membrane qui vient du côté droit, est celle qui recouvre la surface interne du sternum, mais elle ne s'y attache que foiblement ; elle est très-souvent flottante sur cet os, &, n'étant assujettie qu'aux côtes, c'est-à-dire aux cartilages, l'endroit où elles se réunissent du côté gauche n'est pas toûjours aussi éloigné du sternum que le marque M. *Winslow*. Cette réunion est tantôt plus proche, tantôt plus éloignée, du côté gauche de cet os.

Telle est la situation ordinaire du médiastin dans les enfans Pour ce qui est des adultes, l'attache de leur médiastin est placée de même au côté gauche du sternum, mais la membrane droite qui le couvre n'y est pas attachée fortement ; les liens sont plus

lâches que dans le premier âge. En certains endroits j'ai trouvé
entre la surface du sternum & la lame droite de gros pelotons
de graisse qui l'élevoient, & qui l'écartoient par conséquent de
cet os.

A la partie antérieure & inférieure, c'est-à-dire devant le
cœur, j'ai vû très-souvent un écartement entre les lames du
médiastin ; l'espace qui étoit entr'elles, étoit rempli par une
grande quantité de graisse. Dans quelques sujets, il n'y avoit
dans ce vuide qu'une substance cellulaire ; peut-être la graisse
avoit-elle été fondue : la membrane extérieure du péricarde
étoit appliquée sur le sternum.

On voit par ce détail ce qui a produit tant de dissensions
entre les Anatomistes. En levant le sternum, ils ont pû, ainsi que
nous venons de le dire, écarter les lames du médiastin ; la graisse
a souvent formé un espace entr'elles. Mais ce qui a persuadé
sur-tout qu'elles étoient écartées, c'est qu'en séparant le péricarde, on détruit nécessairement la substance cellulaire : on doit
donc trouver alors entre les membranes du médiastin un vuide
aussi étendu que le sternum.

Non-seulement les lames de cette cloison sont souvent écartées dans les adultes devant le cœur, mais, comme nous l'avons
dit, leur attache à la partie antérieure n'est pas aussi éloignée du
sternum que M. *Winslow* l'a prétendu. Je l'ai trouvée quelquefois sur le sternum, même devant le cœur. Dans le dernier cadavre où je l'ai examinée la membrane du côté droit étoit collée
à ce même côté aux cartilages, & la distance du sternum étoit
d'un travers de doigt ; cependant la membrane gauche s'incline
ordinairement vers ce côté : je dis ordinairement ; car dans une
fille de dix-huit ans je l'ai vûe adhérante au milieu du sternum ;
elle s'en écartoit seulement un peu à l'extrémité.

Malgré ces variétés du médiastin, on peut assûrer que les
membranes qui forment une telle cloison ne sont véritablement attachées que sur les cartilages aux deux côtés du sternum ; car, comme nous l'avons déja dit, les liens qui unissent la
membrane droite à cet os sont lâches & flottans. Il m'a paru
même qu'au dessus du cœur dans le fœtus les deux membranes étoient quelquefois fort écartées. Le thymus a beaucoup de
volume à sa partie inférieure ; ce volume entraîne nécessairement une séparation des membranes du médiastin à la partie
antérieure.

L'attache du médiastin aux vertébres peut être saisie plus aisément. Pour mieux connoître les écartemens de ses membranes, & les diverses loges qu'il forme, nous le considérerons, comme s'il naissoit, & comme si en naissant il marchoit des vertébres vers le sternum. Suivant cette idée, voici comment les sacs qui tapissent les deux cavités de la poitrine concourent à la formation du médiastin.

Ces deux sacs s'appliquent à la racine des vertébres. La membrane du sac droit couvre le côté de l'épine & une partie de sa face supérieure; c'est-à-dire, que la membrane droite du médiastin n'est pas une cloison qui s'élève en droite ligne à côté des vertébres vers le sternum. Il n'en est pas de même de la membrane gauche; elle est appliquée seulement à côté de l'épine, & elle marche en droite ligne vers la partie antérieure de la poitrine.

Il n'est donc pas vrai, que ces membranes forment sur l'épine un espace triangulaire pour recevoir l'aorte. Les lames s'approchent en général sur la surface antérieure des vertébres; en s'approchant, elles ne se touchent point; l'interstice qui les sépare, est rempli d'un tissu cellulaire. Dans cette espéce de duvet est placée l'aorte vers le côté gauche de l'épine.

Après que ces membranes ont embrassé la grande artére, elles s'approchent; mais, en montant vers le sternum, elles s'écartent pour recevoir l'œsophage; elles forment une espéce de tuyau qui le revêt. Quand elles ont enveloppé ce canal, elles se rapprochent encore, & ensuite elles se séparent pour recevoir le thymus, & une partie de la trachée-artére. On découvre ces rapprochemens & ces écartemens alternatifs, même sur la surface gauche du médiastin; on voit que la membrane gauche s'enfonce un peu, presqu'entre l'aorte & l'œsophage.

Quoique les deux membranes du médiastin se rapprochent en divers endroits, leur réunion ne les attache pas fortement l'une à l'autre; la substance cellulaire est abondante entr'elles, mais elle a plus de volume en certains endroits; cela étoit nécessaire, suivant les écartemens des membranes, ou suivant les enveloppes qu'elles doivent prêter aux diverses parties qui sont logées dans le médiastin.

La membrane du côté droit est plus tendue que la membrane du côté gauche; car celle-ci forme une bosse pour recevoir le cœur, ou plûtôt pour revêtir le péricarde. Il s'ensuit de-là que le diaphragme n'est pas suspendu par la lame gauche du médiastin, mais la lame droite l'attache à un point fixe, au-dessous duquel il ne peut s'abaisser que très-peu, même dans les efforts qu'il fait.

Ce détail, confirmé par un grand nombre de dissections, n'est pas une de ces descriptions scrupuleuses qui sont l'ouvrage d'une exactitude inutile; il s'agit de faire connoître une partie qui renferme tant d'organes essentiels. Il se forme souvent des abscès dans la duplicature du médiastin; l'eau s'y ramasse en beaucoup de cas; la structure seule peut nous apprendre, si on peut avoir recours au trépan pour percer le sternum, & pour ouvrir une voie aux matieres qui se déposent entre les lames du médiastin.

III.

Le péricarde renferme le cœur. La figure de cette enveloppe dans son état naturel paroît avoir quelque rapport avec celle du cœur, mais sa partie supérieure est resserrée, c'est-à-dire que le péricarde, à l'endroit où il embrasse les vaisseaux, se termine en pointe; à sa partie inférieure il est applati, puisqu'il est posé sur le *diaphragme*; il occupe une place qui répond à la surface plate du cœur. La figure de cette enveloppe n'est donc pas telle qu'on la voit lorsqu'il est rempli d'air, & séparé de toutes les parties auxquelles il est attaché dans son état naturel.

La forme; la capacité; la connexion; les ouvertures du Péricarde.

Cependant pour bien déterminer la figure du péricarde, il faut le remplir d'air, sans le détacher du diaphragme. Alors on voit qu'il forme une vessie autour du cœur; elle est un peu obtuse vers la partie antérieure; mais à la partie supérieure, c'est-à-dire à l'endroit où le péricarde embrasse les vaisseaux pulmonaires & l'aorte, il s'étend en pointe. Dans le fœtus, il ressemble véritablement à une poire dont la queuë est tournée en haut. A peine voit-on dans cette vessie quelque trace de pointe à la partie antérieure; mais il faut avouer que cette partie est un peu forcée par le souffle; elle n'est plus aigue lorsque l'état naturel n'est point dérangé.

La capacité du péricarde est différente suivant les divers âges. Dans les fœtus, & dans les enfans, il m'a paru plus étroit à proportion. Si dans les adultes il n'est pas sorti de l'état naturel, l'espace qu'il renferme est double de celui qu'occupe le cœur; c'est ce qu'on peut voir en remplissant d'eau le péricarde. Si sa capacité varie, cela vient des mouvemens du cœur, & de son

volume; peut-être que les vapeurs qui s'exhalent continuellement, soit de la surface des ventricules & des oreillettes, soit
de la surface du sac, contribuent à sa dilatation. La raréfaction
de ces vapeurs peut étendre la cavité du péricarde.

Cette bourse, ou cette vessie, est placée, comme nous l'avons
dit, dans la duplicature du médiastin. La partie supérieure de
la vessie embrasse les vaisseaux; son extrémité obtuse s'étend dans
la cavité gauche de la poitrine; elle est revêtue ordinairement
dans les enfans des deux lames du médiastin. A la partie postérieure ces lames ne l'environnent pas exactement; je veux
dire qu'elles ne se réunissent pas. Cette enveloppe extérieure est
attachée à la surface du péricarde; c'est une substance cellulaire
qui en fait le lien. Ce tissu de cellules est plus ou moins lâche
en divers endroits; souvent il se remplit de graisse; on en trouve
sur-tout à la partie supérieure, & autour de l'endroit où le péricarde s'élève sur le diaphragme.

Le péricarde est applati sur le diaphragme. Qu'on se figure
une vessie oblongue posée sur une surface plate; telle est cette
enveloppe du cœur à l'endroit où les attaches finissent & où les
membranes de cette enveloppe du cœur commencent à s'élever. Le médiastin monte de la surface du diaphragme, & accompagne le péricarde, en le couvrant.

La partie qui est appliquée au diaphragme n'est pas toute
sur le centre tendineux; elle s'étend un peu antérieurement, &
au côté droit, sur la substance musculaire à laquelle elle est attachée; cette attache est plus forte que les autres. En général,
c'est avec peine qu'on sépare le péricarde & le diaphragme, mais
l'adhérence n'est pas la même par-tout. Si le péricarde est
étroitement uni aux fibres musculaires, & au centre tendineux, les liens sont inégalement serrés en divers endroits; ils
sont très-forts à la partie antérieure droite.

On a décrit peu exactement les ouvertures du péricarde. Ce
sac est percé, a-t-on dit, de plusieurs trous, pour donner un
passage aux vaisseaux, mais la membrane interne n'est nullement
percée; elle ne fait que se replier, ou se réfléchir, pour alle rcou-
vrir les vaisseaux, les oreillettes, & les ventricules du cœur. Il
est vrai qu'il donne des espèces de fourreaux à toutes ces parties,
mais c'est en les environnant par ses replis; son tissu n'est ouvert
dans aucun endroit. Ce seroit donc dans la membrane externe,
& non dans l'interne, que seroient les ouvertures; mais cette

membrane

membrane en recevant les vaisseaux, forme divers prolon-gemens, ou des tuyaux, qui embrassent les arteres & les veines. On ne peut donc pas dire qu'il y ait de véritables trous.

Dans les enfans, les membranes du péricarde sont fort trans-parentes ; mais il faut qu'elles soient tendues, pour que le jour passe à travers leur tissu. Lorsque ces membranes sont lâches, ou repliées, elles ne paroissent plus diaphanes, & tout leur tissu prend une couleur fort rouge. Dans le poulet leur transpa-rence est telle, qu'on voit flotter l'eau à chaque battement du cœur.

I V.

On trouve plus de trois membranes dans le péricarde altéré par des maladies ; mais nous ne cherchons dans cette enveloppe que la structure telle qu'elle est dans l'état na-turel.

La nature & le nombre des membranes, qui forment le Péricarde, suivant divers Anatomistes.

Avant de déterminer le nombre des tuniques qui compo-sent le péricarde, voyons quelle est la forme & le fond de leur tissu. Leurs fibres sont-elles musculaires ou tendineuses ? Pour que nos recherches soient plus exactes, consultons d'a-bord les travaux des Anatomistes.

La premiere des membranes propres, s'il en faut croire *Lancisi*, est un tissu musculaire. Elle est, dit-il, formée de fibres qui de la base marchent vers la pointe : il y en a d'autres qui sont transversales ; elles coupent les précédentes ; elles forment avec elles, par des croisemens, des aires semblables aux aires d'un réseau ; leur arrangement paroît tel que dans le tissu de la vessie. En descendant sur la veine-cave inférieure & sur le diaphragme, elles s'attachent fortement au centre tendineux. Aux côtés du péricarde, un peu en arriere, les fibres muscu-laires se resserrent ; elles forment une bande, ou une espece de ruban, qui divise ce sac en deux portions.

Les idées de *Lancisi* sur le péricarde ne sont que les idées de *Malpighi*, plus étendues, ou plûtôt poussées trop loin. Sur la tunique interne, dit cet Anatomiste, rampent des fibres musculaires qui descendent de la base à la pointe. La tunique interne dont il parle, est sans doute la même qui, selon *Lancisi*, a un tissu musculaire. Malpighi ne paroît reconnoître que deux membranes ; sçavoir la membrane qui vient du médiastin, & la membrane moyenne, qu'il appelle membrane interne,

Il ne parle pas, du moins expressément, de la membrane qui rapisse la concavité du péricarde, comme d'une enveloppe différente de la tunique moyenne.

M. *Winslow* n'a pas osé prononcer que la premiere tunique fût musculaire. La tunique moyenne, qui est, dit-il, la principale des trois, a un tissu très-serré. Ce tissu est composé de filamens tendineux, déliés, & différemment croisés. Le Commentateur de *Boerrhave* a adopté ces fibres tendineuses. Je ne sçais si c'est sur l'autorité de M. *Winslow*, ou sur l'inspection, que d'autres ont avancé seulement que le tissu de cette membrane étoit fibreux.

Telle est la membrane moyenne, ou la premiere membrane propre, du péricarde, selon ces Ecrivains ; mais la concavité de ce sac est revêtue, suivant *Lancisi*, d'une tunique déliée. Comme elle est, ajoûte-t-il, étroitement attachée par des fibres à la membrane musculaire, on peut soupçonner que cette membrane interne est tendineuse : elle est percée, continue-t-il, par des trous arrangés sur des lignes paralleles. *Malpighi* avoit observé le même arrangement dans la suite des trous. Il en suinte, dit-il, des gouttes d'eau, dès qu'on presse avec les doigts les membranes du péricarde. Ce n'est pas seulement dans le péricarde humain que cet Anatomiste a découvert ces trous ; ils se sont présentés à lui dans les animaux quadrupedes, & dans les volatils.

La lame interne, dit M. *Winslow*, est percée de trous imperceptibles, dont il suinte continuellement une humidité séreuse. Dans ses démonstrations particulieres, cet Anatomiste a souvent fait remarquer ces trous, & les gouttes d'eau qui en sortent, quand on presse avec les doigts les membranes du péricarde. Selon *Heister*, on apperçoit ces trous, en les exposant au soleil. Divers Anatomistes avoient reconnu ces mêmes ouvertures ; tels sont *Peyer*, *Francus*, &c. *Haller* dit qu'il a vû des gouttes d'eau exprimées de la surface interne du péricarde ; mais qu'il n'avoit pû s'assûrer qu'il y eût dans cette surface des orifices visibles.

V.

Ces diverses observations ne s'accordent pas en tout ; elles demandent donc qu'on en appelle à la Nature ; elle seule peut nous montrer la vérité.

Le nombre des membranes est presque déterminé aujourd'hui, d'un consentement universel. Mais si on comptoit ces tuniques, comme on a compté celles des arteres, on pourroit multiplier les enveloppes ou les diverses couches du Péricarde ; on y trouveroit la membrane commune, la *cellulaire*, la *vasculeuse*, la membrane propre, & la membrane interne. Voici d'abord les tuniques, ou les diverses couches, que j'ai observées dans les péricardes qui étoient sortis de leur état naturel.

La *premiere* membrane, comme je l'ai déja dit, étoit la membrane externe, ou commune ; elle étoit attachée à la suivante par un tissu cellulaire ; & la graisse étoit ramassée dans ce tissu. La *seconde* étoit déliée, ferme, & filamenteuse. La *troisième* étoit rouge, dense, composée de filamens dirigés en divers sens. La *quatrième* étoit d'un tissu ferme, qui résistoit à la pointe du scalpel. La *cinquième* paroissoit dans la surface interne une espece de velouté.

J'ai observé distinctement ces cinq membranes, ou enveloppes, dans divers péricardes qui avoient essuyé des altérations dans des maladies : mais ceux qui ne sont pas sortis de leur état naturel ne peuvent pas être divisés de même. Ce n'est du moins qu'obscurément qu'on apperçoit quelques vestiges, ou des rudimens, de toutes ces enveloppes : on ne peut pas même les regarder comme de véritables membranes, dans les péricardes dont le tissu a été déguisé par quelque accident. Dans ceux que j'ai examinés, la substance cellulaire étoit devenue plus dense, avoit des fibres plus fortes ; les vaisseaux engorgés, & fort pressés, formoient un tissu rougeâtre. Nous bannirons donc du nombre des membranes ces enveloppes dont la forme n'est au fond que l'ouvrage des maladies : nous réduirons à deux seulement les membranes du péricarde.

La membrane propre, & extérieure, est-elle véritablement musculeuse, ou tendineuse ? elle pourroit l'être, sans qu'elle le parût. La membrane du trou ovale est extrêmement mince & transparente dans le foetus : on n'y apperçoit pas le moindre vestige de fibres musculaires ; cependant ces sortes de fibres y sont en grand nombre dans la duplicature ; mais cette possibilité ne prouve pas que de telles fibres soient réelles dans le tissu du péricarde. En général on ne trouve pas de membranes qui soient de la nature des muscles. Si dans l'enveloppe du cœur il y avoit des fibres musculeuses, elles seroient entre les membranes & les enveloppes, de même que dans les intestins.

Dans l'état naturel, on ne sçauroit découvrir des fibres musculeuses sur les membranes du péricarde ; on ne peut trouver quelque apparence de ces fibres, que dans les péricardes altérés par des maladies ; mais cet état, où les membranes ont dégénéré, ne décide pas de leur forme naturelle. Je ne sçais même sur quel fondement on a osé assurer, que dans des péricardes malades, les fibres étoient musculeuses ou tendineuses ; la couleur rouge n'est pas un signe caractéristique des muscles ; la force des fibres ne prouve pas qu'elles soient telles que les fibres des tendons.

Mais, dira-t-on, l'Art, selon *Lancisi*, a rendu sensibles des fibres que la Nature nous cache. En jettant un péricarde dans l'eau bouillante, en le faisant macérer dans le vinaigre, les fibres grossissent ; les yeux peuvent alors les saisir facilement. Mais ces fibres sont-elles musculeuses, ou tendineuses ? c'est ce qu'on ne peut assurer. L'eau bouillante peut altérer le tissu des membranes ; le vinaigre peut leur donner une autre forme : ce n'est pas tout le péricarde renferme beaucoup de vaisseaux qui se croisent, & qui viennent sur-tout de la base à la pointe. N'a-t-on pas pris ces vaisseaux pour des fibres musculeuses ?

Ce sont les soupçons qui se présentent d'abord ; mais si l'on consulte l'expérience, elle les fortifie. L'eau bouillante resserre les membranes du péricarde. Dès qu'elle les touche, elles se relevent, & se rident comme un parchemin qu'on approche du feu : alors la substance cellulaire paroît fibreuse, & sillonnée ; ses filamens se ramassent en petits faisceaux. Comme ils sont semés de beaucoup d'arteres & de veines, ils prennent une couleur rougeâtre en se ramassant : alors ils ont les apparences de filets musculeux ; mais l'impression de l'eau bouillante ne change en rien le tissu des membranes. Quand on les étend, elles paroissent transparentes, de même qu'avant qu'on les ait exposées à la chaleur de cette eau.

L'expérience faite avec le vinaigre sur le péricarde, n'est pas moins suspecte. Il resserre le tissu cellulaire ; il donne aux parties sanguines une couleur plus foncée, c'est ce qu'on peut voir sur les oreillettes long-tems macérées dans cette liqueur. L'apparence de fibres charnues, cette apparence grossiere, dis-je, que donne le vinaigre au tissu cellulaire, ne prouve donc pas qu'il y ait des fibres musculeuses dans le péricarde.

Le péricarde n'est donc qu'un sac membraneux ; la mem-

brane externe est un tissu fort & serré ; la membrane interne
est extrêmement fine, liée etroitement à celle qui la recouvre.
On ne peut les séparer qu'avec peine ; la surface interne de
cette membrane est extrêmement polie ; elle est toûjours couverte d'une humidité qui suinte du tissu du péricarde. Ces deux
membranes qui le forment sont d'un tissu plus ferme à la partie
supérieure.

Cette membrane interne est-elle percée de trous, comme
l'ont assuré tant d'Ecrivains ? je les ai souvent apperçûs ; mais
en les examinant depuis peu, j'ai vû qu'ils étoient fort dis-
persés ; du moins ceux que j'ai pû saisir, étoient fort éloignés
les uns des autres : c'étoit apparemment les orifices les plus
évasés. Il n'est pas douteux qu'il n'y en ait d'autres fort nombreux, qui se sont dérobés à mes yeux : je me servois cependant
d'une forte loupe. Ce qui prouve que toute la surface interne
du péricarde est percée, ce sont des gouttes d'eau très-sensible,
& fort nombreuses : la pression les fait toûjours renaître, quand
on a essuyé l'humidité. L'existence de ces trous n'est donc pas
douteuse, quoiqu'ils ayent échappé à quelques Observateurs.

V I.

Les membranes du péricarde ne se terminent pas à ce sac
qu'elles forment : tout se continue dans le corps humain.
Après que la membrane interne a revêtu le péricarde ; elle se
réfléchit pour aller couvrir les vaisseaux, les oreillettes, & les
ventricules du cœur. La membrane externe de cet organe n'est
donc qu'une suite de la membrane interne du péricarde. Elle
forme d'abord une guaine qui reçoit l'aorte & l'artere pulmonaire ; elle embrasse aussi les veines, en leur donnant des
enveloppes. En s'élévant ainsi de la base du cœur & de la surface des oreillettes pour aller former une espéce de voute,
elle fait par ses replis divers *culs de sac*, sur-tout du côté droit.
On diroit que ce sont des ouvertures qui conduisent à quelque
endroit ; cependant on y trouve toûjours un fond qui les
termine : on peut seulement passer les doigts derriere l'aorte
& l'artere pulmonaire.

Les oreillettes enveloppées par la membrane propre du cœur,
sont attachées au haut du péricarde dans toute l'étendue qu'elles ont en longueur. L'entre-deux de la veine-cave supérieure
& de la veine-cave inférieure est libre : derriere on voit un

Divers pro-
longemens des
membranes du
Péricarde.

tronc des veines pulmonaires droites ; ce sont ces diverses attaches qui forment les culs de sac dont nous avons parlé.

Les vaisseaux font quelque chemin dans la cavité du péricarde : ce sac n'embrasse l'artere pulmonaire que jusqu'à la bifurcation. L'aorte, jusqu'à sa division, a la même enveloppe ; mais dès que la membrane interne du péricarde abandonne les vaisseaux, la membrane externe leur donne des guaines. Pour ce qui est des veines, elles ne font pas un long trajet dans le *péricarde* : on y apperçoit pourtant leurs troncs bien séparés. Les troncs des veines droites sont plus longs ; le tronc le plus court est celui de la veine-cave inférieure.

Cette discussion étoit nécessaire pour prévenir les fausses idées que peuvent donner certaines descriptions : elles en imposeroient d'autant plus facilement, qu'elles paroissent appuyées du témoignage de divers Auteurs respectables. *Haller* a avancé, d'après *Eustachi* & *Lancisi*, dit-il, que le péricarde *étoit adhérent postérieurement & obliquement à la veine-cave* ; qu'il forme *une faulx entre la veine-cave & l'aorte* ; que l'attache de cette artere *est plus élevée que l'attache de la veine-cave* ; qu'il y a une semblable *faulx entre l'artere pulmonaire & l'aorte* ; qu'on en trouve une *qui est très-visible entre la veine & l'artere pulmonaire gauche* ; que la partie postérieure du péricarde est jointe *avec la partie antérieure par le moyen de ces faulx* ; que ce sac est *divisé en deux par la trachée-artere*. Tout ce détail sur ces faulx est inintelligible, ou peu exact.

Entre la membrane interne & les vaisseaux, on trouve un tissu cellulaire ; il est sur-tout en grande quantité sous l'enveloppe commune de l'aorte & de l'artere pulmonaire. Mais que devient la membrane moyenne du péricarde, quand elle a embrassé les vaisseaux ? On a crû qu'elle va se répandre sur la substance du poulmon. Elle forme, a-t-on dit, l'enveloppe extérieure de ce viscere ; mais elle ne sçauroit être une suite de cette tunique extérieure du poulmon : car ce viscere est revêtu d'une membrane qui est la suite du médiastin ; le péricarde est enfermé dans cette cloison : il est donc couvert de la membrane qui va envelopper le poulmon.

Ce n'est donc que de la membrane interne, ou immédiate du poulmon, que la lame externe du péricarde peut être une suite. Mais je n'ai pû remarquer qu'une legere expansion de la substance cellulaire ; elle passe du péricarde sur le tissu

pulmonaire. La membrane externe revêt les vaisseaux, qui, en
sortant du cœur, entrent dans les poulmons; elle se prolonge &
les accompagne dans tous leurs détours. Ces prolongemens sont
très-forts & très-visibles. Ils sont revêtus d'une couche de substance cellulaire intérieurement & extérieurement.

Tandis que la membrane externe du péricarde s'insinue dans
le poulmon, en accompagnant les vaisseaux de ce viscere, que
devient la membrane qui revêt l'aorte & les deux veines-
caves? Si l'on en croit quelques Ecrivains, les enveloppes que
le péricarde prête à l'aorte & à la veine-cave inférieure, se
confondent avec la plévre; mais ces enveloppes sont dans le
médiastin qui recouvre le diaphragme & le péricarde même;
elles ne peuvent donc pas être une continuité de la plévre;
il faut donc qu'elles s'attachent aux ouvertures du diaphragme,
ou qu'elles se perdent dans ces passages, ou qu'elles suivent les
vaisseaux.

Il est certain que la cavité de la poitrine est entierement
fermée, c'est-à-dire, qu'il n'y a nulle communication entre le
thorax, le médiastin, & l'abdomen. Ce qui ferme le passage
des vaisseaux, c'est la membrane externe du péricarde; mais
cette membrane étant arrivée au diaphragme abandonne les
vaisseaux; ils passent dans l'abdomen par des ouvertures particulieres. La veine-cave supérieure entraîne aussi une semblable tunique, en montant vers la tête. L'enveloppe que le
péricarde donne à l'aorte & à la veine-cave ne les conduit
donc pas dans tout le reste du corps.

VII.

Il est étonnant que tant d'Anatomistes ayent crû qu'il n'y
avoit que peu de vaisseaux dans le péricarde. Ils n'avoient pas
sans doute examiné le péricarde du fœtus. Privés du secours
de l'injection ils n'avoient pû rendre-sensibles dans les adultes
les arteres & les veines de cette enveloppe. *Ganbius* peu satisfait des descriptions que tant d'Ecrivains ont données de ces
vaisseaux, écrivit au célébre *Ruysch*, pour lui demander des
éclaircissemens. Cet Anatomiste, né pour découvrir les routes
des fluides qui circulent dans les corps animés, décrivit dans
une lettre les artéres du péricarde; il voulut même les dessiner de sa propre main.

Nulle membrane ne reçoit autant de vaisseaux que le

Les vaisseaux
du Péricarde.

péricarde. Quand il est injecté, toute sa surface en paroît couverte ; mais ils se montrent presque aussi clairement dans beaucoup de sujets, sans le secours de l'injection. Dans le fœtus, ils sont extrêmement sensibles ; ils y paroissent même plus gros à proportion que dans les péricardes des adultes. Le réseau qu'ils forment, environne les paroits de ce sac : quoiqu'elles soient transparentes, quand elles sont tendues, elles sont fort rouges, quand elles sont plissées. La partie adhérente au diaphragme paroît avoir moins de vaisseaux que le reste ; du moins on ne les découvre pas aussi facilement.

Où sont placés les vaisseaux qui serpentent dans le péricarde ? ils marchent entre la membrane qui vient du médiastin, & la membrane propre de ce sac. Entre ces enveloppes, on trouve une grande quantité de substance cellulaire : c'est dans cette substance que se glissent les vaisseaux. Cette membrane graisseuse forme diverses couches ; les vaisseaux rampent sur-tout dans la couche qui est attachée à la membrane propre du péricarde : car lorsqu'on étend la surface de ce sac, on voit qu'il y a un tissu cellulaire qui couvre le réseau vasculeux.

Il ne paroît pas d'abord, que les vaisseaux sanguins pénetrent entre les membranes propres du péricarde. La membrane interne est étroitement attachée à la membrane externe : c'est un feuillet extrêmement mince qui paroît s'y coller immédiatement ; mais les injections pénetrent dans l'interstice de ces membranes. On n'a pas besoin même d'emprunter le secours de l'injection pour découvrir les vaisseaux qui séparent ces enveloppes : car dans des péricardes altérés par des maladies, j'ai observé des ramifications très-fines entre la membrane interne & la membrane externe. Lorsque je les ai présentés à une forte loupe, un réseau rouge, & extrêmement délié, s'est présenté à mes yeux. En divers sujets j'ai vû des points rouges fort nombreux, formés par des échimoses ; il m'a paru même que le sang s'échappoit par divers trous : ainsi les grands vaisseaux sont en plus grand nombre, & plus sensibles, entre la membrane qui vient du médiastin, & la membrane propre du péricarde, & il rampe un réseau plus délié sur la convéxité de la membrane interne.

Les vaisseaux sanguins des parties voisines du péricarde abordent de toutes parts sur ce sac, qui leur est envoyé réciproquement

proquement. Il y en a qui du péricarde se répandent sur le diaphragme, & qui du diaphragme montent sur le péricarde. Il y a un semblable commerce, ou une semblable communication, entre les vaisseaux du médiastin, & les vaisseaux de l'enveloppe du cœur. On distingue facilement les artéres qui se rendent à cette enveloppe, & celles qu'elle envoye dans les environs. Les diamétres des artéres qui se rendent, par exemple, du diaphragme au péricarde, ont des troncs plus gros sur le diaphragme. Les ramifications de ces troncs diminuent en grosseur, lorsqu'elles s'épanouissent sur le péricarde; il en est de même de celles qui de la surface de ce sac se rendent au diaphragme, &c.

Mais entrons dans le détail, & cherchons quelle est l'origine & la marche des vaisseaux du péricarde. D'abord ce sac a des vaisseaux qui lui sont particuliers, c'est-à-dire, qu'il y a une artére destinée à ce sac; cette artére est la péricardine qui naît de la souclaviere.

Les artéres *diaphragmatiques supérieures* semblent être destinées principalement au péricarde. Elles naissent en général des souclavieres; les grandes branches se répandent sur ce sac, & les plus petites ramifications vont aboutir au diaphragme.

Un rameau de la mammaire interne se détache de la partie supérieure de cette artére; les ramifications de ce tronc mammaire se rendent au péricarde vers le milieu, c'est-à-dire, entre les deux branches des diaphragmatiques supérieures; ces branches s'étendent jusqu'au diaphragme; & de cette partie, il y en a qui remontent sur le péricarde.

A ces diverses artéres se joignent des rameaux sortis de l'artére médiastine; ces branches serpentent en grand nombre dans le péricarde.

La partie postérieure de ce sac est couverte des rameaux des artéres intercostales; c'est sur-tout l'intercostale supérieure qui les envoye en divers sujets.

Telle est l'origine des vaisseaux artériels qui environnent l'enveloppe du cœur; mais il y a des rameaux que d'autres artéres envoyent au péricarde: les artéres coronaires répandent du moins quelques ramifications entre la membrane interne & la membrane externe.

Toutes ces différentes artéres se divisent en de nombreuses ramifications, forment des aires très-serrées, se perdent en rameaux insensibles, qu'il est inutile de suivre plus loin ; mais l'origine de ces rameaux est souvent différente, & ils viennent en plus grand nombre, tantôt d'un endroit, tantôt d'un autre.

Les veines ne sont pas moins nombreuses ; peut-être le sont-elles davantage ; c'est ce que je n'ai pû observer. Les péricardines sont les veines propres ; la droite paroît venir quelquefois de la veine-cave ; la gauche sort de la mammaire, ou de la diaphragmatique supérieure.

Les veines *Pericardio-diaphragmatiques* ne rapportent pas moins de sang que les précédentes : la droite se rend à la souclaviere, proche la médiastine : la gauche va se terminer à la souclaviere du même côté, sous la veine mammaire.

Ce ne sont pas les seuls canaux par lesquels le sang revient au cœur : il y a des veines paralleles aux artéres dont nous avons parlé. *Vicussius* en a même trouvé une qui va se rendre à la veine coronaire ; mais dans tous ces vaisseaux il se présente beaucoup de variétés.

Les artéres sont sans doute accompagnées de ramifications nerveuses comme dans les autres parties ; mais nous ne parlerons des nerfs de ce sac, qu'en traitant des nerfs cardiaques.

VIII.

S'il y a dans le tissu du Péricarde des organes sécrétoires.

Tout cet appareil de vaisseaux ne paroît pas nécessaire pour nourrir le péricarde ; les autres membranes ne reçoivent pas tant d'artéres : ne peut-on donc pas soupçonner que la Nature a destiné les artéres de ce sac à quelque opération particuliere, c'est à dire à quelque sécrétion ? Par exemple, n'y a-t-il pas entre les membranes du péricarde quelque organe, où il se filtre des liqueurs ?

On ne sçauroit découvrir des glandes dans le péricarde, lorsqu'il n'est pas sorti de son état naturel. Le principal organe des sécrétions est la substance cellulaire : la graisse s'y ramasse souvent ; elle écarte la membrane que donne le médiastin, de la membrane externe du péricarde. Peut-être que les vaisseaux ne rampent en si grand nombre entre ces membranes, que pour porter une matiere huileuse dans le tissu cellulaire. Ce tissu reçoit beaucoup de vaisseaux dans le médiastin. La membrane adipeuse qui revêt le péricarde n'est qu'une suite de ce tissu cellulaire : ainsi on peut douter, si tant d'artéres qui se rendent dans ce sac, ne sont pas des vaisseaux qui appartiennent au médiastin, plûtôt qu'au péricarde.

Lorsqu'après avoir enlevé la substance cellulaire, on expose le péricarde au soleil, on voit à travers la membrane externe, & propre, beaucoup de vésicules rondes ; elles ressemblent à celles qu'on observe dans les feuilles des arbres, ou dans les écorces de citron & d'orange ; ces vésicules paroissent remplies d'une liqueur ; elle y est sans doute déposée par des tuyaux sécrétoires. Ce qui confirme l'existence de ces petits réservoirs, c'est qu'on exprime des gouttes d'eau en pressant la membrane interne du péricarde ; il faut donc qu'il y ait une source où elles se ramassent ; cette source ne târit point, quoique le péricarde soit séparé du cœur depuis trois ou quatre jours.

On pourroit objecter que ces vésicules qu'on voit en tournant la surface interne du péricarde vers le soleil, & en regardant à travers la membrane externe ; on pourroit, dis-je, objecter que ce sont les trous répandus sur la concavité de ce sac : mais ces trous sont plus petits que les vésicules ; ils sont presque imperceptibles, même lorsqu'on y présente une loupe. D'ailleurs ces ouvertures ne sont pas arrangées, comme ces petits réservoirs vésiculaires ; elles sont posées dans des lignes paralleles : mais on ne voit aucun ordre marqué dans l'arrangement des vésicules. On peut donc établir qu'il y a des follicules dans la membrane propre du péricarde : il y a apparence que la liqueur qu'ils renferment s'échappe par les trous semés dans la surface interne de ce sac.

Les observations du grand Malpighi ne semblent-elles pas déposer pour l'existence de ces follicules ? il ne les avoit pas vûs ; mais les concrétions qu'il a trouvées dans divers péricardes, altérés par les maladies, l'ont conduit à imaginer ces réservoirs. J'ai cherché long-tems, dit cet Ecrivain, s'il y a des follicules glanduleux dans la substance du péricarde : enfin j'ai trouvé que dans un enfant ce sac étoit de l'épaisseur d'un demi-doigt. On pouvoit diviser en deux parties cette substance épaissie ; elle étoit enveloppée extérieurement d'un tissu épais, glanduleux, & divisé en lobules. Dans les interstices de ces petits lobes, il y avoit de petits globes, formés par des concrétions ; quelques-uns de ces globes étoient remplis d'une humeur jaune ; d'autres étoient pleins d'une liqueur claire. On voyoit dans plusieurs de ces corps un sinus, ou une cavité ; toute cette masse ressembloit à un assemblage de corps glanduleux altérés par des maladies.

Sous cet assemblage de corps glanduleux, ajoûte Malpighi, marchoient des fibres musculaires; de la base elles s'étendoient jusqu'à la pointe par divers contours; leur couleur étoit blanchâtre. Les vaisseaux qui traversoient les concrétions dont nous venons de parler, avoient diverses ramifications; ensuite venoit la membrane interne, qui étoit couverte de vaisseaux fort gros, diversement entrelacés, en forme de réseau; ils se présentoient sur-tout dans la surface interne; à cette surface étoit attachée une croute muqueuse, ou une pellicule semblable au corps glanduleux; on ne pouvoit l'en séparer qu'avec peine. La face interne du péricarde, dépouillée de cette croute, étoit percée de trous posés parallelement; il en suintoit des gouttes sensibles.

Malpighi a crû que de telles concrétions prouvoient que le péricarde avoit un tissu glanduleux; mais que peut-on inférer de cette masse confuse & informe? ce corps, glanduleux en apparence, n'étoit-il pas formé par la substance cellulaire? les locules de ce tissu ne pouvoient-ils pas être remplis d'une matiere épaissie? J'ai remarqué de semblables concrétions sur la convéxité du foye. Les vaisseaux lymphatiques obstrués formoient un tissu sous la membrane externe de ce viscére. La croute, qui dans le péricarde examiné par Malpighi tapissoit la concavité de ce sac, n'étoit selon les apparences, qu'une matiere qui s'étoit condensée.

Si dans les péricardes altérés par des maladies on voyoit un véritable amas, ou une continuité de corps ronds & distincts, on pourroit soupçonner que ces corps ne sont qu'un tissu de glandes dégénérées. Mais dans une masse si informe peut-on trouver des vestiges de l'état naturel? Si les altérations des membranes nous montroient leur véritable structure, on pourroit assurer que la membrane interne du péricarde n'est qu'un velouté. J'ai observé ce velouté dans ce sac, après diverses maladies qui l'intéressoient; enfin l'observation de Malpighi n'est qu'une observation singuliere. On ne trouve pas de semblables concrétions dans tous les péricardes épaissis; un cas rare ne sçauroit rien décider.

Sans le secours suspect des maladies on peut assurer que dans le tissu du péricarde il y a des organes sécrétoires: je n'entends pas seulement par ces organes, les artéres *exhalantes*; elles aboutissent à la surface interne de ce sac. Si l'on injecte dans le tissu de ce sac de l'esprit de vin coloré, ou impreigné de certaines matieres, il transude par les ouvertures de ces artéres, ou de ces tuyaux insensibles. Mais outre ces canaux, qui filtrent la sérosité la plus connue, il y a dans le péricarde d'autres couloirs particuliers. Les trous semés sur la membrane interne sont fort marqués; ils ont les orifices de quelques tuyaux longs, ou de quelques cellules; ils ressemblent aux tuyaux de la sueur. Or il faut que des liqueurs aboutissent dans ces canaux, ou dans ces vésicules, par des vaisseaux sécrétoires.

CHAPITRE II.
Examen des descriptions des ventricules du Cœur, données par divers Anatomistes.

I.

TOus les Anatomistes se croyent en droit de donner de nouvelles descriptions du Corps humain. Il semble que les travaux de nos Prédécesseurs ne soient que des ébauches imparfaites: cependant on n'y ajoûte souvent qu'une forme dont ils n'ont pas besoin, ou quelque détail inutilement scrupuleux. C'est-là tout le mérite de quelques Ecrivains qui ont prétendu nous dévoiler la structure du Cœur. Pour rendre aux Auteurs originaux ce qui leur est dû, nous examinerons leurs découvertes, & nous suivrons leurs progrès.

Les tentatives des Anciens sur la structure du Cœur, ont les défauts des premiers essais. Ces Ecrivains ont été comme des voyageurs qui ne connoîtroient que les grandes routes, ou les dehors des païs qu'ils parcourent. Hippocrate & Galien n'ont pas ignoré les grandes routes du sang dans le cœur, les cavités de cette machine, leurs issues, leurs vaisseaux, leurs valvules. Les usages même de tous ces instrumens de la circulation se découvrirent aux premiers Observateurs; ils sçavoient presque tout ce que connoissent aujourd'hui la plûpart des Médecins qu'on appelle praticiens célébres.

C'est dans un Traité particulier qu'Hippocrate nous a transmis ses observations sur le cœur. Il est vrai qu'on doute s'il est l'Auteur de ce livre. *Erotien* & *Galien* ne le placent point parmi les Ouvrages du pere de la Médecine; mais c'est un ancien monument plein de recherches curieuses.

Réflexions préliminaires faites sur les descriptions de tout le cœur, données par les Anciens.

Suivant Hippocrate, ou l'Auteur de cet Ouvrage, le cœur a une figure pyramidale ; sa couleur est un rouge brun ; il est revêtu d'une membrane lisse & polie, dans laquelle il s'extravase un peu d'eau qui ressemble à l'urine.

Le cœur, selon cet Ecrivain, est un muscle très-fort : ce ne sont pas des tendons qui lui donnent un tissu ferme ; c'est sa substance qui est dure. Dans sa masse sont creusées deux cavités qui sont fort différentes ; l'une est placée à droit, l'autre l'est à gauche. La cavité droite est beaucoup plus ample ; mais elle ne s'étend pas jusqu'à la pointe : on diroit qu'elle est cousue, ou ajoûtée au cœur. Par cette couture, Hippocrate entend sans doute, les bords de la cloison.

Le ventricule gauche a des parois épaisses ; sa cavité ressemble à celle d'un mortier, & répond au poulmon. Les deux ventricules ont intérieurement une surface raboteuse : il semble qu'elle soit rongée. Ce sont les entrelacemens des colonnes, leurs aires, leurs enfoncemens, qu'Hippocrate a voulu marquer dans cette description.

Pour voir les orifices du cœur, il faut déchirer ses oreillettes, ou sa base. Dès qu'elles sont ouvertes, il se présente quatre embouchures, deux dans chaque ventricule ; ce sont les sources de la vie : lorsqu'elles tarissent, l'homme meurt.

Auprès des *vaisseaux* qui sortent du cœur, sont, ajoûte Hippocrate, des corps mollasses & creux qu'on appelle les oreillettes. Cet Ecrivain connoissoit les valvules placées aux ouvertures, qui du cœur conduisent à ces sacs : car il dit que ces membranes sont couchées dans les ventricules ; qu'elles y sont en forme de ceinture, & qu'elles envoyent des filamens jusques dans la substance du cœur.

Cet Ecrivain n'ignoroit pas non plus les valvules des deux grandes artéres qui sortent du cœur : ce sont sans doute ces valvules, qui, selon lui, sont au nombre de trois, qui ont la forme d'un *demi-cercle*, qui empêchent que l'eau, ou l'air ne puissent pénétrer dans les ventricules.

Erasistrate poussa ses recherches plus loin. Il a décrit exactement les valvules que ses Prédécesseurs avoient seulement entrevues. Celles qui bordent l'orifice veineux du ventricule droit, ressemblent aux pointes des dards, & sont au nombre de trois. De-là vient, selon Galien, que les disciples d'Erasistrate donnerent à ces valvules le nom de Triglochines.

En expofant les idées d'Erafiftrate, Galien parle des valvules du ventricule gauche, des valvules, dis-je, qui font à l'orifice veineux; elles ont la même forme que celles du ventricule droit, mais elles ne font qu'au nombre de deux.

Les valvules artérielles n'étoient pas moins connues à Erafiftrate, felon le témoignage de Galien. Il y en a trois dans chaque artére; leur figure eft celle d'un *figma*.

Mais ce qui eft plus furprenant, Erafiftrate connoiffoit le véritable ufage de ces valvules. Leurs fonctions font oppofées felon lui; les unes s'abaiffent dans les ventricules, lorfqu'il y entre quelque matiere par les orifices veineux; les autres, qui font à l'orifice des artéres, s'élévent lorfque le fang eft pouffé vers le poulmon *par l'artére pulmonaire*, & que l'efprit le plus fubtil s'infinue dans tout le refte du corps par l'aorte.

Les valvules veineufes fe relévent, felon Erafiftrate, & bouchent l'entrée dans les ventricules, lorfque le cœur fe contracte; mais les valvules artérielles ne permettent pas que ce qui fort du cœur rentre dans fes cavités.

C'eft-là une découverte qui immortalifera les travaux d'Erafiftrate; découverte difficile, qui a demandé le concours d'une obfervation exacte & du génie le plus pénétrant. C'eft le premier pas qui conduit au cours du fang, mais elle eut d'abord le fort de la découverte d'*Harvey*. L'ignorance la regarda comme une fable inventée pour appuyer de vaines opinions.

Herophile, qui embraffa toute l'Anatomie, y laiffa des traces d'un fçavoir profond; mais la ftructure du cœur ne trouva pas de grands éclairciffemens dans les recherches de cet Ecrivain fi célebre. Il paroît cependant qu'il avoit examiné cette machine avec foin. Il remarqua que le grand vaiffeau qui fort du ventricule droit, étoit formé par des tuniques femblables à celles des artéres; c'eft pour cela qu'il lui donna le nom de *veine artérielle*.

Galien inftruit par Pelops, par la Nature, & par les Ecrits des Anciens, pouvoit trouver dans le cœur ce qui avoit échappé aux autres; mais il a copié leurs defcriptions en y répandant plus de clarté; il a reconnu que le cœur étoit compofé de fibres dont les directions font fort différentes. Les unes, dit-il, font *droites*, les autres font *tranfverfes*; & d'autres font *obliques*: voilà donc la ftructure du cœur qui a commencé à fe dévoiler entre les mains de Galien.

Mais ce Médecin nous découvre ce que les autres ne nous ont pas appris sur le cœur du fœtus. Le *canal artériel* ne lui étoit pas inconnu ; son origine, l'insertion de ce tuyau subsidiaire, sont décrites dans les Ecrits de Galien. Le *trou ovale* même, & sa membrane, n'avoient pas échappé à cet Ecrivain. Philosophe & Anatomiste, il a cherché l'usage inconnu du canal artériel, & de cette ouverture creusée dans l'oreillette droite pour le fœtus, & fermée dans l'adulte.

Une longue suite de siécles n'a été éclairée que par les Ecrits de Galien. On a cherché dans ces monumens, & non dans la Nature, la connoissance du Corps humain. Nul jusqu'au XVI siécle, ne tenta de franchir les barrieres qui avoient arrêté les efforts des Anciens. Alors parut le *divin Vesale*, formé dans l'Ecole de Paris par les leçons d'*Andernac* & de Jacques *Sylvius*. En fouillant dans le corps humain, il découvrit, pour ainsi dire, un nouveau monde avant l'âge de vingt-huit ans.

Cet Anatomiste, que la Faculté de Paris peut revendiquer, examina avec des yeux attentifs la structure du cœur : il décrit d'abord le péricarde. Sa figure, dit-il, ressemble à une *pomme de Pin* ; sa base est percée de plusieurs ouvertures qui donnent une issue aux vaisseaux ; l'artére pulmonaire se divise, avant que de sortir de ce sac. Cette base répond à la cinquiéme vertébre du thorax ; elle est plus élevée que la pointe qui avance vers le côté gauche.

La membrane qui forme ce sac, continue Vesale, est épaisse ; sa surface interne est lisse & polie, dénuée de graisse ; sa surface extérieure est raboteuse ; elle est couverte des lames du médiastin latéralement & postérieurement : mais à la partie antérieure elles s'écartent un peu. L'espace qu'elles laissent entr'elles, est rempli par des fibres ; (ces fibres sont la substance cellulaire.) A la partie inférieure, le péricarde est attaché au centre tendineux ; mais Vesale ne borne pas cette attache au seul centre du diaphragme.

Après avoir décrit le péricarde, Vesale développe la structure du cœur. La figure de cet organe est pyramidale ; sa masse est plus large que profonde ; sa surface est lisse & polie. Les vaisseaux seuls, qui sont superficiels, y forment des inégalités. La base répond au milieu du thorax ; la pointe tournée vers le côté gauche, avance vers ce côté ; c'est-à-dire, que selon cet Ecrivain, la situation du cœur est transversale.

Le

Le cœur, continue *Vesale*, est un muscle ; mais les fibres y
sont plus serrées que dans les autres. On ne peut suivre ces fibres,
en les séparant, ni dans les cœurs bouillis, ni dans ceux qui sont
dans leur état naturel ; elles sont *droites*, *obliques* & *transverses*.
Ce qui est plus singulier, c'est que *Vesale* a observé, que les
couches internes marchoient à contre sens des fibres externes.
Pour donner une idée de l'arrangement de ces fibres, il le
compare à un tissu de joncs, qu'on rouleroit diversement,
& dont on formeroit une pyramide. Cette masse pyramidale,
ajoûte-t-il, est couverte d'une membrane, de même que la
masse des autres muscles.

Dans la substance du cœur, ajoûte *Vesale*, sont creusées
deux cavités ; l'une est à droite & l'autre à gauche : leur surface
interne est raboteuse, creusée par diverses fossettes, ou enfoncemens ; mais ces creux ne percent point la cloison. Le ventricule droit est plus ample que le gauche.

Vers la pointe naissent les colonnes ou les piliers, selon Vesale. De ces piliers partent des fibres qui vont se rendre aux
valvules. Ces membranes sont attachées aux embouchures veineuses du cœur ; elles sortent du contour d'un cercle, & en
avançant, elles se divisent. Ces valvules sont donc continues,
selon Vesale, autour de leur cercle ou de leur racine ; c'est dans
leur progrès seulement qu'elles se séparent.

Cet Ecrivain remarque qu'il n'y en a que deux dans le ventricule gauche, au lieu qu'il y en a trois dans le ventricule droit.
Ces deux valvules sont, dit-il, plus fortes à leurs bords ; celles
du ventricule droit sont plus foibles : il en part des fibres qui
ne sont point charnues ; ce sont les filets que Galien avoit
appellé des filets tendineux.

Vesale a marqué exactement la différence de ces valvules,
& des valvules artérielles ; il compare ces dernieres, qui sont dans
chaque artére au nombre de trois, il les compare, dis-je, à trois
demi-cercles ; il en fixe la position à la racine de l'artére pulmonaire & de l'aorte ; elles ne viennent pas, dit-il, d'un cercle
comme les valvules veineuses, mais les demi-cercles adossés
forment des angles.

Enfin *Vesale* décrit les oreillettes, leur figure, quand elles
sont vuides, & quand elles sont remplies, les replis qu'elles forment lorsqu'elles sont relâchées, la graisse qui est à leur surface
externe : trois sortes de fibres, dit-il, entrent dans la structure

de ces sacs. Le gauche, ajoute-t-il, est plus petit, il est aussi plus fort dans les vieillards.

Après ce détail, cet Ecrivain a tracé le cours des artéres & des veines, mais nous ne le suivrons pas dans sa description. Qu'on examine les travaux des Anatomistes qui l'ont suivi pendant près d'un siécle, il n'y a eu que Fallope qui ait marché sur les traces de ce grand maître. *Spighius* est sterile en écrivant la structure du cœur; mais ce qui est honteux, c'est que dans un siecle plus éclairé, cette sterilité a été, pour ainsi dire, contagieuse.

Riolan n'est fécond qu'en citations, souvent inutiles, & obscurcit les observations anatomiques, par les idées d'Aristote, & par les préjugez des autres anciens; attaché à leur doctrine par l'autorité, il a respecté même leurs erreurs : quelques remarques plus justes, lui sont cependant échapées dans cette confusion. Le ventricule gauche, dit-il, est trois fois plus épais que le droit : leurs deux pointes sont séparées; les deux oreillettes sont inégales; la gauche se termine en une espece de crête; les valvules du ventricule droit sont attachées sur-tout à trois colonnes; il y en a cinq ou six, plus petites que dans le ventricule gauche, où il y en a seulement deux plus grosses : voila ce qu'on peut recueillir des ouvrages publiés par Riolan avant qu'il eût été éclairé par Harvei.

Bartholin dans un tems, où la lumiere sortoit de toutes parts pour éclairer l'Anatomie, a été encore plus sterile; il semble n'avoir pas connu la description des Anciens : tel est le sort de la plûpart de ceux qui ont voulu embrasser toutes les parties du corps humain; ils n'en ont décrit, pour ainsi dire, que la surface. Le grand Vesale a donné un exemple presque inimitable : ce n'est pas trop dire, que sa description du cœur peut être placée à côté de celle de M. Winslow; mais elle est la premiere, & un modele peu different de la seconde. Je vais suivre les descriptions des Anatomistes qui ont marché sur ses traces, mais je négligerai cette foule de Traités qui renferment toute l'Anatomie, & qui ne sont que des répétions les uns des autres. Je vais commencer par examiner ce qu'on a découvert dans les ventricules.

I I.

L'ignorance ou l'obscurité, qui avoit voilé la structure du cœur depuis Vesale, ne commença à se dissiper que par les

travaux de Lower. Ce succeſſeur d'Harvei a du moins ouvert
la voye à ceux qui l'ont ſuivi : ſi ſes travaux ont quelques défauts inévitables dans les premiers eſſais , ils ſont les tentatives
d'un grand maître. Guidé par l'experience , il ne s'eſt permis
que les raiſonnemens qu'elle confirmoit. Si on peut lui faire
quelque reproche , c'eſt d'avoir moins travaillé ſur le cœur humain , que ſur le cœur des animaux. Mais ſi dans la ſtructure
d'un cœur la nature s'écarte quelquefois des régles qu'elle ſuit
dans la conſtruction d'un autre , elle ſe copie elle-même. En
general , le tiſſu de cette machine eſt le même dans preſque
tous les animaux.

Lower place d'abord le cœur parmi les muſcles. Pour prouver qu'il en a la ſtructure , il fait une digreſſion ſur la maniere
dont les fibres ſont arrangées dans pluſieurs muſcles : un
tel détail ſur cet arrangement ſeroit inutile ; les travaux ,
qui ont dévoilé la vérité , ſont devenus des preuves ſuperflues.

Le tiſſu du cœur eſt difficile à développer ; on ne peut l'examiner qu'en rendant les fibres plus fermes & plus ſenſibles,
& c'eſt ce qu'a fait Lower en les faiſant cuire dans l'eau. Avec
ce ſecours il a déterminé en general les divers arrangemens de
ces fibres. Le cœur , dit-il , eſt compoſé de deux rangs de fibres
muſculeuſes qui marchent vers des côtés oppoſés ; c'eſt-là la
premiere propoſition , & la premiere faute de Lower. Les diverſes couches des fibres ſont extrémement multipliées dans les
cœurs ; on ne ſçauroit fixer leur nombre.

Ces fibres que Lower place en deux rangs , ſont les fibres
externes , & les internes : elles forment deux cavités , dont les
embouchures ſont , dit-il , environnées d'un tendon aſſez fort.
C'eſt à ce cercle tendineux que s'inſerent les fibres qui ſe répandent enſuite de tous côtés ; mais le tiſſu de ces bordures
eſt-il véritablement tendineux ? leurs filets ſont-ils à l'égard
des fibres du cœur ce que ſont les rendons à l'égard des fibres
des muſcles ? c'eſt-à-dire , toutes les fibres du cœur aboutiſſent-
elles à ce cercle , ou en ſont-elles une ſuite ? c'eſt ce que Lower
n'a pas déterminé par des preuves qui puiſſent perſuader les
Anatomiſtes.

Mais quelle eſt la marche de ces fibres ? Lower décide d'a-
bord en general , qu'elles forment une ſpirale ; mais cette idée
qu'il donne de l'arrangement des fibres du cœur n'eſt pas éxacte,

si on la prend rigoureusement : les pas d'une vis, ou d'une spirale, sont continus : or les fibres du cœur, depuis la base jusqu'à la pointe ne sont pas arrangées comme un fil qui environneroit un cône, en l'embrassant par diverses circonvolutions. En conduisant les fibres depuis la base jusqu'à l'autre extrémité sur les ventricules, on ne voit pas qu'elles les environnent entierement.

Tel est le cours des fibres en general dans le tissu du cœur, selon les idées de Lower. Mais, ajoûte-t-il, on voit sur la surface des fibres superficielles, qui descendent de la base en droite ligne. Ces fibres ont excité des disputes parmi les Anatomistes : quelques-uns n'ont voulu les reconnoître que dans le cœur de bœuf, ils ont nié qu'il y en eût de semblables dans le cœur humain. D'autres, tels que Heister, ne les en ont pas rejettées ; mais, selon eux, elles sont en très-petit nombre.

Les fibres externes forment, selon Lower, une enveloppe qui embrasse les deux ventricules, car elles sont communes, dit-il, à l'un & à l'autre. Voilà donc ces deux sacs musculeux renfermés dans un troisiéme, qui fait la face externe du cœur ; mais cette enveloppe n'est elle pas imaginée plûtôt que démontrée ? il est bien vrai que les fibres d'un ventricule passent sur l'autre, mais se continuent-elles dans tout le contour du cœur ?

Ces fibres externes ont-elles la même direction ? Leur marche est differente, suivant Lower ; car, dit-il, celles qui couvrent le ventricule droit montent obliquement de gauche à droite vers la base : mais celles qui sont au-dessous montent de droit à gauche, continuent de s'étendre sur le ventricule gauche, s'élevent vers la base, forment une spirale opposée à l'autre.

Il y a de l'obscurité, ou de l'erreur, dans cette description ; il n'y est parlé que des fibres externes ; ces fibres, selon Lower, sont communes aux deux ventricules, puisqu'elles les enveloppent de tous côtés. Or dans la profondeur des fibres qui composent cette enveloppe, on ne trouvera pas deux couches qui marchent en sens contraire.

Après avoir déterminé la marche de ces fibres externes, il falloit examiner leur étendue & leur suite : elles ne sont pas entortillées, dit Lower, comme les fils d'un pelotton, c'est-à-dire, qu'elles ne forment pas des circonvolutions continues les unes sur les autres. Si l'on tente, dit-il, de les séparer par un bout, on ne sçauroit les conduire jusqu'à l'autre, mais elles se perdent en chemin; celles qui les remplacent continuent leur route suivant la même direction, c'est-à-dire, que les fibres du cœur sont composées d'une suite de segments placés les uns au bout des autres.

Sous les fibres communes, c'est-à-dire sous l'enveloppe externe, sont les ventricules, ils servent aux mêmes usages, leur conformation est la même; c'est sans doute à cause de cette ressemblance que Lower s'est dispensé de décrire le tissu du ventricule droit, il ne s'est attaché qu'à développer la structure du gauche. Une telle ressemblance n'est qu'un préjugé que l'inspection seule pouvoit dissiper. Mais voyons si le tissu du ventricule gauche étoit bien connu à cet Ecrivain.

Les fibres externes du ventricule gauche, dit Lower, s'élévent de la pointe vers la base, sous la forme d'une spirale, & elles marchent de gauche à droite. Mais ces fibres ne sont pas un assemblage de filets continus, pour marquer leur cours. Lower a tracé une espece de S de chiffre : on y voit une contorsion vers la pointe : l'entrelacement de ces fibres forme un tissu fort mince; cette figure n'a pû éviter la censure de quelques Anatomistes, qu'une exactitude scrupuleuse attache à des minuties. Mais si les fibres externes rentrent dans la cavité du ventricule gauche par la pointe, si en entrant elles se tournent pour avancer vers la base dans un sens opposé, leur figure ressemblera en quelque sorte à celle qu'a donnée Lower. Or les fibres internes, ces fibres qui tapissent la surface du ventricule gauche, sont une suite des fibres externes; après qu'elles sont entrées dans le ventricule gauche, elles marchent en sens contraire à celui des fibres externes.

Telle est la structure du ventricule gauche, suivant les idées de Lower, c'est-à-dire, pour le rappeller en peu de mots, que des fibres spirales forment la face externe de ce ventricule. D'autres fibres qui ont la même forme, mais dont les contours marchent en sens opposé, composent les parois internes. Toutes ces fibres, qui ont des directions opposées, ne sont pas, ajoûte Lower, de la même longueur. Les plus longues seulement parviennent jusqu'à la pointe; dans leur étendue elles ne sont pas continues, elles sont composées de segments ajoûtés les uns aux autres, comme les couches externes qui enveloppent les ventricules.

Mais si ce n'est-là que la direction des fibres sur les surfaces laterales du ventricule gauche, comment sont-elles arrangées sur la base & à la pointe du cœur? Dans les figures de Lower les faces laterales sont représentées sur la base comme des rayons courbes qui sortent du contour des ouvertures. Chaque orifice a une circonference rayonnée : mais ces rayons sont imaginaires : ils sont plus réels à la pointe, ils sont formés par les fibres externes qui s'insinuent dans le ventricule gauche ; ils aboutissent de tous côtés, en ligne courbe, à une espece de centre, ils le traversent pour se rendre dans l'interieur du ventricule.

La face interne des ventricules, dit Lower, est bien differente de la face externe ; celle-ci est lisse & polie, l'autre est raboteuse : mais, comme l'a remarqué Harvei, les faisceaux, ou les fibres saillantes qu'on observe dans l'interieur du cœur humain, n'ont pas la même forme, ni la même masse dans les animaux : plus les animaux sont grands, plus les faisceaux qui tapissent les ventricules sont gros, nombreux & entrelacés ; c'est sur-tout dans le ventricule gauche que ces faisceaux sont forts & multipliés. Ils étoient nécessaires, dit Lower, pour que les paroits internes pussent s'appliquer les uns aux autres plus facilement, & qu'elles pussent chasser tout le sang ; mais un tel usage n'est tiré ni de la structure, ni de l'action du cœur.

Le ventricule droit est fort foible, continue Lower, il n'est qu'un appendice du gauche ; il n'est resserré que par les fibres circulaires qui l'attachent à la cloison ; c'est pour cela qu'en divers animaux il y a des faisceaux transverses qui de cette cloison s'étendent jusqu'au côté opposé ; ils empêchent qu'il n'arrive des dilatations forcées ; peut-être que ces especes de cordages contribuent dans la contraction du cœur à rapprocher les paroits des ventricules dans les cœurs des animaux : ces faisceaux sont plus sensibles que dans le cœur humain, on n'y trouve que deux ou trois fibres semblables.

Outre ces fibres saillantes & entrelacées, il y a dans les ventricules des faisceaux qui sont des especes de piliers ou de colonnes : ces piliers s'élevent du fond des paroits, & marchent vers la base : de leur extrémité, comme nous l'avons dit, il part des filaments qui vont s'attacher aux valvules : ces liens, qui sont tendineux, n'étoient pas inconnus aux anciens Anatomistes.

Dans ces réflexions de Lower sur les faisceaux transverses, sur les piliers, la vérité est mêlée à l'erreur ; le ventricule droit n'est pas un appendice du gauche, il est resserré par toutes ses fibres, & par le tissu de la cloison : les fibres transverses, qui sont plus grandes dans les animaux, sont-elles une ressource nécessaire, puisqu'elles sont très-foibles dans l'homme, suivant Lower ? Préviennent-elles la dilatation forcée, puisqu'elles ne sont attachées qu'à quelques points de la surface, & que les autres points sont abandonnés à eux-mêmes, c'est-à-dire, qu'ils n'ont d'autre soutien que le tissu des parois ?

III.

Les travaux de Lower ne sont qu'un essai qui demandoit de nouvelles recherches. *Vieussens* n'a pas craint de marcher sur les traces de cet Ecrivain : il avoit d'abord ébauché la description du cœur dans le traité sur les principes des Mixtes : animé plûtôt que rebuté par les contradictions, il reprit ses travaux ; il s'assura par de nouvelles recherches la gloire qu'on lui disputoit.

Structure des ventricules suivant la description de Vieussens.

Les erreurs sont presque inévitables dans les longs détails & dans les recherches difficiles ; il faut d'abord pardonner à Vieussens les écarts qu'il a faits en parlant de l'origine des fibres ; d'autres Auteurs célébres demandent la même indulgence. Les uns ont dit que les fibres musculeuses venoient des tendons circulaires du cœur : elles ont paru à d'autres une suite des nerfs ; Vieussens a imaginé qu'elles n'étoient qu'une prolongation des artéres coronaires. Ces fibres, dit-il, sont des conduits charnus qui se rendent aux extrémités des veines.

Le développement de ces vaisseaux auroit dû conduire Vieussens à d'autres idées ; ils sont entierement séparés des fibres musculeuses, qui n'ont aucun rapport avec eux : si ce sont des tuyaux, ils sont d'une autre espece ; leur continuité avec les artéres coronaires est donc supposée sans aucune preuve.

Je divise d'abord, dit Vieussens, les fibres charnues en fibres externes & en fibres internes. Les premieres forment la face extérieure du cœur. Cet Ecrivain reconnoît donc qu'il y a une enveloppe charnue qui embrasse les deux ventricules ; c'étoit le sentiment de Lower, sentiment qui a été renouvellé par un Anatomiste plus récent comme une découverte.

Cette enveloppe a été décrite exactement par Vieussens : si

sa description a quelque obscurité, elle est dissipée par les figures : elles présentent clairement aux yeux ce qui est mal exprimé
par le langage ; on peut cependant entendre ce que dit cet
Ecrivain, en aidant un peu aux expressions. Pour mieux rendre
ses idées, divisons le cœur en partie superieure, & en partie
inferieure. Supposons que l'origine des fibres du ventricule
droit est à la face inferieure de ce ventricule, c'est-à-dire, celle
qui est couchée sur le diaphragme.

Ces fibres, dit Vieussens, marchent obliquement de derriere
en devant, & tendent toûjours vers la pointe ; elles s'y terminent en cercles, ou plûtôt en lignes spirales : elles se joignent
à des fibres qui viennent du ventricule. Voilà donc les fibres
qui forment cette cavité, arrangées en forme de spirale, réunies
dans la pointe du cœur avec des fibres étrangeres : mais Vieussens s'est trompé s'il a cru que toutes les fibres du ventricule
droit alloient se terminer immédiatement à sa pointe, la plûpart se continuent sur la surface du ventricule gauche.

Les fibres, qui couvrent le ventricule gauche, viennent de
la base, selon Vieussens ; elles marchent de devant en arriere vers
la pointe du cœur : celles qui forment la surface inferieure partent de même du contour de la base, & y roulent spiralement
pour se rendre aussi à la pointe qui paroît être le point de réunion ; elles y forment un tissu qui a la forme d'une coquille.
Encore la même faute dans ce détail ; toutes les fibres du ventricule gauche ne se rendent pas immédiatement à sa pointe,
elles passent en grand nombre sur le ventricule droit en tra-
versant la cloison.

Toutes ces fibres ne sont pas continues, selon Vieussens, car
dans leur chemin, dit cet Ecrivain, il y en a qui s'inserent aux veines ; il distingue celles qui parviennent à la pointe, de celles qui
n'y aboutissent pas : mais de leur origine à la face inferieure &
superieure du cœur, cet Ecrivain conclut, sans fondement, que
ces fibres se croisent dans leur route : cette fausse conséquence
n'est tirée que de la direction opposée des artéres coronaires, l'une
marche vers la droite, l'autre se porte vers la gauche ; les fibres
qui en sortent, selon Vieussens, doivent donc se rencontrer ;
mais quoique ces artéres suivent ces routes contraires, les fibres
musculeuses, quand même elles en seroient une suite, pourroient avoir la même direction.

Sous l'enveloppe, que forment ces fibres, sont les ventricules
du

du cœur; la même cofufifion obfcurcit le détail de Vieuffens,
fur la conftruction de ces ventricules; les planches expriment
mieux les idées de cet Anatomifte. Les figures repréfentent
les fibres du ventricule droit, dirigées obliquement de la bafe
vers la pointe; elles y paroiffent continues avec celles du ventricule gauche; mais ni dans la defcription ni dans les figures,
on ne voit pas comment les fibres propres du ventricule droit
fe terminent vers la pointe, comment fe forme la cloifon, comment le ventricule droit s'unit au ventricule gauche.

La defcription du ventricule gauche n'eft pas moins confufe
dans le Traité de Vieuffens. Il n'a pas fçu préfenter clairement
à l'efprit ce qu'il a exprimé dans les figures; mais tâchons de
le deviner. Ce ventricule, dit-il, eft formé de quatre couches;
leurs fibres reffemblent à des fpirales; les pas des unes font plus
obliques que les pas des autres; celles qui forment la furface
exterieure font moins inclinées que les autres. Les moyennes
font tranfverfales; la troifiéme monte vers la bafe en un fens
contraire à la direction de la premiere; la quatriéme, qui eft
l'interne, a moins d'obliquité que la précédente.

Le développement de ces couches differentes, eft repréfenté
exactement dans les figures de Vieuffens; mais dans fa defcrip-
ption, c'eft fans fondement qu'elles font bornées au nombre de
quatre. Ces couches font plus nombreufes; on ne fçauroit même
en fixer le nombre, comme nous l'avons déja fait remarquer.

Tout eft dans le cœur une efpece de cercle fans commencement
ni fin; toutes ces couches font une fuite les unes des autres: les fibres qui font à la bafe, entrent, felon Vieuffens, dans les ventricules, forment la cloifon mitoyenne, fe raffemblent en faifceaux qui
font appliqués aux parois: mais, ajoûte Vieuffens, toutes les
fibres ne s'infinuent pas dans les ventricules, il y en a qui aboutiffent aux tendons; il eft bien certain que les tendons font
appliqués à la couche interne; mais terminent-ils quelques fibres
de cette couche? c'eft ce qui n'eft pas démontré.

La defcription de ces diverfes fibres eft fuivie dans le Traité
de Vieuffens de la defcription de la face interne du ventricule
droit. Il y a ordinairement, dit cet Anatomifte, trois éminences dans cette cavité, quelquefois on n'en trouve que deux;
elles font profondément enracinées à leur bafe, & elles font
attachées les unes aux autres par des filets; ces attaches fortent
de la partie fuperieure des éminences, & fe rendent aux valvules.

Toute la surface du ventricule droit, continue Vieussens, est creusée ou sillonée; on y voit un grand nombre d'enfoncemens ou de fossettes; elle est semée de trous inégaux, qui, selon cet Ecrivain, doivent être regardés comme les orifices des conduits sanguins. C'est par ces tuyaux, selon lui, que le sang répandu dans le tissu des parois se décharge dans le ventricule droit; nous examinerons ailleurs ces prétendus conduits, mais nous ferons remarquer que Vieussens s'est livré à l'imagination, lorsqu'il a avancé qu'il y a des especes de valvules qui peuvent fermer les orifices de ces tuyaux.

La membrane, qui revêt la surface interne du ventricule droit, est très-mince & transparente, selon Vieussens; elle entre dans les cavités qui sont creusées dans ce ventricule; il y en a une semblable dans le ventricule gauche, elle revêt les éminences & les enfoncements de la surface.

Il s'éleve trois colonnes dans la cavité du ventricule gauche, mais il y en a une qui est plus grosse que les autres : quelquefois ces colonnes sont au nombre de quatre; en certains cœurs on n'en trouve que deux; elles sont attachées par leur base du côté de la pointe; plusieurs autres faisceaux saillants rampent dans la surface du ventricule aux environs : parmi tous ces faisceaux, la membrane qui les couvre est percée d'un grand nombre de trous, ils versent le sang qui revient du tissu des parois; c'est sur-tout dans les cœurs des animaux que Vieussens a découvert ces ouvertures. Les prolongemens, ou les replis de la membrane interne, leur forment des valvules comme dans le ventricule droit; mais, comme nous l'avons dit, ces valvules sont imaginaires.

I V.

Mr Chirac a écrit sur les mouvemens du cœur; l'ouvrage de ce Médecin n'est presque connu que par les *Transactions Philosophiques* qui l'ont annoncé. Voila donc sur le même sujet deux traités donnés par des hommes que la haine avoit toûjours animés l'un contre l'autre. Indifferents sur leurs disputes, nous pouvons juger sans partialité du mérite de ces Ecrivains.

La description du cœur est aussi défectueuse que les figures dans l'ouvrage de M. Chirac : il prétend d'abord que les fibres externes sont droites depuis la base du cœur jusqu'aux deux tiers de sa longueur : en avançant vers la pointe, dit-il, elles fléchissent, & marchent en ligne spirale; cette direction se présente sur-tout dans le ventricule droit.

Quand on a enlevé cette couche, continue Mᵉ Chirac, on trouve dans les fibres suivantes une direction opposée : en partant de la base, elles se tournent de droit à gauche, & ces contours ont la forme d'une spirale : arrivées en partie vers la pointe, elles rebroussent, elles remontent par un chemin opposé, c'est-à-dire, qu'elles reviennent sur leurs pas de gauche à droit.

Entre ces fibres spirales, on découvre, ajoûte Mʳ Chirac, des fibres transversales ; ce sont des filets qui se détachent des fibres spirales & qui forment des especes de cercles, ou des arcs circulaires ; car toutes, selon Mʳ Chirac, n'environnent pas la masse du cœur, les unes ne sont que des segments, les autres sont des cerceaux qui environnent les ventricules.

Si on enleve, dit Mʳ Chirac, la partie anterieure du ventricule droit, il se présentera un autre rang de fibres qui couvrent toute la cloison des ventricules ; elles ont la même direction que les fibres externes, c'est-à-dire, qu'elles marchent en droite ligne, en partant de la base ; elles se contournent en spirale en approchant de la pointe.

Pour juger de la description qu'a donnée Mʳ Chirac, qu'on la compare avec celle de Vieussens & de Lower ; les rangs differents où ces Médecins ont été placés par le Public n'en imposent plus, leur esprit nous reste dans leurs ouvrages ; c'est par ce reste, qui n'est point équivoque, que nous apprecions leur mérite.

Les places élevées qui nous cachent si souvent le fond du mérite, ont donné un nouveau relief a celui de Lancisi : ses recherches anatomiques lui avoient déja mérité une place encore plus flatteuse que les dignités dans les ouvrages du plus grand Anatomiste de ce siécle : au milieu des travaux qu'entraîne l'exercice de la médecine, Lancisi a sçu trouver assez de loisir pour développer la structure du cœur.

Cet Ecrivain suppose d'abord que le cœur est un muscle ; qu'il renferme quatre cavités ; qu'il y a deux tendons circulaires à la racine des deux grandes artéres ; que deux autres cercles tendineux bordent les ouvertures veineuses des ventricules ; que c'est à ces tendons qu'aboutissent les fibres musculeuses qui forment les quatre cavités.

Ces fibres, suivant Lancisi, sont arrangées comme les fils d'un peloton : il y en a, dit-il, qui sont droites ou perpendiculaires ; c'est sur-tout dans les animaux qu'on peut les observer ; les autres couches fibreuses sont un assemblage de filaments transverses ou contournés en ligne spirale ; ces filaments ne sont pas détachés les uns des autres comme les fils d'un peloton, ils sont entortillés & entrelacés comme le tissu d'un panier, c'est-à-dire qu'ils forment une espece de réseau.

Mais par ces exemples Lancisi n'a pas prétendu déterminer le veritable arrangement des fibres du cœur, il a voulu seulement nous représenter le tissu de cet organe sous une image grossiere, pour fixer d'abord l'imagination : il a suivi en cela les idées du grand Vesale. Cet Anatomiste avoit apperçu l'entrelacement & les circonvolutions des fibres dans les ventricules, & les avoit comparées au tissu d'un panier.

Dans les cœurs qui ne sont pas préparés, il est impossible de distinguer exactement le cours & le tissu des fibres, mais la coction les concentre & les raffermit, dans cet état on les sépare plus aisément, & on en suit les détours. Vieussens s'étoit servi de ce moyen. Mais une préparation qui découvre mieux ces fibres, c'est la macération dans le vinaigre, une macération, dis-je, fort longue ; lorsque le cœur a été long-tems plongé dans cette liqueur, ses fibres se séparent & deviennent plus fermes : on peut alors, pour ainsi dire, les devider.

A l'aide de ces préparations, Lancisi a cherché l'origine des fibres musculaires dans les oreillettes, il l'a fixée aux troncs des veines caves & des veines pulmonaires : les fibres, parties de la racine de ces vaisseaux, se répandent, dit-il, sur les sacs, & se rendent aux tendons qui bordent les ouvertures des ventricules : elles sortent ensuite de ces tendons, & vont se répandre dans les ventricules : les couches externes forment la surface exterieure du cœur, les couches internes composent la surface interieure de cet organe. Lancisi ne dit pas précisément que tout le tissu des ventricules soit formé par ces fibres empruntées des oreillettes ; il prétend seulement que les fibres du tissu du cœur sont une suite des fibres qui entrent dans la composition des oreillettes.

L'origine des fibres ne peut pas être fixée dans les troncs des veines, ces fibres sortent de la racine des oreillettes : pour ce qui est des prolongemens de ces mêmes fibres sur les ventricules, on ne peut les voir que des yeux de l'esprit, & elles ne se présentent pas à ceux du corps : on ne peut pas nou plus, sans s'expofer à être contredit par les sens, avancer que les fibres des facs fe prolongent fur les valvules musculaires.

Les fibres des ventricules font les plus difficiles à démefler dans leurs concours & dans leurs entrelacements. Lancifi réduit toutes ces fibres à trois couches : la premiere vient, dit-il, des fibres des veines & des oreillettes ; fa marche eft oblique & fuit la direction d'une fpirale, l'étendue de ces fibres eft bornée par la bafe & par la pointe où elles fe terminent : elles forment, pour ainfi dire, l'écorce du cœur, mais toutes n'ont pas la même longueur, quelques-unes fe détournent en chemin, pénétrent en droite ligne dans la fubftance du cœur, elles en affermiffent le tiffu ; ce font des liens qui attachent les autres fibres les unes aux autres : mais, comme nous le prouverons, ces liens font fort douteux.

Les fibres externes étant parvennes jufqu'à la pointe du cœur, s'infinuent dans la cavité des ventricules ; en remontant, elles en forment la furface interne ; dans leur chemin quelques-unes pouffent des filets qui aboutiffent aux valvules. Dans la fuite de ce détail Lancifi oublie fes premieres idées, & eft en contradiction avec lui-même : il avoit déduit les fibres internes du cœur des fibres des oreillettes : mais on ne fçauroit découvrir, dit-il, fi ces fibres fortent des oreillettes, ou fi les fibres des oreillettes ne viennent pas du cœur. Lancifi s'embarraffe dans des doutes qui ne font point fondés ; on ne voit nulle continuité entre les fibres du cœur & des oreillettes ; il faut s'arrêter aux bornes que nos yeux nous préfentent.

Entre ces deux couches, fçavoir entre la couche externe & la couche interne, marchent d'autres lits de fibres mufculeufes ; ces differents lits renfermés dans une duplicature, comme dans une bourfe, font compofés de fibres plus ou moins inclinées fur la longueur des ventricules ; quelques-unes forment des angles aigus, d'autres des angles prefque droits : mais ces couches de fibres n'entrent pas par la pointe dans les ventricules, au contraire avant d'y arriver elles fe réfléchiffent & reviennent en remontant aux tendons circulaires qui entourent les ouvertures du cœur.

Voilà donc trois couches principales découvertes par Lancifi, l'externe & l'interne font une fuite l'une de l'autre, c'étoit l'opinion de Lower ; mais Lancifi ne décide pas comme lui fi ces deux rangs de fibres ont une direction differente ; il ajoûte seulement, qu’entre cette couche interne & l’externe, on trouve une couche formée de divers rangs de fibres, dont les uns sont plus obliques que les autres : de cette obliquité differente, il résulte nécessairement divers angles ; mais les fibres de ces couches rebroussent-elles pour revenir à la base ? c’est ce que Lancisi n’a pû déterminer certainement sur le témoignage des sens.

Dans cette description, la difference des deux ventricules n’est pas marquée. Lancisi supposoit sans doute que leur structure étoit la même : il ne lui restoit donc qu’à développer leur connéxion. Lorsque les fibres qui forment le ventricule droit sont parvenues, dit-il, à la cloison, elles se tournent & s’entrelacent, mais ce n’est pas là le terme auquel elles aboutissent ; en se prolongeant elles forment le ventricule gauche : mais plusieurs de ces fibres, en se croisant & en s’entrelaçant, concourent à la construction de la cloison.

L’entrelacement des fibres, sur les bords de la cloison, se présente facilement aux yeux sur la face inferieure du cœur, il n’est pas si sensible sur la face superieure : mais comment les fibres du ventricule droit concourent-elles à former la cloison ? c’est ce qu’on ne sçauroit démêler dans la description de Lancisi : d’abord les fibres arrivées du ventricule droit, s’entrelacent, selon lui, elles se prolongent ensuite sur le ventricule gauche, d’autres entrent dans la structure de la cloison, de là elles s’étendent sur la cavité gauche du cœur : le chemin de ces fibres, le chemin, dis-je, marqué par Lancisi, ne sçauroit être suivi par l’esprit le plus pénétrant ; ce qu’il dit du faisceau transversal qu’on trouve dans le bœuf, n’ajoûte rien à ce que Lower a dit : ce faisceau prouve seulement que les fibres du côté opposé à la cloison, s’étendent jusqu’à elle, & s’y confondent avec les autres dont elle est composée.

V.

La structure des ventricules, suivant M. Winslow.

Les travaux particuliers sur le cœur peuvent seuls nous apprendre sa structure ; les descriptions de tout le corps humain sont steriles en général dans le détail de chaque partie ; mais l’Anatomie de M. Winslou est plus étendue que les autres ; les détails où il est entré, en décrivant le cœur, méritent d’être examinés.

Suivant cet Ecrivain, le cœur est un triple muscle : les ventri-

cules, dit-il, font deux facs charnus, pofés l'un à côté de l'autre ;
ces deux facs font renfermés dans un fac commun, qui les enveloppe de tous côtés : mais cette idée générale que Mr Winflow nous donne du cœur, eft-elle jufte ? eft-elle nouvelle ?

Lower avoit reconnu une enveloppe charnue, qui formoit
toute la furface externe du cœur ; les ventricules, fuivant plufieurs Ecrivains, font formés par des fibres qui leur font particulieres. Mr Winflow ne differe de ces Auteurs que par l'ex-
preffion ; il repréfente l'union de ces ventricules comme l'adoffement de deux corps ; mais au moins vers la bafe les fibres des
deux ventricules font continues, elles communiquent de même
vers la pointe, & elles s'entrelacent extérieurement. L'arrangement imaginé par M. Winflow ne combat donc que l'opinion de ceux qui s'imaginent que la cloifon appartenoit feulement au ventricule gauche.

Les fibres externes ne doivent pas être regardées comme
une enveloppe commune, on ne fçauroit démontrer la continuité de ces fibres fur toute la furface des ventricules, on
peut affurer feulement que les fibres du ventricule droit communiquent avec les fibres du ventricule gauche.

M. Winflow eft entré dans un plus long détail fur la ftru-
fture du cœur, dans fon Expofition Anatomique. Il commence
par décrire la furface interne des ventricules : il dit, après Lower
& Lancifi, qu'on trouve quantité d'éminences & de cavités ;
les éminences les plus confidérables font des allongemens charnus fort épais, qu'on nomme *Colonnes*. A l'extrémité de ces
colonnes font attachés plufieurs cordages tendineux, qui par
l'autre bout tiennent aux valvules triglochines. Il y en a encore
d'autres petits le long de l'un & de l'autre bord de la cloifon
des ventricules ; ces cordages font obliquement tranfverfés, &
forment d'efpace en efpace une efpece de réfeau.

La furface interne des cavités, continue M. Winflow, eft
creufée par de petites foffettes ou lacunes de toute forte de
figures ; elles font très-profondes & très-près les unes des autres,
de forte que leurs intervalles paroiffent comme des monticules ;
ces lacunes font la plûpart des orifices des conduits veineux.

La defcription des colonnes n'ajoûte rien au détail qu'ont
donné d'autres Ecrivains. M. Winflow s'étend feulement davantage fur le réfeau qui tapiffe la cloifon, & qui fe préfente
à tous les yeux. Les lacunes ont été décrites exactement par

Lower & par Vieuſſens ; quelques-unes ſeulement ſont profondes, mais elles ne ſont pas des ouvertures des conduits veineux ; ces conduits, s'ils exiſtent, peuvent aboutir à ces lacunes, mais elles n'en ſont pas les orifices qui ne peuvent être
que très-petits.

Après cette deſcription de la ſurface interne des ventricules, M. Winſlow vient à la ſtructure de leurs parois : elle eſt
il eſt vrai, fort obſcure, mais cette obſcurité a paſſé dans l'ouvrage de cet Anatomiſte.

Les fibres muſculeuſes, dont la maſſe du cœur eſt compoſée,
ſont, dit il, arrangées d'une façon très-particuliere, principalement celles du ventricule droit ou anterieur, elles ſont toutes
ou courbées en arc, ou pliées en angle.

Les arcs ont été obſervés par tous ceux qui ont examiné
le cœur. Les angles n'ont pas été inconnus à Lanciſi, mais ſont-
ils les mêmes dont parle M. Winſlow ? c'eſt ce qui ne paroît pas
dans ſa deſcription ; car, dit-il, il y a des fibres qui ſont placées
en angle, tandis que d'autres ſont ſimplement courbées : les
angles ou les plis, continue-t-il, ſont tournés vers la pointe,
& les extrémités des fibres regardent la baſe, ces fibres, ajoûte
M. Winſlow, different non ſeulement en longueur, mais en
direction, qui preſque par tout eſt fort oblique ; elle l'eſt beaucoup plus dans les fibres longues ou pliées que dans les fibres
courbes.

Ce détail nous apprend ſeulement que ſur les parois des
ventricules il y a des fibres courbes & des fibres pliées en angles ;
les fibres courbes ſe préſentent d'elles-mêmes aux yeux ; les fibres
qui ſont diſpoſées en angles, où ſont-elles ? ſont-elles réelles ?
ſont-ce les fibres qui partent des bords de la cloiſon à la face inférieure ? M. Winſlow prétendoit-il parler de celles qui partent
de la baſe ? A leur naiſſance on voit quelque apparence d'angles, mais dans leur cours toutes les fibres du cœur ſont diverſement courbées en arc.

La forme de 8 de chiffre, cette forme que tant d'Ecrivains
ont attribuée aux fibres du cœur, après Lower, eſt rejettée
par M. Winſlow : il traite enſuite de l'obliquité des fibres &
de leurs différentes longueurs ; ces fibres, dit-il, diverſement
obliques & inégalement étendues, ſont arrangées de maniere
que les plus longues forment en partie les couches les plus externes de la convexité du cœur, & en partie les fibres les plus
                                                    internes

internes de la concavité : la rencontre oblique & successive du milieu de leurs courbures & de leurs angles, forme insensiblement la pointe du cœur.

Il résulte seulement de ce détail qu'il y a des fibres longues & des fibres courtes ; que leurs courbures & leurs angles se rencontrent ; que cette rencontre forme la pointe du cœur ; que les fibres les plus longues rampent sur sa convéxité & sur sa concavité : mais l'esprit ne peut se former qu'une idée confuse d'un tel arrangement. On n'entend pas ce que signifie le concours des angles & des courbures.

Ce qu'ajoute M. Winslow ne souffre aucune difficulté. Chaque ventricule, dit-il, est composé de ses propres fibres, mais le ventricule gauche en a plus que le droit. Ces deux sacs inégaux forment par leur concurrence la cloison moyenne qui appartient à l'un & à l'autre, comme l'ont dit les Anatomistes les plus exacts.

Le ventricule gauche, continue M. Winslow, a cela de particulier, que les mêmes fibres qui forment la couche interne de la cavité composent la couche externe de la convéxité du cœur, couche qui est commune aux deux ventricules ; c'est ce que Lancisi nous avoit appris ; mais, continue M. Winslow, le ventricule droit est plus ample, comme l'ont observé les Anciens. M. Chirac avoit fait après eux la même remarque.

Le ventricule droit & le gauche, selon M. Winslow, sont presque de la même longueur dans l'homme ; quelquefois ils paroissent extérieurement séparés par deux petites pointes, c'est ce qu'ont observé divers Anatomistes : il est certain que les ventricules sont plus ou moins inégaux en longueur dans divers sujets : les pointes dénuées de graisse sont toûjours sensibles.

Enfin M. Winslow vient à la plus grande difficulté, je veux dire à l'arrangement des fibres. Leur direction, dit-il, n'est pas partout dans le même sens ; quoiqu'elles soient plus ou moins obliques, les unes aboutissent à droite, les autres à gauche, d'autres en devant, d'autres en arriere ; plusieurs se terminent entre ces endroits : ce qui fait qu'à mesure qu'on les développe on trouve qu'elles se croisent par degrés, tantôt en long, tantôt en large ; mais le nombre de fibres qui se croisent transversalement surpasse beaucoup celui des fibres qui se croisent longitudinalement.

Dans cette description les difficultés sont éludées. Elle se réduit à cette proposition générale, *que les fibres marchent en tout sens :* or c'est ce qui n'est ignoré d'aucun de tous ceux qui ont jetté les yeux sur le cœur. Ce qui suit n'est pas moins avoué de tous les Anatomistes. Les fibres, dit-on, n'arrivent pas à la base ; quelques-unes avancent dans la cavité, & y forment des especes de colonnes charnues. La partie flotante des valvules *triglochines* est attachée à ces colonnes par des cordes tendineuses.

Outre ces colonnes, les fibres internes forment beaucoup d'éminences & d'enfoncements, qui rendent la surface interne inégale & fort étendue dans un petit espace, le contour de la base que forment toutes ces fibres est tendineux, & comme un tendon commun des extrémités des fibres dont les ventricules sont composés. Mais est-il vrai que les colonnes augmentent l'étendue des ventricules ? ne seroient-ils pas plus étendus, si ces avances, ou ces fibres saillantes, étoient enfoncées dans le tissu du cœur ? n'est-ce pas seulement la membrane interne qui dans ces détours & dans ces enfoncements a plus d'étendue ? le tendon est-il commun, comme l'assure M. Winslow à toutes les fibres des ventricules ?

V I.

Les descriptions du cœur données par divers Physiciens, ne sont que des copies peu exactes les unes des autres. Boerhaave a adopté la description de Lower, mais lors même qu'il suit les idées des autres, il laisse dans ce qu'il écrit des traces du genie : il repand la lumiere dans tout ce qu'il emprunte.

Pour fixer l'imagination, & pour qu'elle saisît plus aisément la structure du cœur, il a eu recours à des images qui peuvent conduire l'esprit dans le détour des fibres dont cet organe est tissu. Supposons, dit cet Ecrivain, que dans le cœur de l'homme il n'y ait qu'un ventricule ; que les fibres dont il est composé descendent de la base vers la pointe ; que ces fibres en remontant de la pointe à la base forment une double spirale ; que ces deux spirales marchent en sens contraire, l'homme dans ce cas aura un cœur semblable au cœur d'un poisson.

Mais supposons qu'à ce ventricule on en ajoûte un second qui soit adossé à l'autre, que ce second ventricule soit composé de même d'un double rang de fibres, dont les directions soient contraires, que le dernier rang de ces fibres, c'est à dire, le rang externe s'étende sur l'autre ventricule, & l'embrasse comme une enveloppe , tel est , dit M. Boerhaave, le cœur de l'homme.

Un tel arrangement donne une idée vague de la structure des ventricules , mais c'est tout l'avantage qu'on en peut tirer, si l'on peut appeller avantage ce qui n'apprend rien d'exact ; car que résulte-t-il de cet arrangement formé par l'imagination, c'est qu'il y a deux ventricules dans le cœur , qu'ils sont adossés l'un à l'autre , que leurs fibres forment des spirales dont la marche est contraire , que la couche externe des fibres du ventricule droit embrasse le ventricule gauche.

Un Anatomiste exact auroit demandé comment les ventricules sont posés l'un à côté de l'autre ? s'il est certain que les ventricules ayent une enveloppe commune ? s'il n'y a que deux rangs de fibres dans leur tissu ? comment la cloison est formée ?

Mais M. Boerhaave ne s'étoit proposé que de présenter à ses écoliers une image grossière de la structure du cœur ; le jeu de cette machine avoit sur-tout occupé ce grand Ecrivain : il s'étoit dispensé des recherches anatomiques, c'est-à dire, qu'il avoit marché dans le chemin que d'autres lui avoient tracé, & qu'il se contentoit d'observer les phénoménes qui s'offroient à lui dans cette route frayée.

Ce réformateur de la Médecine reconnoît d'abord que les fibres musculeuses partent des tendons qui environnent les orifices du cœur : il est vrai qu'on peut raméner ces fibres jusqu'aux cercles tendineux ; on ne peut pas cependant assurer qu'elles en soient une suite, ces tendons sont plutôt faits pour les valvules & pour les vaisseaux que pour les fibres du cœur.

Les premieres fibres qui sortent de ces tendons sont droites & fort grêles , selon Boerhaave : elles se répandent sur la surface externe du cœur : ce qui est singulier, c'est que ces fibres, presque invisibles, affermissent, selon lui, le tissu du ventricule droit, lorsqu'il se resserre, & qu'elles facilitent l'expulsion du sang. L'autorité de Lower, ou du préjugé, n'auroit pas dû balancer dans l'esprit de Boerhaave l'autorité du grand *Morgagni*, qui rejette ces sortes de fibres.

Sous ces fibres droites, dit Boerhaave, on trouve des fibres qui sur le ventricule droit montent obliquement du côté gauche vers le côté droit, se terminent à la base, ont la forme d'une spirale : la couche suivante est formée par des fibres , qui du côté droit du cœur marchent vers le côté gauche, elles enveloppent les deux ventricules, montent vers la base du côté gauche, décrivent une spirale en sens opposé; ces fibres communes aux deux ventricules, les resserrent, les pressent contre la cloison, rapprochent la pointe & la base.

Ces fibres, ajoûte-t-on dans le commentaire des *Institutions*, étant parties de l'artére pulmonaire, reviennent au tendon détaché; de tout le contour du ventricule droit il naît des fibres qui se répandent sur l'un & l'autre ventricules, mais elles ne communiquent pas avec celles de la cloison, elles descendent seulement vers la pointe, &, en rebroussant intérieurement, elles montent obliquement vers la base, & forment la troisiéme couche.

Les idées des maîtres sont souvent déguisées quand elles passent par l'esprit des écoliers: en rendant à Boerhaave des explications qui lui sont peut-être échapées dans la conversation, on lui rend un bien qu'il auroit dédaigné: est-il vrai que les fibres externes partent de l'artére pulmonaire? sçait-on bien si elles remontent de la pointe à la base, sans pénétrer dans la cavité? est-il vrai qu'elles ne donnent point de filets à la cloison? ces couches ainsi arrangées embrassent-elles toute l'étendue des ventricules?

Ce que dit Boerhaave des quatre couches suivantes n'est pas intelligible; les fibres qui la forment, ajoûte-t-il, aident les fibres précedentes; elles sont liées aux autres, &, en se fléchissant diversement, elles les affermissent & les retiennent dans leur place. Mais qu'est-ce que c'est que cette couche? est-elle commune aux deux ventricules? est-elle seulement propre au ventricule droit? est-elle réelle, ou plûtôt n'est-elle pas imaginée?

Ces fibres, ajoûte-t-on dans le commentaire, ne sont pas libres; elles sont liées par-tout par des fibres tendineuses & musculeuses; la force de ces liens, dit-on, répond à la force des fibres. Mais a-t-on trouvé des fibres véritablement tendineuses dans la substance du cœur? on cite Wepfer; il a reconnu, dit-on, de telles fibres qui lient les fibres musculaires, mais à la page 87. du Traité *de Cicutâ aquaticâ*, dans cette page, dis-je, qu'on cite, il s'agit des fibres de l'estomach, & non des fibres du cœur: cet Ecrivain dit seulement à la page suivante que dans un faisceau de nerfs il a observé des fibres transverses, telles qu'on les voit dans les intestins, dans l'estomach, & dans le cœur. Ces fibres nerveuses sont réelles, mais

de tels filets font-ils tendineux ? font ils des liens qui affermiffent le tiffu des fibres musculeuses ?

On a prétendu démontrer l'exiftence de ces fibres tendineufes & transverfes par l'autorité de M. Morgagni ; mais cet
Anatomifte, dont les obfervations font fi exactes, parle
feulement des fibres des mufcles en général. Il ne décide
point fur la nature des fibres transverfes, il ne dit rien de
celles du cœur.

Kaaw a examiné ces liens qui en ont impofé aux Anatomiftes, ce ne font, fuivant cet Ecrivain, que des filets de la fubftance cellulaire. Quand on étend, dit-il, une fibre mufculeufe, le
tiffu cellulaire fe déchire, il fe retrouffe & fe ride. Dans cet
état, il a la forme des fibres transverfes ; c'eft en vain, ajoûte-
t-il, que j'ai cherché ces liens transverfaux & tendineux dans
les mufcles & dans le cœur, le microfcope même n'a pû me
les découvrir. Dans un cœur, continue-t-il, où j'ai féparé les
fibres les plus déliées, jufqu'à les réduire à une efpece de duvet, on y diftinguoit la fubftance cellulaire, elle étoit plus
blanche que la neige.

Dans les travaux de Ruyfch on trouve une préparation qui
femble décider la queftion : les fibres mufculeufes y paroiffent
comme des fils d'araignée. Elles font liées par la fubftance cellulaire ; mais on ne découvre point de fibres transverfes. La
féparation des fibres dans un mufcle cuit, femble prouver auffi
qu'il n'y a point de fibres tendineufes transverfes ; on n'y
voit, parmi les filets mufculeux, que des fibres intermédiaires,
fibres qui ne font que les fils de la fubftance cellulaire, ou
des vaiffeaux.

Telle eft, felon Boerhaave, la ftructure externe des deux
ventricules, c'eft-à-dire, la ftructure de leur enveloppe ; mais
le ventricule gauche, continue cet Ecrivain, a des fibres particulieres qui forment deux couches : la couche externe placée fous les précédentes, s'éléve fpiralement fur le contour de
tout le ventricule, marche de gauche à droite, forme en partie la cloifon, fe termine a la bafe, environne exactement
tout le ventricule. Enfin fous cette couche eft placée la derniere, elle defcend de la partie gauche de la bafe fpiralement vers
le côté droit, acheve la cloifon. C'eft de cette couche qu'eft
compofé le tiffu interne du ventricule. Ces fibres qui font fort
fenfibles fe fléchiffent, s'entrelacent diverfement, & ne font pas
de la même longueur.

Le Commentaire étend le texte de Boerhaave sans éclaircir ses idées. Ces fibres, dit-on, viennent de l'aorte & y reviennent. La quatriéme & la cinquiéme couches descendent des orifices gauches obliquement jusqu'à la pointe. En se contournant à cet endroit elles forment une espece de tourbillon, elles remontent ensuite, & elles forment la derniere couche.

M. Haller s'étant apperçu de cette obscurité, avoue ingénûment qu'il ignore l'arrangement des fibres du cœur. Pour mieux faire sentir les difficultés, il rapporte les idées de Cowper, de Lancisi, de Winslow, de Glassius; on croiroit presque que leurs descriptions n'ont pas pour objet le même cœur : vouloir les concilier en tout ou réunir toutes leurs idées, c'est vouloir concilier des contradictions, & faire un assemblage monstrueux.

Outre ces fibres, continue Boerhaave, il y a dans le ventricule gauche des colonnes : elles lui donnent plus de force, elles resserrent plus étroitement les parois pendant la contraction, tandis que dans l'un & dans l'autre ventricule les petites colonnes retiennent les valvules pendant la systole, & les tirent pendant la diastole. Mais ces fibres sont mal développées dans cette description, il semble que Boerhaave ne reconnoisse de grosses colonnes que dans le ventricule gauche.

Les idées de cet Ecrivain sur ces colonnes ont passé dans le Commentaire de ses Institutions, du moins n'y sont-elles pas condamnées; si les ventricules du cœur avoient une surface polie, leurs cavités ne pourroient pas, suivant ce Commentaire, s'effacer par la contraction; les inégalités de leurs parois internes, permettent à ces parois de se rapprocher, les fibres saillantes d'un côté s'engrainent dans les enfoncemens du côté opposé, c'est ainsi que tout le sang peut être chassé des ventricules. Mais est-il vrai que tout le sang de ces cavités soit envoyé dans l'aorte? que les parois puissent s'appliquer les uns aux autres?

A cet usage incertain on en ajoûté un autre dans les notes ou le Commentaire. Toute la surface interne des ventricules est, dit-on, inégale, elle est formée par un plexus réticulaire, ou un tissu de colonnes semé de sinuosités; ce réseau brise le sang, & reçoit dans ses aires les orifices des vaisseaux exhalans qui s'ouvrent entre ses replis : une membrane extrêmement

déliée revêt cette surface inégale , ou ce tissu de colonnes &
de faisceaux , elle empêche que les efforts du sang ne séparent
les fibres musculeuses , en même temps les bords qu'elle forme
présentent des espèces de digues aux orifices des vaisseaux; elles
cèdent au sang qui s'échape du tissu du cœur humain ; ce sont
là les idées de Vieussens , & de Thebesius , méritent-elles qu'on
les adopte sur la foi de ces Ecrivains ?

V I.

Tabor n'a pas été satisfait des travaux des Anatomistes sur
la structure du cœur; elle lui paroît tracée peu exactement
dans les Ecrits de Lower; mais Tabor étoit-il en droit de le
juger ? avoit-il tenté de développer de ses propres mains le
tissu des ventricules ? Il paroît que cet Ecrivain s'est défié mo-
destement de lui-même; il a eu recours à des Chirurgiens qui
lui ont prêté leurs mains; mais il n'a trouvé de ressource que
dans celles de M. Cheselden : cet anatomiste a enrichi de
plusieurs expériences l'ouvrage de Tabor.

Examen de la Description des ventricu-les donnée par Tabor.

Suivant ces expériences empruntées , les oreillettes , la graisse,
les artéres & les veines étant enlevées , le poids du cœur n'a
pas paru à Tabor moindre que 4800. grains, c'est-à-dire , dix
onces. Dans des cœurs exténués par la vieillesse ou par les maladies , la masse n'est pas la même que dans les autres, on l'a
trouvée toûjours moins pesante , mais en perdant quelque
chose de sa substance , les sinus & les ventricules ne perdent
rien de leur capacité , au contraire leurs cavités sont plus étendues que dans les cœurs des jeunes gens qui ont été enlevés
par des maladies aigues.

Mais cet Ecrivain a-t-il pesé un assez grand nombre de
cœurs pour s'assurer que leur volume ne pese pas moins de dix
onces ? la masse de cet organe varie souvent , selon Schowe-
teln ; elle suit en quelque sorte le calibre des veines caves ;
à proportion qu'elles sont plus larges , dit-il , le cœur a plus
de volume : il ajoûte que dans un homme, dont le cœur étoit
fort grand , les veines caves ressembloient à des sacs ; ce viscère
étoit fort petit dans une femme , & en même tems ses veines étoient étroites ; plus les corps sont chargés de graisse , continue-t-il , plus les veines sont petites , & la grosseur du cœur
répond à celle des canaux : au contraire dans les corps mai-
gres les veines sont plus larges & le cœur est plus grand.

Dans les vieillards, les veines deviennent variqueuses, le cœur doit être de même ; or il s'enfuit de là que pour déterminer le poids du cœur, il faut l'avoir examiné dans un grand nombre de cadavres.

L'arrangement des fibres du cœur a été ensuite le premier objet des recherches de M. Tabor. Il établit d'abord comme un fait certain qu'il y a des fibres droites sur le ventricule droit. Ces fibres, dit-il, sont en plus petit nombre dans le cœur de l'homme ; il est presque impossible de les séparer exactement des autres ; mais Tabor a cru pouvoir surmonter la difficulté : ces fibres droites, que tant d'Anatomistes n'ont pû voir, il les a pesées, il a trouvé qu'elles sont à l'égard de la masse restante comme 10 à 100. Si Tabor a pu apprécier ces fibres avec tant de précision, il ne paroîtra pas surprenant qu'il les ait suivies jusqu'à leur origine : il nous assure qu'elles sortent des orifices tendineux de l'aorte, de l'oreillette droite, & de l'artére pulmonaire. L'autorité de cet Ecrivain persuadera-t-elle ceux qui ont éprouvé les difficultés que présente le développement du cœur ?

La seconde couche des fibres, c'est-à-dire, celle qui est sous les fibres droites est plus aisée à démesler. Tabor appelle l'assemblage de ces fibres, le muscle *oblique descendant* ; elles sortent, dit-il, de l'embouchure tendineuse, de l'oreillette droite, de l'artére pulmonaire, & de l'aorte ; leur extrémité se termine au bord du ventricule droit ; mais les fibres qui sont plus proches de la pointe sortent du bord perpendiculaire du ventricule droit pour se rendre à l'autre bord qui est oblique. La masse de toutes ces fibres étant délaissée des autres couches, est à l'égard de toute la masse du cœur comme 80 à 1000 ; mais l'origine que Tabor marque à ces fibres, leur terme, leur poids, n'ont d'autre fondement que l'imagination. Qu'est-ce que le bord perpendiculaire & le bord oblique du ventricule droit ? y a t-il des fibres exactement renfermées entre ces deux bords ? peuvent-elles être détachées des autres exactement ? peut-on déterminer leur masse relative ?

Sous cette couche de fibres, continue Tabor, il s'en présente une autre, c'est la derniere, je veux dire celle qui est la base des colonnes ; ces fibres montent obliquement, cet Ecrivain distingue dans cette couche divers rangs fibreux

dont

dont il forme deux muscles, le premier est le sphincter de l'o-
reillette droite, l'autre est une bande qui embrasse la partie
supérieure & latérale du ventricule droit. Tabor donne à
cette bande le nom de muscle *fibulaire*. Mais pourquoi déguiser les fibres d'une couche sous divers noms? n'ont-elles pas la
même direction? peut-on trouver quelque différence entre
leurs divers plans? croira-t-on que la masse de ces fibres puisse
être détachée des autres, & qu'étant mise dans la balance,
elle soit au reste du cœur comme 160 à 1000?

C'est la face antérieure du ventricule droit que M. Tabor
a prétendu développer dans cette description. Pour démêler
les fibres du côté opposé, il a coupé le cœur perpendiculairement en deux parties; mais dans cette coupe on ne reconnoît point les traces du cœur de l'homme, du moins la surface interne du ventricule droit ne présente que de la confusion: en vain Tabor a-t-il fait des trous sur cette surface
pour montrer les couches postérieures qui la couvrent, on n'y
apperçoit distinctement aucun objet; cet Ecrivain qui y a vû les
fibres droites & la suite du muscle fibulaire n'en a vû les couches
que des yeux de l'imagination; pour répandre plus de clarté
dans la description de toutes ces fibres, il falloit au moins
déterminer la situation dans laquelle le cœur a été posé par
le dessinateur, sans cette précaution les termes d'*antérieur*,
de *postérieur* sont des termes obscurs.

Après avoir exposé la structure du ventricule droit, Tabor
vient au ventricule gauche. Les fibres supérieures, les fibres,
dis-je, qui sont plus proches de la base, sont les obliques des-
cendantes; elles viennent du contour tendineux de l'oreillette
droite & de l'aorte; les fibres inférieures sortent du ventricule droit & se terminent au bord opposé; mais après s'être
recourbées à la pointe, elles remontent obliquement vers la
base: cette couche est au reste du cœur comme 200 à 1000.

Dans ce détail il se présente deux erreurs: d'abord il est faux
que les fibres inférieures viennent du bord du ventricule
droit; une telle origine ne sçauroit du moins être démontrée;
il est encore moins vrai qu'elles se terminent à l'autre bord.
En second lieu, peut-on assurer que ces fibres arrivées à la
pointe remontent vers la base sans interruption?

Sous cette couche M. Tabor place un rang de fibres qu'il
appelle *fasciales*; ce sont les fibres transverses qui ressemblent

à une espéce de ceinture, & embrassent le ventricule gauche. Les fibres supérieures, dit cet Ecrivain, viennent du cercle tendineux de l'aorte & de l'oreillette gauche, les autres viennent de la *suture* tendineuse, c'est-à-dire, du bord du ventricule droit ; ces fibres s'étant recourbées vers la pointe, remontent sur la membrane qui revêt la cavité du ventricule ; leur masse est au reste du cœur comme 100 à 1000. Ce détail n'est qu'un tissu de suppositions. L'origine des fibres est mal déterminée, la structure tendineuse du bord du ventricule est une suture imaginaire, le retour de ces fibres vers la base ne sçauroit être démontré.

La troisieme couche, continue Tabor, forme les fibres obli-ques & ascendantes. Cet Ecrivain les divise en deux especes, sçavoir en fibres ascendantes simplement & en fibres recourbées ; ces deux sortes de fibres ne sont que des rangs fibreux plus ou moins obliques. M. Tabor dit qu'elles ont une origine différente. Les parties dont elles partent sont, dit-il, l'oreillette gauche, le centre tendineux, l'aorte, le bord du ventricule droit, la suture tendineuse ; enfin, ajoute cet Ecrivain, la masse de ces fibres ascendantes & recourbées est à la masse du cœur comme 190 à 1000.

Pour déterminer l'étendue des ventricules, M. Tabor s'arme du calcul & du compas. Le cœur est un corps mol, qui s'étend, qui se racourcit ; on ne sçauroit le fixer dans son étendue naturelle ; malgré cette difficulté M. Tabor détermine la base du ventricule droit : elle est, dit-il, de trois doigts. Ensuite il prend la mesure des côtés ; le côté droit, ou le côté perpendiculaire a 3 doigts & ¼ de longueur, la hauteur du côté oblique est égale à 4 doigts ½ ; ces trois cotés forment un triangle ; l'aire évaluée en pouces se réduit à §. 94.

A quoi conduit cette mesure ? à déterminer une face du ventricule droit : pour fixer la profondeur de ce sac, Tabor fait d'un corps variable dans son extension une masse solide. Qu'on remplisse de cire, dit-il, la cavité de ce ventricule, qu'on la coupe par le milieu perpendiculairement, la hauteur de la cire injectée sera au moins de deux doigts.

Sans d'autre secours, Tabor, je ne sçai comment, trouve le secret de transformer l'aire du ventricule droit en un prisme triangulaire & rectangle : la hauteur de ce prisme est, dit-il d'un doigt & ⅓, la base est de trois doigts, & l'aire évaluée en pouces est égale à 5. 5341. Or un tel espace peut contenir 3 onces 3 drachmes & 12 grains d'eau, & 3 onces ou 1500 grains de sang.

La capacité du ventricule gauche est déterminée par M. Tabor avec plus d'appareil ; la forme de cette cavité est, dit-il, celle d'un *conoïde parabolique* : du raport de cette figure avec le cône & avec le cylindre, il résulte, dit-il, que le ventricule gauche peut contenir plus de trois onces de sang, & qu'il est égal au ventricule droit.

Je ne suivrai pas Tabor dans son opération, on me permettra seulement de rappeller à ce sujet une avanture de Gulliver. Un tailleur vint lui prendre la mesure d'un habit avec un quart de cercle, & il la prit fort mal : abuser ainsi de la géométrie, c'est prodiguer la lumière pour tomber dans l'obscurité & dans l'incertitude, c'est multiplier les difficultés : pourquoi ne pas péser simplement la cire injectée dans les ventricules ? N'étant appuyé que d'un calcul qui ne porte que sur des faits douteux, ou sur des suppositions, M. Tabor ose-t-il démentir le témoignage des sens qui nous apprennent que les deux ventricules sont inégaux ?

VII.

M. Wood dans le titre de son Ouvrage nous promet des éclaircissements sur les fibres musculeuses du cœur ; pour fixer l'esprit, il remonte d'abord à l'origine de ces fibres ; elles viennent, dit-il, des tendons qui bordent les orifices du cœur ; mais en sortant de ces tendons, comment sont-elles arrangées ? Ce n'est pas dans le tissu du cœur que Wood paroît avoir cherché cet arrangement ; sans s'embarasser d'une telle recherche, qui peut seule nous apprendre la structure des ventricules, il s'est borné à un travail plus facile, je veux dire au travail des yeux & de l'imagination ; il n'a consulté que les figures de Lower, figures qui ne sont pas exactes, ou qui ne représentent pas le cœur humain. Dans les divers plans de fibres tracées dans ces figures, Wood a saisi les raports qu'elles ont avec les autres muscles du corps. Ces muscles sont de diverses espèces : Borelli les a réduites à huit ; selon cet Ecrivain il y a des muscles *prismatiques*, *rhomboïdaux*, *orbiculaires*, *croisés*, *penniformes*, *rayonnés*, d'autres ont la forme d'une *spirale*,

on en trouve qui font *compofés* de mufcles fimples. Touts
ces mufcles font raffemblés dans le cœur, felon Wood, c'eft-
à-dire, qu'il a donné feulement divers noms aux diverfes couches des fibres qui forment le tiffu de cet organe. Mais ces
noms répondent-ils à l'arrangement des fibres dont ces couches font compofées ? n'eft-ce pas l'imagination feule qui a
divifé le cœur en tant de mufcles différens, tandis que fes
fibres font uniformes dans leur arrangement ? ce foupçon ne
paroîtra pas injufte, fi l'on cherche dans le tiffu du cœur la
forme de fes fibres ; on peut même affurer que ce ne font
pas les figures de Lower qui ont donné de telles idées, on ne voit
dans le cœur aucune trace des mufcles *prifmatiques, rhomboïdaux,*
penniformes, &c. Les figures de Lower ont donc été aux yeux
de M. Wood ce que le texte d'un ouvrage eft fouvent aux yeux
des commentateurs ; ils voyent dans ce qu'ils commentent ce
qui n'y eft pas.

Nous ne fuivrons pas M. Wood dans tout le refte de fa defcription, il n'ajoûte prefque rien à la defcription de Lower,
puifqu'il emprunte, pour exprimer fes idées, les figures de cet
Anatomifte. Ce qui a partagé plufieurs paroît cependant
décidé dans fon efprit : le ventricule gauche, felon lui, eft
plus long que le droit ; il reçoit plus de nerfs ; l'un & l'autre
font formés par des fibres particulieres, dont il réfulte deux facs
très-diftinêts. La cloifon eft convéxe du côté droit, fes fibres
viennent de la bafe du cœur, quelques-unes fe terminent
à la pointe, d'autres remontent vers la bafe, ou forment les colonnes. Si M. Wood par fes travaux a pû vérifier toutes ces propofitions, il lui étoit permis de croire qu'il
pouvoit prononcer. Mais on fera toûjours en droit de le
contredire fur le nombre des nerfs, fur la route des fibres, fur
leur terme.

Glaffius guidé par un Anatomifte exact, je veux dire par
Caffebomius, a développé la ftructure du cœur ; il fuit à la vérité les idées de Lancifi, mais ce n'eft pas en efprit fer-
vile. Pour décider en juge éclairé, il a confulté le tiffu des
ventricules ; fes recherches éclairciffent celles des autres : nous
ne nous arrêterons qu'aux obfervations qui lui appartiennent.

Cet Ecrivain adopte d'abord la divifion du cœur en quatre
mufcles creux qui forment les ventricules & les oreillettes :
après avoir rapporté les difputes des Anatomiftes fur les fibres

'droites du cœur, il avoue qu'il n'a jamais pû les appercevoir sur le cœur humain.

Après cette remarque préliminaire, Glaſſius diviſe le tiſſu du cœur en trois rangs principaux de fibres, c'eſt la diviſion de Lanciſi, mais Glaſſius a bien ſenti qu'elle étoit imparfaite, auſſi l'a-t-il corrigée par de nouvelles recherches. La couche extérieure, dit-il, vient des oreillettes; elle marche en ſpirale ſur la ſurface du cœur; ſa direction eſt de droite à gauche; cette couche, qui eſt épaiſſe & ſerrée, forme l'écorce du cœur, mais les fibres dont elle eſt compoſée n'ont pas abſolument la même marche, celles qui rampent ſur la ſurface du ventricule droit ſont beaucoup plus obliques que celles qui environnent le ventricule gauche.

Tous les filets de ces fibres ne ſont pas de la même longueur. Quelques-uns étant parvenus à ce ſillon qui partage le cœur ſuivant ſa longueur, plongent dans la ſubſtance de ce viſcére; les autres abandonnant les premiers, continuent leur route & embraſſent le ventricule gauche.

Lorſque ces fibres obliques ſont arrivées à la pointe, elles ſe contournent, s'inſinuent dans la cavité des ventricules, forment les parois internes de ces ſacs muſculeux, rampent obliquement ſur les parois; les unes ſe ramaſſent en faiſceaux ou en colonnes, les autres ſe rendent aux tendons qui environnent les orifices du cœur.

Entre ces deux rangs continus, je veux dire entre le rang externe & l'interne, on trouve un troiſieme lit de fibres; cette troiſiéme couche eſt épaiſſe, les filets dont elle eſt tiſſue deſcendent d'abord obliquement de la baſe, enſuite, après qu'elles ont fait un chemin fort court, elles ſe tournent, & deviennent tranſverſales.

Les premieres fibres tranſverſales, c'eſt-à-dire les externes, embraſſent, ſelon Glaſſius, les deux ventricules; mais il eſt certain que cet Anatomiſte s'eſt trompé : les premieres couches tranſverſes ne ſont nullement communes aux deux ventricules du cœur; il parle plus exactement lorſqu'il dit que les fibres qui ſont ſous la couche extérieure peuvent être diviſées en pluſieurs lits, que les unes en croiſant les autres forment des angles preſque droits; que les autres coupent celles qu'elles rencontrent à angles aigus; que de ces fibres réſulte la cloiſon; qu'elles ne s'inſinuent pas dans les cavités des ventricules. Si on peut reprocher quelque omission à Glaſſius, c'eſt de n'avoir pas dit ſi ces lits de fibres ſont ſeulement dans le ventricule gauche, ou s'ils ſe rencontrent également dans l'un & dans l'autre.

Cet Ecrivain décrit enſuite avec beaucoup de clarté la face interne des ventricules. Nous ne le ſuivrons pas dans le détail qu'il paroît emprunter des autres Anatomiſtes, mais ce détail ne ſeroit pas ſi exact s'il étoit ſeulement copié: ce n'eſt qu'après un examen du cœur même qu'on peut préſenter ſi nettement à l'eſprit des objets confus en eux-mêmes; auſſi dans la deſcription des faces internes du cœur Glaſſius mêle-t-il des obſervations qui lui appartiennent; il remarque que les colonnes ſont entre les valvules, que chacune envoye des filets à deux de ces valvules, que c'eſt pour cela qu'il y a ordinairement trois piliers dans le ventricule droit, & qu'il n'y en a que deux dans le gauche, que ces piliers ſont plus gros à leur baſe, que leur extrémité eſt obtuſe.

Après tous ces Ecrivains M. Stewart a examiné les directions des fibres du cœur: il n'a rien découvert dans ces fibres, mais il a voulu en donner une idée, ou plûtôt en former une image ſur un papier coupé en forme de triangle oblong. Ce papier a divers feuillets repliés les uns dans les autres: ſur chacun eſt marquée la direction particuliere de chaque couche fibreuſe ou muſculaire: mais ce travail ne nous montre que la peine qu'a priſe l'Auteur en traçant une eſpece de figure où les fibres du cœur ſont mal repréſentées; il eſt plus difficile d'en comprendre l'arrangement dans cette figure que de les développer dans le cœur même. Après qu'on a démêlé quelques raports entre la copie & l'original, il n'en reſte dans l'eſprit qu'une image confuſe.

VIII.

La ſtructure des fibres qui compoſent les ventricules, ſelon les obſervations de Leeuwenhoek & de Heyde.

TELS ſont les travaux des Anatomiſtes ſur la ſtructure du cœur. Les erreurs étoient inévitables dans de telles recherches; on s'égare toûjours en quelques endroits des pays qu'on découvre; ſi j'ai marqué les écarts de ces hommes illuſtres, ce n'eſt point en m'érigeant en juge ou en critique, j'ai tenté ſeulement de ſéparer la vérité de l'erreur.

Les travaux de ces Anatomiſtes nous ont dévoilé le cours apparent des fibres, leurs diverſes couches, leurs entrelacemens;

mais sous ces apparences qui sont sensibles, elles peuvent renfermer des entrelacemens qui se dérobent aux yeux; les fibres,
par exemple, qui composent l'oreillette droite sont des cordons
assez gros; mais de leurs côtés il s'échappe de petits filets transf-
versaux qui les lient ou qui se répandent diversement sur les
membranes dont les filets sont revêtus. Il peut en être de
même des fibres du cœur, c'est-à-dire, que ces fibres peuvent
ne pas être séparées comme les fibres des autres muscles.

Leeuwenhoek a fait diverses tentatives pour découvrir les
liaisons des fibres musculaires du cœur : il remarque d'abord
que les fibres de cet organe ne peuvent pas être divisées sans
déchirement; il s'ensuit de-là qu'elles envoyent des filets les unes
aux autres : mais il falloit rendre ces filets sensibles aux yeux;
si on ne les avoit pas vûs, on auroit pû soupçonner d'autres
liens étrangers : les fibres du cœur pourroient être attachées
étroitement les unes aux autres par des vaisseaux, par des nerfs;
ces liens étant arrachés pourroient déchirer les fibres : il est vrai
que ces attaches devroient unir de même les fibres des autres
muscles, leur tissu n'est presque qu'un tissu de nerfs & de vaisseaux diversement entrelacés; cependant malgré ces liens, les
fibres se détachent les unes des autres : il faudroit donc supposer
qu'ils sont plus fermes & plus adhérants aux fibres du cœur; une
telle supposition, ou une telle conjecture, laisseroit l'esprit dans
l'incertitude : il faut donc en appeller, comme nous l'avons dit,
au témoignage des yeux.

Sans le secours du microscope, on peut voir des liens musculeux qui attachent les fibres les unes aux autres; qu'on se représente des feuilles de papier appliquées les unes aux autres;
qu'il se détache des feuillets très-minces de ces feuilles; que
ces petits feuillets partis d'une feuille s'attachent à celle qui est
à côté & se confondent avec elle, tel est l'assemblage des fibres
musculaires dans les ventricules du cœur : j'ai observé clairement ces feuillets ou ces fils transverses : or suivant cette observation les fibres disposées en couches forment un tissu continu dans la surface de ces couches; tissu, dis-je, continu en
long & en large.

Mais ces feuillets ne peuvent pas être saisis facilement par
les yeux seuls sans quelque secours, les préparations qui les
ont rendus sensibles ont pû les déguiser; il faut donc les
grossir par le microscope. Leeuwenhoek a examiné les cœurs

de plusieurs animaux. Le tissu des fibres dans le cœur du bœuf & du mouton lui a paru fort difficile à développer ; les fibres en sont si serrées, si étroitement liées, qu'elles ne peuvent être séparées sans déchirement. Le cœur du canard n'a pas présenté autant de difficultés, ses fibres se sont montrées aux yeux comme des colonnes posées à côté les unes des autres, mais elles ne sont pas séparées ; il sort des unes de petites colonnes qui s'insèrent obliquement & irrégulierement dans les troncs des autres. Cet enchaînement réciproque se voit dans les plus petits filaments, que nos yeux peuvent saisir ; la foiblesse de nos sens ne nous permet pas de découvrir les derniers fils ou les élemens des fibres musculaires du cœur.

Ce n'est pas dans le canard seulement que Leeuwenhoek a découvert cet entrelacement ; cette espece de réseau s'est présenté dans les cœurs des poules & des poissons, on ne peut pas soupçonner cet Ecrivain de s'être mépris ; il a réitéré ses observations, il a distingué ces cordons latéraux des vaisseaux & des membranes. Les fibres du cœur ont donc une structure particuliere : elles sont continues en long & en large : l'action des unes doit donc se partager aux autres plus facilement que dans les autres muscles.

Heyde a fait des observations qui n'offrent pas moins de singularité ; les fibres du cœur se sont présentées à ce Physicien telles qu'elles ont paru aux yeux de Leeuwenhoek ; on voit dans la figure qui représente ces fibres des filets qui envoyent de tous côtés des ramifications. Elles s'anastomosent les unes avec les autres, & sont fort différentes des autres fibres musculaires ; car dans les muscles elles ressemblent, selon Heyde, à des especes de filets paralleles ; ces mêmes filets sont coupés par d'autres qui sont transversaux, & qui paroissent ridés ; ces fibres qui sont paralleles à l'axe, n'ont pas toûjours paru aux yeux de Heyde sous la même forme, il y a observé quelquefois des entrelacemens tels que dans les fibres du cœur ; dans d'autres il a vû des especes de nœuds, ou des resserremens, tels que ceux d'un tuyau plein qui seroit étranglé d'espace en espace.

Ce ne sont pas les seules singularités qu'on ait observées dans les fibres musculaires ; on m'a confié un manuscrit avec plusieurs lettres de Nuck. L'Auteur paroît un homme éclairé, dont la bonne foi ne sçauroit être soupçonnée ; il écrit à

divers

divers de ſes amis, il leur communique ſa découverte, il leur offre de la ſoumettre à leurs yeux, elle eſt ſi ſurprenante qu'on ne peut l'adopter que lorſqu'elle aura d'autres témoins qui dépoſent pour elle ; ſelon cet Obſervateur chaque fibre muſ-culaire eſt compoſée de ſix cylindres, chacun de ces cylindres eſt entouré d'une ſpirale, mais à chaque contour elle paſſe dans les pas de la ſpirale voiſine, cet arrangement eſt décrit avec beaucoup d'autres circonſtances, il eſt repréſenté dans une figure bien deſſinée : au bas des pages on trouve le témoi-gnage de Mᵉ Fatio de Duilly, qui confirme cette découverte. Ce célébre mathematicien avoit calculé ce qui devoit ré-ſulter du raprochement des pas de la ſpirale pendant la con-traction. Au reſte l'Auteur qui a vû dans les muſcles une telle ſtructure, marque qu'elle s'eſt préſentée à lui la premiere fois dans le *maſſeter* du mouton; elle lui a paru plus ſenſible dans le *geſier* du coq d'Inde. J'ai jetté les yeux ſur ces parties, mais ils n'ont pas été aſſez pénétrants pour y découvrir cet arran-gement des fibres. Le geſier du coq d'Inde ſe diviſe en filets extrémement déliés, qui m'ont paru des filets ſimples ſans ra-mifications; peut-être que des obſervateurs plus heureux y ver-ront ce que je n'y ai pas vû.

CHAPITRE III.

De l'arrangement des fibres obſervé dans les oreillettes du cœur par divers Anatomiſtes.

LA ſtructure des oreillettes n'eſt pas moins obſcure que la ſtructure du reſte du cœur, cependant les Anatomiſtes ont paſſé legerement ſur le tiſſu de ces ſacs : ce qui a préſenté à leurs yeux un plus gros volume a fixé leur attention, & ex-cité leur curioſité. Cependant, dit Lower, l'art avec lequel les ventricules ſont formés ne brille pas moins dans la conſtruc-tion des oreillettes. Le tiſſu de l'une & de l'autre eſt un tiſſu muſculeux, il eſt formé d'un double rang de fibres qui ſe ter-minent à des tendons differents, & placés dans des côtés op-poſés. Le tendon qui borde les ouvertures des ventricules eſt commun aux oreillettes & au cœur : ce tendon eſt l'appui ou la bafe des fibres au côté oppofé, je veux dire, au côté qui regarde la veine-cave. Les fibres font affermies par un cercle tendineux, dont la fubftance eft ferme : c'eft à ce tendon circulaire que les unes fe rendent, tandis que les autres fe terminent au bord du ventricule, au bord, dis-je, tendineux & circulaire.

Lower n'a pas pouffé plus loin fes recherches fur la ftructure des oreillettes : trop occupé même de l'oreillette droite, il a oublié la gauche : il n'a pû cependant s'imaginer que leur tiffu fût le même ; leurs différences font trop marquées ; l'une a des fibres plus déliées, l'autre à une furface plus unie. L'oreillette eft fillonnée, tapiffée de cordages fenfibles ; ils font repréfentés dans la figure qu'a tracé Lower.

On peut reprocher à cet Ecrivain d'autres omiffions ; il n'a rien dit de l'union ou de l'adoffement des oreillettes ; il a négligé le tiffu des appendices, dont la forme & la ftructure font fi fingulieres ; en annonçant un double rang de fibres, il n'a pas marqué leurs différentes directions.

Diverfes erreurs défigurent ce qu'il n'a pas omis : l'origine différente des fibres eft imaginaire ; le cordon circulaire qu'il fuppofe du côté de la veine-cave n'eft pas plus réel ; il eft incertain fi les fibres qui fortent du bord des ventricules font une fuite continue du cerle tendineux : en reconnoiffant une capacité inégale dans les deux oreillettes, & Lower a affuré qu'elles différoient en cela des ventricules ; felon lui, ils font égaux : cependant le droit furpaffe le gauche, c'eft ce que les Anciens mêmes avoient obfervé.

La defcription des oreillettes n'eft donc qu'ébauchée dans les Ecrits de Lower. Mais dans cette ébauche, une obfervation adoptée d'abord par les Phyficiens, a été regardée comme une découverte précieufe. De même que les pays découverts portent le nom des voyageurs que le hafard y a conduits les premiers, un tubercule, ou une efpece de monticule, entrevû dans les oreillettes, a pris le nom de Lower. Sans fçavoir fi ce tubercule étoit réel, divers Ecrivains y ont admiré l'art & les deffeins de la nature.

A l'entrée de l'oreillette droite, dit Lower, c'eft-à-dire, dans cet endroit où eft le confluent des deux veines-caves, il s'éléve entre leurs embouchures un tubercule formé par la graiffe ; cette élévation rompt le cours du fang qui arrive de la veine-cave supérieure ; ce sang tomberoit verticalement sur l'embouchure de la veine-cave inferieure ; il arrêteroit donc ou il retarderoit du moins le sang qui monte des parties infe- rieures, car il formeroit deux jets opposés. Mais dans les animaux *quadrupedes*, dont le corps est posé horisontalement, cette ressource ou cette précaution de la nature est inutile ; cepen- dant cette espece de digue ne manque pas dans leur oreillette droite, selon Lower.

Les animaux même, qui devoient inspirer des doutes à cet Ecrivain, l'ont confirmé dans ses idées ; ce qu'il n'a observé que dans leur cœur, il l'a transporté dans le cœur de l'homme. Le grand Morgani a déja jetté des soupçons sur l'existence de ce tubercule ; lorsqu'il étoit proscrit par la plûpart des Ana- tomistes, Nicolaï a prétendu le rétablir ; mais il lui a donné un tissu différent de celui que Lower avoit vû, ou imaginé. Ce n'est pas, selon Nicolaï, la graisse qui éléve la membrane in- terne en forme de tubercule, ce sont des fibres charnues qui se grossissent & avancent dans la cavité de l'oreillette droite entre les deux veines-caves, Scultzius dans le commentaire littéraire a adopté ces idées, ou du moins n'en paroît pas éloigné.

I I.

On trouve en partie dans la description de Vieussens ce qui manque dans celle de Lower : Vieussens est entré du moins dans un détail plus instructif sur la structure des oreil- lettes : ces sacs sont composés de fibres charnues ; tous les Anatomistes les avoient entrevûes, mais l'arrangement de ces fibres avoit échappé à leurs yeux ; peut-être l'avoient-ils né- gligé comme s'il eût été superflu. On peut sur-tout reprocher cette négligence aux anciens ; contens d'avoir découvert les dehors ou la forme des parties, ils se sont dispensés d'en cher- cher la structure.

Description des oreillettes par Vieussens.

Les fibres musculaires sont plus sensibles dans l'oreillette droite, on ne les suit pas pour cela plus facilement dans leurs détours, & dans leur entrelacement. Vieussens en détermine d'abord l'origine, ou plûtôt l'extrémité, ou le terme ; je dis le terme d'un seul côté. Cet Ecrivain prend d'abord la veine- cave, c'est-a-dire, son double tronc. Sous la tunique commu- ne, dit-il en général, il y a des fibres charnues qui environ-

nent ce tronc en forme de sphincter ; ils en sont entourés l'un
& l'autre : ce sphincter est composé de cerceaux qui marchent
en spirale sur la surface du tronc supérieur. Il semble que
Vieussens ait apperçu une espece de sillon d'où partent ces
fibres charnues à droite & à gauche pour embrasser ce vaisseau.
Outre ces fibres courbes placées sous la tunique commune,
il en a entrevû d'autres qui rampent entre les deux membranes propres, ces fibres lui ont paru longitudinales. Mais le vrai
& le faux sont fort mêlés dans cette description, les fibres
externes ne sont point courbes, & les internes ne sont point
longitudinales à l'entrée des veines-caves.

Avant que de passer à la structure des oreillettes, Vieussens
s'est arrêté à la face interne des veines-caves : leurs troncs lui
ont présenté deux objets, un enfoncement & une éminence.
L'enfoncement qu'il appelle la *fosse* de la veine-cave n'est remarquable que par des veines qui y aboutissent, par un tronc
plus ou moins sensible en divers sujets ; ce tronc est formé
par la réunion de plusieurs veines placées dans l'entre-deux
des veines-caves. L'éminence décrite par Vieussens n'est que
le tubercule de Lower, il est placé dans le concours, c'est-à-
dire, entre les embouchures des veines-caves, ce tubercule de
Vieussens est un corps rouge relevé en bosse, irréguliérement
sphérique, composé de fibres charnues ; la place qu'il occupe
a été regardée comme un *isthme* par Vieussens, c'est le nom
que donne cet Ecrivain au confluent des veines-caves.

Vieussens ne paroît pas avoir eu de doute sur l'enfoncement & sur le tubercule de Lower, la fosse qu'il décrit est
réelle, mais ce n'est qu'un cul-de-sac formé par les restes du
trou ovale & par une corne de la valvule d'Eustachi. Pourquoi
donc appeller cet enfoncement la fosse de la veine-cave ? Le
tubercule de Lower sur lequel Vieussens prononce si décisivement, est rejetté comme imaginaire par des Anatomistes
plus exacts. Il n'est pas vrai que dans l'homme ce tubercule
soit un corps sphérique, on ne voit rien qui ressemble à un
globe dans l'entre-deux des veines-caves.

Les troncs des veines-caves forment l'entrée de l'oreillette
droite, c'est pour cela que Vieussens les a d'abord décrits ; il
passe ensuite à la structure de ce sac, qui n'est, pour ainsi
dire, qu'un épanouissement des veines qui s'y rendent. Les fibres
de l'oreillette droite s'élévent de la base du cœur, marchent

circulairement de bas en haut sur la surface de ce sac, je suppose le cœur posé verticalement sur sa pointe : quelques-unes
de ces fibres, ajoûte Vieussens, se ramassent sur un faisceau
qui s'étend sur l'oreillette gauche, & la lient à l'oreillette droite,
l'expansion de ce vaisseau va jusqu'à l'aorte.

Sur la partie postérieure de l'oreillette gauche, l'arrangement des fibres est fort différent : elles forment, selon Vieussens,
des réseaux paralleles à la base du cœur ; quelques-unes, selon
cet Ecrivain, partent même des fibres extérieures qui rampent
sur les ventricules. Nous ne le suivrons pas dans le détail où
il entre sur la veine pulmonaire ; il semble, selon cet Ecrivain, qu'il n'y ait qu'un tronc qui rapporte le sang du
poulmon.

C'est ainsi que la nature se développe peu-à-peu, Lower
avoit ébauché la structure des oreillettes, Vieussens en suivant
ses traces a découvert l'arrangement des fibres sur les oreillettes, du moins nous a-t-il dévoilé en partie leur cours. En
partant de ses découvertes, d'autres verront ce qui a échappé
à ses yeux. Il y a plusieurs plans de fibres sur ces sacs, la
direction de ces fibres est différente ; la partie antérieure ou
supérieure, je veux dire la partie qui est sous l'artére pulmonaire & sous l'aorte, n'a pas été décrite par Vieussens, il n'a
pas déterminé les liens ou la réunion des oreillettes : sont-
elles seulement adossées ? leurs fibres sont-elles continues ? ont-
elles une enveloppe commune ? c'est ce que nous ignorerions
si nous n'étions éclairés que par les recherches de cet Ecrivain.
Les appendices sont oubliés de même dans ses Ecrits, leur
structure est cependant fort singuliere.

III.

Lancisi a vû le vuide de ces descriptions ; pour le remplir
il a cherché des matériaux en fouillant dans le tissu du cœur.
Mais qui peut se flatter de trouver tous ceux qui manquent ?
quand on en rassemble quelques-uns on éléve souvent un édifice qui est détruit bientôt par d'autres mains ; s'il subsiste on
y laisse de nouveaux vuides que les travaux de plusieurs sié-
les ne peuvent combler.

Les découvertes qui pouvoient perfectionner la description
des oreillettes se sont refusées aux tentatives de Lancisi : nous
lui devons peu d'éclaircissemens sur la structure de ces sacs,

Arrangement
des fibres dans
les oreillettes,
suivant Lan-
cisi.

mais en les décrivant imparfaitement il a au moins évité les répétitions que tant d'autres nous ont prodiguées ; je n'insisterai pas, dit-il, sur des objets qui peuvent être saisis par les yeux les plus grossiers : personne n'ignore que le tissu des oreillettes est musculaire, que leurs fibres en s'approchant de la base du cœur deviennent tendineuses, que l'oreillette droite est plus ample que la gauche. En renvoyant ses Lecteurs aux Ecrits des autres Anatomistes, Lancisi cherche à nous dédommager par la physique de ce qu'il ne nous dit pas sur la structure du cœur. Mais ce qu'il nous apprend est réduit à quelques propositions que nous allons rapporter.

Les oreillettes sont placées à la base du cœur, elles se resserent & se relâchent alternativement. Quand elles sont relâchées elles se remplissent du sang qui aborde dans les troncs de la veine-cave, elles ne doivent donc point s'affaisser comme l'uterus lorsqu'il se décharge du fœtus ; au contraire elles s'élèvent en bosse ; mais quand elles se resserent, leur surface supérieure est presque applanie ; Lancisi entend par cette surface celle qui est opposée à la base du cœur.

Ce qui paroîtra peut être uniforme ou peu différent aux yeux des autres, a paru un contraste aux yeux de Lancisi. Sur la partie supérieure des ventricules, dit-il, c'est-à-dire sur la base, sont les tendons d'où partent les fibres. Au contraire la partie supérieure des oreillettes est musculeuse : pendant la contraction des ventricules la pointe monte vers la base, mais la partie supérieure des oreillettes descend vers les tendons. Une telle contrariété est plûtôt dans les termes que dans la chose même, ces mots *descendre* & *monter* dépendent de la situation arbitraire qu'on donne au cœur dans sa position naturelle, la voute des oreillettes & la pointe des ventricules ne descendent ni ne montent, ces deux parties placées aux deux extrémités se raprochent de la base. Il n'y a donc rien de contraire dans leur action.

Troisiéme réfléxion de Lancisi ; il faut, dit-il, se souvenir que le sang marche plus lentement dans la veine-cave que dans la veine pulmonaire : l'une & l'autre ont, il est vrai, des fibres musculeuses, mais outre ces agens communs, les veines pulmonaires ont pour mobile le poulmon ; l'air en entrant dans les vesicules pousse le sang dans ses vaisseaux.

Ces réfléxions ont paru nécessaires à Lancisi pour conduire

l'esprit à la structure même des oreillettes ; leur fond ou
leur voûte devoit s'approcher de la base ; il étoit donc
nécessaire, dit cet Ecrivain, que le fond fût musculeux ; ce
sont les fibres charnues qui peuvent seules se contracter ; le
fond seul s'abbaisse donc vers les tendons circulaires, lorsque
les oreillettes entrent en action. Mais de tels raisonnemens
sont plus subtils que solides : les côtés, le fond, toutes les faces
s'approchent du centre de l'oreillette. Supposons qu'il n'y ait
rien de tendineux dans les fibres des oreillettes, leur contraction
sera la même, ou peut-être plus forte ; si le fond étoit membraneux, les côtés musculeux le tireroient vers la base du cœur.

Les oreillettes, continue Lancisi, sont plus amples à proportion dans le fœtus que dans les adultes, mais dans les uns
& les autres l'oreillette droite a plus de capacité que la gauche. Les loix de *l'Hydrostatique*, dit cet Ecrivain, entraînent
nécessairement cette différence, le sang marche plus lentement dans le fœtus, il demande donc de plus grands réservoirs, sa vitesse est moindre dans l'oreillette droite que dans
les veines pulmonaires, il doit donc dilater cette oreillette ;
on pourra juger plus décisivement de ces raisons quand nous
aurons examiné plus particuliérement le cours du sang dans
le cœur.

I V.

M. Winslow n'a pas traité une matiere épuisée quand il a
décrit les oreillettes, voyons ce qu'il a ajoûté aux travaux des
autres Anatomistes.

  « Les oreillettes, dit-il, sont deux sacs musculeux situés à
» la base du cœur, l'un répond au ventricule droit, l'autre
» au ventricule gauche, ils sont unis par une cloison interne
» & par des fibres communes externes, à peu près comme
» les ventricules. » Cette ressemblance entre le cœur & les
oreillettes est une nouvelle idée, mais est-elle confirmée par
la dissection ?

  « Ces sacs, dit M. Winslow, ont des faces fort différen-
» tes, la face externe est plus unie, l'interne est très-inégale. »
Mais cette inégalité se trouve-t-elle dans l'oreillette gauche ?
sa surface interne n'est-elle pas plus lisse & plus polie que la
surface extérieure ?

  « Un bord étroit, applati, dentelé, termine, dit M. Winslow,

Quelle est la
structure des
oreillettes, se-
lon l'Exposi-
tion Anatomi-
que de M.
Winslow.

» l'une & l'autre oreillette, ce bord repréſente une crête de
» poule, ou une eſpece d'oreille de chien. » Un Anatomiſte
de Leyde a voulu donner autrefois à ce prolongement ſeul le
nom d'oreillette ; mais les bords de ces deux prolongemens
ſont-ils également dentelés ? ont-ils quelque rapport avec une
oreille de chien ?

On a toûjours ſçû que chaque ſac s'abouche avec un ventricule. Mais M. Winſlow ajoûte que leur embouchure eſt
tendineuſe, à peu près comme les embouchures des ventricules ; or ces embouchures des ſacs & des ventricules ſont-elles
différentes ? trouve-t-on un tendon particulier qui borde les
oreillettes à leur baſe, & qui ſoit différent du cercle tendineux
qui borde les orifices du cœur ?

« L'oreillette droite, ſelon M. Winſlow, comme ſelon tous
» les Anatomiſtes, eſt plus ample que l'oreillette gauche, elle
» s'abouche avec le ventricule du même côté par une ouver-
» ture tendineuſe, elle a encore deux ouvertures particulieres
» réunies en une, elles ſont formées par le concours des deux
» veines-caves ; » mais comment ces veines concourent-elles ?
eſt-il certain qu'elles ne ſoient qu'un tuyau continu d'un côté
& échancré de l'autre, comme on l'a prétendu ?

Une eſpece de pointe mouſſe, ajoûte M. Winſlow, termine
le bord dentelé des appendices : cette pointe eſt un petit allongement du grand ſac : elle eſt tournée vers le milieu de
la baſe du cœur. Mais ce bord prolongé peut regarder divers
endroits, ſelon la ſituation qu'on lui donne ; il eſt poſé obliquement, comme le dit M. Winſlow, il eſt ſur la baſe du
cœur, par conſéquent il eſt tourné vers la ſurface des ventricules.

Toute la ſurface interne de l'oreillette droite eſt inégale,
dit M. Winſlow ; cette inégalité eſt formée par quantité de
lignes ſaillantes toutes charnues, diſpoſées très-obliquement.
Les premieres de ces lignes ſont comme des troncs, les autres comme des branches poſées à contre-ſens les unes des
autres ; dans leurs intervalles l'épaiſſeur de l'oreillette eſt extrêmement mince & preſque tranſparente, elle n'y paroît être
que la rencontre immédiate de la tunique interne & de l'externe, principalement autour de la pointe. Mais ce que dit M.
Winſlow des lignes ſaillantes nous en donne-t-il une idée, eſt-il
vrai qu'en certains endroits de l'oreillette droite il n'y ait que

la

la duplicature des membranes ? y a-t-il un seul point où il n'y ait des fibres musculeuses ?

Après avoir exposé la structure de l'oreillette droite, M. Winslow nous développe le tissu de l'oreillette gauche. C'est dans le corps humain, dit-il, un grand sac médiocrement épais, inégalement quarré, auquel s'abouchent quatre veines appellées veines pulmonaires : ce sac a un appendice très-distingué, & semblable à une petite oreillette : il est fort égal au dedans & au dehors. Son appendice n'a pas la même conformation ; extérieurement c'est un petit sac longuet, courbé & recourbé par sa largeur, dentelé par le contour de ses bords, semblable dans l'intérieur à la face interne de l'oreillette gauche, qui est moins ample que la droite : les fibres de ce sac gauche, dans sa grande portion, se croisent alternativement par des couches différemment arrangées.

Ce sac, auquel s'abouchent les veines, n'est point quarré, c'est une espece de vessie à laquelle aboutissent ces quatre vaisseaux, qui semblent former quatre angles, ou plûtôt quatre coins : le petit sac longuet, courbé, recourbé, & dentelé, ne présente qu'une idée vague, qui convient à un tuyau, ou à un intestin, comme à cet appendice. Les autres fibres, différemment arrangées, comment sont-elles disposées : sont-elles arrangées comme celles du sac ; qu'est-ce que leur croisement alternatif ?

V.

HEISTER dans ses descriptions, quoique abrégées, renferme ordinairement beaucoup de choses ; en rapportant les découvertes des autres, il les confirme ou les combat par ses observations : mais on ne trouve rien de particulier dans ce qu'il a écrit sur les oreillettes ; il marque seulement, avec son exactitude ordinaire, leur situation, leur tissu musculeux, leur capacité, leur inégalité, leurs colonnes, leur action, leur usage.

Nicolaï a ébauché, ou pour mieux dire, il a indiqué seulement la structure des oreillettes. La veine-cave, dit-il, dans son Traité de la direction des vaisseaux, sort de l'oreillette droite ; cette oreillette est un sac musculeux attaché sur la partie latérale de la base du cœur ; la veine cave est un double tuyau ; d'un côté, elle s'élève vers la partie supérieure du thorax ; du côté opposé il part un autre tronc qui descend dans le bas ventre ; à peine a-t-il un travers de doigt de longueur entre

Description des oreillettes par Heister, par Nicolaï, & par Glassius.

son origine & le diaphragme ; cette portion de la veine-cave inférieure est plus longue dans le veau & dans la brebis, parce que dans ces animaux le cœur est plus éloigné du diaphragme.

Mais la veine pulmonaire placée sous l'aorte se jette par quatre rameaux dans un sac quarré & oblong. Je ne sçais pourquoi M. Nicolaï semble ne reconnoître qu'un tronc dans cette veine : c'est encore une erreur que de dire avec lui que ce tronc se divise en quatre branches en avançant vers le poulmon ; peut-être regardoit-il le sac comme le vrai tronc de ces veines, dans ce cas on peut adopter ce qu'il avance : un anatomiste moins éclairé ne seroit pas tombé dans des fautes si grossieres : il faut pourtant avouer que diverses figures auroient pû lui en imposer. Vieussens & Lancisi représentent les veines pulmonaires comme des rameaux qui sortent d'un tronc commun qui a la forme d'un cylindre.

Glassius est entré dans un détail plus circonstancié. Le nom d'*oreillette* peut se prendre, dit-il, dans un sens plus ou moins étendu. A parler rigoureusement, on ne peut entendre par ce terme que les appendices, qui représentent par leurs dentelures une crête de cocq : ils sont placés auprès des grandes veines qui portent le sang dans le cœur, ils s'élargissent, & forment par leur dilatation les grands sacs dont les cavités leur appartiennent de même qu'aux troncs des veines.

Dans un sens plus étendu, le terme d'oreillette comprend & les appendices & les sacs dont ils sont une suite ; on voit donc que ces oreillettes sont formées par une double cavité. Je sçais qu'il y a des Anatomistes qui ne s'embarassent pas de cette distinction ; cependant des Ecrivains exacts ne confondent pas ces cavités, & il n'est pas inutile de les distinguer pour marquer la place du trou ovale ; plusieurs Anatomistes disent qu'il est situé entre les deux oreillettes, d'autres disent seulement qu'il est placé dans la cloison. Quoique de telles idées paroissent contraires, il me semble, continue Glassius, qu'on peut les concilier ; mais les expressions de ces Ecrivains n'offrent pas même des contradictions apparentes, il est certain que le trou ovale qui est dans la cloison se trouve entre les deux oreillettes du cœur.

Les oreillettes, selon Glassius, ont un tissu singulier. Il est formé par de petits faisceaux, ou par des colonnes qui sont autant de petits muscles. Ces cordons charnus sont tendus sur

la furface interne des facs, ils marchent en lignes courbes,
& leur arrangement eft fort varié; les plus gros font féparés
par certains intervalles; de leurs côtés il en naît qui font plus
petits, & ils font placés dans l'entre-deux avec beaucoup d'art;
c'eft dans ces intervalles que le tiffu eft plus mince. S'il y a un
double rang de fibres qui fe rendent à des tendons différents
& même oppofés, c'eft ce que je ne déciderai point; ce double
rang n'a pas été adopté par Morgagni.

Telle eft la ftructure du fac droit, felon Glaffius, celle du
fac gauche n'eft pas la même : la différence confifte, dit-il,
dans fa capacité moins ample, dans le tiffu plus fort, dans la
forme particuliere de fon appendice, qui approche de la figure d'une crête de coeq, dans l'inégalité de fa cavité qui fe
rétrécit en certains endroits, s'élargit en d'autres, & fe termine en pointe recourbée. Mais fi les deux facs différent en
toutes ces chofes, ils fe reffemblent par leur tiffu qui eft également dans l'un & dans l'autre un tiffu de colonnes : fans
doute que Glaffius entend par ces colonnes des fibres mufculaires, car il n'y a pas de vraies colonnes dans le fac gauche
comme dans le fac droit.

Cet Ecrivain préfente le tiffu des oreillettes avec clarté &
avec précifion, fi on peut lui reprocher quelque chofe, c'eft
d'avoir trop déféré à l'autorité en certaines chofes : mais il s'y
foumet ordinairement en homme éclairé, il a évité des erreurs
où elle pouvoit le jetter; s'il n'a pas tout vû, il a bien obfervé
ce qu'il décrit; exempt de cette vanité qui veut s'approprier
les travaux des autres, il rend juftice à Caffebomius fon maitre,
qui l'a guidé dans toutes fes recherches.

V I.

Dans tous les démeflés qu'excitoit l'Anatomie, Ruyfch étoit
regardé comme le feul juge qui pouvoit les terminer. Les
autres Anatomiftes en appelloient à fon tribunal, dans les
difficultés qui fe préfentoient à eux. Keerwolft lui demanda
des éclairciffemens fur la ftructure des appendices, ils lui
avoient paru mal décrits & mal repréfentés dans les ouvrages
de divers Auteurs, ces appendices paroiffent dans la plûpart
des figures connues des maffes informes.

Nul Anatomifte, répond Ruyfch, n'a bien décrit l'admirable ftructure des oreillettes; foit qu'on n'ait examiné ces par-

Defcription
des appendices
par Ruyfch.

I ij

ties que dans les animaux, soit qu'on ne les ait pas préfentées dans leur état naturel aux yeux des deffinateurs, elles ont perdu leur forme dans toutes les figures. Ne croyez pas, par exemple, continue Ruyfch, que les appendices foient auffi petits qu'ils le paroiffent dans les planches qu'ont données divers Écrivains.

Pour corriger ces figures, Ruyfch repréfente d'abord l'appendice gauche. Nous le diviferons en deux bords, l'un eft à gauche, l'autre à droite. Le bord droit paroît avoir une concavité avec une efpece de petite crête au milieu. Le bord gauche a trois découpures; l'inférieure, ou celle qui eft à la pointe, eft retrouffée vers le côté gauche. Ces bords paroiffent avoir diverfes petites éminences, & des enfoncemens.

L'appendice gauche eft repréfenté fous une figure bien différente, il eft plus grand que le droit, fa circonférence eft inégale aux bords, mais ces bords ne font point frangés; leur circonférence droite eft inégalement courbée & convexe, le contour gauche eft concave, il fe recourbe un peu, ou plûtôt il eft creufé par une efpece d'échancrure. Il fe termine enfin en pointe.

Mais ces deux appendices repréfentés par Ruyfch n'ont pas toûjours la même forme, rarement même ont-ils la même figure dans la plûpart des cœurs. Dans deux autres figures qu'a données cet Écrivain, ils n'ont prefque aucun rapport. L'appendice droit y paroît avec un contour moins inégal; les échancrures ou les dentelures ne font pas fi profondes; le bord droit a un enfoncement plus profond; on n'y voit pas la petite crête; les deux côtés de ces enfoncemens font plus rapprochés.

L'appendice droit n'eft pas moins différent dans la quatriéme figure de Ruyfch: le bord gauche au lieu d'être courbé a trois éminences, le bord droit n'eft pas fort courbé dans fon contour inégal où il y a divers retrouffemens.

Les fibres motrices font repréfentées obfcurément fur la furface externe dans les figures de Ruyfch. Leur direction générale y paroît tranfverfale, c'eft-à-dire, qu'elles vont d'un bord à l'autre en croifant l'axe des appendices, mais elles fe courbent diverfement & paroiffent fe croifer, fe rapprocher, s'éloigner en plufieurs endroits. L'intérieur de l'appendice droit a des fibres plus fenfibles, ce font des colonnes diverfement entrelacées, inégalement grosses & courbées, détachées des membranes ou du tissu des parois.

Ruysch en remplissant les appendices a voulu leur donner leur forme naturelle; ne s'en écartent-ils pas, dira-t-on, lorsque leur cavité est forcée? leur différence si marquée n'est-elle pas assez sensible dans l'état naturel? il est vrai que leur cavité est dilatée par le sang, mais après la contraction, les parois se rapprochent. Lequel de ces deux états est l'état naturel? Ces appendices sont un peu applatis, cet applatissement ne disparoît-il pas quand l'intérieur est rempli de cire?

En examinant les travaux des Anatomistes sur le cœur, je n'ai pas parlé des descriptions données par de simples Physiciens; leurs détails, presque toûjours empruntés, ne peuvent que répandre les ténébres sur la lumiere: j'excepte seulement les détails du grand Boerrhaave. Eléve de Ruysch, il avoit vû ce qui avoit échappé aux recherches des autres; je ne sçais si c'est sur les préparations de ce Maître qu'il avoit vû dans l'oreillette droite un double rang de fibres dirigées en sens contraire, terminées à des tendons opposés, attachées d'un coté au cercle tendineux qui est à l'embouchure du cœur, de l'autre liées à une espece de cercle qui fait corps avec l'embouchure de la veine-cave; cet Ecrivain croyoit sans doute que l'oreillette gauche étoit semblable à l'oreillette droite, il indique seulement en général la structure de ce sac auquel aboutissent les vaisseaux pulmonaires; mais Boerrhaave auroit-il pû démontrer ces fibres qui marchent à contre sens, & qui se rendent à des tendons opposés? quelle est la direction véritable de ces fibres, & y a-t-il une espece de cercle tendineux au tronc de la veine-cave?

CHAPITRE IV.

Des Valvules, & des Tendons circulaires auxquels elles sont attachées, suivant les Descriptions de divers Auteurs.

I.

Les valvules & leurs usages ont frappé les yeux des Anciens; la structure & l'action de ces digues n'ont pas mieux été connues aux Modernes qu'à Erasistrate & à Galien.

Lower décrit d'abord les attaches de ces membranes ; un tendon aſſez fort environne, dit-il, les orifices du cœur ; au haut de la cloiſon ce tendon dégénere quelquefois en une ſubſtance oſſeuſe.

C'eſt de ces tendons que partent les valvules, Lower, il eſt vrai, ne décrit pas expreſſément leur naiſſance, mais dans une figure il a repréſenté exactement un cercle tendineux dont elles ſortent ; leur pointe avance vers le centre de l'ouverture auriculaire du cœur, c'eſt-à-dire qu'elles ont la forme d'un angle qui a une baſe curviligne. Mais dans cette figure Lower n'a évité ni les fautes ni les omiſſions, les valvules n'y paroiſſent qu'au nombre de trois, c'eſt-à-dire, qu'il a ſeulement fait deſſiner les valvules du ventricule droit ; elles ſont repréſentées comme étant taillées exactement en angle, tandis qu'elles approchent ſeulement de cette figure. Enfin on croiroit, à n'en juger que par la repréſentation, qu'elles ſont exactement ſéparées ; elles ſont cependant continues, comme nous le dirons ailleurs, & dans leur entre-deux à leur racine, il y a de petites membranes ſaillantes, qui reſſemblent à de petits lambeaux.

Sans nous donner une deſcription plus exacte des valvules, Lower a paſſé à leur méchaniſme & à leur action. Des caroncules rondes & oblongues s'élévent, dit-il, des parois des ventricules, & de ces caroncules, auxquelles on a donné le nom de colonnes, ou de ces piliers, il part des filaments, ou de petits cordons, qui vont s'attacher aux valvules ; or ce détail nous apprend ſeulement ce qu'on voit au premier coup d'œil. Mais ces cordons ſont-ils fort nombreux, aboutiſſent-ils ſeulement aux bords des valvules ? n'y a-t-il pas de petits cordages qui partent des parois du cœur, les filets partis de divers endroits ne ſe croiſent-ils pas ? ſont-ils tendineux ou muſculeux ? c'eſt ce que Lower ne décide point.

Cet Ecrivain, pour mieux déterminer l'action des valvules, établit trois propoſitions générales : les colonnes, dit-il, ſont ſaillantes ; elles avancent dans la cavité des ventricules ; elles ne ſont pas poſées au même côté, mais elles partent de divers endroits ; elles ne ſont pas ſous les valvules, mais elles ſont placées dans des points oppoſés, c'eſt-à-dire, à côté de ces digues. Qu'on examine, continue Lower, les colonnes du ventricule gauche, elles ſont ſaillantes, elles permettent aux

valvules de s'éloigner des parois du cœur. Ces digues ne reçoivent pas *directement* toutes leurs fibres de ces colonnes :
mais on n'entend pas ce que signifie ce terme *directement*, il
paroît même qu'il s'accorde avec une autre expression qui
n'est pas moins obscure, les membranes valvulaires, dit Lower,
reçoivent en droiture les filets qui partent des colonnes ;
cependant cette obscurité, qui déguise un peu les idées de cet
Ecrivain ne nous cache pas le but qu'il s'est proposé.

De ces propositions générales fondées sur la structure, cet
Anatomiste déduit l'usage des valvules : elles sont destinées à
ouvrir au sang un passage pendant la dilatation du cœur, & à
fermer ce passage pendant la contraction ; il faut donc qu'elles
puissent s'abbaisser & s'élever : mais quels sont les instruments
qui leur donnent ces differentes situations alternativement ?
Quand les ventricules sont en contraction, la pointe s'approche
de la base : les filets tendineux sont donc plus lâches : ils ne peuvent donc point abbaisser les valvules ; mais lorsque la pointe
& la base s'éloignent, les petits cordages & les colonnes tirent
ces digues vers la pointe du cœur.

Nous trouvons donc des instrumens qui entraînent les valvules
vers la cavité du cœur pendant sa dilatation : mais quelle est
la force qui les éléve vers les oreillettes : Les colonnes de Lower
avancent dans la cavité des ventricules ; les cordages qui sortent de ces colonnes, & qui vont s'attacher aux valvules, sont
donc éloignés des parois du cœur ; il y a donc du sang entre
les cordages & les parois : or ce sang en coulant le long des
parois, lorsqu'il est poussé par la contraction, rencontre nécessairement les valvules dans son chemin : il doit donc les pousser
& les élever ; elles sont donc alors comme des toiles poussées
par le vent. Or ces digues, étant élevées, se joignent par leurs
bords, & ferment exactement le passage qui des ventricules conduit dans les oreillettes.

Pour s'assurer de ce méchanisme, Lower tenta une expérience ; il injecta de l'eau dans les ventricules, en même tems
il pressa sa pointe du cœur vers la base ; alors les valvules s'é-
levérent, elles fermérent exactement le passage par lequel l'eau
pouvoit s'échapper.

Suivant les idées de Lower, les valvules sont tirées vers
la cavité des ventricules par les colonnes ; cependant ces colonnes sont alors sans action ; elles ne peuvent donc entraîner les

ventricules qu'autant que les parois du cœur en s'allongeant, éloignent les colonnes de la base du cœur; mais il se présente ici une difficulté; les filets tendineux sont-ils assez courts pour que dans la dilatation les valvules ne puissent pas s'élever; c'est ce que Lower n'a point déterminé; il paroit seulement que, suivant ses idées, les cordages sont assez courts pour retenir ces digues, lorsqu'elles sont poussées par le sang; car si les cordages étoient plus longs, les valvules pourroient, en s'élevant, former une saillie dans les oreillettes; il faut donc que les cordages ayent été tellement mesurés par la nature qu'ils retiennent les valvules lorsqu'elles se rencontrent, c'est-à-dire, lorsqu'elles forment un plancher parallele au diamétre des ouvertures du cœur.

I I.

Examen de la description des valvules donnée par Vieussens.

CE ne sont pas de nouvelles découvertes qui ont obligé Vieussens à parler des valvules, il a ajoûté peu de choses à le description de Lower, ou pour mieux dire, il n'a fait que le suivre de loin. On trouve, dit-il, dans le ventricule droit trois membranes; les Anciens les ont regardées comme des valvules, ils leur ont donné le nom de valvules *Triglochines.* La partie inférieure de ces digues est attachée à des ligamens ronds, tendineux; ces cordons se rendent au sommet de trois éminences de grosseur égale; on nomme ces éminences, *Colonnes charnues.*

Les valvules triglochines sont étroitement unies, dit Vieussens, à la surface du tendon circulaire auquel aboutissent les fibres charnues du cœur. Ces valvules ouvrent un passage au sang qui revient de tout le corps; & quand il est entré dans le ventricule elles empêchent que ce fluide ne revienne sur ses pas. Ce sang en entrant dans la cavité du cœur abbaisse les valvules: il les ferme ensuite en les poussant vers les oreillettes; quand les ventricules se contractent, il se glisse sous ces digues mouvantes, & il les éléve.

Les idées de Vieussens sont un peu différentes des idées de Lower. Celui-ci attribue l'abbaissement des valvules aux colonnes & à l'allongement du cœur, lorsqu'il se dilate: au contraire Vieussens ne reconnoît pour cause de l'abbaissement des valvules que le cours du sang qui s'insinue dans les ventricules: mais il a fait une remarque qui avoit échappé à l'Anatomiste

tomiste Anglois. La liaison des colonnes avec les valvules, empêche, dit Vieussens, que ces digues ne soient trop élevées ou poussées trop loin par le sang lorsque le cœur se resserre.

Quand on ouvre le ventricule gauche, continue Vieussens, on y découvre, comme dans le droit, un corps membraneux & mince; les bords sont garnis de plusieurs ligamens ronds & tendineux, ces ligamens s'inserent à la partie supérieure des trois colonnes charnues, quoique ce corps membraneux ne soit pas divisé par le haut, c'est-à-dire, à son origine, les Anatomistes qui l'ont décrit l'ont divisé en trois lambeaux, ou en trois valvules. Ces digues sont très-étroitement attachées à la surface du tendon circulaire.

Je ne sçais pourquoi Vieussens dit que les premiers Anatomistes ont divisé ce corps membraneux en trois valvules; ils n'en ont reconnu que deux qu'ils ont nommé valvules *mitrales*. Mais si cet Auteur est peu exact dans cette décision qu'il paroît adopter, il nous apprend que les valvules mitrales ne sont pas séparées sur le tendon circulaire; ce n'est, dit-il, qu'un corps membraneux; mais il devoit ajoûter qu'elles sont séparées par leur pointe, & par leurs bords latéraux.

III.

LANCISI a vû avec des yeux plus attentifs & plus éclairés la structure & les attaches des valvules; il a d'abord examiné les tendons circulaires d'où elles sortent: mes tentatives, dit-il, ont été vaines pendant long temps; le tissu de ces tendons s'est dérobé à mes recherches; c'est sur-tout dans ceux qui environnent les artéres naissantes, que les difficultés m'ont paru multipliées; je n'ai pû développer les fibres de ces tendons dans des cœurs raffermis par l'eau bouillante, mais j'ai trouvé dans la macération faite avec le vinaigre un secours que d'autres préparations m'avoient refusé. Le vinaigre dans lequel j'ai fait mettre le cœur, a séparé les fibres tendineuses qui sont fort serrées; cette séparation a été plus sensible dans les cœurs des jeunes gens robustes que dans les cœurs des vieillards; l'âge durcit & fortifie même ces tendons, & ne leur permet de se dissoudre que difficilement.

Observations sur la structure des valvules & de leurs tendons, découverte par Lancisi.

Qu'on examine, continue Lancisi, les fibres des tendons circulaires, on y découvre un tissu formé par les fibres du cœur & des vaisseaux, soit qu'on suppose que les fibres du cœur se prolongent dans la substance des oreillettes, ou que

les fibres des oreillettes s'étendent dans la substance du cœur,
tout revient au même. Il n'y a ni commencement ni fin dans
les parties des corps animés : les fibres des ventricules avant
qu'elles se prolongent dans les oreillettes & dans les veines,
ces fibres, dis-je, s'entrelacant, il résulte de leur entrelacement des tendons circulaires, ou plûtôt des cercles musculeux, car ils approchent davantage de la nature des muscles.
D'autres fibres du cœur, en se rassemblant de même, dégénérent en un tissu tendineux plus ferme, qui borde les orifices artériels du cœur, les arteres font une production de ces
tendons circulaires.

Les fibres des oreillettes & des ventricules font donc continues, selon Lancisi ; celles des ventricules & des artéres font
de même une suite ou une production les unes des autres.
Ces fibres, en allant des oreillettes aux ventricules, ou des
ventricules dans les oreillettes, passent par un milieu tendineux qu'elles forment, c'est à-dire, par les tendons circulaires. Mais est-il certain que les fibres musculeuses des ventricules se changent en filets tendineux ? Peut-on prouver qu'elles
traversent ces cercles tendineux qui bordent les orifices du
cœur, & qu'ensuite elles deviennent des fibres musculeuses
dans les oreillettes & dans les grandes artéres ? Nos yeux ne
font pas assez clairvoyans pour découvrir une telle continuité.

Ces rapports que les quatre tendons circulaires ont les uns
avec les autres, ont fort occupé Lancisi. Leur tissu est le même en général ; on y voit des fibres posées les unes sur les
autres, des fibres entrelacées & croisées ; cependant les tendons des oreillettes font un peu différens des tendons des artéres ;
les tendons auriculaires font plus simples, plus rouges, moins
forts, ils approchent davantage des fibres musculaires. Au contraire dans les tendons artériels il se présente un tissu plus com-
pact, plus blanc, plus fort, plus composé, en un mot un tissu
vraiment tendineux.

Ce ne font pas les seules différences que Lancisi ait remarquées dans ces cercles tendineux. Qu'on dépouille, dit il,
ces tendons de leur membrane, qu'on les place entre des
rayons de lumiere & l'œil, ils paroîtront semblables à une
toile tissue de divers plans de fibres diversement inclinés. Les
unes marchent des ventricules aux oreillettes & *vice versâ* ;
d'autres qui font disposées en demi cercle suivent diverses

routes & affermissent les autres plans. Les fibres des oreillettes & des ventricules ne différent de celles des tendons qu'en ce que celles-ci sont plus déliées, plus serrées, plus entrelacées.

Plus les tendons artériels sont forts, plus leur tissu est obscur. Voici, dit Lancisi, ce que mes tentatives m'ont découvert dans ces tendons : les divers plans des fibres dont les ventricules sont composés dégénérent en filets tendineux & déliés qui se rassemblent en faisceaux ; ces filaments étant ainsi ramassés vont former les tendons ; ces petits faisceaux devenant plus minces se croisent, s'entrelacent, paroissent se changer en une espece de tissu qu'on ne sçauroit développer. Le tendon de l'aorte est plus fort que celui qui sert de base à l'artére pulmonaire ; c'est à l'effort plus violent du sang & du ventricule gauche qu'on doit rapporter cette différence.

A peine peut-on suivre Lancisi dans ses recherches, peut-être trop subtiles ; les objets qui n'échappoient pas à ses yeux pénétrans échappent à l'esprit : il a vû, dit-il, des fibres qui du cœur montent extérieurement pardessus les tendons & se rendent aux artéres, d'autres s'insérer aux endroits qui répondent aux insertions des valvules semi-lunaires. On ne sçauroit bien distinguer le cours que Lancisi marque à quelques autres fibres ; l'inutilité, les fausses apparences, qui peuvent en avoir imposé aux yeux, nous dispensent d'un plus long détail : Lancisi se l'interdit sagement lui-même, pour éviter, dit-il, le reproche de s'être attaché à des minuties.

Dans cette description si circonstanciée, on ne sçauroit soupçonner la bonne foy de Lancisi, qui n'a cherché que la vérité ; la candeur & la probité la plus exacte formoient son caractere ; il a vû, ou il a cru voir, ce qu'il a écrit ; on peut même assurer que les objets, quoiqu'ils ayent pû se déguiser à ses yeux, sont au fonds tels qu'il les dépeint ; il peut seulement s'être trompé en déterminant la suite des fibres, suite dont il est presque impossible de s'assurer.

De ce détail où l'esprit se perd en suivant même les yeux, Lancisi passe à la structure des valvules. Ce sont des membranes, selon l'expression de la plûpart des Anatomistes ; mais, dit-il, ceux qui examineront attentivement ces valvules y découvriront un tissu musculeux & tendineux. J'ai souvent observé, ajoûte-t-il, que les bords des valvules semi-lunaires étoient tendineux, & que la partie inférieure, c'est-à-dire, le corps de ces valvules étoit femé de fibres mufculaires. Autre obfervation, c'eft que dans des enfans morts de fiévres hectiques, Lancifi a vû une forme finguliere dans le contour des valvules; le contour, dis-je, qui les attache aux artéres. Cette fingularité confifte en ce que ces circonférences adoffées de deux valvules, repréfentent une efpece de clitoris. Ces circonférences forment une efpece de future, ou de crête, à laquelle font attachés les bords flottans & tendineux des valvules.

Ces bords flottans des valvules figmoïdes font des efpeces de cordons tendineux : au milieu de la courbe qu'ils forment font placés des nœuds ou de petits corpufcules, comme Arantius & M. Morgagni l'ont obfervé. Ces corpufcules dégénérent dans les vieillards en une fubftance cartilagineufe ou offeufe. Après ces remarques, Lancifi revient à la ftructure des valvules. Dans le cœur de Monfignor Spada, dit-il, la fubftance tendineufe & mufculaire des valvules femi-lunaires étoit très-fenfible. Mais le tiffu des valvules mitrales & des tricufpides reffemble-t-il au tiffu des valvules femi-lunaires? Il eft le même, ajoûte Lancifi, leurs fibres font une production des colonnes qui rampent fur la furface interne des ventricules. Ces colonnes en formant les valvules s'épanouiffent & prennent la forme de membranes ; mais de telles expanfions membraneufes font de vrais tendons, elles ont un principe charnu & mufculeux, principe qui fe termine en petits faifceaux blancs; ces cordons lient les orifices du cœur avec les oreillettes & les veines.

Ces obfervations font vraies en général, mais Lancifi refufe fans raifon, à ces valvules le nom de membranes : le tiffu membraneux domine dans les digues : elles font veritablement membraneufes, mufculaires & tendineufes, ou plûtôt entre leurs membranes rampent des fibres, telles que les fibres des mufcles & tendons. Dans les valvules *femi-lunaires* on ne trouve des tendons que fur les bords. Les filets charnus font renfermés dans la duplicature des lames dont ces valvules font compofées. Dans les valvules *mitrales*, & dans les *tricufpides*, les tendons fe gliffent entre les deux membranes. Lancifi ne nous apprend pas fi ces tendons font mêlés avec de veritables fibres charnues, s'ils forment un tiffu continu, ou s'ils font difperfés.

A la defcription de ces valvules Lancifi a joint la defcription de la valvule d'*Euftachi*: on croiroit d'abord qu'il ne l'a point connue, non plus que sa situation ; car il s'imagine qu'en décrivant le prétendu tubercule, Lower a décrit, quoique imparfaitement, la valvule de la veine cave. Mais on revient bientôt de ce soupçon ; Lancisi a vû exactement cette valvule, & l'a décrite de même ; ceux qui ont prétendu l'avoir tirée de l'oubli n'en ont pas si bien déterminé la figure ni la position. La méthode qu'ils suivent pour exposer aux yeux cette membrane, est plus embarrassante.

Lancisi ouvroit la partie antérieure du ventricule droit, il enlevoit en même temps les valvules *triglochines* ; c'est ainsi qu'il mettoit à découvert l'entrée de l'oreillette droite, mais il ne pouvoit pas appercevoir la valvule d'*Eustachi* : pour la rendre sensible il introduisoit un stilet par le tronc de la veine-cave, le bout de ce stilet en arrivant à l'oreillette soulevoit cette membrane & la montroit aux yeux de Lancisi. Mais il la découvroit plus aisément en coupant la partie supérieure de l'oreillette droite & le tronc de la veine-cave supérieure ; par cette ouverture, la valvule se montre dans sa situation naturelle.

Cette valvule, dit Lancisi, a la forme d'une faux, elle couvre la moitié de l'orifice de la veine-cave, le manche de cette faux s'attache au côté de l'oreillette droite, on trouve souvent au bord de ce manche un corps réticulaire. Mais quel est l'usage d'une telle valvule ? tandis qu'elle cède au sang qui monte par la veine-cave inférieure, elle empêche, dit Lancisi, que le sang qui descend par la veine-cave supérieure ne s'insinue dans le tronc de l'inférieure.

I V.

Nous pourrions nous dispenser de consulter tant d'ouvrages si le célèbre Morgagni eût appliqué ses recherches à la structure du cœur ; il a décrit les valvules sigmoïdes avec cette exactitude qui épuise les matieres qu'il traite ; c'est inutilement qu'il a justifié ses observations contre quelques critiques. Le plus grand Anatomiste de ce siecle pouvoit-il douter qu'il n'entraînat les suffrages de tous les sçavans, & que la postérité ne prononçat en sa faveur ?

Arantius avoit découvert de petits corpuscules sur les valvules *sigmoïdes*. Presque au milieu de ces valvules qui sont placées à l'entrée de l'artére, pulmonaire & de l'aorte ; on

Description de quelques valvules par Morgagni.

trouve, suivant cet Ecrivain, un petit corps cartilagineux qui ressemble à un grain de millet. Tout le bord de ces valvules, ajoûte-t-il, est formé d'une membrane double, il est plus solide que le reste du tissu des valvules. Bracchius a copié presque mot pour mot la description d'Arantius, les autres Anatomistes ont négligé ses observations; j'en excepte Rolfink, qui n'a pas même pris exactement les idées de l'Auteur qu'il transcrit. Voici, continue Morgagni, mes observations sur ces corpuscules.

Je trouve, dit-il, plus souvent ces corpuscules ronds sur les valvules de l'aorte que sur les valvules de l'artère pulmonaire; je ne les ai point observés dans un mouton, mais dans les chiens que j'ai disséqués depuis peu, j'ai vû quelquefois ces corpuscules à l'entrée de l'artère pulmonaire, ils se sont présentés constamment dans les valvules de l'aorte, à peine ai-je cru les appercevoir dans cette même artère en d'autres chiens que j'ai ouvert autrefois. Pour ce qui est des bœufs, soit que ces animaux fussent âgés, ou qu'ils ne le fussent pas, ces corpuscules ne m'ont jamais paru manquer dans l'une & l'autre artère, je les ai toûjours vû dans les fœtus mêmes.

La position & la structure de ces corpuscules est telle dans ces animaux. Le bord des valvules *sigmoïdes* s'éléve en angle curviligne, & s'il y manque un corpuscule, la pointe de l'angle se replie sur elle-même, & le représente. Mais lorsque ces corpuscules se trouvent sur les valvules, ils sont quelquefois ronds, quelquefois oblongs; leur substance n'est ni cartilagineuse, ni osseuse; c'est un tissu de fibres charnues. Des fibres musculeuses transverses partent du côté des valvules, quelques-unes s'élèvent jusqu'à la pointe de l'angle, & y forment le corpuscule. Dans ses figures M. Morgagni a marqué deux fibres fort au-dessous des bords, il y en a une de chaque côté, & elles sont plus saillantes que les autres; je ne les ai point observées, mais Verheyen assure qu'il en a vû jusqu'à trois, en divers sujets il n'en a trouvé que deux.

La structure des valvules & des corpuscules n'est pas fort différente dans les hommes & dans les animaux, car quelquefois ces corpuscules sont charnus dans l'intérieur, quelquefois ils sont comme tendineux. Les valvules sont bordées par un corps fibreux dont la substance est tendineuse; inférieurement, c'est-à-dire, dans leur convexité, elles sont entourées de fibres charnues, ces fibres font tranfverfes dans les valvules de l'artére pulmonaire, elles s'étendent obliquement en général fur les valvules de l'aorte, quelques filets d'un côté & d'autre fe prolongent le plus fouvent jufqu'aux corpufcules.

Ces valvules font donc membraneufes, comme l'a dit Hippocrate, mais elles ne font pas de fimples membranes, comme Véfale l'a prétendu ; car, comme nous venons de le dire, elles font garnies de faifceaux charnus qui les affermiffent ; ces faifceaux font deftinés à des mouvemens qui peuvent favorifer le cours du fang.

Dans les remarques qu'a faites M. Morgagni fur le Théâtre Anatomique, il a répandu divers éclairciffemens ; ils confirment ce qu'il a découvert dans les valvules *figmoïdes*. Il remarque d'abord que l'angle curviligne ne fe préfente pas dans tous les cœurs ; qu'il fe trouve cependant dans la plûpart ; que dans les corpufcules & dans leur nombre la nature eft fujette à des variations ; que toutes les valvules de l'aorte en font quelquefois furmontées ; qu'en certains fujets on ne voit ces corpufcules que fur une ou deux valvules feulement ; qu'ils manquent en plufieurs cœurs fur toutes les valvules de l'artére pulmonaire ; qu'en divers cadavres on ne trouve pas ces corpufcules dans une valvule ; qu'ils ne fe rencontroient qu'en deux valvules dans plufieurs fujets.

Ce ne font pas là les feules variations que M. Morgagni a obfervées dans les valvules *figmoïdes*. Le bord tendineux, dit cet Ecrivain, eft tantôt plus épais, tantôt plus délié ; il n'eft pas unique, c'eft-à-dire, qu'on en compte plufieurs dans la plûpart des valvules de la grande artére. Soit que les variations de la nature ou les maladies euffent divifé ce tendon, on pouvoit paffer le manche du fcalpel entr'eux & les valvules, dans trois fujets que j'ai examinés.

Dans le cours de fa fçavante critique, M. Morgagni traite de la différente groffeur de ces corpufcules. Leur volume eft tantôt plus grand, tantôt plus petit ; quelquefois fi on s'en rapportoit feulement à fes yeux on feroit perfuadé qu'il n'y en a point fur les valvules ; ils font applatis en certains fujets, & fur-tout lorfqu'ils forment un corps triangulaire auquel les fibres vont aboutir comme à un tendon particulier dans les valvules de l'aorte.

M. Morgagni dans fa premiere defcription avoit avancé

qu'il y avoit des fibres musculeuses transverses dans le contour des valvules : il ajoûte dans ses remarques que ces fibres sont très-sensibles dans les valvules de l'artére pulmonaire. Il n'est pas aussi facile, ajoûte-t-il , de les démontrer dans les valvules de l'aorte ; ces valvules sont moins transparentes, cependant elles ne sont pas assez opaques pour cacher entiérement les filaments musculeux.

Décrire si scrupuleusement de tels objets , c'est suivre la nature dans ses replis les plus secrets & dans ses variations , il ne restoit qu'à éclaircir un fait sur lequel certains Physiciens ont raisonné avec plus de hardiesse que de lumieres. Les ouvertures des artéres coronaires sont placées à la racine de l'aorte , il s'agit de sçavoir à quelle hauteur. Les valvules couvrent-elles ces orifices quand elles s'appliquent aux parois de l'aorte ? ou ces orifices sont-ils au-dessus des bords ? Dans le même cœur , tandis que l'orifice d'une artére coronaire étoit élevé au-dessus du bord de la valvule , l'ouverture de l'autre artére étoit au-dessous ; ce n'est pas là une bisarrerie particuliere à un cadavre : dans cinq cœurs examinés de suite , les orifices des artéres coronaires débordoient les valvules ; dans deux sujets, tandis que l'un des orifices se montroit au-dessous, l'autre étoit au-dessus du bord ; à peine dans deux cadavres les deux embouchures des deux artéres coronaires étoient-elles au-dessous des valvules ; ainsi de dix-huit orifices de ces artéres , il ne s'en est trouvé que cinq au-dessous des bords.

Avant que d'entrer dans ce détail si circonstancié , M. Morgagni avoit traité des tendons qui servent de base aux valvules mitrales & aux sigmoïdes. Ce n'est pas seulement dans les animaux, mais dans les hommes même, qu'on trouve , dit-il , ces tendons durcis sous une forme osseuse ; j'ai vû, ajoûte-il, dans un vieillard un os long d'un travers de doigt dans la substance du cœur ; cet os étoit placé sous les valvules mitrales. Dans une femme âgée , le tendon circulaire de ces mêmes valvules avoit dégénéré en une substance osseuse , il représentoit la moitié d'un anneau , & il étoit épais d'un travers de doigt.

Mais ce qui s'ossifie est-il précisément tendineux ? c'est ce qu'on ne peut pas assurer : car , ajoûte M. Morgagni, dans un cœur préparé selon la methode de Lower, les artéres sortoient à la vérité d'un cercle tendineux , mais dans les orifices
auriculaires

auriculaires ; mais j'ai obfervé que le tiffu qui les environne étoit un tiffu charnu.

V

Examen de la defcription des valvules & des tendons circulaires, donnée par M. Winflow.

IL n'appartient qu'au célébre Morgagni d'épuifer les fujets qu'il traite ; dans la plûpart des travaux des autres on trouve toûjours des vuides ; ils font fur-tout inévitables dans les ouvrages qui embraffent toute l'Anatomie. Le corps humain offre des objets immenfes cachés ; ces objets par leur nombre feul éludent les efforts d'un feul homme, ils échappent à fes yeux, ou ils s'y déguifent ; ces difficultés relevent le mérite des Anatomiftes qui décrivent exactement ce qu'ils ont apperçu dans toutes les parties.

M. Winflow a expofé, avec cette exactitude qui le caractérife, la fituation & la ftructure des valvules. Elles font de deux fortes, dit-il ; les unes permettent au fang d'entrer dans le cœur & l'empêchent d'en fortir par le même chemin, les autres le laiffent fortir du cœur & s'oppofent à fon retour dans les ventricules. Celles de la premiere efpece terminent les oreillettes, celles de la feconde occupent les embouchures des groffes artéres ; on a donné à celles-ci le nom de valvules femi-lunaires, ou valvules figmoïdes, & aux autres celui de triglochines, ou tricufpides & mitrales.

Ce prélude ne renferme que ce qui eft connu de tous ceux qui ont quelque teinture de l'Anatomie, mais il eft néceffaire dans des ouvrages deftinés à l'inftruction de la jeuneffe, il fert de bafe à la defcription que donne M. Winflow, defcription qui renferme des éclairciffemens qu'on ne trouve que dans fon traité. Les valvules triglochines ou tricufpides, dit-il, du ventricule droit font attachées à l'orifice auriculaire du ventricule, & s'avancent dans fa cavité ; elles font comme trois languettes fort polies du côté qui regarde l'oreillette, garnies de plufieurs expanfions membraneufes, & tendineufes, du côté de la cavité ou furface interne du ventricule ; elles font comme découpées & dentelées par leurs bords. Les valvules de l'orifice auriculaire du ventricule gauche font de la même forme & de la même ftructure ; mais il n'y en a que deux, on les a nommées valvules mitrales à caufe de quelque reffemblance à une mitre qu'elles repréfentent groffiérement.

Ces cinq valvules font très-minces, & elles font attachées

par plusieurs cordes tendineuses aux colonnes charnues des ventricules ; les cordages de chaque valvule sont attachés aux colonnes : entre ces valvules il y en a d'autres petites de la même figure.

Les valvules semi-lunaires ou les valvules sigmoïdes sont six, trois à chaque ventricule & à l'embouchure des grosses artéres ; elles sont faites à peu-près comme un nid de pigeon ; leur cavité regarde les parois de l'artére, & leurs convéxités s'approchent mutuellement les unes des autres, c'est-à-dire qu'elles s'adossent. En examinant ces valvules par le microscope, on trouve des fibres charnues dans la duplicature des membranes dont elles sont composées ; elles sont véritablement semi-lunaires, c'est-à-dire en forme de croissant, par les attaches de leurs bords, mais elles ne le sont pas par leurs bords flotants ; car ces bords représentent chacune un petit croissant dont les deux extrémités se rencontrent au milieu du bord, & y forment une espece de petit mammelon.

Si cette description renferme un nouveau détail, on peut lui reprocher diverses omissions : on n'y parle pas des tendons auxquels les valvules sont attachées ; les fibres musculeuses ou tendineuses des valvules auriculaires sont omises ; les fibres charnues des valvules sigmoïdes sont à peine indiquées ; les bords tendineux sont oubliés ; la description des corpuscules est seulement ébauchée.

Dans ce qui n'est pas omis, il se présente quelques erreurs, tous les bords des valvules tricuspides ou mitrales ne sont pas dentelés ; les fibres charnues des valvules sigmoïdes ne demandent pas le secours du microscope pour se montrer aux yeux ; les bords de ces mêmes valvules dans les deux artéres ne forment pas un double croissant.

V I.

C'EST ainsi que la structure des valvules s'est développée peu-à-peu entre les mains des Anatomistes ; ce qui a échappé aux yeux des uns s'est dévoilé par les recherches des autres, mais les découvertes ne sont pas épuisées.

Glassius s'est attaché dans la plus grande partie de sa description aux traces de ceux qui l'ont précedé ; il a seulement débarrassé les routes qu'il a suivies, & il les a abregées. Nous ne rapporterons ici que les remarques particulieres sur lesquelles il a insisté. La pointe des valvules est obtuse, dit-il, elle est panchée vers les ventricules; il pouvoit ajoûter qu'elle est toûjours fort abbaissée; ordinairement même les valvules sont appliquées aux parois du cœur.

La face qui regarde les oreillettes, continue Glassius, est lisse & polie; celle qui regarde les ventricules est raboteuse; les asperités sont formées par les cordes tendineuses qui s'insinuent dans le tissu des valvules, & qui s'y entrelacent diversement. Les valvules auriculaires du ventricule gauche ont à peu près la même structure & la même forme, quoiqu'elles ayent un nom différent.

Dans la description de Glassius, les valvules sigmoïdes sont représentées comme de petits sacs, mais ce sont plûtôt des culs-de-sac, ou des culs-de-lampe. Cet Ecrivain ajoute que la structure des valvules est tendineuse & musculeuse. Des fibres transverses, dit-il, s'étendent sur ces digues; d'autres filets s'élévent de la base vers les bords. Ce double rang fibreux ne sera pas avoué par les Anatomistes, on n'en peut découvrir qu'un seul. On n'accordera pas plus aisément à Glassius le tissu mêlé de fils tendineux & charnus: cependant, selon le témoignage de cet Ecrivain, Bassius a démontré les deux sortes de fibres, & les a fait dessiner. Au reste, je ne parle pas ici des bords qui sont véritablement des tendons, c'est du tissu des valvules que je bannis les fibres tendineuses.

M. Lieutaud, par ses longs travaux*, a dû acquerir le droit de prononcer sur la structure des parties. La loy que je me suis imposée, dit-il, de ne travailler que sur le cadavre ne me permet pas d'admettre, avec tous les Anatomistes, les valvules tricuspides & mitrales situées aux ouvertures des ventricules; je ne sçais pas si celui qui les a nommées ainsi avoit devant les yeux un cœur humain, mais je puis bien assurer qu'on ne sçauroit les y démontrer, si on ne les forme avec les cizeaux.

On observe avec une médiocre attention dans l'un & dans l'autre orifice auriculaire, une membrane circulaire ou une portion de canal cilyndrique dont le bord superieur tient au cercle tendineux, & l'inférieur, qui est mobile, est terminé

---

* Il a travaillé pendant vingt ans; dans cet espace de tems, il a disséqué, dit-il, 1500 Cadavres. A n'en disséquer qu'un par mois, il faudroit, pour tant de dissections, vivre 104. ans; si on en disséquoit deux, il faudroit 52. ans.

par plusieurs dentelures angulaires , dont les pointes dégénérent en brides , qui ont leurs attaches aux colonnes du cœur. S'il faut prendre pour des valvules toutes les découpures qui naissent de cette production annulaire , on en trouvera un grand nombre : mais comme elles sont produites par une expansion membraneuse , qui forme sans interruption le cercle entier , je crois qu'on doit les rapporter toutes à la même partie , qui peut porter le nom de valvule circulaire.

Il y a une portion de cette valvule qui est très-remarquable par son étendue & par sa situation , qui est toûjours au côté de l'ouverture de l'artére pulmonaire & de l'aorte. Cet avancement membraneux a un double usage ; car , outre celui qui lui est commun avec le reste de la valvule , il couvre encore dans la diastole l'ouverture des vaisseaux que je viens de nommer , dans lesquels on comprend facilement que le sang devroit passer si la disposition de cette partie ne s'y opposoit. Je crois qu'on peut appeller cette production très-remarquable de la valvule circulaire *avancement artériel* , nom qui désignera sa situation & son usage. Il faut remarquer que les cordages qui appartiennent à cet avancement membraneux donnent par leur écartement une libre issue au sang. La valvule du ventricule posterieur est plus forte & plus ramassée que de l'autre côté.

Les valvules que l'on rencontre à l'embouchure des artéres sont trois pour chacun de ces vaisseaux , on les nomme semi-lunaires , à cause qu'elles ont la forme d'un croissant ; elles ne ressemblent point mal à un panier de pigeon ; elles sont placées dans l'artére , & leur cavité regarde les parois du vaisseau ; c'est ce qui a été observé par tous les Anatomistes.

Nous aurions pû supprimer cette remarque ; mais les observations sur la continuité des autres valvules méritent de l'attention. Il est certain que les valvules ne sont pas des digues séparées par leur base ; tout leur contour est continu ; cependant on ne doit pas trop reprocher aux Anatomistes de les avoir représentées comme séparées , ce sont des languettes qui ne sont unies que par leur base ; la continuité de leur racine a échappé aux yeux de quelques-uns , mais d'autres l'ont saisie. C'est ce que nous prouverons dans l'article suivant : on ne peut pas cependant renfermer sous le nom de valvule circulaire cinq soûpapes entierement distinctes dans leur saillie.

On n'entend pas ce que c'est que le canal cilyndrique que
M. Lieutaud place à la racine des valvules ; il n'y a nul vestige
de canal ; on n'est pas moins embarrassé à déterminer ce qu'il
entend par cet avancement membraneux qui , selon lui , couvre
dans la diastole l'ouverture de l'aorte & de l'artére pulmonaire :
c'est sans doute la valvule auriculaire qui est du côté de ces vaisseaux dans chaque ventricule , mais cette valvule ne sçauroit
fermer les embouchures de ces artéres.

V I I.

LE s Anatomistes ne sont pas les seuls qui ayent exposé la
structure du corps humain. Des Physiciens qui ont expliqué le
méchanisme de l'action du cœur ont cru qu'ils devoient décrire
cet organe : mais de tels Ecrivains n'ont pû être que des copistes ; leurs copies même déguisent souvent les originaux.

Le grand Réformateur de la Médecine auroit dû s'en rapporter à Lower sur la structure du cœur, ou ne se servir que
des expressions de cet Ecrivain. Souvent dans ses Institutions
Boerrhaave allie les descriptions de divers Anatomistes peu
conformes les uns aux autres. La brieveté de ces descriptions
empruntées jette de la confusion sur des matieres obcures par
elle-smêmes.

Cet Ecrivain avoit dit seulement dans les Institutions qu'il
y avoit quatre tendons aux ouvertures du cœur ; que c'étoit
de ces tendons que partoient les fibres musculaires : mais dans
le Commentaire il ajoûte quelqu'éclaircissement. Les orifices
artériels , dit-il , sont bordés d'une substance blanche , calleuse :
des fibres fort serrées , & entierement tendineuses , en forment
le tissu. Pour ce qui est des orifices veineux , ils sont entourés
de cerceaux qui ont un tissu ferme ; ces bordures ne sont pas
aussi calleuses que celles des orifices artériels ; elles sont *dix
fois* plus foibles que celles des embouchures veineuses.

M. Boerrhaave insiste sur l'origine des fibres qui composent
ces tendons. Dans le ventricule droit , dit-il , elles viennent
des fibres du cœur , des fibres qui sont à la base du sinus droit ,
des fibres qui entrent dans le tissu du bord droit de l'appendice : mais le tendon elliptique de l'orifice veineux qui conduit au ventricule gauche sort des deux tiers de ce ventricule
& du tiers de l'oreillette ; ce tendon est plus fort que celui qui
entoure l'orifice veineux du ventricule droit ; celui qui bor-

Observations
sur la descrip-
tion que Boer-
rhaave a don-
née des val-
vules & des
tendons cir-
culaires.

de la bafe de l'aorte eft de même plus fort que les autres ; ces cercles tendineux s'offifient dans la vieilleffe ; ils occupent une partie du ventricule droit, & ne fe répandent point fur le ventricule gauche , ils tirent vers le ventricule droit.

Les Commentaires obfcurciffent fouvent les textes , & y ajoûtent des erreurs. D'abord les orifices font-ils véritablement elliptiques ? felon les différentes preffions, ne peuvent-ils pas prendre diverfes formes? les tendons des orifices artériels & des orifices veineux font-ils calleux , comme Boerrhaave l'affure ? Cet Ecrivain étoit-il affuré que les tendons font formés par les fibres du cœur? Peut-on comprendre ce qu'il a entendu en difant que ces tendons occupent une partie du ventricule droit , & ne s'étendent pas fur la gauche ? Il eft certain que dans ce détail on a altéré les idées de Boerrhaave , ou qu'on les a mal rendues.

On ne trouve pas d'éclairciffemens fur cette defcription dans les notes de M. Haller. Il dit en général que les tendons des orifices veineux font à demi charnus ; qu'ils n'ont pas la forme d'un cercle , mais d'une ellipfe ; qu'ils ne font pas dans le même plan fur la furface de la bafe : la raifon qu'il donne eft obfcure : on ne fait ce qu'il entend par le diamétre *perpendiculaire* , & par le diamétre *transverfe*.

Pour ce qui eft des offifications qu'on trouve dans ces tendons, M. Haller les confirme par divers témoignages. Selon Ariftote , garant peu fûr dans les faits anatomiques , le cœur a pour bafe une matiere offeufe. Selon Galien ces offifications arrivent aux embouchures tendineufes du cœur, mais c'eft dans les grands animaux ; car dans les petits, les tendons, dit cet ancien Ecrivain, deviennent cartilagineux. Vefale, Anatomifte plus exact , dit que ce font les cercles tendineux des artéres qui s'offifient , fur - tout dans les cerfs. Ingraffias & Riolan confirment les remarques de Vefale. Pour moi, dit M. Haller , je n'ai jamais vû de telles offications dans l'homme , quoique les valvules degénérent fréquemment en une fubftance offeufe. Mais fi les diffections ne lui ont pas préfenté de tels faits, elles les préfentent fouvent aux yeux des autres.

Boerrhaave ne parle prefque dans le texte des Inftitutions que du mouvement & de l'ufage des valvules ; mais dans le Commentaire, il s'étend fur la pofition des digues femi-lunaires. Elles ont une bafe ferme, dit-il, fur *la concavité* des artéres, *à la base* du cœur; leurs bords sont flottans, & tournés vers la cavité de ces vaisseaux. Dans le traité de la Circulation, M. Haller ajoûte d'après Cowper, que ces valvules sont non-seulement formées par la membrane interne de l'aorte, mais par des fibres charnues de ce même vaisseau; fibres, ajoûte-t-il, qui sont quelquefois blanches, & qui quelquefois sont plus charnues. Mais un Anatomiste pourroit-il prouver que les fibres musculeuses des valvules sigmoïdes sont une continuation des fibres charnues de l'aorte?

Les valvules veineuses, dit Boerrhaave, ont un siege fixe, elles tiennent aux faisceaux qui partent de la pointe du cœur; ainsi le cœur en s'allongeant, applique ces valvules aux parois de ses ventricules, & ouvre leur embouchure au sang qui est poussé par les oreillettes. Ces réflexions sont tirées du Commentaire, elles sont beaucoup moins exactes que celles qui sont dans le Texte. Boerrhaave dit dans ses Institutions que les valvules sortent des côtés opposés du cœur; que pendant le relâchement elles ne sçauroient s'appliquer aux parois; que c'est le sang qui s'oppose à cette application, & qui les éléve; qu'elles ferment exactement les ouvertures du cœur; que quand elles sont poussées jusqu'à l'axe des orifices du cœur, elles sont fixées dans cet endroit par les colonnes qui ne leur permettent pas d'avancer davantage vers les oreillettes: il n'y a rien de nouveau dans ces idées, mais du moins elles ont quelque fondement.

Dans les Notes qui éclaircissent le Commentaire, on a tâché de suppléer à ce qui y manque. Du cercle elliptique qui environne l'embouchure droite du cœur, il sort, dit-on dans ces Notes, une membrane forte & double; le souffle peut s'insinuer dans la duplicature. Cette membrane forme le sinus, elle descend en forme d'anneau, blanc, tendineux, qui s'étend dans la cavité du cœur; antérieurement il se prolonge à une plus grande profondeur; inférieurement il est plus court. Mais ce détail est inintelligible. Qu'est-ce que cette membrane taillée en forme d'anneau qui avance plus ou moins profondément vers la pointe du cœur?

Ce qui suit n'est ni si obscur ni si inexact. Des bords flottans, continue-t-on, il part des cordes tendineuses, diversement entrelacées, attachées aux faisceaux qui sortent de la surface du cœur; les intervalles qui séparent la partie la plus large des valvules de la partie la plus étroite ont donné lieu aux Anatomistes de les diviser en trois valvules ; cependant il est certain que ces valvules ne sont point séparées à leur base ; au contraire elles y sont continues. C'est ce qu'Eustachi & Cowper ont bien exprimé dans leurs Figures. Comme ces valvules soutiennent tout l'effort du sang poussé par les ventricules elles se durcissent ; on trouve des espèces de ganglions semés dans le tissu de ces digues ; ils sont formés par des fibres qui étoient d'abord charnues & qui dégénèrent ; les bords deviennent plus fermes & prennent quelquefois une consistence pierreuse.

Ce qui est singulier c'est, comme M. Haller l'a judicieusement remarqué, que les cordes tendineuses puissent résister à l'effort du sang. Nulle observation, dit-il, ne nous prouve qu'on ait trouvé ces tendons rompus ; cependant lorsque le passage du sang n'est pas libre dans l'artére pulmonaire, avec quelle force ce fluide ne doit-il pas pousser les valvules vers les oreillettes ?

Au sujet de ce passage du sang dans l'artére qui va au poulmon, on ajoûte que l'ouverture de ce vaisseau est fermée par la partie antérieure de la valvule. C'est d'après Trew qu'on avance ce fait, ou plûtôt cette conjecture. Galien paroît avoir été dans la même idée. Selon cet ancien Ecrivain les artéres sont fermées tandis que les veines poussent le sang dans le cœur ; mais la position des piliers qui tirent les valvules suffit pour dissiper un tel préjugé ; elles sont tirées latéralement par les colonnes, qui ne leur permettent pas de s'appliquer à l'ouverture des artéres.

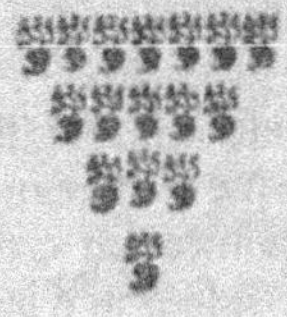

CHAPITRE V.

Des vaisseaux du cœur suivant divers Anatomistes.

I.

Lower ressemble à un voyageur qui entre le premier dans un païs inconnu, il n'a vû les objets qu'en gros : il insiste d'abord sur l'origine de tous les vaisseaux ; ce qu'il dit auroit pû interesser les Anciens ; ils ne croyoient pas que toutes les artéres & les veines partissent du cœur : mais aujourd'hui que la circulation reconnue a dissipé les vieilles erreurs, le cœur est regardé comme la racine de tous les canaux qui se répandent dans le reste du corps ; ils sont, pour ainsi dire, une continuation des ventricules qui se prolongent ; les vaisseaux qui entrent dans le tissu du cœur viennent du cœur même.

Ces vaisseaux ont été nommés vaisseaux *coronaires* : pourquoi, dit Lower ? C'est que leurs troncs ne se plongent pas d'abord dans le tissu du cœur ; ils en environnent la base, & du contour, ou de l'espece de couronne qu'ils forment, les ramifications peuvent se distribuer facilement à toute la surface des ventricules, & pénétrer dans leurs parois.

Les artéres *coronaires*, dit Lower, sortent immédiatement du tronc de l'aorte ; elles sont posées au-delà des valvules, *extra valvulas*, dit cet Ecrivain : mais qu'entendoit-il par ce mot *extra* ? vouloit-il insinuer que les artéres sont placées derriere les digues, ou au-dessus de leurs bords ? c'est ce qu'on ne peut démêler, ni dans la description, ni dans les figures.

Quoique ces artéres à leur naissance ayent une direction opposée, continue Lower, elles se réunissent aux extrémités du cœur, & elles communiquent par-tout les unes avec les autres. Si on injecte quelque liqueur dans leurs cavités, elle s'insinue dans toutes les branches artérielles.

Comme il y a deux artéres, qui portent le sang & la chaleur dans la substance du cœur, deux veines qui portent le même nom, rapportent dans le cœur même le sang artériel. On ne doit pas douter, ajoûte Lower, que les rameaux de ces veines ne s'abouchent par-tout ; car qu'on examine ces canaux

Examen de la description des vaisseaux du cœur donnée par Lower,

dans le cœur d'un veau, ou de quelqu'autre animal né depuis peu ; qu'on pousse le sang avec la pointe d'un couteau, ce fluide passera d'une veine dans l'autre.

Une telle description ne nous apprend que ce que nous montre le premier coup d'œil. Lower ne marque point la véritable situation des artéres, ni leurs ramifications, ni leur cours : il prononce qu'il y a deux veines coronaires, sans fixer leur place ni leur origine. Y a-t-il veritablement une double veine ? où sont ses ramifications ? ont-elles des valvules ? c'est ce qu'il faut apprendre des autres Anatomistes.

On demandera peut-être si un tel détail est nécessaire ? ne suffit-il pas en général de sçavoir qu'il y a à la base du cœur des artéres & des veines ; que les ramifications de ces vaisseaux se répandent dans toute la substance du cœur ; dès que les troncs qui entrent dans un viscére sont déterminés, n'est-il pas inutile d'en suivre scrupuleusement toutes les branches ?

Ce sont-là les idées de ceux qui veulent ménager leur peine & abbreger les sciences ; ils mesurent tout par une utilité grossiere, ou plûtôt ils condamnent, comme inutile, tout ce qu'ils ne sçavent pas ; mais il faut d'abord connoître exactement les parties des corps animés ; une connoissance exacte de leur structure peut seule nous découvrir leur action & leurs fonctions. En fouillant dans des objets qui paroissent peu importants, on fraye des routes qui conduisent à des découvertes interressantes.

I I.

Observations sur la description des vaisseaux du cœur donnée par Vieussens.

CE que Lower a omis, n'a pas échappé aux yeux de Vieussens. Le cœur, dit-il, a deux artéres propres, l'une sort du côté droit de l'aorte, l'autre part du côté gauche de ce vaisseau. L'artére coronaire droite jette, après sa sortie, quelques rameaux qui s'insinuent dans le tissu de la partie supérieure du ventricule droit ; après ces ramifications, elle en envoye dans les parois de l'oreillette, & d'autres se distribuent sur le devant du cœur : quelques-unes aboutissent à l'artére pulmonaire. En avançant vers la partie postérieure, elle produit deux rameaux qui se rendent à l'oreillette, ensuite elle se courbe, & se tourne vers la pointe du cœur. Du haut de sa courbure il part deux branches qui se répandent dans le tissu de ce viscére. Enfin l'artére se glisse sous le tronc de la veine coronaire postérieure qui la dérobe à la vûe ; elle descend presque jusqu'à la pointe des ventricules.

Cette description est plus instructive que celle de Lower,
mais elle se réduit à ces observations générales ; l'artère droite
roule sur la surface du cœur ; elle donne des ramifications
dans son chemin à l'oreillette & au ventricule qu'elle couronne : étant parvenue à la séparation des ventricules, c'est-à-
dire, vers le milieu de la surface applatie, elle se courbe,
marche vers la pointe. L'endroit où commence cette courbure dans les figures de Vieussens n'est pas le même que dans
les figures de Ruysch ; dans celles du premier, elle commence à
la cloison ; dans celle du second, l'artére se fléchit près du
bord du cœur, sur la face inférieure.

Le tronc de l'artére coronaire gauche, continue Vieussens,
est beaucoup plus gros que le tronc de l'artére coronaire
droite ; en sortant de l'aorte, l'artére gauche envoye un
rameau, qui se répand sur le tronc de ce grand vaisseau ; ainsi
elle nourrit le tronc même auquel elle doit son origine.

En continuant son chemin l'artére coronaire pousse des rameaux qui sont de deux especes, les uns sont internes, les autres sont externes ; c'est-à-dire, qu'il y en a qui s'insinuent dans
le tissu du cœur, tandis que d'autres se répandent sur la surface
extérieure de cet organe.

A diverses distances du tronc de l'artére coronaire, il sort
de sa courbure deux rameaux internes ; le premier pénétre
dans la base du ventricule gauche, le second s'insinue dans la
cloison. Ces deux branches, continue Vieussens, sont assez grosses ;
mais la seconde a un plus grand diamétre que la premiere.

Les branches externes, c'est-à-dire, celles qui se montrent,
se rendent à divers endroits : mais avant que d'arriver à la
face applatie du cœur, l'artére coronaire envoye plusieurs
branches aux parois des oreillettes : cette artére en avançant produit d'autres rameaux ; les uns se rendent à l'artére pulmonaire, les autres s'introduisent dans l'entre-deux des veines-
caves, c'est-à-dire, dans l'*isthme*, pour me servir des expressions de Vieussens ; cet isthme est la partie dans laquelle se
fait la réunion de la veine-cave supérieure & de l'inférieure.

Ce sont-là les rameaux les plus considérables que produit l'artére coronaire. Dans son contour il y en a encore quelques
autres, qui se répandent, dit Vieussens, sur les faces des ventricules : l'énumeration en seroit inutile ; mais lorsque le tronc
en avançant vers l'adossement des ventricules se courbe, & se

gliſſe ſous le tronc de la veine, il marche vers la pointe, & produit diverſes ramifications. Parmi ces branches qu'elle jette en ſe fléchiſſant, il y en a une qui pénétre profondément dans la cloiſon.

Juſqu'ici Vieuſſens n'a décrit que le cours du tronc des artéres coronaires, c'eſt-à-dire, leur contour. Cet Ecrivain n'a pas marqué les grandes diviſions qui partagent ce vaiſſeau près de ſon origine. Vieuſſens eſt donc obligé de revenir ſur ſes pas : il reprend d'abord l'artére coronaire gauche à ſon tronc ; cette artére, en ſe courbant, ſe diviſe quelquefois en trois troncs, & ordinairement en deux qui ſont égaux ; le premier eſt celui qui environne la baſe du cœur ; le ſecond deſcend directement vers la pointe de ce viſcére. Vieuſſens appelle cette branche l'artére coronaire antérieure : dans ſon cours elle s'incline un peu de gauche à droite.

Cette artére antérieure ſe diviſe en beaucoup de branches dans ſon cours ; mais à ſon origine ſous ſon tronc, elle pouſſe une branche qui a ſur-tout attiré l'attention de Vieuſſens ; il nomme cette branche l'artére intérieure, & il la décrit ſcrupuleuſement : elle ſe gliſſe, dit-il, ſous les fibres charnues, &, cachée dans leur tiſſu, elle envoye un rameau qui côtoye la racine de l'oreillette droite, les autres ſe répandent diverſement dans le voiſinage.

C'eſt-là tout ce que j'ai pû démêler dans l'obſcurité dont Vieuſſens enveloppe ſes idées ; il s'eſt perdu dans les détours & dans les diviſions des artéres coronaires ; il eſt bien plus intelligible dans ſes figures que dans ſa deſcription : elles repré-ſentent aſſez exactement le cours & les diviſions des artéres coronaires : mais ſoit qu'il les ait miſes ſous les yeux du deſſina-teur dans des cœurs bouillis, ſoit que le deſſinateur les ait mal exprimées, l'origine de ces vaiſſeaux n'eſt pas marquée exacte-ment ; ils ne ſe rapprochent pas à la ſurface platte comme les figures l'indiquent ; quelques rameaux y ſont omis ou oubliés.

La deſcription des veines coronaires eſt moins obſcure : ces veines, ſelon Vieuſſens, ſe diviſent en trois, ſçavoir en *ſupérieure*, en *antérieure*, & en *poſtérieure*. La veine ſupérieure eſt le tronc de la veine coronaire qui eſt couché ſur la baſe du ventricule gauche.

Suppoſons, pour ſuivre plus facilement le cours de ce vaiſ-ſeau, qu'il marche de droit à gauche. Dans ſon trajet, il jette pluſieurs branches qui paſſent par-deſſus l'artére coronaire ;

enfuite il pouffe un rameau fort confidérable, qui tantôt eft plus gros, tantôt moins, & fe prolonge vers la pointe : ce rameau eft pofé au bord gauche de la face inférieure du cœur ; je ne fçais ce qui a pû perfuader à Vieuffens que cette branche étoit percée de plufieurs trous ; les plus confidérables * font, felon lui, les embouchures des veines qui s'y rendent ; les plus petits reçoivent le fang des interftices des fibres charnues. Outre ces rameaux, qui s'infinuent dans le tiffu du cœur, Vieuffens en a remarqué un qui va fe rendre au péricarde.

Ces diverfes ramifications qui fortent de la veine coronaire font tantôt plus groffes, tantôt plus nombreufes. Enfin le tronc qui les produit ou qui les reçoit, fe rend à la furface convéxe du cœur, en fe gliffant fous l'oreillette qui le cache. Quand il eft arrivé prés de l'artére pulmonaire, il prend le nom de veine coronaire *antérieure* ; il répand des rameaux fur la furface du cœur, marche depuis la bafe de ce vifcére jufqu'à la pointe, & fe réunit dans cet endroit à la veine du côté oppofé.

La veine *poftérieure* eft celle qui eft fur la furface platte du cœur, à l'endroit où fe rapprochent les deux artéres coro-naires ; elle aboutit, dit Vieuffens, à l'entre-deux des veines-caves ; fon embouchure eft garnie d'une valvule : mais cette veine a-t-elle toûjours une embouchure particuliere, comme le dit Vieuffens? n'eft-elle pas ordinairement une branche du tronc de la veine coronaire? N'eft-il pas certain qu'elle ne fe rend pas à l'endroit où les deux veines-caves concourent? ne perce-t-elle pas au contraire le bord gauche de l'oreillette droite, à côté du trou ovale?

Outre ces veines, continue Vieuffens, il y en a d'autres qui aboutiffent en divers endroits ; la plûpart fe rendent au finus de l'oreillette droite, les autres pénétrent dans la cavité même de cette oreillette, au-deffus de fa racine : leurs embouchures font garnies d'une valvule ; d'autres pénétrent par des ouvertures communes à cette portion de la veine-cave, qui tient à l'oreil-lette ; celles-ci font appellées par Vieuffens *veines innominées*.

Toutes ces veines communiquent, dit cet Ecrivain, les unes avec les autres : toutes les fois, ajoûte-t-il, que j'ai pouffé du mercure crud dans une de ces veines, toutes les autres fe font remplies. Mais Vieuffens, parmi toutes ces veines, ne pa-

---

* Ces trous font fans doute les embouchures des veines qui fe jettent dans cette branche.

roît point avoir remarqué des rameaux qui des oreillettes se rendissent dans la veine coronaire; à en juger par sa description, il n'y a point de veines qui se rendent aux sacs : cependant il y en a plusieurs qui se débouchent toutes dans la cavité de ces réservoirs : aussi cet Ecrivain n'a-t-il pû éviter la censure de Verheyen ; celui-ci a démontré qu'il y avoit des troncs veineux qui des oreillettes alloient aboutir au tronc de la veine coronaire.

I I I.

Les vaisseaux coronaires, selon la description de Ruych & de Thebesius.

Voilà une description plus exacte & plus circonstanciée que celle de Lower. Cet Anatomiste n'avoit jetté, pour ainsi dire, qu'un coup d'œil sur les vaisseaux coronaires du cœur : une recherche plus scrupuleuse a paru nécessaire à Vieussens. Mais Ruysch a encore suivi ces vaisseaux plus loin : il les a injectés, & les a séparés de tout le reste de la substance du cœur.

Ces vaisseaux sont si nombreux, qu'il semble que tout le cœur ne soit qu'un tissu d'artéres : la face externe est toute couverte d'un lacis de vaisseaux, qu'on appelleroit capillaires avec raison, puisqu'ils sont si déliés qu'ils se dérobent aux yeux ; ils forment un lacis de fils d'araignées, une espece de duvet ; c'est ce qu'on peut voir dans la troisiéme *Epitre* de Ruysch, & dans son quatriéme Trésor Anatomique.

Dans la premiere *Décade*, cet Ecrivain dit que les vaisseaux sont fort nombreux sur la surface interne du cœur; on croiroit qu'elle n'est formée que par des artéres & des veines; l'injection rougit entierement les faisceaux & les tendons; les valvules sont semées de semblables vaisseaux qui se perdent, pour ainsi dire, dans l'infini.

Les artéres ne paroissent pas moins pressées sur les oreillettes. Ces vaisseaux, continue Ruysch dans sa troisiéme Epitre, sortent de deux côtés opposés de la base du cœur; ils sont représentés dans la figure qu'a donnée cet Ecrivain comme une espece d'éventail composé de rayons divergents ; mais il y a plus de deux rameaux qui se répandent sur les oreillettes.

On ne voit dans cette figure que trois principales branches qui s'étendent sur toute la longueur du cœur. Deux rameaux bordent les côtés ; mais une telle bordure ne peut donner qu'une fausse idée; parmi les gros troncs de l'artére coronaire, on n'en trouve pas qui, comme le marque la figure de Ruysch, côtoyent les deux bords latéraux du cœur, & dont le tronc s'étende depuis la base jusqu'à la pointe ; pour ce qui est des troncs qui manquent, il faut avouer que cet Ecrivain les a omis à dessein ; car dans sa figure il en paroît plusieurs qui sont coupés en sortant du contour de l'artére coronaire.

Mais une erreur qu'on ne sçauroit excuser, c'est que dans cette figure les deux troncs de l'artére coronaire sont réunis, & forment un anneau continu sur la face inférieure du cœur. Cette erreur a été regardée comme une vérité précieuse ; c'est, dit Boerrhaave dans son Commentaire, une découverte admirable de Ruysch ; tant il est vrai que les fautes mêmes deviendent respectables sous un grand nom.

De toutes les extrémités de ces vaisseaux la cire qu'on y injecte transsude comme une rosée, selon Ruysch : cette transsudation conduit cet Ecrivain à une conséquence trop précipitée ; il croit que la sérosité s'épanche de même dans l'interstice des fibres charnues. Si par l'épanchement il n'entend qu'une transpiration, il ne s'écarte pas de la vérité, mais il croit que les liqueurs s'échappent de même que la cire pour nourrir le tissu des parties. Tout est partagé dans les hommes ; ils ne réunissent jamais en eux tous les talents, ni toutes les lumiéres nécessaires. Ruysch étoit anatomiste sans être physicien.

A la fin de son quatriéme Trésor, cet Ecrivain a représenté les deux faces du cœur. Il avertit à la page 23. que le cœur, dont il donne la figure, est embaumé & desséché ; que les vaisseaux sont remplis de cire ; que les ventricules & les sacs posés sur la base sont pleins de la même matiere ; que tout le cœur & les oreillettes se montrent sousleur véritable forme, mal représentée dans la plûpart des planches qu'ont données les Anatomistes ; que la portion de la veine-cave qui est entre le diaphragme & l'oreillette est plus longue dans l'homme que dans certains animaux ; que le cœur a une face applatie, & une autre convéxe ; que dans les hommes exténués par les maladies, le cœur est flasque ; que dans ceux qui sont vigoureux, il est rempli de sang, & qu'il conserve sa forme naturelle & sa fermeté, c'est-à-dire, qu'il a une surface platte, & que l'autre est arrondie, que la pointe du cœur est partagée en deux qui ne paroissent en former qu'une seule quand elles sont couvertes de graisse.

Quoique Ruysch insiste sur tous ces objets étrangers à la

matière que nous traitons, son intention n'a été que de nous montrer les vaisseaux du cœur. Nous faisons d'abord remarquer que dans les figures de cet Ecrivain l'aorte & l'artére pulmonaire ne sont pas présentées dans leur véritable situation ; leurs courbures ont été contournées par l'injection & par la sécheresse ; à peine peut-on les reconnoître dans ces figures. Les oreillettes n'y forment qu'une masse confuse ; les appendices sont un peu mieux exprimés.

Pour ce qui est des artéres coronaires, l'injection, en forçant le cœur, les a tirées de leur vraie situation : mais Ruysch en a découvert qui ne paroissent point dans les figures données par les autres Anatomistes ; telle est cette veine qui se rend à l'oreillette droite, & qui rampe sur le bord droit du cœur : mais il ne marque pas l'origine des rameaux qui de la veine coronaire se rendent aux oreillettes, du moins n'en présente-t-il qu'un seul qui sort du grand tronc : les figures de Ruysch ne représentent donc pas exactement les divisions des vaisseaux coronaires.

Thebesius a fait des recherches sur le cours du sang dans les vaisseaux coronaires. Pour déterminer ce cours, il devoit donc examiner les canaux qui le dirigent ; cet Ecrivain commence par les artéres, & il en décrit l'origine : elles ne sont pas toûjours, dit-il, au nombre de deux ; elles n'ont quelquefois qu'un tronc qui sort de l'aorte au-dessous d'une valvule sigmoïde, c'est-à-dire, au-dessous du bord, & non au-dessous de la racine : ce tronc se divise d'abord en deux branches qui partent vers deux côtés opposés, & environnent la base du cœur.

C'est-là tout ce que Thebesius dit de particulier sur ces artéres ; il en décrit le cours d'après Ruysch : il parle ensuite des diverses alterations auxquelles ces vaisseaux sont exposés ; ils deviennent quelquefois osseux, c'est ce qu'ont remarqué divers observateurs. Thebesius ajoute qu'à Leipsic il a vû cette ossification dans les plus grands rameaux, qui étoient en partie osseux & membraneux dans un cœur qu'il a examiné. Tout ce que dit cet Ecrivain de la position des artéres à côté des veines, du mouvement que les troncs artériels par leurs secousses peuvent imprimer aux troncs veineux, n'est qu'une répétition de ce qu'on a dit sur les autres artéres & sur les autres veines.

Mais

Mais Thebesius a fait quelques remarques particulieres sur les veines : ce qui est singulier, dit-il, c'est qu'il n'y a dans les gros troncs, que les orifices des petits rameaux qui soient garnis de valvules; elles ont une forme de croissant : cependant, ajoûte-t-il, la cire, le souffle passent sans obstacle dans tous les rameaux veineux comme dans les rameaux artériels.

En suivant le cours des veines, depuis leur naissance jusqu'à leurs troncs, Thebesius vient au gros tronc coronaire, qu'il décrit imparfaitement. Toutes les branches, dit il, soit qu'elles viennent des oreillettes, soit qu'elles partent de la substance du cœur, vont former un gros canal qui embrasse la base du cœur; quelquefois son orifice est unique; souvent il est environné des embouchures de quelques veines plus petites, embouchures qui ont été observées par divers Anatomistes : ou tronve quelque vestige de ces ouvertures dans le Traité de Lower. Outre ces orifices, ajoûte Thebesius, on voit à la partie postérieure de l'oreillette l'embouchure d'un grand rameau qui vient du cœur.

I V.

Examen des recherches de Lancisi sur les vaisseaux coronaires.

Tout ce qui regarde les vaisseaux coronaires paroît épuisé dans ce détail; mais plus exact que les autres Anatomistes, l'illustre Lancisi, infatigable dans ses recherches, a suivi les détours des vaisseaux coronaires : parmi ses travaux il s'est présenté à ses yeux de nouveaux objets; s'il a fait quelques fautes, c'est que dans une route longue & pénible, il est impossible de ne pas s'égarer quelquefois.

La figure, la connéxion, la structure des artéres coronaires, ont offert à Lancisi un spectacle digne d'admiration : mais avant que d'entrer dans le détail, il prépare d'abord les voies qui peuvent conduire l'esprit à la structure & à l'usage de ces vaisseaux. Ordinairement, dit-il, il y a deux artéres coronaires, rarement en trouve-t-on trois, ou une seulement; c'est ce qu'avoient remarqué Fanton & Thebesius : mais dans le cas extraordinaire où cette artére est unique, elle se partage en deux, & sa division forme un angle aigu.

Après quelques réflexions sur la route du sang dans les artéres, route, dit-il, qui est plus courte dans les oreillettes que dans les ventricules, & plus abrégée dans le tissu du cœur que dans les autres parties, après ces réflexions, dis-je, Lancisi

parle de la situation des artéres coronaires, de leur marche
sur la base en formant un ligne courbe, de la rectitude des
rameaux qui se prolongent vers la pointe, de leur situation
dans des especes de sillons. Ces rameaux qui rampent sur la
surface, sont gros, dit-il, ceux qui pénétrent dans le cœur sont
petits. Mais il falloit dire seulement que ces branches pénétrantes sont moins considérables ; car il y en a d'assez grosses
qui entrent dans les paroits des ventricules ; c'est ce que Vieussens a observé.

Ce qui est remarquable, continue Lancisi, c'est que les
branches qui rampent sur la surface du cœur sont couvertes
de follicules graisseux. La graisse donne de la souplesse à ces
canaux : mais ce qui les rend encore plus fléxibles, c'est que
leur concavité est semée de rides : ils peuvent donc, conclut
Lancisi, s'étendre facilement en long & en large.

Il n'y a pas de valvules à l'entrée des artéres coronaires, ajoûte
Lancisi. Mais Bartholin étoit dans des idées différentes ; il avoit
trouvé, dit-il, des valvules deux ou trois fois : séduit par ces
observations, il a cru que chaque embouchure étoit bordée
d'une digue. De tels objets, qui se sont présentés à moi,
ajoûte Lancisi, ne m'en ont pas imposé.

Mais ce n'est que des orifices des grandes artéres que Lancisi a exclu les digues. Il a vû de petits sphincters & des valvules
dans les embouchures des petits rameaux. Pour s'assurer de la
réalité de ces digues, il a ouvert diverses branches artérielles : il a insinué une soye dans leur cavité ; & la poussant vers
leur orifice, il y a toûjours rencontré quelque obstacle.

Pour exposer aux yeux cette barriere qui arrête la soye in-
troduite dans les petites artéres, Lancisi a enlevé une longue
suite d'artéres coronaires, & il les a plongées dans l'eau : ces
vaisseaux en s'imbibant se sont allongés quand on y a injecté
du mercure : les plus grands se sont ridés, & les plus petits
ont pris la forme des vaisseaux qui seroient étranglés par
des filets nerveux.

Après avoir examiné la cavité des artéres coronaires, Lancisi a tourné ses recherches sur leur nombre & sur leur consistence. Ces artéres, dit-il, sont à proportion plus nombreuses
dans le cœur que les vaisseaux artériels ne le sont dans les
autres parties ; la membrane interne, qui dans la plûpart
des autres artéres est une espece de tissu *arachnoïde*, est épaisse &

blanchâtre ; mais en même tems elle est si molle & si lâche, qu'en la saisissant avec les doigts on l'enleve facilement.

Mais ce qui se présente de plus curieux dans les artéres coronaires, c'est un bord circulaire ou un sphincter ; ce bord environne l'embouchure des rameaux qui sortent des plus gros troncs. Pour ce qui est des orifices des petites ramifications & des plus déliées qui plongent dans le tissu musculaire, on découvre des valvules posées aux côtés opposés de ces artéres ; ce sont ces digues qui empêchent le sang de refluer lorsque le cœur se contracte, ou qu'il est pressé : les mêmes barrieres s'opposent au retour de l'eau, lorsqu'on l'injecte dans ces vaisseaux artériels.

Une structure si singuliere méritoit d'être développée avec exactitude ; aussi Lancisi nous apprend-t-il la maniere de trouver, ou de démontrer, ces valvules. Poussez, dit-il, un stilet ou une soye dans la cavité de ces vaisseaux : dirigez le stilet ou la soye à contre sens du cours que suit le sang ; vous verrez les membranes valvulaires s'élever sur la pointe du stilet, ou sur le bout de la soye ; ces membranes sont plus sensibles dans les cœurs des chevaux : on découvre clairement dans ces cœurs les petits nœuds & les sphincters, le microscope les rend sensibles dans les plus petits rameaux.

Telles sont les découvertes de Lancisi ; mais sont-elles réelles ? on ne sçauroit soupçonner sa fidélité ; cependant il n'a pas réuni les suffrages des Anatomistes. Plusieurs choses peuvent en avoir imposé à ses yeux : il reste des filets musculaires, ou des filets du tissu cellulaire, parmi les rameaux artériels qu'on sépare ; ces filaments peuvent étrangler ces canaux artériels : les artéres du cœur comme celles des autres parties se contractent, se replient ; ces plis peuvent former des especes de valvules, ou plûtôt des apparences de valvules.

Lancisi a donné plus d'éclaircissemens sur les artéres coronaires que sur les veines ; cependant il a examiné ces veines avec soin. Il remarque d'abord que le nombre des orifices veineux est incertain dans le tronc de ces vaisseaux ; qu'il se dégorge dans l'oreillette droite, ordinairement par une ouverture, quelquefois par deux, très-souvent par trois qui sont plus petites.

Il s'est souvent présenté à moi, continue Lancisi, trois rameaux remarquables, qui se rendent à l'oreillette droite, &

se dégorgent par les embouchures dont je viens de parler. Parmi ces veines il y en a deux qui sont répandues dans la partie postérieure du cœur ; l'un de ces canaux vient de la pointe, l'autre sort de l'oreillette droite, & des parois du ventricule gauche, c'est-à-dire, que de petits rameaux venus de ces parties, vont former ce tronc ; le troisiéme occupe la face antérieure du cœur.

Les valvules, si on en jugeoit par les autres veines, seroient mieux placées dans les veines coronaires que dans les artéres. Lancisi n'a point observé ces digues dans les gros troncs des veines propres du cœur ; mais, s'il faut l'en croire, les valvules ne manquent pas dans les petits rameaux.

Il ne s'offre pas moins de variétés dans la valvule du gros tronc des veines coronaires que dans leurs orifices & dans leur nombre ; quelquefois cette valvule est double, ordinairement il n'y en a qu'une ; dans divers cœurs elle manque entierement ; quand les orifices sont doubles, l'une des valvules est plus grande que l'autre ; ces valvules ont véritablement la figure d'un croissant.

Pour ce qui est des valvules sigmoïdes, Lancisi ne nous apprend pas si elles couvrent les artéres coronaires. Si ses observations étoient exactes, on pourroit en conclurre que dans certains animaux ces digues ne couvrent pas les embouchures des artéres du cœur ; il a vû de ces artéres battre en même tems que l'aorte & l'artére pulmonaire : le sang entre donc en même tems dans tous ces canaux ; mais quels sont les yeux assez pénétrants pour distinguer si les pulsations arrivent en des tems différens ou dans le même instant ?

V.

Remarques sur la description des gros vaisseaux coronaires, donnée par M. Winslow.

APRE's des détails si circonstanciés, il semble qu'on n'en devroit pas attendre de nouveaux. M. Winslow auroit pû s'en rapporter à ceux qui l'ont devancé : son détail sur les artéres coronaires ne répond pas à son exactitude scrupuleuse.

Cet Ecrivain, d'ailleurs si éclairé, dit d'abord qu'on appelle ces vaisseaux coronaires, parce qu'ils couronnent en quelque façon la base du cœur, qu'ils sont au nombre de deux, qu'ils sortent de la naissance de l'aorte, qu'ils se répandent autour de la base des ventricules : c'est ce que tous les Ecrivains ont observé, & qui ne mérite ni louange ni reproche : mais le respect dû à un grand Maître ne permet pas de supprimer, même ce qui paroît superflu.

S'il en faut croire M. Winslow, les veines coronaires gardent à peu-près la même distinction à l'extérieur, mais elles aboutissent, dit-il, principalement en partie dans l'oreillette droite, & en partie dans le ventricule du même côté; elles se terminent encore dans le ventricule gauche, mais en moindre quantité, & cela par des conduits veineux qui s'ouvrent dans les fossettes, & les lacunes, qui sont entre les fossettes des ventricules: il se trouve aussi de pareilles lacunes dans les oreillettes entre les lignes saillantes; on apperçoit aussi de petits trous sur la surface interne du grand sac de l'oreillette gauche.

Mais il est certain que les veines n'ont pas la même direction que les artéres dans l'extérieur du cœur. Le tronc de la veine coronaire n'environne que d'un côté la base de ce viscére: il n'est pas démontré que les ramifications de cette veine s'ouvrent dans le ventricule gauche ni dans son oreillette.

Après ces observations générales, que j'aurois pû omettre, puisqu'elles ne renferment rien de nouveau, M. Winslow suit dans sa description la route des artéres coronaires. Des deux artéres, dit-il, car il y en a rarement trois, l'une est à droite, l'autre est à gauche du tiers de la conférence de l'aorte. La coronaire droite glisse entre la base du cœur & l'oreillette droite jusqu'à la face plate du cœur, ainsi elle fait un demi-tour de couronne.

La coronaire gauche, continue M. Winslow, fait la même chose entre la base du cœur & l'oreillette gauche; mais avant de tourner sur la base elle jette sur la surface du cœur une branche principale, dans l'interstice des deux ventricules; il part de l'union des deux demi tours de ces deux artéres sur la surface plate du cœur, une pareille branche principale, qui va de même jusqu'à la pointe du cœur, & s'y rencontre avec la branche de l'autre.

Dans cette description, M. Winslow ne marque pas exactement l'origine des deux artéres coronaires: à quelle hauteur sortent-elles du tronc de l'aorte? Sont-elles au-dessus ou au-dessous des valvules? Sont elles placées au côté ou vers le milieu de ces valvules? A n'en juger que par ce que dit cet Ecrivain, on croiroit qu'il ne sort de chaque artére coronaire qu'une branche principale. On seroit persuadé de plus que les artéres se réunissent à la face applatie du cœur, & que de l'une & de l'autre, lorsqu'elles se sont réunies, il part une branche principale.

Comment les branches des veines coronaires marchent-elles sur le bord du cœur? elles se distribuent, dit M. Winslow, au-dehors du cœur, à peu-près de la même maniere que les artéres; le tronc s'ouvre principalement dans l'oreillette droite par un orifice particulier, qui est garni d'une valvule semi-lunaire. Toutes les veines coronaires communiquent ensemble, le souffle poussé dans un rameau se répand par tous les autres, & souffle même les ventricules.

Cette description ne donne pas une idée juste du cours des canaux veineux sur le cœur: il semble, à ne consulter que le détail de M. Winslow, qu'il n'y ait pas d'autres veines qui ne sortent point du tronc coronaire. Vieussens est plus exact & plus étendu dans son Traité sur ces vaisseaux.

Ce n'est pas par un esprit de critique que j'apprécie les travaux de M. Winslow. Plein de respect & de reconnoissance pour un homme célébre, qui a été mon maître, je reléve seulement quelques erreurs qui lui sont échappées dans un long ouvrage, & qu'il avoueroit lui-même.

<h1 style="text-align:center">VI.</h1>

Description des vaisseaux coronaires par Boerrhaave, par Nicolaï, par Giassius, par Lieutaut.

ON ne doit pas attendre de Boerrhaave une description plus exacte que celles que nous venons d'examiner: attaché aux idées des autres, il n'a pû éviter leurs fautes: malgré l'autorité de tant d'Anatomistes, il prononce que les orifices des artéres du cœur sont placés au-dessus des bords des valvules semi-lunaires; qu'ense réunissant à la face applatie des ventricules, elles forment un canal continu; que tandis que les autres artéres se dilatent, celles-ci se contractent.

Boerrhaave dans son Commentaire a commenté ses erreurs. Haller les a corrigées quelquefois dans ses Notes; il ne reconnoît pas cet anneau qui est formé par les artéres coronaires, selon Ruysch, Verrheyen, & Winslow; il ne l'a pas encore vû, dit-il; ce qu'il a observé, c'est la jonction des rameaux que ces artéres envoyent de leurs extrémités sur la surface du cœur.

Dans les Notes que cet Ecrivain a faites sur les veines, il entre dans un plus grand détail; mais je ne sçai pourquoi il donne le nom d'*inférieure* à l'artére coronaire droite. Pourquoi en fixe-t-il l'origine au bord de l'oreillette droite ? Cette artére à sa naissance n'est-elle pas également proche du bord de l'oreillette gauche ? est-il bien vrai que tantôt ce vaisseau se prolonge plus loin que la veine moyenne, & que tantôt il se termine un peu en deça ? les figures de Vieussens qu'on cite sont-elles des garants assez sûrs de cette variété ?

Les autres Notes sur les artéres coronaires sont un tissu des descriptions de Vieussens & de Ruysch, écrivains qui ne s'accordent pas. Haller ajoûte au sujet des valvules semi-lunaires que quand même elles n'existeroient pas, les artéres coronaires ne recevroient point de sang pendant la contraction du cœur. Pourquoi ? c'est, ajoûte-t-il, que le cœur pâllit, lorsqu'il se resserre : mais on peut dire la même chose des muscles lorsqu'ils entrent en contraction. Ce n'est pas tout, continue M. Haller, l'angle *rétrograde* des artéres coronaires exclut le sang qui est lancé par le cœur, il favorise l'entrée de celui qui revient de l'aorte. Je demande ce que c'est que cet angle rétrograde. Peut-on prouver qu'un tel angle s'oppose à l'entrée du sang poussé dans l'aorte ce sang ne fait-il pas des efforts en tout sens sur les parois de ce vaisseau.

Peut-être que dans les Notes M. Haller ne s'est pas proposé de donner une description complette des artéres coronaires : aussi y manque-t-il beaucoup de choses ; cependant sa description est fort détaillée : celle des veines ne l'est pas moins. Les veines coronaires différent entierement des artéres dit, M. Haller : leur principale embouchure, ajoûte-t-il, est plus reculée vers le côté gauche, selon les figures d'Eustachi, de Vieussens, & de Lancisi. Il rappelle ensuite ce qu'a dit Vieussens sur la veine *moyenne* & sur la veine *antérieure*. Mais il faut avouer que M. Haller est inintelligible dans ses citations *, on ne peut entendre ce qu'il rapporte de Cowper, de Ruysch,

* Perrò vena anterior contrariâ directione, ab ea sede quæ aortæ propior est juxta oram sinus dextri retrorsum tendit, & ad latus medii inseritur nemini dicta . . . . Alterum ostium venarum cordis in recessu auris dextræ anterius ad mediam ferè inter ortum aortæ, & marginem acutum distantiam aperitur. Cowpe. myotom. tab. 37. fig. 3. Ruysch, Epist. x. T. xj. Fig. 4. Thesaur. 4. T. 3. Fig. 1. Ex eo osculo prodit vena quæ in plano superiori cordis propius marginem acutum à mucrone versus aurem penè rectâ via tendit. Vide Eustach. Tab. xv. Fig. 2. Tab. xvj. Fig. 1. Ruysch, loc. citat. & Epist. 3. Fig. 1, ubi sibi primùm visam esse existimat ; dicta verò fuit Galeno. Hæc innominatarum maxima. Plures aliæ innominatæ parallelæ minores vel in sinum quendam venosum quo eo modo descripto continuatur, vel peculiaribus locis, in aurem dextram anterius inseruntur. Vieussens, T. 1. Fig. 1. Tab. v. Fig. 2. Drack. Tab. xj. a a a. Perrò minorum ostia venarum vulgaria sunt per omnem sinum dextrum ; eorum non minimum est è regione osculi maximæ innominatarum posteri 1. In id aliquando vena evacuatur, quæ duplici circulo, & vena sinus dextri, & coronaria maxima se conjunxit.

d'Euſtachi , de Vieuſſens , de Drake. M. Haller n'ajoûte rien de nouveau ſur les orifices des autres veines ; auſſi n'étoit-ce pas ſon projet : il a prétendu ſeulement rapporter ce que divers Auteurs ont dit ou écrit ſur ces veines, c'eſt-à-dire , qu'il a voulu raſſembler dans ſon Commentaire des richeſſes répandues dans beaucoup d'ouvrages.

Mais ceux qui veulent développer tout le méchaniſme des corps animés devroient ne pas s'engager dans des deſcriptions anatomiques ; ils devroient encore moins réunir ce qui eſt répandu en divers ouvrages ; ils ne peuvent former qu'un corps monſtrueux , compoſé de membres épars.

Nicolaï , dans ſon Traité des Vaiſſeaux , a ébauché la deſcription des artéres coronaires ; mais il ne paroît pas avoir examiné ces artéres avec aſſez d'attention ; il a adopté des préjugés répandus en divers ouvrages ; il ſemble que le texte ne ſoit fait que pour amener des citations. Nicolaï en appelle à Fanton , à Thebeſius , aux Actes de Leipſic. Par ces autorités il prouve la multiplicité , ou l'unité , obſervée quelquefois dans les troncs des artéres coronaires.

Glaſſius a pouſſé plus loin ſes recherches ſur les vaiſſeaux coronaires ; ſes remarques méritent d'être placées parmi les travaux des Ruyſch , des Vieuſſens , des Lower. Les orifices de ces vaiſſeaux , dit-il , préſentent tant de variations , qu'on ne peut leur marquer une place fixe ; elles ſont poſées quelquefois au-deſſus des bords des valvules , mais il n'eſt pas rare de les trouver derriere ces digues membraneuſes ; c'eſt , dit-il , leur ſiége ordinaire. Suivant Lanciſi ces orifices ſont en divers ſujets placés ſi bas près de l'origine de l'aorte , qu'ils ſont entiérement cachés ſous les valvules.

Sans s'attacher aux deſcriptions des autres Ecrivains , & ſans ſurcharger ſon ouvrage d'autorités qui n'appuyent ſouvent que des erreurs , Glaſſius examine ce qu'a dit Lanciſi ſur les valvules des artéres coronaires. Pour en juger , il en appelle à ſon expérience. Si on fend , dit-il , les rameaux coronaires en ſuivant leur longueur , leurs parois internes paroiſſent repliées & couvertes de rides tranſverſes , ces rides ne ſont pas ſemblables aux valvules de l'inteſtin *jejunum* ; dans cet inteſtin , les valvules ſont des ſegments de cercle , au lieu que les rides des rameaux coronaires ont une forme circulaire.

Ce n'eſt pas ſeulement dans les rameaux ſenſibles que j'ay

obſervé

obſervé ces rides, ajoûte Glaſſius; en ſuivant les tuyaux capillaires, qui ſe dérobent aux yeux, & qui ne s'offrent à nos regards qu'avec le ſecours du microſcope, j'ai toûjours apperçu
ces plis. Mais dans les troncs qui roulent ſur la baſe du cœur,
je n'ai vû rien qui approchât de ces eſpeces de valvules.

Après ces remarques ſur les artéres du cœur Glaſſius parle des
veines de ce viſcére. Les rameaux veineux, dit-il, ſont infiniment plus nombreux que les rameaux artériels; ſouvent deux
veines s'aſſocient à une artére qui marche entr'elles. On ne
voit au reſte aucune trace de valvule dans les cavités des
veines qui ſont répandues ſur la ſurface du cœur : l'air qu'on y
ſouffle peut être pouſſé de tous côtés ſans qu'il trouve aucun
obſtacle; pour ce qui eſt des branches qui plongent dans le
tiſſu muſculaire du cœur, elles ont leurs valvules, s'il faut en
croire Thebeſius & Lanciſi : mais leurs obſervations ſont fort
ſuſpectes.

La valvule de la veine coronaire offre quelques ſingularités,
ajoûte Glaſſius; quelquefois elle eſt compoſée des fibres qui
forment un tiſſu réticulaire dans le cœur humain; quelquefois
elle reſſemble à une pellicule : il n'eſt pas rare de ne trouver
que des filets fibreux à l'orifice de ce vaiſſeau : la nature ne
s'aſſujetit à aucune loi dans la formation de cette eſpece de
digue; car ſi la veine ſe dégorge par une grande ouverture
dans le ſinus droit, la valvule manque quelquefois : ſi l'orifice
de la veine eſt double, il y a très-ſouvent ſur l'une & ſur l'autre
une membrane. Mais en divers ſujets, un ſeul orifice eſt garni
de ſa valvule, tandis que l'autre embouchure n'en a point.

Je n'inſiſterai pas ſur la deſcription de M. Lieutaud. Cet
Ecrivain prononce que les artéres coronaires viennent du *principe* de l'aorte; qu'elles paroiſſent *au deſſus* des deux valvules
ſemi-lunaires; qu'elles ſont ſituées du *côté de l'artére pulmonaire*; que les orifices de ces artéres peuvent cependant être
bouchés par l'application des valvules ſigmoïdes; que l'artére
coronaire gauche ſe diviſe en *deux branches*; que la plus conſi-
dérable *tourne au tour de l'artére du poulmon*; que le tronc de la
veine coronaire ſe dégorge dans l'oreillette droite par *un ſeul
orifice*; que les veines coronaires qui répondent aux artéres ſe
rendent à un ſinus veineux *qui embraſſe les deux oreillettes*; qu'à
l'embouchure de ce ſinus, *laquelle eſt unique*, il y a une valvule
qui eſt du *côté du diaphragme*; que les autres veines qui n'abou-

tissent pas à ce tronc s'ouvrent dans les ventricules & à l'oreillette postérieure ; que leurs orifices sont également garnis de *valvules circulaires*. M. Lieutaud dit qu'il s'est fait une loi de ne point travailler d'après les livres : il est certain que son détail dément ce qu'on trouve, même dans les plus exacts ; mais c'est moins sa faute que le vice d'un projet qui embrasse toute l'Anatomie.

VII.

Si les artéres & les veines coronaires versent du sang dans les oreillettes & dans les ventricules du cœur.

IL s'agit de sçavoir si tout le sang entré dans les artéres coronaires revient par le tronc des veines du cœur. Les artéres & les veines ne versent-elles pas dans ses cavités les fluides qu'elles contiennent ? Vieussens est le premier qui ait soutenu que les parois des ventricules étoient percées de trous, que de ces ouvertures le sang s'échappoit à travers les colonnes ; c'est-là la grande découverte de cet Anatomiste : cependant par un évenement bizarre Thebesius a joui de la gloire de l'invention, si ç'en est une. Les veines qui, selon lui, se dégorgent dans les ventricules, & dans les oreillettes, portent son nom.

Le doute qui arrête quelquefois les progrès de la vérité n'a point affoibli l'opinion de Vieussens ; l'autorité & l'experience semblent s'être réunies pour lui : mais voyons sur quelles preuves est fondé cet épanchement : il paroît contraire dans le ventricule gauche aux loix que suit la circulation ; car dans toutes les parties du corps, le sang qui les a parcourues par les artéres, revient par les veines ; tout passe par les poulmons avant de revenir dans l'aorte.

Vieussens réfute d'abord l'opinion de Lower. Cet Ecrivain avoit cru que le sang ne pouvoit pas pénétrer dans le cœur à travers les parois ; bien loin de croire que le sang pût s'ouvrir un tel passage, il nioit qu'un ferment même pût se filtrer dans les membranes des ventricules. Il faut remarquer, dit-il, qu'il n'y a nulle voie qui permette à une liqueur de s'échaper par le tissu de cette membrane : ce n'est pas sur une conjecture qu'il appuye son sentiment, il en appelle au témoignage de l'experience. Nulle teinture, telle qu'elle soit, ne peut s'échapper des parois du cœur.

Mais l'experience combat souvent l'experience. Vieussens soutient qu'elle dépose pour lui : il a injecté dans les artéres coronaires une teinture de saffran : cette teinture faite avec l'eau de vie a pénétré dans tout le tissu des parois du cœur,

dans les deux ventricules, & dans les oreillettes : la liqueur
s'est cependant rendue en partie dans les veines coronaires.
Si on presse, ajoûte Vieussens, les parois de l'oreillette gauche, cette liqueur degoute par diverses ouvertures.

Il se présentoit d'abord une objection : la liqueur injectée, pouvoit-on dire, ne passe-t-elle pas de l'oreillette gauche dans son
ventricule ? Vieussens chercha la réponse dans un autre expérience. Il lia fortement cette oreillette ; il injecta ensuite l'artére
coronaire ; la teinture passa presque toute dans le ventricule :
une partie de cette liqueur injectée se dégorgea dans le ventricule droit, mais il n'en parut aucune trace dans l'oreillette liée.

Une troisiéme expérience répondit aux autres, au lieu d'injecter le tronc qui envoye des rameaux dans les oreillettes, Vieussens remplit de sa teinture la branche antérieure de l'artére
coronaire gauche. La liqueur, dit-il, fut porté rapidement
dans le ventricule droit, les canaux par lesquels elle s'épancha
étoient les veines coronaires.

La quatriéme tentative confirma les autres, selon Vieussens ;
il poussa la même teinture dans l'artére coronaire droite ; ce
fut alors que l'oreillette droite se gonfla, tout son tissu prit une
couleur jaune. Je détachai cette oreillette, ajoûte cet Ecrivain,
je la pressai extérieurement avec les doigts : à mesure que je
la comprimois, il transudoit de sa surface interne une liqueur
jaune.

Telle est la découverte de Vieussens ; ce sont, selon lui, des
tuyaux *charnus*, qui versent le sang dans les cavités du cœur ;
ces tuyaux viennent des artéres, ils s'ouvrent dans les fossettes ; leurs orifices sont couverts de valvules qui sont de différentes espéces ; ces conduits & leurs soupapes qui avoient
échappé à tant d'Anatomistes sont également sensibles selon
Vieussens. Voilà donc une circulation particuliere dans la
surface interne du cœur ; car en sortant des artéres le sang
se répand dans les ventricules, & dans leurs oreillettes.

Plus de deux ans après que l'ouvrage de Vieussens eut paru,
Thebesius reprit le même sujet ; mais il montra moins de
bonne foy que d'assurance dans sa dissertation. S'il parle de
Vieussens, c'est comme d'un Ecrivain qui, sur les traces de
Boen, n'a cherché que la source d'un ferment imaginaire,
qui a cru l'avoir trouvée dans les parois internes du cœur, &

qui s'est imaginé que ce ferment se déposoit dans les fossettes entre les colonnes.

Cependant Thebesius est forcé enfin par les termes exprès de Vieuslens, d'avouer que cet Ecrivain avoit découvert des tuyaux ouverts dans la surface des ventricules ; il tâche seulement d'obscurcir les expressions de cet Anatomiste. ; mais pour s'assurer une telle découverte, il auroit falu l'enlever encore à un Ecrivain plus ancien. *Cæcilius Folius* avoit vû degouter le sang des parois du cœur, après avoir lié les vaisseaux, & après avoir ouvert rapidement les ventricules.

Je ne prétends pas enlever à Thebesius le fruit de ses travaux; en injectant les veines, il a ajoûté quelque chose aux recherches de Vieuslens ; conduits par la curiosité & par l'industrie, ils peuvent l'un & l'autre avoir des droits sur la même découverte; mais quand je parle de découverte, je n'entends que l'écoulement du sang dans les ventricules ; car Vieuslens attribue cet écoulement à des tuyaux charnus , & Thebesius l'attribue aux veines.

J'apperçus, dit Thebesius, que les troncs veineux étoient percés par les orifices de plusieurs petites veines : après cette observation je soupçonnai qu'il pouvoit y avoir de semblables embouchures dans les parois internes des ventricules & des oreillettes. Sur ce soupçon, j'appliquai un siphon à la veine coronaire ; l'eau que j'injectai dans cette veine, suintoit par des creux semés sur la surface interne du cœur.

Mais l'eau pouvoit s'échapper par des déchirures ; il falloit donc s'assurer que l'eau ne sortiroit que par des ouvertures naturelles. Pour les découvrir Thebesius examina des cœurs de bœuf & de mouton; il apperçut de petites veines dans la surface interne de ces cœurs ; elles se réunissoient, dit-il, dans un tronc , dont l'extrémité s'ouvroit dans une fossette.

Ayant insinué un tuyau dans l'orifice de ce tronc, & y ayant poussé de l'air , j'apperçus, dit Thebesius, que les ramifications s'en étoient remplies, qu'il passoit dans d'autres veines , qu'il s'échappoit par leurs orifices. Ce n'est pas une fois seulement que j'ai découvert ces veines & leurs ouvertures, elles se sont toûjours présentées à moi : les mêmes tentatives faites sur les oreillettes ont été suivies du même succès.

C'est près de la pointe de cœur du bœuf, ajoûte Thebesius qu'on apperçoit ces veines : elles sont visibles sur-tout autour du pilier transverse qui est dans le ventricule droit : dans les creux plus profonds, elles sont plus profondément enfoncées

&

& se dérobent aux yeux : si par le moyen du souffle on enfle
un rameau extérieur des veines coronaires, l'air s'échappe par
les fossettes en forme de bulles ; les liqueurs colorées s'extra-
vasent de même.

Voilà donc des veines qui se déchargent dans les ventricules ; leur rameaux, leurs troncs, leurs orifices sont très-sensibles,
selon Thebesius ; l'air peut être poussé dans ces vaisseaux ; on
peut appliquer un tuyau à leurs embouchures : mais ce n'est
point dans le cœur de l'homme qu'on les a découvertes ; il
s'agit de sçavoir si on les a vûes dans les cœurs des animaux ;
si en les ouvrant on n'a pas déchiré la surface interne qui ne
sçauroit perdre sa figure, & être étendue, sans être forcée ; ce
qui jette quelque soupçon sur ces ouvertures, c'est que Thebesius ajoûte qu'il y a des valvules charnues ou membraneuses : de telles valvules sont imaginaires.

Mais Lancisi a voulu partager la gloire de l'invention,
il assure, & l'on peut l'en croire, que long-tems avant cet
Ecrivain il avoit découvert que le sang étoit versé dans les
cavités du cœur par les vaisseaux coronaires. Ce qui lui donna
la premiere idée de cet épanchement, c'est le hazard qui est
le pere de presque toutes les découvertes. Cet Anatomiste
avoit coupé, suivant la longueur, le ventricule droit d'un
gros chien ; ayant pressé le ventricule gauche contre la cloison,
il en vit suinter des gouttes de sang ; ce fluide sortoit par de
petits trous semés de côté & d'autre sur la surface de cette
parois mitoyenne. Lancisi soupçonna alors que du ventricule
droit le sang pouvoit passer de même dans le ventricule gauche ; l'experience confirma enfin ce soupçon.

C'est en injectant les veines, dit Lancisi, qu'on voit clairement
que le sang qui est dans le tissu du cœur s'échape à travers les
parois ; mais il faut choisir, ajoûte-t-il, des cœurs qui n'ayent
pas souffert ; car si on injecte ceux qui ont été altérés par les
maladies, les liqueurs poussées dans les artéres coronaires,
s'ouvrent facilement un passage dans la cavité des ventricules.
Des observateurs peu exacts pourroient croire que de tels passages sont ouverts dans l'état naturel.

Si on injecte, continue Lancisi, du vif argent dans les artéres coronaires, il s'épanche par les pores des ventricules ; mais
il ne s'échappe pas si sensiblement par les colonnes, il faut qu'il
soit injecté dans les veines pour qu'il pénétre avec facilité ;

nous soupçonnons que pour qu'il pénétre dans les ventricules, il faut que des artéres il passe dans les veines.

On découvre facilement, dit Lancisi, les embouchures des veines qui laissent échapper les injections : pour les découvrir, il faut pousser de l'air ou de l'eau dans les embouchures des veines qui s'ouvrent dans l'oreillette droite : on verra des bulles & des gouttes qui se formeront comme les gouttes de la sueur ; les fluides sortiront même par la surface des colonnes.

Pour observer plus exactement les ouvertures des vaisseaux coronaires dans l'intérieur du cœur, Lancisi choisit la petite embouchure de la veine coronaire, c'est-à-dire l'embouchure qui est près de la racine de la veine-cave. L'eau injectée dans ce vaisseau passa sous les petites colonnes, vers la pointe du ventricule gauche.

Ce ne fut pas à ces tentatives que Lancisi borna ses recherches : il souffla de l'air dans cette veine qui occupe extérieurement la partie postérieure du cœur ; les colonnes du ventricule gauche parurent d'abord agitées par diverses vibrations, il s'éleva des bulles d'un côté & d'autre : l'eau injectée dans la troisiéme veine postérieure s'extravasa dans le ventricule droit, vers la pointe & la cloison ; ce fut par des ouvertures rondes que les gouttes s'échaperent.

D'autres rameaux présenterent à Lancisi le même spectacle ; il injecta certaines liqueurs par les veines coronaires antérieures : le ventricule droit fut mouillé, sa colonne transverse fut sur-tout couverte d'une espece de rosée.

Les cœurs des grands animaux parurent à Lancisi être les plus commodes pour examiner les ouvertures des vaisseaux coronaires dans le cœur : il n'a pú voir que rarement dans le cœur humain ce qu'il voyoit dans les cœurs des animaux : *Fatendum*, dit-il, *nos raró cernere potuisse, apud hominum corda injectos liquores per virgulas, quemadmodum à nonnullis, admota etiam icone, repræsentatur ex ventriculorum foraminibus prosilientes.* Mais qu'entendoit Lancisi par ce mot *virgulas ?* c'est ce qu'il n'a pas expliqué, mais il ajoûte que dans la surface interne de l'oreillette gauche il a apperçu des trous, que ces trous sont les ouvertures des veines, qui, de la face externe de cette oreillette, marchent vers l'oreillette gauche.

Il se présente ici diverses difficultés : le mercure peut ouvrir les vaisseaux par sa force & par sa pésanteur ; ainsi lorsqu'il

se répand dans les ventricules, prouve-t-il qu'il suit les voies
du sang, c'est-à-dire, que le sang s'échappe de même de ses
vaisseaux?

Ce même mineral ne traverse pas aussi aisément les parois
du cœur lorsqu'il est injecté par les artéres. Peut-on donc assurer que ce sont les artéres qui s'ouvrent dans les ventricules
de même que les veines? Lancisi n'est pas dans cette idée,
mais d'autres l'ont adoptée.

Cet Ecrivain n'a vû transuder que des gouttes, la surface interne
du cœur lui a paru mouillée : or l'injection passe, sous la forme
de rosée, sur la surface externe : on y voit clairement des
gouttes. Les experiences de Lancisi prouvent-elles donc que
les globules du sang puissent s'échapper de leurs vaisseaux?

Enfin les injections ont passé diversement dans les ventricules, selon les divers canaux injectés : cette diversité ne jette-
t-elle pas quelque soupçon sur les injections; car les veines ne
communiquent-elles pas toutes les unes avec les autres? Ne
se gonflent-elles pas dans le même instant, dès qu'on les remplit d'air ou de mercure? les variations qu'on observe dans
l'écoulement des injections par la surface interne de ses cavités, ne prouvent-elles pas que c'est par des ouvertures forcées
que les liqueurs s'échappent? ce qui paroîtroit d'abord insinuer
que de telles issues ne sont ouvertes que par des déchiremens,
c'est que la cire, comme le dit Lancisi, forme en sortant de
petits cilindres, ou des cônes très-sensibles.

L'industrie & l'autorité d'un grand Anatomiste confirmoient les idées de Vieussens & de Lancisi. J'ai démontré, dit
Ruysch, qu'il y a des veines qui s'ouvrent dans les oreillettes,
qu'une partie du sang du cœur s'extravase dans l'oreillette
droite sans passer par la veine-cave. Mais, ajoute-t-il, la découverte de Vieussens n'est pas une nouveauté moins précieuse.
Ensuite, continue Ruysch, le sçavant Thebesius a observé de
même qu'il y avoit des veinules qui se débouchoient dans l'intérieur du cœur.

Cette opinion n'a pas trouvé de contradiction pendant
quelque tems, mais Boerhaave jetta quelques soupçons sur les
expériences de Vieussens & de Thebesius; il ne nioit pas que
les veines coronaires ne s'ouvrissent dans le ventricule droit
& dans son oreillette, mais il doutoit qu'elles épanchassent
de même leur sang dans le ventricule gauche. Cette idée,

ajoûte Haller dans ſes Notes, eſt combattue par les experiences ; le ſouffle & l'eau paſſent, dit-il, également dans les cavités gauches du cœur.

Enfin Duvernoi, dans les Actes de Peterſbourg, s'eſt élevé contre une opinion ſi reçûe, ou plûtôt il a propoſé modeſtement pluſieurs experiences contraires à celles de Vieuſſens. Celles qu'on tente, dit-il, dans les petits animaux, ſont incertaines & trompeuſes ; c'eſt pour cela qu'il a examiné le cœur de l'Eléphant, dont les parties ſe dérobent moins aux ſens.

Le premier objet qu'il s'eſt propoſé, c'eſt de voir ſi la compreſſion pouvoit faire ſuinter le ſang du tiſſu des ventricules. Le cœur étoit pâle, M. Duvernoi l'a lavé & l'a enſuite eſſuyé pour ne pas confondre l'humidité qui pouvoit reſter ſur la ſurface avec celle que pourroit y répandre la tranſudation des vaiſſeaux. Après bien des tentatives, il ne put jamais exprimer des parois internes une ſeule goutte de ſang.

Après cette experience, M. Duvernoi fit macérer un ventricule dans l'eau : par cette macération il prétendoit enlever les obſtacles qui pouvoient s'oppoſer à la ſortie du ſang ; il injecta enſuite une teinture jaune dans les artéres & dans les veines coronaires, mais la liqueur ne paſſa point dans les ventricules : ces vaiſſeaux n'étoient pas liés, l'injection pouvoit donc les traverſer aiſément ; auſſi paſſa-t-elle rapidement dans les veines ; elles la reporterent dans les gros troncs : mais on ne voyoit pas qu'il s'échappât quelque liqueur de la ſurface des ventricules.

Ces obſervations ne parurent pas encore aſſez déciſives à M. Duvernoi ; il lia donc les vaiſſeaux, la ligature retenoit l'injection dans les veines ; ſi elles ſe dégorgeoient naturellement dans les ventricules, les ouvertures auroient cedé alors plus facilement : mais que s'enſuivit-il de cette experience ? des vaiſſeaux inſenſibles, étant gonflés, ſe montrerent aux yeux ; toute la ſurface interne du cœur en parut couverte, mais la liqueur ne tranſuda pas même à travers les pores.

Dans l'eſperance d'un ſuccès plus heureux, M. Duvernoi tenta une quatriéme experience : il ſe ſervit d'un eſprit coloré, pouſſa enſuite ſucceſſivement dans les vaiſſeaux coronaires du mercure, de l'air, & de l'eau, mais aucun de ces fluides ne s'échappa à travers les parois des ventricules. Surpris de l'inutilité de ſes tentatives, cet Anatomiſte voulut répeter ſes

experiences,

experiences, il pouſſa dans le tiſſu d'un cœur macéré une ſuf-
fiſante quantité de mercure, & les vaiſſeaux s'enflerent : outre
le mercure, on y injecta de l'eau ; on preſſa les parois avec
la main, mais ſans violence ; quelque tems après, lorſqu'il
ne me reſtoit plus d'eſperance, je vis, dit M. Duvernoi, que de
certaines foſſes il s'échapoit des globules mercuriels ; d'autres
lacunes laiſſoient tranſuder diverſes liqueurs.

Un tel ſuccès ne fixa pas mon incertitude, ajoûte M. Duvernoi ; le mercure n'eſt ſorti que difficilement ; le ſecours du
ſouffle & de la compreſſion a été néceſſaire pour qu'il s'écha-
pât des vaiſſeaux ; peut-être étoient-ils fort reſſerrés, mais
doivent-ils être plus ouverts dans le mouton ? D'ailleurs l'extrémité des vaiſſeaux, & de la membrane des ventricules, a
pû céder aux efforts du mercure : j'ai remarqué quelque déchirement dans la ſurface interne du cœur.

Voilà donc les experiences oppoſées aux experiences : ſi les
membranes & les vaiſſeaux du cœur de l'homme ont un tiſſu
plus délié, elles peuvent ſe déchirer plus facilement : il ne
paroît donc pas certain que le ſang s'épanche dans les ventricules du cœur humain : il eſt vrai qu'un phenoméne obſervé
dans le cœur d'un animal ne décide point de ce qui doit
arriver dans d'autres cœurs : mais les experiences de M. Duvernoi forment toûjours un préjugé contre les experiences
des autres Anatomiſtes.

VIII.

Sɪ les veines coronaires s'ouvrent dans le cœur, le ſang
ſuit dans cet organe des loix particulieres. Cette ſingularité
étonna d'abord les Anatomiſtes ; mais celle qui ſe préſenta il
y a quelques années à M. Duvernoi ne parut pas moins ſurprenante. On n'avoit pas ſoupçonné des organes ſecrétoires
dans la ſurface interne du cœur ; les ſécrétions n'y paroiſſoient
pas plus néceſſaires que dans le corps des autres muſcles ; les
Anatomiſtes prévenus de l'inutilité d'une filtration n'en ont pas
cherché la ſource ; ceux mêmes qui attribuoient à un ferment
l'action du cœur, n'avoient oſé ſuppoſer des organes glanduleux pour le ſéparer. Le hazard les découvrit enfin à M. Duvernoi ; il vit du moins des apparences de glandes : ſi ſon obſervation n'eſt pas déciſive, elle nous laiſſe dans l'incertitude.

Cet Anatomiſte trouva des corps glanduleux dans le cœur

Si les vaiſſeaux
ſe terminent à
des glandes
dans la ſurface
interne du
cœur.

d'un Eléphant. D'abord il se demanda s'ils n'étoient pas l'ouvrage de quelque maladie ? Le cœur n'est pas moins exposé à diverses altérations que les autres parties. Il chercha donc s'il n'y avoit pas quelque vice dans ce cœur où il avoit apperçu des glandes ; ses recherches furent vaines : il ne trouva dans les parois des ventricules aucune trace de maladie ; les glandes qu'il observa dans ces cavités avoient des caractéres très-marqués. Persuadé qu'elles étoient des productions naturelles, il tourna ses recherches sur la nature de ces organes si singuliers.

Le secours du microscope étoit inutile pour observer ces glandes ; elles se présentoient clairement sur la surface de l'un & de l'autre ventricules ; c'étoient de petits corpuscules blanchâtres : leur grosseur, dit-il, égaloit la grosseur d'une tête d'épingle : la membrane qui revêt la cavité intérieure du cœur ne pouvoit ni les cacher, ni les déguiser : attachées derriere cette membrane, elles étoient applaties, mais elles n'étoient pas nombreuses, elles ne paroissoient que des glandes solitaires.

Surpris du petit nombre de ces corps glanduleux, M. Duvernoi hésita quelque tems ; il voulut voir si la nature n'en auroit pas caché d'autres dans les fossettes parmi les colonnes : il s'en présenta à lui un grand nombre dans ces recoins : mais par tout ils étoient solitaires ; il ne put jamais trouver deux glandes réunies : elles lui parurent seulement plus nombreuses dans le ventricule droit : la couleur, la grosseur, la distribution, n'y portoient aucune différence ; quelques unes seulement n'étoient pas applaties, elles s'élevoient en pointe.

Cette figure me fit esperer, ajoûte M. Duvernoi, que je pourrois exprimer quelque suc de ces corps glanduleux ; ce qui me confirmoit dans cette idée, c'est que j'observai dans plusieurs un point noirâtre ; ce point pouvoit être l'orifice de la glande, ou du follicule ; il paroissoit le même dans tous ces corpuscules. Ce n'étoit donc pas un accident particulier qui l'avoit produit ; l'intérieur de ces glandes étoit blanchâtre ; leur consistence étoit telle que la consistence des glandes sébacées : il ne me fut pas permis de pénétrer plus avant dans leur structure ; avec le secours des microscopes, des injections, je ne découvris qu'une substance livide, & une espece denuage.

L'obscurité qui cachoit à M. Duvernoi la structure de ces corps glanduleux ne l'empêcha pas de se livrer à quelques conjectures : il n'a pas craint de placer dans ces glandes un agent

secret de la nature ; je veux dire une matiere qui donne au
sang une couleur pourprée : mais étoit-il d'abord bien asſuré
que ces glandes fuſſent dans les cœurs de tous les animaux ? que
dans l'Eléphant même qu'il a examiné elles ne fuſſent pas une
production accidentelle ? quand même elles auroient été des
organes naturels , pouvoit-on , ſans d'autres preuves, y ſuppoſer
une liqueur ſinguliere, une liqueur qui rougît toute la maſſe
du ſang ?

Cette découverte n'a pas paru douteuſe à M. Bianchi Dans
une Thèſe ſoutenue en 1742. il aſſure qu'on trouve dans le
cœur humain des veſtiges de ces glandes obſervées par M.
Duvernoi : ce ſont, dit-il , de petits corpuſcules , d'une couleur
jaunâtre ; ils ſont ronds & applatis ; ils ont quelque ſolidité ;
il paroît qu'ils ſont percés d'un trou très-petit : dans le ventricule gauche on les trouve ſous le réſeau des colonnes charnues : mais dans le ventricule droit, ces glandes ſont placées
dans la face qui eſt oppoſée à la ſortie de l'artére pulmonaire,
c'eſt-à-dire ſous les filets de cette valvule, qui eſt éloignée des
deux autres. Au reſte, ſelon M. Bianchi , Fanton eſt le premier
qui ait fait mention des glandes du cœur.

De tels ſuffrages ne ſçauroient fixer l'incertitude où l'on
eſt ſur de telles glandes ; il eſt poſſible qu'il y ait des filets dans
la ſubſtance du cœur : ces organes peuvent être glanduleux,
peut-être s'y ſépare-t-il une matiere particuliere ; mais de ces
poſſibilités , quelle diſtance n'y a-t-il pas juſqu'à la réalité ? Si
quelque choſe pouvoit faire ſoupçonner de tels filets , c'eſt
la multitude des trous bien formés qu'on apperçoit dans le
tiſſu du cœur ; ces trous ne ſont pas formés par les aires que
les colonnes laiſſent entr'elles ; ce ſont des ouvertures rondes ,
qui percent quelquefois une colonne de part en part. De
ſemblables orifices ſe préſentent dans les oreillettes : mais
ſont-ce des embouchures veineuſes ? c'eſt ce qu'on ne ſçauroit prouver ; il faut attendre du tems, du hazard, ou de
l'induſtrie, des éclairciſſemens ſur ces organes ſécretoires , &
quand on les connoîtra , leur uſage demandera encore de nouvelles recherches, qui ſeront peut-être inutiles.

CHAPITRE VI.

Des Nerfs Cardiaques, suivant la description de divers Anatomistes.

I.

Observations
générales sur
les nerfs du
cœur.

LES Nerfs du cœur sont nombreux, nul muscle n'en reçoit autant de ramifications ; celles qui s'y rendent y entrent avec un appareil singulier ; elles se croisent, s'entrelacent, s'unissent, se séparent, avant de se plonger dans les ventricules, ou dans le tissu des oreillettes. L'esprit qui coule dans ces nerfs n'offre pas moins de singularités ; il est soumis à des loix particulieres ; il n'obéit pas à la volonté, c'est-à-dire, qu'il est indépendant de l'ame qui ne peut l'affoiblir, ni lui donner de la force ; tandis que l'action cesse dans les autres nerfs, elle se soutient dans ceux du cœur, elle survit même à la mort de tout le reste du corps.

C'est l'intercostal & la paire vague qui animent seuls le premier mobile du sang ; chacun porte sans doute dans cette machine une action particuliere : mais quel est l'usage de l'intercostal ? à quoi la huitiéme paire est-elle destinée ? c'est ce que nous ne sçaurions décider ; les experiences nous manquent, elles sont difficiles & équivoques.

A peine les Anciens croyoient-ils que le cœur eût des nerfs ; du moins les plus éclairés n'en avoient vû dans cet organe que quelques filets ; c'est-à-dire que les nerfs du cœur ont échappé à des mains trop grossieres pour les développer, & à des yeux trop peu attentifs : l'ignorance n'a commencé à se dissiper qu'au seiziéme siécle. Eustachi a laissé dans ses planches quelques traces des nerfs du cœur, Vesale les avoit entrevûs : mais Fallope est le premier qui a découvert le pléxus cardiaque ; la multitude des nerfs qui se forment, selon cet Anatomiste, avoit effrayé le grand Vesale & Fallope. Malgré de tels guides, leur successeur, notre célébre Riolan, avoue qu'il n'a pû découvrir les nerfs du cœur.

Enfin, peu à peu la curiosité & l'industrie ont tiré ces nerfs de l'obscurité qui les cachoit ; mais dès qu'on les a mieux connus

les Anatomiftes ont été plus partagés ; ils ne fe font accor-
dés ni fur leur nombre, ni fur leur origine, ni fur leur
diftribution ; tous femblent avoir vû des nerfs entierement
différents ; les defcriptions fe reffemblent auffi peu que les
efprits ou les mains qui les ont tracées : d'où viennent ces dif-
fenfions ? les nerfs du cœur varient-ils en divers corps ? M. Haller
aime mieux accufer cette variété que l'exactitude de tant
d'hommes célébres qui ont développé ces nerfs. Il eft vrai que
la nature n'eft pas toûjours uniforme dans leur formation, mais
elle n'eft pas auffi inconftante qu'elle le paroît dans les écrits
de Willis, de Lancifi, &c. La diverfité des defcriptions prouve
donc plûtôt les variations des Anatomiftes que les variations
de la nature.

La premiere fource de ces variations eft la difficulté qui fe préfente dans les diffections. Si dans les fœtus, ou les enfans nés
depuis peu, les nerfs font plus débarraffés, ils font fi petits
qu'ils échappent aifément à la vûe & aux mains : l'âge les rend
plus fenfibles en les groffiffant, & les cache en même tems ;
les graiffes, le fang, ne permettent ni de les bien diftinguer, ni
de les fuivre : il n'y a que les corps exténués, les hydropiques,
où la fuite des nerfs du cœur fe préfente facilement.

Le nombre, les entrelacemens, forment de nouvelles difficultés ; en fuivant un filet on en ruine plufieurs : pour faifir leur
cours, il faut le chercher de fuite fur un grand nombre de
cadavres : mais quand on a bien développé ces nerfs,
on n'en fçauroit démontrer exactement l'affemblage à un deffinateur ; il faut que la mémoire ou l'imagination, guides toûjours infidéles, conduifent fa main : elles n'influent gueres
moins fur les defcriptions ; les yeux tracent une partie du chemin, l'imagination fait le refte, ou la mémoire fupplée ce
qu'on ne voit pas.

A la vûe de tant de difficultés qu'ont éprouvé les Anatomiftes, il eft étonnant qu'on ait cru pouvoir donner des régles
faciles, & fort détaillées, pour découvrir les nerfs du cœur. A en
juger par les préceptes de M. Lieutaut, on croiroit qu'il a
tracé une route fure à la main & au fcalpel. Cet Anatomifte
prefcrit d'abord « de dégager le tronc de l'intercoftal & le «
nerf diaphragmatique ; après cette préparation on peut, dir-il, «
travailler au pléxus cardiaque ; il eft formé par la paire vague «
& par l'intercoftal, c'eft-à-dire, qu'on doit pourfuivre ces deux «

» nerfs de chaque côté jusqu'au pléxus cardiaque, qui est situé
» entre l'aorte & les vaisseaux pulmonaires : on reprendra donc
» la paire vague où on l'a laissée *dans la premiere préparation ;*
» l'on remarquera qu'elle jette, après avoir formé le récurrent,
» des filets très-considérables qui marchent du côté droit sous
» l'artére souclaviere, entre le vaisseau & la trachée artére.
» Ils se glissent ensuite derriere l'aorte pour contribuer à for-
» mer, avec les autres dont nous venons de parler, le pléxus
» cardiaque.

 » Le nerf de la huitiéme paire du côté gauche descend plus
» bas, & ne se divise qu'au-dessous de la crosse de l'aorte, qui
» est environ deux pouces au-dessous du niveau de la division
» du nerf de l'autre côté. Dans cet endroit la paire vague
» donne des filets qui montent sur l'artére pulmonaire, & ren-
» contrent entre ce vaisseau & l'aorte, les divisions de leurs
» semblables ; ces filets sont ordinairement des branches du
» récurrent.

 »   Lorsqu'on aura poursuivi la paire vague jusqu'à cet endroit,
» on doit reprendre les filets de l'intercostal qu'on a conduits
» jusqu'à l'origine des carotides ; ils rencontrent à côté de ce
» vaisseau le récurrent avec lequel ils communiquent ; ils se
» glissent ensuite sous la souclaviere, & la convéxité superieure
» de la crosse de l'*aorte,* où ils trouvent les nerfs de la huitiéme
» paire. Le pléxus cardiaque est formé du concours de tous
» ces nerfs ; il faut pour le bien découvrir dégager le principe
» de l'aorte , & le détacher de l'artére pulmonaire à laquelle il
» est très-adhérent.

 »   Après avoir dégagé le principe de l'aorte en épargnant
» tous les filets des nerfs qu'on y rencontrera, on doit décou-
» vrir les troncs des artéres coronaires , qui marchent dessus la
» graisse ; l'on rencontrera en les découvrant les nerfs qui les
» accompagnent ; ils sont des productions du pléxus cardiaque :
» je suppose qu'on aura, avant cette préparation, enlevé du
» péricarde tout ce qui pourroit embarrasser ; il faut remarquer
» que plusieurs filets du pléxus cardiaque embrassent en ma-
» niere d'anse les artéres & les veines pulmonaires , & qu'ils
» communiquent avec les pléxus du même nom.

 Il n'est pas douteux que ces préceptes ne soient nés d'un
travail assidu ; tout le livre de M. Lieutaud, livre bien écrit,
méthodique , enrichi d'observations nouvelles, est le fruit

d'un tel travail : mais ces préceptes sur la dissection des nerfs du cœur ne sont pas aisés à saisir, ou à suivre. Pour bien développer les nerfs cardiaques, il faut suivre d'abord le nerf de la huitième paire du côté droit jusqu'au péricarde, ensuite il faut prendre les nerfs du côté gauche ; après les avoir ainsi suivis, il faut recommencer dans un autre cadavre par le côté gauche, & revenir ensuite au côté droit ; quand on aura dégagé ces nerfs, on les poursuivra l'un après l'autre jusqu'au cœur. Lorsqu'ils seront bien développés, il faut venir aux nerfs intercostaux, qu'on poursuivra l'un après l'autre en divers sujets : il est impossible de les exposer aux yeux si on veut les disséquer ensemble ; ce n'est qu'après les avoir vûs dans une longue suite de cadavres qu'on peut se former une image de toutes les distributions des divers entrelacemens. De plus longs préceptes seroient inutiles, on ne peut en donner clairement de plus étendus, que dans les dissections & sur les figures.

I I.

WILLIS est le premier dont les travaux ayent exposé clairement aux yeux l'origine & les distributions des nerfs du cœur. Il établit d'abord en général l'origine de ces nerfs. Ils viennent, dit-il, de l'intercostal & de la huitième paire. De leurs ramifications résultent deux plexus. Le plexus supérieur est celui qui est entre l'aorte & l'artére pulmonaire ; le second plexus est formé par un nerf qui sort du tronc droit de la paire vague & d'un rameau qui est destiné à la partie postérieure du cœur. Ce pléxus se répand antérieurement sur le côté droit de ce viscere.

Tout ce qu'il y a d'exact dans cette description vague, c'est que les pléxus cardiaques viennent de l'intercostal & de la huitième paire ; les rameaux qui vont former ces pléxus sont décrits peu exactement ; ces pléxus même sont mal placés, ou mal indiqués ; où est situé le second ? Le premier est-il précisément entre les deux gros vaisseaux qui sortent du cœur ? Mais ce qui est surprenant, c'est que les figures répandent peu de lumiere sur les descriptions ; y voit-on le second plexus ? où sont ces deux rameaux dont il est composé ? quelle est d'ailleurs l'origine du nerf postérieur ? tout est obscur, ou faux, dans un tel détail.

C'est par la huitiéme paire que Willis commence sa description. Il suppose d'abord qu'il y a des ganglions dans la huitiéme paire. Du ganglion inférieur partent, selon cet Ecrivain, les premiers rameaux qui se rendent au cœur. D'abord le ganglion droit, dit-il, produit le nerf récurrent, nerf qui jusqu'à sa naissance même est entiérement séparé de la paire vague, quoiqu'il marche avec elle sous la même enveloppe.

Au-dessous de ce nerf, le tronc de la huitiéme paire produit une foule de rameaux pressés, qui en sortent successivement, &, pour ainsi dire, parallelement; ils se répandent sur les vaisseaux du cœur & sur le péricarde.

Parmi ces rameaux il y en a deux qui sont plus remarquables, en ce qu'ils sont plus gros que les autres; l'un est supérieur, l'autre est inférieur; ces nerfs vont former les pléxus cardiaques; le premier se rend au grand pléxus, & l'autre se distribue au petit.

Du côté gauche sur le ganglion & au-dessous, on trouve une semblable rangée de branches nerveuses; elles partent du tronc de la huitiéme paire, en forme de fils presque paralleles; ces nerfs avancent vers le cœur, se répandent sur ses vaisseaux, sur les oreillettes, & sur le péricarde. Le dernier de ces rameaux est une branche plus considérable que les autres. Elle passe en forme d'anse sous la crosse de l'aorte.

A une certaine distance de ces rameaux, inférieurement vient le nerf récurrent gauche : sous ce nerf il part une branche assez considérable qui se détache pour se rendre au cœur; elle répand beaucoup de filets sur la face postérieure de cet organe.

La description & la figure de ces nerfs ne s'accordent nullement avec la nature. J'ai soupçonné d'abord que Willis n'avoit pas décrit les nerfs tels qu'ils sont dans le cœur de l'homme, mais il marque les différences qui se présentent dans les nerfs cardiaques des hommes & des animaux.

Il ne faut pas croire cependant que les figures données par Willis ayent été faites entiérement d'après l'imagination; elle peut y avoir influé; ce que les yeux n'ont pas vû, elle peut l'avoir deviné ou présenté au dessinateur. Mais cet Ecrivain, ou Lower, car il est douteux si celui-ci n'a pas prêté la main à l'autre, Willis, dis-je, a mal développé les nerfs cardiaques

qui

qui fortent de la huitiéme paire. Je foupçonne qu'il a confondu les nerfs qui vont à la trachée artére, à l'œfophage, & au poulmon, avec les branches qui fe détachent pour fe rendre au cœur; mais ces nerfs étrangers au cœur ne marchent pas en rayons paralleles; ils font divergents dans leur expanfion.

Les nerfs intercoftaux répandent beaucoup de nerfs fur le tiffu du cœur. Selon Willis il part des deux troncs, à la même hauteur, deux rameaux confidérables; ils fortent du ganglion cervical inférieur; mais au-deffous de ces deux branches le tronc gauche en pouffe une troifiéme, qui eft folitaire; on voit aprés un certain trajet qu'elle va s'unir de chaque coté à la feconde de celles qui la précedent : ces divers rameaux joints à des branches de la huitiéme paire, vont former le pléxus cardiaque entre l'artére pulmonaire & l'aorte.

Cette defcription & les figures font pleines d'erreurs. Les nerfs cardiaques droits & les gauches ne fortent pas de l'intercoftal à la même hauteur. Les rameaux ne marchent pas féparément, ils fe réuniffent en un tronc. Si les ganglions fe rencontrent toûjours dans les troncs de l'intercoftal, ils manquent dans la huitiéme paire.

Les travaux de Willis nous apprennent donc feulement que les nerfs du cœur, dans les deux côtés, viennent de l'intercoftal & de la huitiéme paire; que ces rameaux font nombreux; qu'ils fe répandent diverfement fur le cœur; que les uns fe rendent au pléxus cardiaque, les autres au péricarde, aux oreillettes, aux vaiffeaux; que du récurrent gauche, le cœur reçoit une grande branche qui répand des filets fur les ventricules.

Si Willis a vû tous les nerfs qu'il décrit, il eft certain qu'il n'a jamais pû les préfenter enfemble au deffinateur; en développant les uns, on ruine néceffairement les autres; c'eft donc la mémoire ou l'imagination qui ont tracé en partie les rameaux infinis, pour ainfi dire, qui fe préfentent dans les figures de cet Ecrivain. Je n'infifte pas fur la forme ridicule qu'il a donné au cœur même & à l'aorte : forme que la nature défavoue, & qui par conféquent n'a pû être deffinée d'après le cadavre.

III.

Les nerfs du cœur ont pris une nouvelle forme entre les mains de Vieuffens, ou, pour mieux dire, ils y ont repris leur forme naturelle; du moins ne s'en écartent-ils pas autant dans

Remarques
fur la defcrip-
tion des nerfs
cardiaques,
donnée par
Vieuffens.

Tome I.   Q

la description que dans celle de Willis. Examinons d'abord les nerfs que la huitiéme paire envoie au cœur.

C'est au dessous du nerf récurrent droit que Vieussens fixe d'abord l'origine des nerfs qui se rendent au cœur. Sous ce nerf, dit-il, le tronc de la paire vague produit une branche, qui envoye un filet à l'aorte, & deux aux lobes du poulmon.

Après ces filets, cette branche se divise en trois rameaux ; l'extérieur se répand sur la partie droite du péricarde ; l'intérieur entoure, comme un anneau, le tronc de la veine-cave superieure, & distribue plusieurs filets à l'oreillette droite ; la troisiéme se rend au pléxus cardiaque : on suit mieux ces nerfs dans la figure de Vieussens que dans sa description.

Sous le pléxus pneumonique droit, il se détache du tronc de la paire vague un autre rameau qui perce le péricarde ; ce rameau qui se divise en plusieurs filets, se repand sur l'oreillette droite.

Telles sont les branches nerveuses que la huitiéme paire envoye du côté droit à diverses parties du cœur. Venons aux nerfs que le tronc gauche de la même paire répand sur ce viscére.

Au dessous du pléxus gangliforme thorachique, il part de la huitiéme paire un rameau qui se divise ensuite en cinq branches : des trois premieres résulte le nerf récurrent.

Mais la quatriéme se rend au pléxus cardiaque superieur : la cinquiéme, qui reçoit une fibre de ce pléxus, perce le péricarde, lie la veine pulmonaire en forme d'anneau, produit divers filaments, dont les uns se distribuent au ventricule gauche, les autres à son oreillette.

Vis-à-vis le cœur, le tronc de la huitiéme paire gauche forme quelquefois deux pléxus gangliformes ; il en sort des fibres, dont les plus déliées se rendent en partie aux tuniques de l'œsophage & au cœur.

Vieussens avoit embrassé toute la Nevrologie : il est étonnant que cet Anatomiste ait pu suivre avec une exactitude si scrupuleuse les nerfs que la huitiéme paire envoie dans le cœur : ceux qui ont cru que pour développer cette suite immense de nerfs il avoit emprunté la main de quelque Ecolier, avouent donc leur ignorance grossiere, ou leur mauvaise foy.

Cependant cette description si détaillée n'est pas exempte d'erreur. D'abord Vieussens établit qu'il y a des ganglions dans

les troncs de la huitiéme paire; mais du moins suis-je bien
assuré que dans le fœtus & dans les enfans de quatre ou cinq
ans, ces nerfs ne présentent point dans leurs cours ces sortes
de tumeurs; ils sont lisses, polis, égaux; on trouve seulement
à leur origine, au dessous du crâne, le corps olivaire de Fallope.

La distribution des nerfs, qui du tronc droit se rendent au
cœur, est marquée plus exactement que la gauche : mais dans
les descriptions de ces nerfs sortis du côté droit, il y a une
omission : Vieussens ne marque pas une branche qui sort du
récurrent.

Ce n'est pas du récurrent gauche que partent les nerfs qui
de ce côté se rendent au cœur : du moins est-il certain que
dans huit ou dix cadavres, disséqués de suite, ces nerfs m'ont
présenté une autre origine.

M. Duverney, en me parlant de la Nevrographie de Vieussens, lui reprochoit d'avoir représenté les nerfs en forme de
grille sur la base du cœur : il est vrai qu'il semble que dans
cette grille les filets nerveux s'unissent comme les filets d'un
réseau, mais on ne sçauroit douter qu'en se croisant ils ne
représentent un tissu réticulaire.

Après avoir décrit les nerfs cardiaques, qui viennent de la
huitiéme paire, M. Vieussens développe les nerfs que *l'inter-*
costal envoie dans le cœur : il commence par l'intercostal droit.

Du pléxus cervical inférieur, & quelquefois de la partie du
tronc au dessus du ganglion, il se détache, selon Vieussens,
un rameau qui est destiné au cœur. Ce rameau en descendant
obliquement perce le péricarde, reçoit un filet du pléxus cardiaque superieur, envoie une fibre aux tuniques de l'aorte; &
après avoir passé sur l'artére pulmonaire, il se divise en diverses
branches qui s'épanouissent sur la partie antérieure du cœur.

La distribution du nerf cardiaque gauche est plus composée,
si en juge par la description de Vieussens. De la partie inférieure du ganglion cervical superieur, il part, dit cet Ecrivain,
un rameau qui se répand sur la partie anterieure du péricarde.

Dès que le tronc de l'intercostal gauche est arrivé dans la
poitrine, il forme le ganglion thorachique. De la partie inférieure de ce ganglion sortent d'abord deux rameaux : après
qu'ils ont donné quelques filets à l'œsophage & à la trachée-
artére, ils descendent obliquement l'un & l'autre vers le milieu de la poitrine.

Ces deux rameaux étant arrivés à la partie poſterieure de l'aorte, ſe diviſent en pluſieurs filets, forment avec les nerfs de la huitieme paire un plexus qui envoye quelques fibres aux lobes du poulmon, aux glandes bronchiques, à la trachée artére; il ſe plonge enfin dans le cœur & dans le péricarde.

Ce pléxus eſt le grand pléxus cardiaque ſupérieur. De ſa partie inférieure ſortent deux rameaux qui ſe réuniſſent; mais après qu'ils ont envoié un filet à l'aorte, ils ſe diviſent en pluſieurs branches: quelques-unes entourent l'artere pulmonaire en forme d'anneau, les autres en s'entrelaçant forment le pléxus cardiaque inférieur; les rameaux de ce pléxus ſe diſtribuent à la partie poſtérieure du cœur.

Le vrai & le faux ſont meſlés dans cette deſcription. D'abord il eſt certain que les nerfs intercoſtaux envoient au cœur les rameaux marqués par Vieuſſens. L'origine de ces branches eſt ordinairement telle qu'il l'a décrit, mais leur cours & leur terme ne ſe préſentent pas dans le cadavre tels qu'ils ſont décrits par cet Ecrivain.

Mais une faute évidente dans la deſcription de Vieuſſens, c'eſt que le nerf ſupérieur du côté gauche n'y eſt conduit que juſqu'au péricarde; ce ſac peut en recevoir des filets, mais le tronc de ce rameau ſe rend au cœur, il ſe diviſe en divers filets, entre l'aorte & l'artére pulmonaire.

A n'en juger que par la deſcription de cet Anatomiſte, on croiroit que les nerfs intercoſtaux forment ſeulement les pléxus qu'il place entre l'aorte & l'artere pulmonaire; cependant ces nerfs forment des lacis qui couvrent la ſurface antérieure de ces vaiſſeaux.

Ce n'eſt pas la ſeule omiſſion qu'on puiſſe reprocher à Vieuſſens; pluſieurs diviſions & des communications différentes avec la huitieme paire, ne ſont point marquées dans la deſcription de cet Ecrivain.

On ne pourra jamais ſe perſuader que Vieuſſens ait pû préſenter à un deſſinateur tout l'aſſemblage des nerfs tracés dans ſa figure. J'en appelle aux Anatomiſtes qui ont traité ces nerfs avec ſoin; des difficultés preſque inſurmontables permettent à peine qu'on les ſuive l'un après l'autre juſqu'à ce qu'ils ſe perdent dans le cœur.

La description des nerfs cardiaques donnée par Lancisi, & comparée avec les descriptions des autres Anatomistes.

Lancisi a-t-il répandu un nouveau jour, ou une nouvelle obscurité, sur les nerfs du cœur? Cet Ecrivain a vû, ou cru voir, dans ce viscére des ramifications entierement inconnues aux autres Anatomistes : il n'est pas permis de soupçonner sa fidélité ; si on peut lui faire quelque reproche, c'est de s'être égaré. Mais il faut être réservé dans une telle accusation ; pour le condamner, il faut attendre que la nature le condamne clairement.

Ce ne sont pas seulement les nerfs vagues & les intercostaux qui envoient des branches au cœur. Lancisi trouve dans cinq paires de nerfs l'origine des nerfs cardiaques.

La premiere paire d'où sortent ces nerfs, est la paire vague, qui n'a point de ganglions, suivant l'observation de Lancisi. La seconde est celle que forment les deux intercostaux supérieurs ; c'est ainsi qu'il appelle les troncs de ces nerfs, depuis leur sortie de la tête jusqu'à la troisiéme vertébre du col. La troisiéme paire est celle qui résulte du second ganglion, placé vers la derniere vertébre cervicale. La quatriéme paire est produite par l'intercostal vers le troisiéme ganglion. La cinquiéme est la paire des nerfs phréniques.

D'abord ce détail sur l'origine des nerfs cardiaques, est un détail fort obscur : il semble que Lancisi divise en plusieurs paires le nerf intercostal : pour dissiper cette obscurité, je n'entendrai par ces diverses paires, que les cordons qui se détachent de chaque côté pour se rendre au cœur.

C'est par les nerfs de la huitiéme paire que Lancisi commence sa description. Le tronc droit, en entrant dans la poitrine, produit d'abord le nerf récurrent ; ensuite après quelques filets diversement distribués, il pousse un rameau qui pénetre dans le péricarde avec la veine-cave, & qui se rend à l'oreillette droite ; ensuite vient une seconde branche, c'est une espece de récurrent qui entoure l'artére pulmonaire : mais outre ces deux branches, leur tronc en envoie de plus considérables, elles vont au pléxus, qui est entre l'artére pulmonaire & l'aorte.

Jusques-là il y a peu de différence entre la description de Lancisi & celle de Vieussens : l'un & l'autre reconnoissent un rameau qui se répand sur l'oreillette droite, & des branches qui se rendent au pléxus. Il est vrai qu'ils ne marquent pas les mêmes distributions sur l'artére pulmonaire, c'est-à-dire, que l'on a vû certains rameaux qui ont échappé aux yeux de l'autre; mais plusieurs filets se déroberont toûjours aux Anatomistes les plus exacts.

Le second nerf cardiaque, continue Lancisi, vient de l'intercostal supérieur. Trois rameaux fort sensibles se détachent du premier ganglion; après qu'ils ont pénétré dans le péricarde, l'un, en passant sur l'artére pulmonaire, se distribue à la partie antérieure du cœur, les deux autres se rendent au pléxus cardiaque.

Le troisiéme nerf cardiaque vient, selon Lancisi, de la septiéme vertébre du col : il y forme un second ganglion, lorsqu'il s'en est séparé il se divise en plusieurs branches; les principales suivent le trajet de la veine-cave, & arrivent enfin au pléxus cardiaque.

Le quatriéme sort entre la troisiéme & la quatriéme vertébre du dos, & aboutit à un ganglion; lorsqu'il en est sorti, il va percer le péricarde, serpente sur la veine-cave & sur l'oreillette droite, se répand dans le pléxus, pénétre dans le cœur.

Le cinquiéme nerf, est le nerf *phrénique* ; le tronc étant descendu dans le thorax, répand des branches sur le péricarde, en envoyé à la veine-cave, à l'aorte, au ventricule droit, & au pléxus cardiaque.

En découvrant ces diverses distributions, Lancisi contredit non seulement tous les Anatomistes, mais la nature même; s'il faut en juger par ce qui se présente ordinairement sur les cadavres; car on n'y trouve pas tous ces différens rameaux, on ne connoît pas sur-tout les branches qu'il rapporte au premier ganglion cervical du côté droit.

Où est ce que Lancisi peut avoir vû toutes les autres ramifications qu'il décrit? Seroit-ce dans les animaux? y auroit-il des variations singulieres dans le cœur de l'homme? Mais un Ecrivain, qui a tant travaillé, & qui étoit si éclairé, n'auroit-il donné que ce qu'il a vû dans des sujets extraordinaires? Se seroit-il livré à l'imagination? c'est ce qu'on ne peut soupçonner. Se seroit-il trompé grossierement? son exactitude paroît le justifier sur un tel reproche.

Après une description si singuliere des nerfs du côté droit, Lancisi poursuit ceux qui viennent du côté gauche : mais il ne les décrit qu'en general; pourquoi? C'est, dit-il, que dans le

coté gauche & dans le côté droit, ces nerfs se distribuent à peu
près de la même façon ; je dis à peu près, car cet Ecrivain a
observé quelques differences legeres ; les voici.

Dès que la paire vague du côté gauche est arrivée à la courbure de l'aorte, elle forme le récurrent, qui en remontant
embrasse ce vaisseau ; c'est ce qu'ont remarqué tous les Anatomistes.

A une petite distance du récurrent, c'est-à-dire, un peu au-
dessous de ce nerf, dit Lancisi, il part une branche qui se réfléchit sur l'oreillette gauche, entre dans le pléxus cardiaque,
répand ensuite des fibres dans la substance des ventricules.

Voilà la différence qui se trouve entre les nerfs cardiaques,
qui viennent des deux troncs de la paire vague. Pour ce qui
est de l'intercostal gauche, ce nerf étant arrivé à l'aorte, pé-
nètre dans la tunique externe de ce vaisseau. Etant ensuite entré dans le péricarde, il pousse un rameau qui accompagne
l'artére coronaire ; après ce rameau le tronc d'où il part, se
fléchit en rencontrant l'artére pulmonaire : il embrasse ce
vaisseau, autour duquel il forme une espece d'étrier : il remonte ensuite vers la trachée artére ; c'est ce que nul Anatomiste n'a observé, un seul témoin suffit-il ?

Les trois autres nerfs, qui du côté gauche se portent au cœur,
ne méritent pas, dit Lancisi, une description particuliere. La
raison, ajoûte-t-il, c'est qu'ils n'ont rien de particulier. Selon
cet Ecrivain, leur naissance, leur distribution, est dans le côté
gauche, telle qu'on l'observe dans le côté droit.

Mais si de telles distributions sont douteuses, Lancisi en a
vû d'autres qui sont plus avouées ; du moins quelques observations semblent les confirmer en partie.

Les nerfs qui de la poitrine viennent au cœur, sont des nerfs
qu'on peut appeller *descendants* ; mais d'autres qui du bas ventre,
ou du diaphragme, remontent vers le cœur, selon Lancisi,
sont des nerfs *récurrents*.

Du pléxus stomachique ou renal, il s'éléve, dit Lancisi, des
rameaux qui rampent par la surface de la veine-cave, ils remontent ensuite jusqu'à l'oreillette.

Les nerfs phréniques envoient de semblables branches au
cœur ; elles partent de l'endroit où ces nerfs pénétrent dans
le diaphragme, & se joignent à celles qui remontent dans le
thorax.

Il paroît que Lancifi n'avoit pû fuivre ces nerfs récurrents jufqu'au tiffu du cœur. Il a prévû qu'on pourroit douter s'ils fe rendent à ce vifcére; pour diffiper les doutes, il dit feulement qu'à mefure qu'ils montent, ils font plus déliés, & qu'ils fe perdent à l'entrée de l'oreillette droite.

Cette découverte eft confirmée en partie par le témoignage de M. *Hunaud*; mais il ne paroît pas qu'il ait vû des rameaux fi nombreux; il n'en a obfervé qu'un, qui du pléxus femilunaire de Vieuffens fe rend à la bafe du cœur. M. Bertin même, qui eft fon éléve & fon fucceffeur, n'a pas toûjours trouvé ce nerf dont M. Hunaud a décrit l'origine & le cours, ils n'ont vû ni l'un ni l'autre les branches, qui des nerfs phréniques fe rendent au cœur, felon Lancifi. Cet Ecrivain n'auroit il pas pris pour des nerfs *récurrents* quelques filets que le nerf diaphragmatique jette fur la veine cave?

Ce n'étoit pas affez pour l'infatigable Lancifi d'avoir conduit tant de nerfs jufqu'au cœur, il a fuivi leur cours jufques dans la fubftance même de ce vifcére: ouvrage difficile, & qu'on ne regarderoit que comme le travail de l'imagination, fi la fidélité de cet Ecrivain n'écartoit un tel foupçon.

Lancifi divife d'abord les nerfs du cœur en deux claffes; la premiere renferme ceux qui pénétrent dans la fubftance de ce vifcére, la feconde renferme ceux qui rampent fur la furface des ventricules.

Les nerfs qui fe répandent, dit Lancifi, fur la furface anrérieure du cœur defcendent à coté de l'artére pulmonaire, ceux qui rampent fur la furface pofterieure defcendent à coté de l'aorte.

Mais je ne fçai ce qui en a pû impofer aux yeux de Lancifi: les nerfs cardiaques fe rendent en grand nombre dans l'entredeux de ces vaiffeaux; ces nerfs en font prefqu'également éloignés; plufieurs forment des pléxus fur la face antérieure de ces artéres qui font réunies, c'eft-à-dire adoffées l'une à l'autre; d'autres paffent entre les troncs de ces vaiffeaux pour fe diftribuer à la partie antérieure du cœur.

Ces nerfs, excepté quelques filets qui fe perdent dans les membranes, s'attachent, continue Lancifi, aux ramifications des artéres coronaires; ils reffemblent à des branches d'un lierre qui rampe fur un arbre: mais les rameaux nerveux répandus fur la face externe du cœur, & le volume de ce vifcére, font

difproportionnés

disproportionnés, c'est pour cela que la nature a envoyé dans le tissu de l'une & de l'autre ventricule des nerfs subsidiaires.

Du pléxus cardiaque il part des rameaux qui se plongent dans la substance du cœur, pénetrent dans toute sa profondeur, se distribuent aux artérioles, aux fibres charnues, aux membranes tendineuses des valvules.

Ce ne sont pas cependant des distributions égales qui se répandent dans les artéres & dans les veines du cœur. Des filets plus nombreux accompagnent les rameaux artériels; ceux qui marchent avec les tuyaux veineux sont plus déliés, & semblent rebrousser; car des extrémités capillaires des veines, ils paroissent remonter vers les troncs de ces vaisseaux.

Pour suivre tous ces filaments dans leurs divers détours, il faut avoir des yeux plus pénétrants que les yeux humains. Quand même notre vûe seroit assez perçante, le secours des mains nous abandonneroit; l'industrie, secondée de l'adresse, ne nous conduiroit qu'à un succès inutile.

De ces travaux anatomiques, Lancisi a passé à quelques expériences qui rendent les nerfs plus sensibles aux yeux. Après avoir fait macerer le cœur dans l'eau, il a remarqué qu'ils devenoient plus gros dans le tissu de ce viscére. Est-ce à l'eau qu'il faut attribuer ce volume? ou les nerfs prennent-ils réellement plus de corps à mesure qu'ils s'insinuent parmi les fibres charnues?

Autre expérience, qui n'est pas moins curieuse : si on lave un cœur dans l'eau bouillante, il se concentre, devient plus ferme, se contracte, pour ainsi dire; alors les vaisseaux extérieurs du cœur deviennent plus petits, & les nerfs paroissent plus sensibles.

Je ne suivrai pas Lancisi dans sa theorie, elle est plus éclairée que celle de Willis & de Vieussens; mais par sa subtilité elle échappe à l'esprit; elle n'a point pour base le témoignage des faits : ce qui ne porte pas dans la physique un tel fondement est toûjours suspect.

Les Figures de Lancisi, si elles étoient exactes, seroient plus intéressantes que sa theorie : mais représentent-elles les nerfs cardiaques? Je n'insisterai point sur la forme vicieuse, ni sur la situation qu'elles donnent au cœur & aux vaisseaux; cependant ces défauts doivent nécessairement se répandre sur les représentations des nerfs.

Je demanderai seulement, si on peut démêler quels sont les nerfs qui sont tracés dans les deux premieres Figures ? Suivant l'explication, ce sont les intercostaux & la huitiéme paire ; mais sont-ce les troncs de ces nerfs ? Si Lancisi a prétendu exprimer ces troncs, ils se perdent, selon ses planches, dans le tissu du cœur. Or cet Ecrivain étoit trop habile pour qu'on puisse l'accuser d'une telle erreur.

Ce sont donc des rameaux particuliers que Lancisi a fait représenter : mais dans quelles branches de l'intercostal trouve-t-on les ganglions qu'il a dans les deux Figures de cet Ecrivain ? comment tout le corps de ces branches a-t-il des distributions si différentes dans l'une & l'autre Figure ? On dira peut-être que les troncs représentés dans la premiere Figure ne sont pas les mêmes : mais ils ont le même nom dans l'explication ; leur situation, leur forme est la même.

On ne trouve pas moins de difficultés dans la troisiéme Figure, qui exprime l'assemblage de tous les nerfs cardiaques ; c'est une figure *admirable*, selon Haller ; elle a été adoptée par Glassius, quoiqu'elle lui parût suspecte. Dans le doute où le jetta cet arrangement singulier qu'elle donne aux nerfs, j'en parlai à M. Hunaud, il m'écrivit quelque tems après, qu'elle étoit entierement démentie par la nature. M. Duvernei m'a dit qu'il n'y avoit jamais reconnu les nerfs, tels qu'ils sont dans le cœur : elle n'a pas paru plus exacte aux yeux de M. Winslow.

Malgré de tels témoignages, malgré les difficultés que je me suis opposé, je ne sçaurois accuser Lancisi d'infidelité. Mais comment concilier sa figure avec la nature ? Le premier nerf cardiaque, qui vient de l'intercostal, s'épanouit-il & forme-t-il un réseau ? Les nerfs vertebraux donnent-ils au cœur des ramifications ? Leurs branches s'entrelacent-elles comme un tissu réticulaire ? pourquoi tout le nerf de la paire vague paroît-il se jetter dans le cœur ? Enfin a-t-il été possible de présenter au dessinateur l'assemblage de tant de nerfs différents ?

V.

Description
des nerfs car-
diaques par M.
Winslow.

NOUVELLES Descriptions, nouvelles variations. La description des nerfs cardiaques n'est pas fort étendue dans l'ouvrage de M. Winslow. Il décrit d'abord les nerfs récurrents, leur origine, leur difference. Il vient ensuite aux rameaux qui partent de la huitiéme paire, au-dessous de ces nerfs ; ce sont ces rameaux qui se rendent au cœur.

Parmi les branches qui naissent au-dessous du récurrent, les supérieures passent, dit M. Winslow, devant l'extrémité inférieure de la trachée-artére : elles s'unissent devant sa bifurcation avec des filets de l'intercostal ; les branches suivantes que jette le tronc derriere les branches & le poulmon s'unissent aussi avec les fibres de ce même nerf.

Ces ramifications réciproques, (ramifications qui sont, dit M. Winslow, à-peu-près les mêmes dans le côté droit & dans le côté gauche) ces ramifications, dis-je, & leur rencontre mutuelle avec les filets de l'intercostal, forment des entrelacemens qu'on appelle pléxus ; il y en a ici deux particuliers, l'un est nommé pléxus *cardiaque*, l'autre est le pléxus pulmonaire.

» Le pléxus cardiaque se forme au-dessus du poulmon, & » devant les bronches ; il produit quantité de filets, quelques- » uns vont au péricarde, les autres le traversent autour des » gros vaisseaux pour se distribuer au cœur.

Cette description se réduit à cette proposition generale, *les nerfs de la huitiéme paire envoyent des branches au cœur* ; c'est ce qui n'étoit pas inconnu même aux anciens Anatomistes.

M. Winslow entre dans un plus long détail sur les nerfs cardiaques qui sortent de l'intercostal en plusieurs endroits ; il prend, il abandonne, il reprend les divers filets qu'il a rencontrés sous ses mains ; cela jette de l'obscurité dans sa description. « Du côté interne ou antérieurement, dit M. Winslow, » le tronc de l'intercostal jette deux ou trois filets qui descen- » dent obliquement vers la trachée-artére, pour entrer dans » la poitrine ; il en part un filet au-dessous du premier gan- » glion cervical ; ce filet passe devant l'artére carotide, s'unit » à un filet de la huitiéme paire, & forme avec lui un petit » cordon particulier.

» Ce petit cordon descend dans la véine souclaviere, s'unit » plus bas avec un filet qui naît derriere l'artére de cette véine, » il jette en passant des filets à l'œsophage, & aux parties » voisines.

» De la petite portion *plexiforme*, qui joint le dernier gan- » glion cervical, & le premier dorsal ; derriere l'artére sou- » claviere, il descend un filet particulier qui s'unit au petit » cordon commun du grand sympathique & de la huitiéme » paire, lequel cordon descend devant la souclaviere ; ils vont » ensemble composer le pléxus cardiaque.

R ij

» Du côté droit ce filet descend vers le ventricule du même
» côté du cœur, & se glisse entre l'aorte & l'artére pulmonaire,
» où il fait une communication avec quelques filets du nerf
» récurrent gauche de la huitiéme paire.

» Du côté gauche il part un filet du dernier ganglion cer-
» vical, & un autre du premier ganglion thorachique, ou dor-
» sal, qui s'unissent aussi pour faire une espece d'anse, dans
» laquelle il ne passe rien.

» De cette anse il se forme un nerf particulier; il descend
» entre l'arcade de la courbure de l'aorte & la branche gau-
» che de l'artére pulmonaire, où il communique avec un filet
» de la huitiéme paire, & forme un pléxus *gangliforme* con-
» jointement avec de pareilles unions & communications du
» côté droit.

» De ce pléxus gangliforme, que l'on peut prendre pour la
» naissance du pléxus *cardiaque superieur*, descend quantité de
» filets qui se repandent sur les troncs des gros vaisseaux san-
» guins, sur les oreillettes, & sur les ventricules du cœur.

» Les principaux de ces filets vont se glisser derriere l'aorte,
» dans le tissu cellulaire, entre elle & le tronc de l'artére pul-
» monaire, où ils se partagent en beaucoup de nerfs déliés,
» qui passent devant & derriere l'aorte pour se rendre sur la
» base du cœur & sur les oreillettes.

» Les filets qui descendent du tronc même, entre le pre-
» mier & le dernier ganglion cervical, s'unissent & s'entrela-
» cent dans la poitrine, avec les filets du dernier ganglion
» cervical & du dernier ganglion thorachique, pour concourir
» à la formation du pléxus cardiaque & du pléxus pulmonaire.

» Le long filet du premier ganglion cervical y contribue aussi:
» il descend le long du côté interne du tronc, s'unit ensuite
» aux filets du dernier ganglion cervical, à ceux du premier
» dorsal, & au grand récurrent.

» De ces unions il se forme dans plusieurs sujets un cordon
» particulier qui se rencontre derriere l'aorte avec un pareil
» cordon de l'autre côté. Ces deux cordons forment ensemble
» une espece de tronc subalterne, long d'environ un travers
» de doigt, dont il part à droite & à gauche, & entre-deux,
» plusieurs filets qui se distribuent aux parties voisines.

Il est certain que M. Winslow n'a écrit que ce qu'il a vû;
sa fidélité est un garand assuré; mais il ne s'accorde pas avec

Lancisi : un esprit aussi éclairé n'auroit-il pas suivi les nerfs cardiaques avec exactitude ? c'est ce qu'on ne sçauroit soupçonner.

Cette description est donc un témoignage contre celle de
Lancisi ; mais confirme-t-elle celle de Vieussens ? L'exactitude
scrupuleuse de M. Winslow a répandu un peu d'obscurité dans
le détail où il est entré ; il n'a laissé échapper aucun filet, les
communications, les entrelacemens font perdre de vûe les
principaux troncs. Je vais présenter dans un tableau racourci
les nerfs qui, selon cet Anatomiste, se distribuent au cœur.

C'est du dessous du premier ganglion cervical que naît le
premier filet que l'intercostal envoye dans le cœur : il s'unit
dans son chemin avec deux autres filets, l'un se détache au-
dessous du premier, l'autre sort entre le second ganglion cervical & le ganglion thorachique. Voilà donc un cordon nerveux composé de trois filets du nerf intercostal, filets qui reçoivent des branches de la huitiéme paire.

Le corps de l'intercostal produit ces vaisseaux nerveux ; les
ganglions inférieurs en envoyent d'autres au cœur au côté gauche ; il en sort un du dernier ganglion *cervical*, un second part
du ganglion *thorachique*, ces deux filets forment une anse, c'est
de cette anse que sort un cordon qui va former le pléxus *cardiaque*, & voilà le second nerf que l'intercostal donne au cœur ;
ce rameau est renforcé par la huitiéme paire de même que
le premier.

Tous les cordons que l'intercostal envoye au cœur, vont se
réunir en un pléxus : en le formant, ils s'entrelacent avec des
nerfs de la huitiéme paire. Dans quelques sujets M. Winslow
a trouvé deux cordons qui se détachent de ce pléxus pour se
rendre aux parties voisines.

Cette description & celle de Vieussens présentent quelques
différences, suivant l'une & l'autre. Il sort un nerf de l'intercostal au-dessous du premier ganglion cervical ; mais ce rameau
part seulement du coté gauche, selon Vieussens ; cet Ecrivain
n'en marque aucun vestige dans le côté droit.

Il n'y a pas moins de différence entre les nerfs suivants, tels
qu'ils sont décrits par les deux Ecrivains. Ceux que produit le
nerf intercostal gauche sont fort au-dessous du ganglion *thorachique* ; mais au côté droit Vieussens fixe l'origine d'un nerf
cardiaque au ganglion cervical inférieur, ou entre ce ganglion
& le ganglion thorachique.

Si M. Winſlow ne s'accorde pas avec Vieuſſens , on peut lui reprocher de ne s'accorder pas toûjours avec la nature : il a vû , comme je n'en doute pas , les nerfs qu'il décrit ; mais ils ne ſont pas dans tous les cadavres tels qu'ils paroiſſent dans ſa deſcription. La diſtinction marquée par Vieuſſens eſt plus conſtante ; c'eſt en general celle que ſuit ordinairement la nature : je ne prétends pas cependant adopter tous les détails de cette deſcription : je ne prétends pas non plus que rien n'y ait été obmis.

La vérité de même que l'erreur écarte ſouvent l'eſprit des opinions des autres : mais le défaut de méthode éloigne toûjours de la vérité : on pourroit ſuivre plus facilement le détail de M. Winſlow s'il avoit marqué plus expreſſément les diſtributions du côté droit & les diſtributions du côté gauche ; elles ſont en general fort differentes.

A n'en juger que par ſa deſcription , il ſembleroit que le pléxus du poulmon & le pléxus du cœur ſont également formés par les mêmes nerfs : ils concourent , dit-il , *à la formation du pléxus cardiaque & du pléxus pulmonaire*. Si le pléxus cardiaque donne quelques filets au poulmon , M. Winſlow n'ignore pas que ce viſcére reçoit d'autres ramifications.

Enfin cet Anatomiſte ne détermine pas les diverſes diſtributions qui ſe répandent ſur la partie anterieure des gros vaiſſeaux qui ſortent du cœur , & celles qui forment le pléxus cardiaque. Je ne parlerai pas des diverſes prolongements de ces pléxus : leur paſſage entre les vaiſſeaux a échappé à M. Winſlow , les pléxus même ſont décrits peu exactement : il y en a , dit-il , un qui eſt le ſuperieur , & il ne dit rien de l'inferieur ; mais de tels détails ne ſçauroient entrer dans un corps entier d'anatomie.

V I.

Nous ne ſommes point arrivés au terme des diſſenſions ſur les nerfs du cœur , ce ne ſera que lorſque nous n'aurons plus rien à rapporter d'aucun Ecrivain. M. Walther avoit d'abord marché ſur les traces de M. Winſlow , il s'en eſt écarté enſuite entierement dans de nouvelles routes que ſes mains lui ont ouvertes.

La deſcription de M. Walther eſt exacte , dit M. Haller : mais cette deſcription , dit-il , eſt entierement differente de toutes

les autres : il s'éloigne lui-même, en suivant les distributions
des nerfs cardiaques, d'un détail qui lui a paru si exact. Je ne
prétends pas accuser M. Haller d'être en contradiction avec
lui-même ; il rejette cette différence, qui est, selon lui, surprenante sur les variations perpetuelles de la nature.

C'est à la sixième vertébre du col que M. Walther fixe l'o-
rigine des premiers nerfs qui se rendent au cœur. A côté de
cette vertébre, dit-il, est un ganglion qui a sept lignes de longueur. De ce ganglion sort un rameau nerveux ; le ganglion
qui suit est fort petit, il produit une branche considérable,
c'est le grand nerf cardiaque. Le ganglion thorachique fournit
un autre filet, ces trois rameaux se réunissent en un cordon.

Avant la naissance du récurrent, la paire vague envoye deux
nerfs de communication à l'intercostal & au nerf cardiaque ;
le trajet de ces rameaux est très-court ; ensuite le tronc de la
paire vague produit un nerf cardiaque particulier ; ce tronc &
cette nouvelle ramification communiquent avec le nerf cardiaque intercostal par le moyen d'un filet qu'ils lui envoyent.

Les nerfs cardiaques sortis de l'intercostal se réunissent après
avoir formé un petit ganglion ; de ce pléxus partent trois rameaux considerables ; l'anterieur est formé de deux branches
intercostales, le superieur est composé de deux autres rameaux,
c'est une suite du nerf cardiaque qui vient de la paire vague ;
il naît un autre nerf du cordon cardiaque de la même paire
après les branches de l'intercostal.

C'est de là que partent les nerfs qui se rendent sur la partie
externe de l'oreillette droite ; les branches de l'intercostal se
rendent à la racine de l'aorte, & à l'oreillette du même côté.

Voilà les distributions du côté droit, selon M. Walther :
examinons celles du côté gauche. Du second ganglion, dit cet
Ecrivain, il sort un nerf qui est considerable ; ce rameau en
reçoit un autre du ganglion thorachique ; ce second rameau
renvoye d'abord un filet à l'autre.

Vers la naissance du récurrent ces deux rameaux se réunissent, ensuite ils se séparent ; l'un va au poulmon, & l'autre se
rend au cœur : mais le nerf récurrent envoye à ce viscére une
branche fort remarquable.

Tous ces nerfs, sans aucune trace de pléxus, avant qu'ils entrent dans le péricarde, envoyent aux glandes bronchiques
diverses ramifications : mais du nerf récurrent il en sort un

autre avant la branche *cardiaque*, il est destiné au poulmon & au cœur.

Dans le côté droit, vers la troisiéme vertébre du thorax, la paire vague, ajoûte, M. Walther, envoye un rameau au cœur.

Si cette description est exacte, selon le témoignage de M. Haller, elle est fort obscure. Pour ne pas déguiser les idées de l'Auteur, je me suis servi de ses expressions, j'ai suivi l'ordre de son détail ; mais afin que l'esprit puisse saisir les distributions des nerfs cardiaques, je vais mettre dans un autre jour ce détail embrouillé.

Au côté droit, le premier nerf cardiaque de l'intercostal est formé par trois rameaux, l'un vient du second ganglion *cervical*, l'autre part d'un troisiéme ganglion fort petit, le dernier sort du ganglion *thorachique*.

Ces nerfs reçoivent des filets de la paire vague, ils vont former en se réunissant un petit ganglion, ils se répandent ensuite autour du tronc de l'aorte & sur l'oreillette droite.

Vers l'origine du récurrent, la paire vague produit un nerf cardiaque fort considérable, le tronc de cette paire & ce rameau communiquent avec le nerf cardiaque de l'intercostal.

Dans le côté gauche l'intercostal produit deux rameaux, le premier vient du second ganglion cervical, le second sort du ganglion thorachique. Ces deux rameaux se réunissent vers la naissance du récurrent, se séparent ensuite, se rendent au poulmon & au cœur.

Avant la naissance du récurrent il part du tronc de la paire vague un nerf cardiaque, mais le récurrent même en produit ensuite un autre qui est fort remarquable, & qui est destiné au cœur.

On peut apprécier après cette exposition le détail de M. Walther. Ce détail ne renferme pas tout ce qu'on pourroit désirer, mais l'Auteur ne s'étoit proposé que d'examiner la suite générale de l'intercostal & de la paire vague ; ainsi il ne faut pas lui demander ce qu'il n'a pas voulu nous donner ; les reproches qu'on peut lui faire sur les nerfs cardiaques ne portent aucune atteinte, ni à son exactitude, ni à son sçavoir ; il est d'autant plus excusable qu'il paroît n'avoir décrit que ce qui s'est présenté à ses yeux dans un seul cadavre.

VII.

VII.

De nouvelles descriptions des nerfs surchargeroient inutilement cet ouvrage, elles ne nous apprendroient que de nouvelles variétés, c'est-à-dire que nous n'y verrions que des productions inconstantes de la nature, ou les fautes des Anatomistes qui les ont multipliées. Quelques Ecrivains paroissent avoir mieux senti les difficultés ; mais pour les éluder ils ont sagement abrégé ce qu'ils ne pouvoient suivre avec exactitude : ils auroient écrit plus utilement, s'ils avoient abandonné des objets qui se refusoient à leurs recherches, ou qu'ils ne connoissoient qu'imparfaitement.

Je n'ai pas parlé de Munik, auquel Lancisi prodigue des éloges, je ne sçai sur quoi ils sont fondés, un copiste peut-il les mériter ? M. Lieutaud ne doit pas être placé au même rang, ses travaux lui ont acquis le droit d'écrire, cependant sa description des nerfs cardiaques est fort superficielle ; il paroît ne pas estimer beaucoup l'Anatomie qu'on puise dans les livres : il a raison, lorsqu'elle n'est pas éclairée par les lumieres que donne la dissection ; mais s'il eût examiné les travaux des Anatomistes sur les nerfs du cœur, n'eût-il pas enrichi son ouvrage ?

« Les nerfs cardiaques, dit M. Lieutaud, viennent de l'in-
» tercostal & de la paire vague ; ces cordons jettent plusieurs
» filets qui vont se rendre sous la crosse de l'aorte ; ils forment
» dans cet endroit un entrelacement nerveux qui embrasse les
» glandes qu'on trouve dans l'angle de la division de l'artére
» pulmonaire. Ce pléxus, qu'on nomme cardiaque, produit deux
» rameaux assez considérables qui se divisent en plusieurs au-
» tres qui marchent en maniere d'aponevrose entre l'aorte &
» l'artére pulmonaire ; les productions de ces deux rameaux
» s'étendent en descendant pour aller se rendre au principe
» des artéres coronaires ; ces filets embrassent ces vaisseaux,
» & forment un entrelacement fort lâche qui les accompagne.
» Ils vont se perdre avec ces artéres dans la substance du cœur.
» Nous donnerons encore l'histoire de ces nerfs dans la cin-
» quiéme section.

Mais dans cette section à laquelle M. Lieutaud renvoye, on ne trouve pas d'autres éclaircissemens ; il fait seulement remarquer que plusieurs filets du pléxus cardiaque se répandent aux parties des environs ; que les filets qui viennent de la paire vague sont ordinairement plus nombreux , plus considérables que ceux de l'intercostal ; que c'est sans fondement qu'on donne le pléxus cardiaque à l'intercostal plûtôt qu'à la paire vague. Mais ce qu'avance M. Lieutaud est-il exactement vrai ?

On peut apprécier cette description en la comparant avec celle de Vieussens & de M. Winslow. M. Lieutaud ne marque pas l'origine des nerfs cardiaques, ni la communication des branches de la huitième paire & de l'intercostal ; il ne décrit pas avec son exactitude ordinaire la formation du pléxus ; les expansions des nerfs sur la partie antérieure des gros vaisseaux sont omises dans sa description.

M. Haller n'est pas seulement un physicien éclairé par les livres , il a répandu dans le Commentaire sur les Institutions de Boerhaave beaucoup de remarques exactes & curieuses qu'il a faites sur les cadavres. Sa description des nerfs cardiaques est assez étendue, mais il cite par-tout divers Ecrivains pour autoriser ce qu'il avance ; on ne sçait s'il expose ce qu'il a vû lui-même, ou s'il n'a fait qu'un assemblage de diverses descriptions ; dans ce doute je ne rapporterai point ce qu'il dit des nerfs du cœur.

CHAPITRE VII.

De la formation du cœur du Fœtus , suivant divers Anatomistes.

I.

Si tous les Fœtus ont un cœur.

LE Fœtus n'est d'abord qu'une espece d'insecte , s'il faut en juger par sa figure : peut-être que l'homme dans sa naissance n'est qu'un ver. Il devient ensuite un animal amphibie, puisqu'il vit dans l'eau avant que de respirer l'air. La structure de ses parties doit donc varier suivant tous ces changemens par lesquels il passe. Dans les premiers tems il ne ressemble entièrement à l'adulte que par les dehors ; mais c'est sur-tout dans le cœur qu'on trouve les différences les plus marquées , & les plus singulieres. Examinons la formation, les différens ressorts, & l'action de cet organe.

Ces objets si cachés, & qui éludent presque nos recherches, n'ont pas arrêté la curiosité des Physiciens ; on a demandé d'abord si la nature n'avoit pas refusé cette partie à divers animaux, ou à divers fœtus, c'est-à-dire, qu'on a douté si c'étoit un organe essentiel. Toutes nos connoissances en démontrent la nécessité ; la vie ne consiste que dans le mouvement du sang ; ce mouvement demande un premier mobile qui pousse les fluides à travers toutes les parties du corps ; mais comme on a été crédule sur tout, on a douté de tout, & quels doutes la nature même n'a-t-elle pas inspiré ou confirmé ?

Tous les animaux qu'on a examinés ont un cœur ; il y en a même plusieurs dans lesquels la nature l'a multiplié. Si dans certaines victimes on n'en a point vû, selon quelques Ecrivains, l'artifice & la fourberie l'ont supprimé, ou l'ignorance n'a pû le découvrir. Je ne parlerai pas de quelques fables rassemblées sçavament par *Frankenau* & par d'autres ; elles prouvent qu'ils ont beaucoup lû, & peu pensé.

Il y a cependant quelques faits mieux observés qui paroissent déposer contre la nécessité du cœur. Un célèbre Anatomiste d'Edimbourg disséqua, selon *Vansvieten*, un animal, où il ne trouva pas cet organe. Cet Anatomiste cherchoit les vaisseaux seminaires dans un rat qui étoit fort vigoureux & agile. Le rein droit paroissoit double ; mais l'un de ces reins étoit un corps singulier, renfermé dans un sac ; c'étoit un cœur qu'on ne pouvoit pas méconnoître : les ventricules, les valvules, les colonnes, toutes ces parties étoient bien marquées ; il n'y avoit aucun vestige des oreillettes ni des grands vaisseaux.

La poitrine étant ouverte, on n'y trouva point de cœur ; mais des vertébres du thorax entre les deux lobes du poulmon, sortoit l'oreillette droite : l'artére pulmonaire étoit implantée dans ce sac : les veines qui reviennent du poulmon se réunissoient en un tronc, & de ce tronc étoit formée la grande artére ou l'aorte.

Ce n'étoit pas le cœur qui manquoit dans cet animal, mais il avoit été double, ou il s'étoit égaré ou divisé, l'oreillette étoit restée dans la place qu'occupe naturellement cet organe, je veux dire dans le thorax ; les ventricules étoient inutiles dans le lieu où ils étoient. Cette irrégularité prouve seulement qu'une machine différente peut faire les fonctions du cœur ; mais elle nous montre en même tems les ressources de la nature qui s'écarte de ses propres régles dans la construction des animaux, & qui par son industrie féconde répare les défauts, ou la perte de certaines parties.

Dans l'homme même, on peut trouver de telles singularités. Aux Ecoles de Medecine, j'ouvris avec M. Hunaud un monstre singulier; c'étoit un fœtus qui n'avoit point de tête; la poitrine étoit une cavité irréguliere, où l'on ne trouvoit que la caisse formée par les côtes; il n'y avoit point de cœur. Mais, dira-t-on, n'étoit-il pas caché parmi les autres viscéres? c'est ce que je ne pus découvrir, cependant j'examinai le bas ventre avec beaucoup d'attention.

Ce doute cependant est bien fondé. Dans des conformations bizares, le cœur est quelquefois déplacé; on l'a trouvé dans le bas-ventre, hors de la poitrine, attaché au col, défiguré ou sous une forme différente; on doit donc être fort réservé lorsqu'il s'agit de prononcer si l'on a trouvé des animaux qui n'ayent point eu de cœur.

Il est vrai pourtant qu'on a trouvé des cœurs entiérement ruinés, il n'en restoit, pour ainsi dire, que l'écorce pourrie & rongée; le péricarde seul paroît avoir été épargné en divers sujets; or ne s'ensuit-il pas de-là que l'homme même peut vivre sans cœur? Un réservoir commun, ou un vaisseau où le sang aboutiroit, ne pourroit-il pas faire les fonctions du cœur? Dans certains insectes le sang n'est-il pas poussé dans tout les corps par un canal qui se contracte successivement?

A cette question je réponds, qu'il ne s'agit pas de sçavoir si dans les animaux la nature ne pouvoit pas former des cœurs différents; elle peut ne pas être attachée à une forme ou à une construction particuliere. Les faits qui nous assurent que le corps peut survivre à un cœur ruiné ou détruit présentent plus de difficultés. Mais souvent il reste une partie de cet organe, les oreillettes subsistent, alors ces sacs peuvent pousser le sang, entretenir un reste de vie; si dans quelques corps ces instrumens manquoient, il faudroit avouer que dans la veine cave & dans le poulmon il y auroit eu assez de force pour soûtenir l'action du sang.

Ces difficultés mêmes qui paroissent si pressantes ne prouvent-elles pas la nécessité du cœur? la vie ne finit-elle pas bientôt après que le cœur a été altéré; il s'ensuit donc seulement de ces faits singuliers que les animaux peuvent vivre quelque tems sans le secours du cœur. D'autres preuves plus décisives se réunissent à celles-là pour établir cette conséquence. Un homme, suivant le Chancelier Bacon, prononça quelques paroles après qu'on lui eût arraché le cœur. Les chiens crient, marchent quand on leur a enlevé cet organe. Or il s'en suit seulement de ces faits que l'esprit vital soûtient quelques momens la machine animale sans que le sang soit poussé par le cœur. La nécessité de cet organe est la même que la nécessité du mouvement des liqueurs. Si on ne doute donc pas de l'une, on ne doit pas douter de l'autre. Le cœur peut changer de place, quelques ressorts peuvent en faire les fonctions pendant quelque tems, il peut avoir divers formes. L'esprit animal anime le corps pendant quelques instants sans être soûtenu par le cours du sang, c'est ce qui termine toutes les discussions frivoles des anciens & des modernes sur la nécessité du cœur.

I I.

Revenons à l'objet de nos recherches, c'est-à-dire, au cœur du fœtus : la formation de cet organe paroît un ouvrage successif. Il a dans les premiers tems diverses parties, différentes configurations ; l'immortel Harvei l'a vû, pour ainsi dire, tel qu'il est en sortant des mains de la nature qu'il a forcée à se dévoiler.

Cet Ecrivain a fait diverses tentatives pour suivre les progrès du cœur dans le fœtus humain. Dans les fœtus de trois mois, dit-il, il a vû cet organe bien formé, mais sa figure n'étoit pas telle que dans l'adulte, les ventricules étoient comme deux cônes : on diroit, ajoûte Harvei, que ce sont deux noyaux. Dans les fœtus de cinquante jours, les oreillettes ressembloient à deux yeux noirs. De telles observations répandent peu de lumieres sur la formation du cœur humain, elles nous apprennent seulement qu'il est fort difficile de démêler ses parties & ses progrès.

Comme on ne peut suivre la formation du cœur que dans les animaux, Harvei l'a examinée dans le daim. Le fœtus, ou plûtôt ses élémens, nagent dans une liqueur claire ; on découvre la veine ombilicale dans cette liqueur, ce vaisseau se rend à ce que les Anatomistes ont appellé *Punctum saliens*, c'est-à-dire, le point où l'on apperçoit le premier mouvement vital. Ce point est le cœur, mais on n'en pouvoit découvrir les mouvemens qu'à

la faveur des rayons du soleil, l'action des ventricules &
des oreillettes n'étoit qu'une secousse insensible ou un trem-
blement.

Lors même que le fœtus n'avoit que la grosseur d'une féve,
Harvei y distingua le cœur, cet organe ressembloit à un cône
blanchâtre, mais dans des fœtus qui avoient sept ou huit pouces
de longueur, les battemens du cœur étoient très-sensibles,
il étoit revêtu de son péricarde, ses ventricules étoient uniformes & de la même grandeur ; les parois avoient une
épaisseur égale, on voyoit la pointe divisée en deux cônes, les
oreillettes sous la forme de deux vésicules battoient alternativement.

Ce n'est que dans le poulet qu'on peut suivre la formation
& les progrez du cœur. L'œuf fecondé avoit excité la curiosité
des Anciens. Aristote, dans un siécle, où une obscurité profonde voiloit la nature, appliqua ses recherches à la généra-
tion du poulet. *Aldovrandus* a suivi les traces de ce philosophe ;
mais c'est par l'autorité, plûtôt que par l'experience, qu'il a décidé des difficultés que présente ce mystere physique. *Volkcer
Coster* s'est plus attaché à l'observation : *Æmilius Parisanus*,
prévenu contre les opinions & les recherches des autres, a cherché la verité dans ses propres travaux.

Parmi les observateurs, qui ont suivi la nature dans la formation du poulet, *Fabrice d'Aquapendente* s'est sur-tout distingué par ses nouvelles recherches ; il lui est échappé quelques
erreurs, mais elles sont inévitables dans les matieres qui sont
à peine ébauchées. *Harvei*, qui prit cet Ecrivain pour modéle,
n'a pas dédaigné d'être son commentateur ; mais il a examiné
avec soin ce qui avoit échappé à son maître.

Ce n'est que sur la fin du troisiéme jour ou du quatriéme,
dit Harvei, qu'on découvre les élemens du cœur dans le poulet ; alors on voit une lignée pourprée au bord de l'œuf ; le
punctum saliens se présente dans le centre ; il se montre comme
une étincelle de feu pendant la diastole, & il se dérobe aux
yeux pendant la systole.

La ligne rouge, continue Harvei, forme un cercle qui répand plusieurs fibres dans l'œuf ; ces fibres se réunissent en
marchant vers le cœur comme des branches d'arbre, & se rassemblent à leur tronc ; ce qui est singulier, c'est que, selon
Harvei, le cercle rouge précede la rougeur du cœur. Dans un

œuf, dit-il, que la poule avoit abandonné, j'ai vû le cercle pourpré, le cœur étoit encore blanchâtre : c'étoit une espece de vésicule.

Sur la fin du quatriéme jour, dit Harvei, on apperçoit clairement une vessie remplie de sang, agitée de mouvemens alternatifs. Il a démontré cette vésicule, non seulement dans l'œuf, mais dans les germes des animaux quadrupedes. Dans le cœur naissant, continue-t-il, il y a non seulement un principe d'action, mais encore un principe de sentiment : quand on touche avec le doigt, ou avec un stilet, ce cœur, à peine ébauché, il s'agite, ses mouvemens deviennent plus rapides, leur ordre se trouble, le froid les éteint, la chaleur les ranime.

La vésicule devient double, selon Harvei, après le quatriéme jour : ces deux sacs transparents sont agités par des mouvemens alternatifs ; l'un est l'oreillette, & l'autre le corps du cœur. Les veines qui y aboutissent sont fort sensibles, mais on ne sçauroit découvrir les artéres.

Cette description est plus instructive que celle d'*Aquapendente* ; mais elle est fautive en plusieurs choses. Les veines ne sont pas d'abord remplies de sang ; leur rougeur ne précede pas celle du cœur ; le sang ne peut pas être poussé dans les veines par l'action du cœur, comme Harvei semble l'assurer. Il est vrai qu'on ne voit pas d'abord un fluide rouge dans les oreillettes ni dans les ventricules ; mais on ne l'apperçoit pas d'abord, selon cet Ecrivain, dans l'une des vésicules : dès que le sang passe dans les artéres, il peut disparoître : sa couleur ne s'évanouit-elle pas même dans le cœur des adultes pendant la systole ?

Non seulement Harvei a observé peu exactement la formation du sang & son cours, mais diverses parties même du cœur lui ont échappé. On ne découvre d'abord, selon lui, qu'une vésicule : on n'en voit ensuite qu'une seconde ; c'est dans la derniere, ajoûte t-il, qu'est renfermé le tissu du cœur. On verra dans la suite que cet organe a une forme bien diferente ; cette forme se découvre plûtôt que Harvei ne l'a marqué : il est vrai qu'il a fait ses observations en Angleterre ; la chaleur dans d'autres climats peut hâter la formation du cœur.

Sladus d'Amsterdam, plein de respect pour Harvei, osa cependant lui reprocher quelques fautes, & quelques omissions ; mais, pour éviter les querelles, il déguisa son nom sous celui de *Theodore Aldes*. Ce ne fut pas des cercles rouges que cet Ecrivain obſerva d'abord. Au ſecond jour de l'incubation, il vit dans l'œuf des cercles jaunâtres. Après trois jours il découvrit non pas un ſeul point, mais deux qui étoient en mouvement. Au quatriéme il ſe préſenta a cet Obſervateur un cercle, ou plûtôt un ſegment, auquel aboutiſſoient beaucoup de vaiſſeaux. Le ſeptiéme jour rendit très-ſenſible trois corps agités de divers mouvemens; c'étoit, ſelon Sladus, les deux oreillettes & le corps du cœur: les oreillettes étoient ſéparées par une ligne blanche: le tiſſu des ventricules étoit encore blanchâtre après douze jours, mais au 17e il commença à rougir.

Veſlingius dans ſa 18e obſervation, a fait quelques remarques ſur le cœur du poulet: l'obſcurité dont elles ſont enveloppées permet à peine de ſaiſir les idées de cet Ecrivain: on entrevoit cependant qu'il prétend prouver que le ſang ne revient pas au cœur du poulet par la voie de la circulation. Voyez, dit-il, les artéres ombilicales, elles ſe rendent au blanc & au chorion, mais les veines aboutiſſent au jaune; le ſang eſt rouge dans les artéres; il eſt d'un rouge obſcur dans les veines. Quand le blanc eſt conſumé, les artéres s'effacent, les efforts du poulet les déchirent, mais les veines entrent dans l'abdomen avec le jaune. Il n'y a donc point ici de retour du ſang par les veines, *nulla palindrome*. Les artéres & ces veines n'aboutiſſent pas aux mêmes endroits, & ont des fonctions differentes. Mais de telles obſervations, pour être adoptées, en demanderoient beaucoup d'autres.

III.

L'ITALIE eſt la maîtreſſe des ſciences & des arts; les découvertes anatomiques ſortent de ce païs comme de leur ſource, & elles y reviennent pour s'y perfectionner; c'eſt dans les ouvrages d'*Aquapendente* que Harvei avoit puiſé les lumieres qui l'ont guidé dans ſes recherches ſur la formation du *Poulet*. Ses travaux, pour éclairer la phyſique, attendoient les mains & l'induſtrie du grand *Malpighi*.

Après que l'œuf a été ſix heures ſous la poule, ce grand Obſervateur a vû, dans une liqueur cryſtalline, un cercle blanchâtre: à ce cercle aboutiſſoient de petits canaux qui le coupoient. L'eſpace de douze heures a développé un pléxus réticulaire: ce pléxus étoit-il compoſé des vaiſſeaux ombilicaux? c'eſt que Malpighi n'a pû décider.

Dans

Dans l'espace de 24. heures ces vaisseaux se développoient sensiblement : l'humeur qu'ils contenoient étoit jaunâtre , ou de couleur de rouille ; en les appercevant, Malpighi crut entrevoir le mouvement du cœur : mais cet Anatomiste étoit dans quelque incertitude sur la réalité de ce mouvement équivoque.

L'espace de trente heures rendit variqueux les vaisseaux ombilicaux , leur couleur étoit rouillée ; elle fut la même pendant le cours d'un jour & demi ; mais ils avoient poussé des rameaux vers l'intérieur de l'œuf , ou plûtôt ces rameaux, qui étoient imperceptibles auparavant, grossirent & se montrerent aux yeux.

Il falut attendre plus de trente heures pour voir la suite de ces canaux ; après cet espace de tems ils ne s'étendoient pas encore jusqu'au cœur, c'est-à-dire , qu'ils n'étoient pas assez développés pour que les yeux pussent les saisir & les suivre.

Lorsque quarante heures se furent écoulées , Malpighi apperçut les battemens du cœur ; cet organe étoit plein d'une liqueur de couleur de rouille ou de feuille morte ; elle se montroit sans doute dans les vaisseaux ombilicaux ; car du contour de ces canaux partoient des veines, qui , en se rassemblant & en se réunissant dans des sinus, se débouchoient dans les cavités des oreillettes & des ventricules, c'est-à-dire, que cette liqueur en marchant dans les veines étoit poussée dans l'oreillette droite & dans son ventricule ; de cette cavité elle continuoit son chemin vers une appendice vésiculaire qui la poussoit dans l'aorte.

C'est après cet espace de tems que Malpighi a bien démêlé la figure du cœur : cet organe n'est pas alors un espece de cône surmonté de ses oreillettes, c'est un vaisseau variqueux , dilaté en trois endroits , il est formé par trois vésicules , séparées par deux canaux communiquants.

Malpighi croit que les fibres musculeuses sont répandues autour de ces vésicules , mais qu'elles ne sont pas encore sensibles ; il les compare à des mains qui les embrasseroient , & qui , en se resserrant, donneroient ensuite une autre forme à ces vésicules. Il soupçonne que le cœur est sans action dans les premiers tems, que la liqueur qui coule dans les vaisseaux ombilicaux précéde les mouvemens de cet organe, que cependant il est animé avant que le sang soit rougi.

Les progrès de ces vésicules ont été suivis exactement par Malpighi ; deux jours après le commencement de l'incubation, la face du cœur n'étoit pas changée ; selon cet Ecrivain , cet organe étoit suspendu hors du thorax ; il avoit trois mouvemens distincts , c'est-à-dire , qu'on appercevoit les pulsations de ces vésicules ; enfin Malpighi apperçut des traces des fibres musculeuses autour du cœur.

Deux jours & quatorze heures rendirent plus sensibles toutes ces parties du cœur : la suite des vaisseaux se développa , ils prirent plus de volume , on démêla plus aisément les deux ventricules ; le gauche est la derniere vésicule & s'abouche avec l'aorte.

Les changemens que l'espace de trois jours porta dans le cœur se réduisent à ceux-ci : la forme des ventricules commence à se développer , ces deux sacs se rapprochent , le gauche devient plus gros , l'oreillette droite a deux mouvemens très-sensibles ; ces deux mouvemens ne peuvent être que la dilatation & la contraction.

Quarante-huit heures répandirent un nouveau jour sur ce mystere de la nature : l'oreillette droite se rapprocha encore du cœur , son ventricule prit la figure qu'il a dans les adultes , le gauche étoit moins éloigné , en s'approchant du droit il tiroit le tronc de l'aorte , prenoit les premiers traits de sa forme naturelle ; dans certains œufs , il étoit suspendu au dessous du droit.

Au septiéme jour les batremens étoient fort sensibles dans les deux ventricules , mais vers la fin du jour , cet organe avoit pris sa véritable forme , le ventricule gauche grossi s'étoit adossé au ventricule droit , il étoit pourtant plus petit : les oreillettes , inégales & ridées , paroissoient sous leur forme ordinaire sur la base des ventricules ; enfin le cœur paroissoit revêtu de ses fibres charnues.

Tels sont les progrès du cœur , selon Malpighi : ses observations étoient éparses & sans suite parmi beaucoup d'autres ; rassemblées & placées dans leur ordre , elles présenteront plus facilement à l'esprit les diverses formes & les autres changemens des oreillettes & des ventricules.

Il est certain , par ces observations , qui ont été réitérées par Malpighi , que le cœur n'est pas le premier organe qui se montre aux yeux dans le poulet ; cependant on peut l'appercevoir plûtôt que Malpighi ne le marque dans sa premiere Lettre ; car , dans ses additions , il dit qu'après trente heures on pouvoit en découvrir les traces : alors, il ne paroît être qu'un vaisseau uni, suivant les figures de cet Ecrivain.

Mais on peut démêler le cœur avant ce tems; il est certain qu'on le voit lors même qu'il est encore plein d'une liqueur blanchâtre; &, ce qui est plus singulier, on peut même alors y entrevoir des secousses; il est donc dès les premiers tems le principe du mouvement.

Ce que Malpighi a observé dans les vaisseaux forme un préjugé contre ce que j'avance. Les vaisseaux, ou le cercle vasculeux, paroissent plus sensibles, ils sont plus gros, leur calibre semble augmenter successivement vers le cœur; il s'ensuit donc de là, dira-t-on, que le principe du mouvement est d'abord dans ces vaisseaux, qu'il est le premier mobile, qu'il développe les oreillettes & les ventricules en y poussant la liqueur renfermée dans le canal circulaire.

Pour établir une telle proposition, il faudroit prouver que ces vaisseaux ne se gonflent pas par une action étrangere, que la liqueur sortie insensiblement du cœur par des voies imperceptibles ne se ramasse pas dans ces canaux veineux. Dans l'adulte même les veines sont plus grosses, pourquoi ne le seroient-elles pas dans le fœtus, où elles sont tissues de filets plus fins que les fils d'une toile d'araignée?

Il faut cependant avouer que les progrès de ces vaisseaux paroissent fortifier la difficulté; ils se dilatent peu à peu en avançant vers le cœur : mais il s'ensuit seulement de cette dilatation successive, que dans des endroits plus éloignés les fluides sont ramassés en une plus grande masse : or ce volume plus grand ne prouve pas que le principe du mouvement soit dans le vaisseau circulaire & non dans le cœur.

I V.

Lancisi avoit hérité de la curiosité de Malpighi son maître; c'est ainsi qu'en Italie l'amour des sciences devient une succession : elle y est plus précieuse que les attraits de la fortune, qui entraîne presque tous les Médecins dans d'autres pays, & y fixe l'ignorance.

Aux expériences de Malpighi, Lancisi en a ajoûté d'autres qui les confirment. Après six ou sept heures, il a entrevû les vaisseaux ombilicaux; douze heures ont rendu ces canaux plus sensibles. Après l'espace de vingt-trois heures, le cœur, caché

jufques là , s'eft montré aux yeux ; une heure de plus l'a entouré de quelques fibres. Enfin dans le cours de quarante heures la nature lui a donné fa forme & le mouvement.

Ces obfervations ne font prefque qu'une répétition de celles
de Malpighi. Selon fes expériences & celles de Lancifi , la
figure des oreillettes & des ventricules eft la même ; celui-ci
remarque feulement que l'oreillette droite eft la premiere partie qui fe met en action ; que la circulation fe fait dans les
feuls vaiffeaux ombilicaux ; que l'irritation renverfe l'ordre des
pulfations dans les trois véficules ; qu'au cinquiéme jour les
deux ventricules fe réuniffent ; que dès que le cœur prend fa
forme conique , fes mouvemens font plûtôt fucceffifs qu'alternatifs.

Il refte une difficulté que les travaux de Malpighi n'ont pas
fait évanouir. Comment la forme ordinaire du cœur peut-elle
réfulter d'un tuyan continu ? c'eft la queftion que fe propofe
Lancifi ; mais il ne l'a pas décidée ; il s'eft contenté de quelques idées vagues qui ne portent point de lumiere dans une fi
grande obfcurité. Mais parmi des tentatives inutiles , on trouve
quelques remarques qui ne font pas indifférentes. Lancifi a
obfervé que le tuyau qui fort du ventricule droit fe dilate pour
former l'oreillette gauche , & que l'oreillette droite prend plus
de volume.

Après de fi grands modeles que l'Italie a produits , la curiofité n'a faifi qu'un Chirurgien parmi nous. Maître Jan a cru
que la formation du poulet demandoit encore quelques éclairciffemens ; mais il paroît avoir obfervé les progrès du cœur
avec peu d'exactitude.

Le premier objet qui fe préfente , dit-il , dans le cercle ,
après le fecond jour de l'incubation , c'eft une fuite de points
rouges. Ces points commencent à rendre les vaiffeaux plus
fenfibles ; ces canaux rougiffent par gradation ; on apperçoit
alors trois points qui forment le cœur du fœtus ; ils ont un
mouvement très-marqué , & s'uniffent aux vaiffeaux. Après
cinquante heures , le cœur fe montre , dit-il , fous la forme de
quatre véficules qui fe meuvent fucceffivement , ce font les
oreillettes & les ventricules.

Si l'œuf fe réfroidit , conntinue cet Auteur , le mouvement
s'éteint dans ces quatre véficules , mais une nouvelle chaleur
peut les ranimer. Après quatre-vingt-feize heures , les points

des cercles sont changés en des vaisseaux très-sensibles, les quatre vésicules se réduisent à trois, la plus grosse est le cœur, les autres sont les oreillettes ; on voit dans l'aorte des battemens sensibles.

Maître Jan n'a point observé les vésicules enfilées, pour ainsi dire, par trois vaisseaux. Si le cœur étoit dans tous les tems tel qu'il le marque, la formation de cet organe présenteroit moins de difficultés, mais il ne s'est montré sensiblement aux yeux de cet Observateur, que lorsque les ventricules & les oreillettes ont pris leur forme naturelle.

Glassius a fait quelques remarques sur les progrès du cœur, mais elles confirment seulement celles de Malpighi & de Lancisi ; ce nouvel Observateur tâche ensuite d'accorder les expériences de ces Ecrivains avec celles de Cassebomius. La réunion des ventricules a paru difficile à Glassius, il a senti seulement la difficulté, & l'a laissée dans toute sa force.

V.

Les difficultés se multiplient à mesure qu'on découvre les démarches de la nature ; elle ne se montre que par les dehors, l'intérieur, c'est-à-dire, le secret se dérobe à nos yeux ; l'esprit abandonné des sens fait de vains efforts pour tirer le voile.

Selon les observations de Malpighi, le cœur n'est qu'un vaisseau continu ; il ne sçauroit donc être le vrai cœur, car le sang entre-t-il du ventricule droit dans le ventricule gauche immédiatement ? le canal qui sépare ces deux cavités, & qui entretient un commerce entr'elles, peut-il se transformer en un sac tel que l'oreillette gauche ? Le sang en sortant du ventricule droit ne pénétre pas dans cette oreillette.

Ce ne sont pas là les seules difficultés qui résultent des observations. Comment deux vésicules séparées peuvent-elles former les deux ventricules ? ces deux sacs sont composés de fibres continues communes à l'un & à l'autre ; ils sont adossés tandis que les vésicules sont éloignées, & ont une forme toute différente.

S'il est si difficile de connoître comment se fait la réunion des deux ventricules, celle des deux oreillettes est-elle moins obscure ? le canal qui sépare les deux vésicules, ou les deux ventricules, comment se gonfle-t-il ? comment se transforme-t-il,

Difficultés qui se présentent dans toutes ces observations.

pour s'élever à la base ? comment s'unit-il avec l'oreillette droite qui en est si éloignée , & peut-il former avec elle un tissu continu ?

Les vésicules ne peuvent donc former le cœur & les oreillettes qu'en se rapprochant , qu'en prenant une figure & une situation differente , qu'en perdant les communications qui sont d'abord entr'elles , qu'en se liant par des fibres qui se dérobent à nos yeux , qu'en ouvrant au sang une nouvelle route : or comment tous ces changemens arrivent-ils ?

J'ai souvent soupçonné que le cœur , qu'on voit dans les premiers tems , n'est que le cœur du *placenta* ; que ce cœur s'oblitere insensiblement ; qu'il anime d'abord un autre cœur qui doit lui succeder : mais ce second cœur n'occupe pas une autre place. Il paroît donc qu'il se forme autour du premier ; aussi voit-on que les fibres charnues embrassent peu à peu les ventricules ; cela paroît confirmer mon soupçon : cependant je ne pousserai pas plus loin mes idées sur un sujet si obscur ; ce sont-là des secrets que la nature s'est réservés ; il ne nous est pas permis d'y pénétrer sans le secours des sens : il faut donc attendre que la nature se dévoile , nous ferions de vains efforts pour la deviner. J'ajoûterai seulement que dans les poulets , les fibres charnues des ventricules ne sont pas continues comme dans le cœur de l'homme.

CHAPITRE VIII.

De la structure du cœur du fœtus , suivant divers Ecrivains,
lorsqu'il est entierement formé.

I.

Examen des descriptions du cœur du fœtus , données par les Anciens jusqu'à Harvei.

LE développement du cœur est-il le même dans le fœtus humain & dans le poulet ? La nature suit quelquefois les mêmes loix dans la formation de divers animaux ; mais souvent elle ne s'assujettit ni à la même forme ni aux mêmes changemens. Nous ne pouvons donc pas décider sur le dévelopement du cœur humain. On a seulement découvert que dans les hommes & dans les animaux le cœur a divers usages en divers tems ; que certaines parties , qui lui sont d'abord nécessaires , deviennent moins utiles dans le fœtus même ; telles sont les appendices, ou ces oreillettes attachées aux sacs veineux. Nous sçavons enfin que lorsque le cœur a sa forme, le sang y passe par des routes qui s'effacent après la naissance.

Je ne rapporterai pas ici tout ce qu'ont dit successivement les Anatomistes; ce n'est pas l'histoire frivole des livres, mais l'histoire de la nature, que je me suis proposé d'écrire. Si j'ai parlé de beaucoup d'Ecrivains, c'est pour marquer les époques & les progrès des connoissances; c'est pour exposer les travaux des plus grands Anatomistes, leurs variations, leurs diverses opinions.

Les Anciens ont été fort stériles dans la description du cœur du fœtus; c'est beaucoup que dans l'obscurité qui voiloit la physique, ils ayent apperçu les differences essentielles des cœurs, suivant leurs divers usages. Galien a reconnu le canal qui unit l'artére pulmonaire & l'aorte, le trou ovale qui perce la cloison des oreillettes. « Le sang passe, dit-il, de l'oreillette droite » dans l'oreillette gauche; le trou ovale a une espece de couver- » cle formé par une membrane; ce couvercle s'abaisse dans » l'oreillette gauche, & permet au sang d'y entrer : mais il em- » pêche que ce même sang ne revienne sur ses pas. Le canal artériel n'étoit pas moins connu à cet Ecrivain, mais il en ignoroit l'usage. C'est par ce canal, dit-il, que les pou- » mons reçoivent de l'aorte le sang le plus spiritueux. » Ce n'est donc pas *Leonard Botal* qui a découvert cette ouverture : s'il l'a tirée de l'obscurité où le tems l'avoit jettée, il a apperçu seulement un passage qu'on avoit oublié, encore même les Anatomistes exacts le connoissoient mieux que lui. *Vesale* en parle dans ses remarques sur les observations de *Fallope*.

Croira-t-on que dans un tems où les yeux n'étoient, pour ainsi dire, ouverts que sur les parties qui avoient un grand volume, le canal artériel & le trou ovale ayent été décrits avec une exactitude digne des Ruysch & des Morgagni ? En 1574. *Carcanus*, disciple de Fallope, donna une description très-détaillée de ces passages du sang dans le fœtus; il commence par le canal artériel, qu'il suit en le prenant à son insertion.

» De la partie descendante de l'aorte, dit cet Ecrivain, part » un canal, qui va se rendre à l'artere pulmonaire .... Dans » le fœtus ce canal est éloigné de deux pouces de la base du » cœur; mais la distance est de quatre pouces dans les adultes... » Il est grand dans le fœtus, & il surpasse les deux branches

» de l'artere pulmonaire. ... A l'embouchure de ce tuyau, dans
» l'artere pulmonaire, est une membrane lâche, ou *une espece
de valvule*, selon Carcanus. De tous les Anatomistes modernes,
M. *Garangeot* est le seul qui fasse mention de cette digue. » On
» voit, dit-il, à la naissance du canal arteriel une espece de bride
» valvuleuse qui dirige le sang vers l'artere inferieure.

Carcanus vient ensuite au trou ovale. « Dans la cloison, dit-
» il, qui sépare *les deux sacs*, est un trou fort grand, qui a
» une figure ovale ou oblongue : à cette ouverture est collée
» une membrane mince, dure, transparente ; elle est attachée
» au *contour*, excepté dans l'endroit qui répond à la cavité de
» l'oreillette gauche : là elle s'éloigne du *bord* ; en se relâchant
» elle permet au sang de la veine-cave de passer dans le *réser-*
» *voir des veines pulmonaires* ; mais en se *relevant* elle empêche
» que ce même sang ne revienne dans l'oreillette droite. ...
» Si du côté de l'oreillette gauche vous poussez cette mem-
» brane avec un stilet, vous verrez qu'elle est plus grande que
» l'ouverture.

Telle est la description de la valvule, selon Carcanus. Je
l'ai abregée, & j'ai changé quelques termes pour la rendre plus
intelligible ; les expressions changées sont marquées en caractéres italiques : mais cet Ecrivain a poussé ces recherches plus
loin. « Le trou ovale, dit-il, & le canal arteriel, ne se ferment
» pas, quelques jours après la naissance ; j'ai vû ces passages
» fermés peu à peu ; quelques mois après j'ai examiné ce
» progrès soit dans le fœtus humain soit dans les fœtus de
» plusieurs animaux que j'ai ouverts, *les uns long-tems après*
» *qu'ils sont nés, les autres quelques jours après qu'ils sont sortis*
» *du sein de leur mere.* Plus de trois mois après je n'ai pas trouvé
» les passages entierement bouchés ; les membranes du canal
» étoient devenues plus épaisses, mais on pouvoit passer un
» stilet dans la cavité. La membrane posée sur le trou ovale
» n'étoit plus lâche ; elle s'étoit tellement resserrée, qu'elle
» formoit seulement une espece de canal, mais le passage étoit
» très-libre & fort large.

Quoiqu'on n'ait pas ignoré autrefois la structure du cœur du
fœtus, il ne faut pas attendre beaucoup d'éclaircissemens des
autres Ecrivains qui n'ont pas connu exactement la circulation du sang. Riolan, de même que la plûpart de ses prédécesseurs, n'a décrit qu'en général cette double anastomose
qu'on

qu'on trouve dans le cœur du fœtus, c'est-à-dire, qu'il a vû
seulement le canal qui de l'artére pulmonaire conduit à
l'aorte, & le trou ovale qui établit un commerce entre les deux
oreillettes.

I I.

HARVEI a saisi l'usage du canal artériel & du trou ovale,
mais, plus occupé du cours des liqueurs dans les corps animés,
il n'est pas entré dans un détail bien circonstancié. Ce qui se
présente d'abord, dit-il, dans le cœur du fœtus, c'est l'union
de la veine-cave & de l'artére veineuse, c'est-à-dire des veines
pulmonaires; cette union se fait par le moyen d'un grand trou
de figure ovale; cette ouverture conduit le sang immédiatement
dans l'oreillette gauche & dans son ventricule.

Sur la surface de la cloison dans l'oreillette gauche, on
trouve, dit Harvei, une membrane; elle est comme un couvercle appliqué sur le trou ovale; l'étendue de ce couvercle
est plus grande que celle de cette ouverture; il la ferme enfin entiérement, & en efface presque toutes les traces. La position de cette membrane est telle que lorsqu'elle est relâchée,
elle ouvre le chemin qui conduit au poulmon & au cœur;
mais lorsqu'elle se releve elle empêche que le sang ne revienne dans la veine-cave.

Dans la description du trou ovale, Harvei n'a pû éviter
quelques erreurs. Il semble assurer que le sang passe de la veine
cave dans les veines pulmonaires. La valvule ne couvre pas tout
le trou ovale dans les divers âges du fœtus. Elle ne peut pas
par elle-même s'opposer au retour de tout le sang qui est entré dans l'oreillette gauche; mais c'est-là une discussion que
nous examinerons ailleurs; il s'agit ici de sa structure; elle
est décrite peu exactement par Harvei; la naissance & la forme de la valvule sont oubliées dans la description de cet Anatomiste.

Si les grandes veines ont un commerce entr'elles dans le
cœur du fœtus, il y a une communication qui n'est pas moins
remarquable entre les deux grandes artéres qui sortent du cœur.
La veine artérielle, dit Harvei, envoye une branche dans
l'aorte, cette branche est le canal artériel, mais ce n'est pas
du tronc de l'artére pulmonaire que sort ce canal; l'artére pulmonaire ne le produit, ajoûte cet Ecrivain, que lorsqu'elle

Remarques
sur la descrip-
tion du fœtus,
donnée par
Harvei.

s'est divisée en deux rameaux. Le canal marche obliquement pour s'aller jetter dans l'aorte.

Cette description n'est pas plus exacte que celle du trou ovale. Harvei ne parle point de la grosseur du canal artériel; il ne marque pas si ce tuyau à sa naissance a un plus grand diamétre qu'à son insertion; c'est sans fondement qu'il en fixe l'origine après la division de l'artére pulmonaire.

La description de Lower est superflue; ce n'est qu'une répétition de celle d'Harvei; il n'y a ajoûté qu'une figure où l'on ne reconnoît point le canal artériel. Needham l'a examiné plus soigneusement; il remarque que le canal artériel est plus gros que la veine artérielle, mais qu'il est plus petit que l'aorte; qu'à sa naissance il a un plus grand diamétre qu'à son insertion.

III.

Description du cœur du fœtus par Ridley.

RIDLEY a examiné le cœur du fœtus avec cette exactitude qui caractérise tous ses ouvrages. Cet Ecrivain a publié en Anglois quelques observations: c'est dans la trente-deuxiéme qu'il traite du trou ovale. Les Journalistes de Leipsic, juges toûjours équitables, ont rendu à cet ouvrage la justice qu'il mérite.

La valvule, dit Ridley, naît des bords du trou ovale. Mais de quel bord sort-elle? Cet Ecrivain en examinant cette valvule, ne paroît pas avoir posé le cœur dans sa situation naturelle; car, selon lui, elle est attachée au bord supérieur du trou, elle est pendante comme une espece de voîle, qui peut s'appliquer à la circonférence du trou.

Mais voici une nouvelle observation. A la partie inférieure de cette valvule il y avoit dans le cœur, dont il donne la figure, de petites cordes qui alloient aboutir à la veine pulmonaire; il les a observées constament dans les veaux, mais il les a cherchées ensuite inutilement dans le cœur de l'homme.

La situation de la valvule, continue Ridley, est variable; elle est différente selon que le fœtus a respiré plus ou moins de tems. Dans les fœtus dont les poulmons n'ont pas reçû l'air qui doit les animer, l'ouverture que laisse la valvule est fort grande; le sang de la veine-cave inférieure peut donc se dégorger, pour ainsi dire, à plein canal dans l'oreillette gauche.

Mais la valvule fait des progrès, le trou ovale diminue donc : il eſt repréſenté dans la ſeconde figure de Ridley comme une ouverture égale à la quatriéme partie de la valvule ; le ſang trouve donc un obſtacle dans cette ſoupape ; il doit par conſéquent ſe detourner en partie pour entrer dans le ventricule droit ; mais, ſelon Ridley, il marche auſſi avec une nouvelle impétuoſité par cette ouverture rétrécie.

Dans un fœtus né depuis trois ſemaines & ouvert par Ridley, la valvule laiſſoit une ouverture plus élevée, c'eſt-à-dire, que le bord de cette valvule étoit plus proche du bord de l'ouverture.

Enfin après avoir ſuivi tous les progrès de la valvule, cet Ecrivain la repréſente telle qu'elle eſt dans le cœur des adultes : il croit que s'il ne ſurvient quelque obſtacle elle ferme entiérement le trou ovale. Ce n'eſt que rarement qu'il a vû un reſte de cette ouverture long tems après la naiſſance dans les cœurs, dit-il, où ce paſſage n'eſt pas effacé : il y a donc toûjours un commerce entre les deux oreillettes ; le ſang de l'une paſſe dans l'autre.

Cette ouverture qui eſt dans la cloiſon n'eſt point ovale, ſelon Ridley. Il a raiſon s'il ne conſidere que la circonférence du trou autour de toute la membrane ; mais l'ouverture qui eſt entre le bord de la valvule & le bord du trou eſt véritablement ovale, ce n'eſt pas qu'elle n'approche plus ou moins de cette figure en divers tems, je veux dire qu'elle a ſeulement une figure circulaire un peu oblongue dans ſes premiers progrès.

De la différente étendue de la valvule, Ridley conclut qu'il n'entre pas toûjours dans l'oreillette gauche autant de ſang qu'on l'avoit cru ; il appuye ſon opinion ſur la ſituation des deux branches de l'artére pulmonaire ; il trouve une nouvelle preuve de ſon opinion dans le diamétre du canal artériel. Quand ce canal eſt vuide, dit Ridley, il ne paroit pas auſſi gros que l'aorte ; mais ſi on le remplit de quelque liqueur, il y a peu de différence entre leurs diamétres ; c'eſt ſurtout à l'origine de ce canal que ſon calibre approche beaucoup du calibre de l'aorte.

I V.

La ſtructure du cœur du fœtus paroiſſoit entiérement développée par ces travaux. Mais il s'éleva parmi nos Académiciens des diſputes ſur le cours du ſang. On demanda s'il

Obſervations faites ſur le cœur du fœtus à l'Académie des Sciences.

ne paſſoit pas de l'oreillette gauche dans l'oreillette droite? s'il ne couloit pas en grande quantité à travers les poulmons. Les eſprits excités par la nouveauté s'échaufferent ſur ces queſtions qu'on n'attendoit pas; le partage des ſentimens ramena les Anatomiſtes à l'examen du canal artériel & du trou ovale; de nouvelles recherches répandirent ſur ces routes de nouveaux éclairciſſemens; nous examinerons ailleurs le fonds de cette diſpute que l'animoſité aigriſſoit, & qui embrouilla ce qui paroiſſoit ſi clair. De cette obſcurité, qui jetta tant d'eſprits dans l'incertitude, il ſortit cependant des lumieres; elles éclairerent du moins les voyes du ſang, ſi elles n'en fixerent pas le cours. J'expoſerai ſeulement en général les nouveaux objets qui ſe préſenterent dans ces routes aux yeux des Anatomiſtes.

On détermina d'abord la naiſſance & la ſituation de la valvule. Suivant des recherches exactes cette digue appartient à l'oreillette gauche, mais elle ſort en partie du bord de l'oreillette droite. En partant de ce ſac elle forme un plan incliné, quand elle n'eſt point tendue; c'eſt alors un demi canal, ou une eſpéce de pont-levis qui eſt creux; l'embouchure eſt plus étroite du côté droit, elle eſt évaſée dans l'oreillette gauche.

La figure de la valvule étoit à peine connue. En l'examinant plus ſoigneuſement on vit que dans l'oreillette gauche elle avoit la forme d'un croiſſant, c'eſt-à-dire, que le bord flottant étoit circulaire, qu'aux deux côtés il s'élevoit deux cornes qui la ſuſpendent & qui l'empêchent de s'abbaiſſer entiérement. Ces cornes ne ſont pas également marquées & élevées dans tous les tems.

De la forme on paſſa à la ſtructure. On découvrit que cette valvule étoit compoſée de deux membranes; que l'une vient de l'oreillette droite, & que l'autre part de l'oreillette gauche; qu'en s'appliquant l'une à l'autre elles s'élevent; qu'elles ſont continues ſur le bord flottant de la valvule.

Ces deux membranes ne parurent pas former tout le tiſſu de la valvule; on découvrit dans leur duplicature des fibres muſculaires qui étoient perpendiculaires; on n'en marqua pas exactement l'uſage, mais ces fibres prouvent du moins que cette valvule eſt un organe actif.

Après ces découvertes on chercha l'uſage de la valvule, On demanda d'abord ſi c'étoit une véritable ſoupape. Quel-

ques-uns la regarderent comme une double membrane deſti-
née ſeulement à former le trou ovale, d'autres ſoûtenoient
que c'étoit une vraie digue : elle permettoit au ſang, diſoient-
ils, de paſſer dans l'oreillette gauche, & s'oppoſoit au retour
de ce fluide ; quelques-uns qui balançoient entre les deux partis lui donnerent le nom de *membrane valviforme* ; ce nouveau
nom étoit-il néceſſaire ? pouvoit-il éclaircir la queſtion ?

Pour déterminer l'uſage & le nom de cette valvule, il falut revenir à la ſtructure. On examina donc l'étendue de cette
digue ; peut-elle couvrir toute l'ouverture du trou ovale ? Selon les préparations de M. Meri elle laiſſoit, même apres la
naiſſance du fœtus, un intervalle libre entre ſon bord flottant
& le bord du trou ; ſelon d'autres elle le couvroit entiérement.

L'expérience décida ſur ces opinions. Elle montra qu'il y a
toûjours un eſpace ouvert de tous côtés entre les bords du
trou & de la valvule ; qu'il eſt moins grand dans les fœtus
avancés ; que la valvule croît peu à peu ; que le croiſſant s'éleve
enfin au-deſſus du trou, & peut le boucher entiérement.

Cet accroiſſement reconnu ne termina pas les diſputes. On
eut recours à de nouvelles expériences ; on remplit d'air l'o-
reillette gauche ; quelques-uns crurent que la valvule appliquée par cet air au trou ovale le fermoit entiérement ; mais
cette expérience en attira une autre ; on injecta de l'eau dans
l'oreillette gauche, elle paſſa ſans difficulté dans l'oreillette
droite.

Malgré ces expériences, chacun reſta dans ſon opinion.
Ceux qui vouloient ériger en valvule cette double membrane,
diſoient qu'elle cédoit facilement lorſqu'elle étoit pouſſée par
le côté droit, & que l'ouverture s'agrandiſſoit ; mais les autres
aſſuroient qu'elle s'enfonçoit dans l'oreillette droite lorſqu'elle
y étoit pouſſée par une force qui agiſſoit du côté gauche ; qu'elle
formoit alors une ſaillie ou une boſſe dans cette oreillette, que
le bord même paſſoit dans cette cavité.

Ces recherches & ces diſputes éclairerent donc la ſtructure du
cœur ; ce fut le ſeul fruit qu'elles produiſirent : mais elles ne déciderent point la queſtion. Pour déterminer donc le cours du ſang,
on examina les autres parties du cœur du fœtus : on tâcha ſur-
tout de déterminer les capacités, des ventricules, des oreillettes,
& des vaiſſeaux. Ce fut ſur-tout le diamétre différent des artéres
qui occupa M. Meri : mais les préparations ſeches lui en impoſę-

rent. Les observations qu'on fit en divers fœtus ne déciderent rien.

Nous entrerons ailleurs dans un plus grand détail : la structure est le seul objet que nous nous proposons ici ; celle du canal artériel ne fut point déterminée avec exactitude ; on prouva seulement qu'il est presque aussi gros que le tronc de l'artere pulmonaire.

V.

Observations de M. Saltzmann.

LES disputes qui s'éleverent parmi les Academiciens de Paris exciterent la curiosité de divers Anatomistes. Les uns les embrouillerent encore, en y ajoûtant de nouvelles erreurs, que quelques uns adopterent ; d'autres, plus éclairés, chercherent dans la nature la verité qui s'obscurcissoit ; mais on n'a pas apprécié tous les differens travaux que ces disputes ont produit ; on les cite presque tous avec éloges : le nom, l'autorité les accréditent, & perpetuent de fausses idées.

M. Saltzmann, en 1714. publia une dissertation sur le cours du sang dans le fœtus. Il décrit dans ce petit ouvrage le trou ovale & sa valvule : il tâche d'en déterminer l'usage ; mais la situation qu'il donne à cette ouverture ne répond pas à l'exactitude qu'on devoit attendre de lui.

» Le trou ovale, dit cet Ecrivain, est placé d'un côté, entre
» la veine-cave superieure & la veine-cave inferieure, au des-
» sous du tubercule ; il paroît cependant appartenir à l'une de
» ces veines plûtôt qu'à l'autre.

» Au côté gauche, ce trou est situé vers l'extrémité de la
» veine pulmonaire. L'extrémité, ajoûte-il, qui est proche du
» ventricule gauche, ou, pour mieux dire, cette ouverture est
» entre l'oreillette droite & la veine pulmonaire : de sorte que
» la veine-cave s'ouvre ou s'abouche immédiatement dans le
» trou ovale.

Il semble que M. Saltzmann ait cherché à répandre de l'obscurité sur des objets que la nature nous présente clairement : il y a une claison qui sépare les deux oreillettes : cette cloison est percée, l'ouverture se nomme le trou ovale ; les veines pulmonaires & les veines-caves sont des canaux entiérement séparés de ce trou.

» Le trou ovale, continue M. Saltzmann, est formé par deux
» cercles appliqués en partie l'un à l'autre ; l'un est du côté de

» l'oreillette droite, l'autre est du côté de l'oreillette gauche ;
» dans leur milieu ces cercles laissent une ouverture ». Mais
est-il bien certain qu'il y ait deux cercles qui forment le trou
ovale ? Au contraire n'est-il pas composé d'un seul faisceau de
fibres, qui sont communes aux deux oreillettes ?

Selon M. Saltzmann, « le diamétre du trou ovale est tel que
» le petit doigt peut y passer : ce trou, ajoûte-t-il est plus large-
» que le calibre de l'aorte ; mais il est plus étroit du côté de
» la veine pulmonaire que du côté de l'oreillette droite.

A chaque pas cet Ecrivain tombe dans quelque erreur. Le
trou ovale, c'est-à-dire l'espace qui est renfermé entre les bords
circulaires des fibres charnues, n'est pas plus grand d'un côté
que de l'autre : mais l'ouverture formée par le bord de la valvule, & par le bord superieur des fibres charnues circulaires,
est plus petite que l'espace qui est renfermé dans tout le cercle
qu'elles forment.

Je ne sçai ce que prétend M. Saltzmann quand il dit « que
» la partie superieure du trou ovale a un bord fort remarqua-
» ble ; que ce bord empêche que le sang qui vient de la veine-
» cave ne s'échape vers le haut du trou ; qu'au contraire la
» partie inferieure est plus applanie, & permet au sang un
» passage plus libre.

Voici sans doute à quoi se réduit ce que M. Saltzmann a entrevû & exprimé si obscurément : la valvule dans son relâchement est inclinée vers le côté gauche ; elle forme un demi
entonnoir plus évasé dans l'oreillette droite.

» La valvule, continue M. Saltzmann, a une figure semi-lu-
» naire ; elle est membraneuse ; son tissu est ferme, son étendue
» est plus grande que celle du trou ovale ; quand elle est dila-
» tée, elle le couvre entiérement : abandonnée à elle-même,
» elle n'en couvre qu'une partie.

Chacune de ces propositions est fautive. La première est
une nouvelle erreur ; la valvule n'a-t-elle qu'un tissu membraneux ? ce tissu est-il ferme dans le fœtus ? l'étendue de cette
membrane est-elle plus grande que l'étendue du trou ovale
dans les cœurs de tout âge ? il est bien étonnant qu'un homme
si célébre ait répandu tant de faussetés dans un ouvrage destiné
à l'instruction des Etudiants, & qu'il les ait exposées avec tant
d'assurance aux yeux des sçavants.

V I.

Je ne placerai pas parmi les travaux de l'Academie les recherches de M. *Rouhault*. Elle ne les a point adoptées, quoiqu'elles ne renferment que la doctrine de M. Meri mise dans un nouveau jour. Il paroit même qu'elle les a rejettées sur le témoignage de M. Winslow, qui en a fait une longue critique : mais malgré la décision de cet Anatomiste, divers Ecrivains les citent. Ce traité mérite-t-il une place parmi les ouvrages qui ont répandu quelque lumiére sur la structure du cœur ? c'est ce que nous allons examiner.

Dans l'épaisseur de la cloison, il y a, dit M. Rouhault, deux plans de fibres charnues ; ils descendent, en se croisant, de la partie superieure de la cloison : arrivés à la partie moyenne, ils se divisent & forment deux pilliers charnus ; ces deux pilliers se terminent à la partie inferieure de la cloison ; l'un va s'attacher près du ventricule droit, l'autre au coté opposé : ils laissent donc entr'eux une ouverture qu'on nomme le trou ovale.

Cette description a été dictée à M. Rouhault par M. Meri ; elle n'est pas pour cela plus exacte : les fibres des deux plans ne forment pas en descendant deux pilliers, qui s'écartent l'un de l'autre, & qui en continuant de s'écarter aillent s'insinuer à des parties opposées : d'ailleurs, d'où descendent ces pilliers, qu'est-ce que M. Rouhault appelle la partie superieure de la cloison ?

Une telle ouverture formée par l'écartement des fibres ne se seroit jamais fermée, dit M. Rouhault, si la nature n'y avoit préparé une membrane destinée à remplir l'intervalle des pilliers. Cette membrane n'est que la partie inferieure de la cloison, elle s'éléve vers la partie superieure, selon M. *Tauvri* ; elle n'est pas plus étendue que le trou ovale ; ainsi elle s'en écarte facilement, mais elle s'approche plus ou moins du bord de ce trou, selon que le fœtus est plus ou moins éloigné de son terme ; c'est ce que diverses observations m'ont appris ; ainsi il passe plus de sang par ce trou dans le fœtus de six à sept mois que dans ceux qui sont proches de leur terme. Cette valvule, quoique fort mince, est composée de deux membranes ; entr'elles sont des fibres charnues, qui marchent de la partie inferieure vers la superieure.

Le

Le côté droit de la valvule n'eſt pas une production de la partie inférieure de la cloiſon, il y a une ſéparation entr'elles; cette membrane ne pourroit donc être qu'une ſuite du plan fibreux qui forme la paroit mitoyenne du ſac gauche, mais il eſt certain que la valvule ne vient pas du contour inférieur du trou ovale, il n'y a, entre ce bord & les fibres muſculaires de la valvule, aucune liaiſon que celle qui vient du contact.

Après la deſcription de la valvule, M. Rouhault vient aux ventricules du cœur. Le ventricule droit, dit-il, eſt de moitié ou environ plus grand que le ventricule gauche, mais le gauche a beaucoup plus de force : cet excès de force, ſelon M. Buſſiere, eſt tel, que la force du ventricule gauche eſt à celle du ventricule droit, comme *trois* à *un* : mais ſi ce rapport peut être tel dans le cœur des adultes, il eſt bien différent dans le cœur du fœtus; le ventricule gauche n'eſt pas plus épais que le ventricule droit, on ne trouve pas même, ſelon M. Haller, une grande différence, dans la denſité de leurs parois, quelques mois après la naiſſance.

Les préparations de M. Meri avoient été une ſource de difficultés; on lui reprochoit de forcer les parties qu'il deſſéchoit, on en appelloit au cœur dans l'état naturel. M. Rouhault, diſciple de M. Meri, nous apprend que M. Meri lioit les iſſues du cœur, qu'enſuite il le gonfloit, & le faiſoit ſécher. Or dans cet état, dit M. Rouhault, plus les fœtus ſont avancés en âge, moins le bord de la valvule eſt éloigné du bord ſuperieur du trou : jamais dans des fœtus qui ont reſpiré quelque tems, cette préparation n'a pû éloigner ces deux bords. Le bord de la valvule couvroit tout le trou ovale ſans y être attaché par ſon croiſſant; il s'enſuit de-là, dit-on, que les préparations de M. Meri ne changent point l'état naturel des parties du cœur.

VII.

M. Morgagni a fait quelques obſervations ſur le canal artériel & ſur la valvule. Il reproche à *Manget* de n'avoir pas fixé l'inſertion de ce canal dans l'aorte; il étoit cependant néceſſaire de connoître cette inſertion & ſa forme, pour entendre les diſputes qui s'étoient élevées ſur le cours du ſang dans le cœur du fœtus.

C'eſt la valvule qui a ſur-tout attiré l'attention de M. Morgagni. Il dit d'après Cowper, qu'elle ferme quelquefois trop tôt

Remarques de M. Morgagni, & de M. Nicolas, ſur le canal arteriel, & ſur la valvule.

le trou ovale , & quelquefois trop tard. Il assure que dans les vieillards même le bord de la valvule ne se colle pas toûjours au bord du trou, qu'il reste entre-deux une espece de sac, qu'à l'entrée de ce sac le bord de la valvule est plus ferme que dans le fœtus.

Souvent, ajoûte M. Morgagni, il reste un passage libre dans le fond de ce sac ; on peut y faire passer l'extrémité du manche d'un scalpel. Dans une femme de quarante ans, dit cet Anatomiste , je pouvois introduire le bout du petit doigt par cette issue ; l'ouverture de ce sac étoit plus évasée dans l'oreillette droite.

Cette observation paroît contraire à celle de M. de *Litre.* Dans un cœur qu'il avoit examiné , l'ouverture de ce sac étoit plus évasée du côté de l'oreillette gauche. M. Morgagni concilie ces contradictions apparentes ; d'ailleurs il peut se présenter en divers sujets des constructions differentes : il est toûjours certain , comme le dit cet Ecrivain , que l'ouverture de ce sac est plus large que le fond.

Le sac observé par M. Morgagni est-il constant ? on ne sçauroit douter qu'on ne le trouve en beaucoup de cœurs ; mais quelquefois dans ces corps, même peu âgés , on n'en voit aucun vestige. Lorsqu'il reste une ouverture, ou une communication entre les deux oreillettes, je n'ai apperçu en certains sujets qu'un petit trou dans l'oreillette droite ; mais tout cela prouve seulement, que la nature varie dans le méchanisme qui ferme le trou ovale.

Mais si dans l'oreillette droite , sous le bord superieur du trou ovale on trouve un cul-de-sac , on voit quelquefois un vrai sac dans l'oreillette gauche. Si on passe un stilet par le petit trou qui reste entre les cornes, on peut le promener entre la valvule & la cloison sans pénétrer dans l'oreillette droite. Cet entre-deux forme une espece de bourse dont l'ouverture est entre les cornes. On diroit que toute la valvule est montée au-dessus du trou ovale sans se coller à la cloison.

La valvule laisse-t-elle passer le sang de l'oreillette gauche dans l'oreillette droite dans le fœtus ? Nous serions plus éclairés sur le commerce de ces deux sacs, si M. Morgagni avoit voulu décider la question. Mais ce grand Anatomiste , occupé surtout de la structure, qui doit être le guide des physiciens, nous a seulement donné sur ce sujet quelques observations que nous allons rapporter,

Dans les veaux j'ai toûjours observé, dit M. Morgagni, que la valvule étoit fort simple du côté de l'oreillette gauche. Lorsque par le sac droit je poussois un stilet contre cette valvule, elle tomboit comme d'elle même dans la cavité du sac gauche ; mais si je la pressois en sens contraire, elle ne cedoit pas avec la même facilité à l'impulsion. De petits cordages attachoient les bords de la valvule à la partie anterieure de la veine pulmonaire ; une de ces cordes étoit plus grosse que les autres : elles ressembloient à celles qui attachent les valvules mitrales aux petites colonnes. C'est en vain que j'ai cherché dans les chiens ces cordes que j'ai observées dans le veau.

La membrane qui ferme enfin le trou ovale n'est point une valvule, selon M. Meri ; d'autres, qui l'ont suivi, ont refusé le même nom à cette membrane. M. Winslow l'appelle *membrane valviforme*. Mais, dit M. Morgagni, à quelle membrane donnera-t-on le nom de *valvule*, si on ne le donne pas à celle-ci ? Voilà donc la valvule du trou ovale réhabilitée par le juge le plus éclairé.

Enfin, la figure du trou ovale a été déterminée exactement par M. Morgagni. Les faux noms & les fausses idées se perpétuent souvent dans les écrits mêmes des Anatomistes : *Fabrice* avoit observé que le trou de communication n'étoit pas ovale. *Ridlei* avoit confirmé cette observation : selon eux, le trou est veritablement rond. M. Morgagni paroît donner son suffrage à ces Anatomistes.

La source des découvertes s'épuise peu à peu ; mais ceux qui examinent les objets les mieux connus y trouvent toûjours quelque chose qui a échappé aux yeux des autres. M. Nicolaï a examiné la direction du trou ovale ; elle est la même, dit-il, que celle de la veine-cave inferieure, c'est-à-dire, que ce vaisseau aboutit presque à cette ouverture. Par cette direction il détermine le cours du sang : elle prouve, dit-il, qu'une portion du sang passe de la veine ombilicale dans l'oreillette gauche.

Des loix de l'œconomie animale, M. Nicolaï conclut qu'il étoit nécessaire que dans le fœtus le cœur n'eût qu'une oreillette, & un ventricule. Le fœtus, dit-il, a proportionément plus de sang que l'adulte. Ce fluide doit passer par un chemin plus long, c'est-à-dire, par les vaisseaux du *placenta* ; il a à surmonter de plus grandes résistances. La force réunie des oreillettes & des deux ventricules favorise son cours. Il est vrai que ces quatre agents concourent à pousser le sang dans l'aorte ; car les deux oreillettes le poussent dans le ventricule gauche, & les deux ventricules le poussent dans l'aorte.

VIII

M. VATER a examiné le méchanisme qui ferme le trou ovale. Cette ouverture, dit-il, & la membrane qui la couvre, n'ont pas échappé aux recherches de Galien ; c'est en général la respiration qui éléve cette valvule. Pour le prouver, M. Vater rappelle les observations de Ridley ; mais il s'ensuit seulement de ces observations que l'élévation de la valvule est différente en divers tems.

Le tems dans lequel la valvule ferme le trou ovale ne sçauroit être déterminé, selon M. Vater ; dans divers cœurs cette ouverture se bouche, tantôt plûtôt, tantôt plus tard. Je conserve, ajoûte-t-il, deux cœurs, l'un d'un enfant d'un an, l'autre d'un enfant de quinze semaines ; dans le premier cœur, le trou ovale est ouvert & est traversé par une fibre charnue ; dans l'autre, le trou & le canal artériel ne sont point fermés.

C'est sur ce que M. Vater a vû dans ces cœurs, qu'il détermine la maniere dont le trou ovale se bouche insensiblement. La fibre transversale, trouvée dans le premier cœur montre, selon cet Ecrivain, le méchanisme dont la nature se sert pour fermer un tel passage. Cette fibre, ajoûte-t-il, est fortement attachée aux deux côtés du trou.

On pourroit croire qu'elle n'est qu'une production fortuite ; peut-être que le trou ovale auroit toûjours été ouvert dans ce cœur. Mais, continue M. Vater, la conformation du cœur dans l'enfant de quinze semaines démontre le contraire ; le trou ovale est presque couvert de sa membrane ; il y a une suture fibreuse qui en lie les bords : je l'ai vûe dans d'autres cœurs & dans ceux de veau. Il est donc certain que le trou ovale n'est bouché que par les fibres charnues qui se détachent de ses côtés.

Une telle conséquence est trop précipitée. Il est faux que les fibres laterales des bords se détachent, & viennent se répandre sur toute la surface de la valvule : la fibre charnue observée par Vater étoit ou un jeu de la nature, ou une fibre transverse qui bordoit la valvule. Cet Ecrivain devoit-il s'arrêter à deux observations équivoques ? ne devoit-il pas examiner la structure du trou ovale dans les adultes ?

M. Trew a publié un traité sur les organes particuliers au fœtus : parmi ces organes le trou ovale mérite la premiere place. Cet Anatomiste a examiné les divers états de cette ouverture en divers âges, & la maniere dont elle se bouche : si les découvertes & la clarté étoient attachées au nombre des figures, nul ouvrage ne seroit plus original ni plus lumineux. Mais si M. Trew a bien vû tous les replis du cœur, le dessinateur les a mal représentés : quand on a étudié exactement les diverses parties du cœur sur le cœur même, à peine les reconnoît-on dans les figures de cet Ecrivain : par un excès d'exactitude, il a fait dessiner le cœur, le trou ovale, le canal artériel en diverses situations, qui entraînent nécessairement de la confusion. Deux figures, qui auroient bien montré ces parties dans leur situation naturelle, auroient été plus instructives.

Les difficultés excusent les défauts que je reproche aux figures de M. Trew ; on est bien dédommagé par le reste de l'ouvrage qui est plein de sçavoir. Je ne rapporterai ici que ce qui lui est particulier. M. Meri avoit dit que la valvule se jette dans l'oreillette droite : mais alors, dit M. Trew, elle est forcée, ou lâche, ou repliée. Il soutient que quand elle est tendue également, elle couvre tout le trou ovale : il a vû la membrane appliquée exactement à tout le contour de cette ouverture dans deux cœurs qu'il avoit remplis de cire, & qu'il avoit fait dessécher après les avoir injectés. Il s'ensuit de-là, selon lui, que lorsque les oreillettes sont pleines, la valvule s'applique exactement à toute l'étendue du trou ovale.

» L'ouverture dans le fœtus né devient peu-à-peu plus pe-
» tite ; les bords du trou & de la valvule grossissent, c'est-à-dire,
» qu'ils prennent plus d'épaisseur. Il n'est donc pas surprenant
» que le tissu de ces deux parties qui se touchent, devienne
» une substance continue. Les fibres observées par M. Vater,
» paroissent très-propres à seconder cette union : si la disposi-
» tion des fibres ne permet pas à ces parties de se resserrer ; si
» ces fibres manquent, ou si la face postérieure de la mem-
» brane est trop foible, le trou ovale & la valvule ne se colle-
ront point. » Mais dans cette explication il y a plusieurs suppositions arbitraires : M. Trew, non plus que M. Vater, n'a pas
assez consulté la forme du trou ovale dans les adultes.

Les matieres ne s'épuisent que difficilement : après que j'eus fouillé dans tant d'ouvrages, parut le sixiéme volume du Commentaire de M. Haller. Nous devons à cet Ecrivain, dont la litterature est si vaste, des observations instructives; les unes sont puisées dans les écrits de divers Anatomistes, les autres sont le fruit de ses propres travaux : il détermine d'abord la position du trou ovale : *In pariete intergerino posterioris & dextri sinis dextri sinus, dextro pariter & anteriori fine, vestigium leniter cavum omninò ovale est.*

» La moitié du bord, c'est-à-dire, la partie superieure, est envi-
» ronnée d'une éminence que Lower a prise pour un tubercule,
» de même que *Cheselden*, c'est l'isthme de M. Vieussens: » mais qu'est-ce que cette éminence ? est-ce tout le bord superieur du trou ovale, qui est plus épais que le reste de la cloison, & qui par conséquent a un peu de saillie ? n'est-il pas certain que la partie inferieure a aussi un peu plus de volume que les fibres qui l'environnent, quoique M. Haller dise le contraire ? Pour ce qui est de l'isthme de M. Vieussens, & du tubercule de Lower, ce n'est que cette partie, qui dans l'oreillette est entre le tronc superieur & le tronc inferieur de la veine-cave.

» La valvule, dit-il, est posée obliquement. La partie infé-
» rieure est posterieure. » Ces paroles ont besoin d'éclaircisse-
mens; elles signifient que de l'oreillette droite, la valvule passe dans l'oreillette gauche; elle est donc oblique : mais cette obliquité n'est remarquable que dans le fœtus : dans l'adulte, c'est un couvercle appliqué au contour du trou.

Le trou de la cloison, dit M. Haller, est rond en général; le trou ovale n'est que l'ouverture qui est entre l'isthme & le bord flottant : cette ouverture diminue dans le fœtus qui approche de son terme, selon Meri, Cyprian, & Rouhault, c'est-à-dire, que la distance qui est entre le bord du trou & le bord du croissant, devient plus petite : il y a apparence que cet éloignement diminué a fait dire à Ridlei que le trou s'avance de la partie inferieure vers la superieure, par les progrez de l'âge; cette élévation successive n'est pas avouée par M. Haller, mais la valvule monte; ainsi le trou ovale doit paroître monter.

» Selon Rouhault, les fibres musculaires sont perpendicu-
» laires. Il y en a un double rang. Mais M. Haller, ne cite pas exactement ce que Rouhault a écrit au sujet de ces fibres qui forment le trou de communication. Il ne dit point qu'elles soient perpendiculaires, & elles ne le sont pas.

M. Haller ajoûte que les fibres de la valvule, selon M. Du-

vernei, ont un double rang. Cet Anatomiste est le seul qui ait
doublé ces fibres ; on ne sçauroit en démontrer deux couches
dans le cœur humain.

La valvule, continue M. Haller, peut couvrir toute l'étendue
du trou ovale : tel étoit, dit-il, le sentiment de Galien &
d'Harvei ; c'est ce que plusieurs Anatomistes ont observé : Duvernei, Tauvri, Adeser, Winslow, & Lieutaud, assurent que la
valvule retient l'air dans l'oreillette gauche gonflée : l'anatomie
comparée confirme les observations de ces Ecrivains. Mais
est-ce pendant tout le séjour du fœtus dans le sein de la mere
que la valvule atteint jusqu'à la partie superieure du trou
ovale ? il est certain que dans les premiers tems il y a un
espace entre le bord superieur du trou & le bord du croissant.

Divers Ecrivains ont donné des figures de la valvule & du
trou ovale : M. Haller décide du mérite de ces figures. Il n'est
pas surprenant que celles de Botal lui ayent paru mauvaises ;
celles de Du-Laurent, de Spigel, de Meri, sont meilleures : mais
il faut avouer qu'il y a de grands défauts, de même que dans
beaucoup de celles de M. Trew.

Lancisi parle d'une bande musculaire, qui est, selon lui,
au-dessous de l'ouverture. M. Haller n'a jamais vû cette bande,
qui n'est sans doute que le bord du croissant. Elle concourt,
selon M. Lancisi, à fermer le trou ovale ; mais comment y
contribue-t-elle ?

I X.

Ce qui devoit être le fondement des conjectures de M. Vater n'a pas été négligé par M. Le Cat, il a observé la forme du
trou ovale dans les adultes ; voici ce qu'il a fait insérer dans
les Transactions Philosophiques, sur ce sujet.

J'ai ouvert, dit M. Le Cat, un grand nombre de cadavres
d'hommes, mais dans aucun je n'ai trouvé que le trou ovale
fût ouvert ; le plus vieux, en qui j'aye vû un reste d'ouverture
dans ce passage, étoit un garçon de quinze ans.

Mais parmi vingt femmes dont j'ai examiné le cœur, il y
en avoit sept dans lesquelles le trou ovale n'étoit pas fermé :
la forme & les adhérences de la valvule étoient fort différentes en chaque cœur ; on peut cependant réduire ces variétés à trois especes que j'ai exprimées dans six figures.

Dans la premiere, on ne voit que la membrane simple qui

couvre le trou ovale, & qui laisse une ouverture à la partie supérieure ; mais dans la seconde figure qui représente la valvule vûe du côté gauche, cette membrane paroît enfoncée pour que les bords du trou soient plus visibles ; les cornes sont fort longues & assez raprochées.

La seconde espece approche davantage de la figure d'un entonnoir dans l'oreillette droite, mais dans l'oreillette gauche, la valvule commence à former une patte d'oye par ses différentes attaches qui ressemblent à celles des valvules mitrales.

Ce n'est que par le plus ou le moins que la troisiéme espece diffère des autres : la valvule a dans l'oreillete droite une forme qui ressemble plus exactement à un entonnoir ; & dans l'oreillette gauche, la patte d'oye est plus composée.

Il seroit à souhaiter qu'en faisant ces observations, M. Le Cat eût examiné la structure du trou ovale ; il auroit distingué les fibres qui appartiennent aux bords, de celles qui forment la valvule : à ne consulter que les figures qu'il a fait graver, on croiroit que les fibres de la valvule s'étendent transversalement sur les côtés du trou ovale, & que celles des cornes s'épanouissent.

Cependant les fibres charnues des bords ne se détachent point pour couvrir l'ouverture. Il est vrai, comme le dit M. Le Cat, qu'on voit une espece de patte d'oye ; la fourche formée par les cornes dans l'oreillette gauche, paroît soutenue par un pilier musculeux ; du côté du pilier sortent des pacquets fibreux, ou des bandes musculaires transversales ; mais on ne les voit que du côté qui regarde la base du cœur : le pilier n'est point dans la valvule, c'est le bord lateral du trou ovale, le bord, dis-je, qui est le plus proche des ventricules. Les pacquets musculeux qui font la patte d'oye se détachent de ce bord : il paroît que dans la valvule, la corne qui est sur le haut de ce bord ne fait que monter, & c'est l'autre corne qui s'en raproche, quand le trou ovale se ferme.

Des observations de cet Anatomiste, on peut conclure que dans les femmes le trou ovale se trouve ouvert plus souvent que dans les hommes ; mais il est bien surprenant que dans un grand nombre de mâles, cette ouverture lui ait toûjours paru fermée ; car j'en ai trouvé peu en qui la valvule fût totalement réunie aux bords : il reste presque toûjours dans l'entre-deux un petit passage qui peut recevoir la tête d'une grosse épingle.

X.

X.

L e canal artériel paroît avoir moins occupé les Anatomistes que le trou ovale, cependant il est beaucoup plus essentiel ; lui seul peut soûtenir la vie du fœtus. Sans m'attacher à la suite des Ecrivains ou de leurs ouvrages, je vais rapporter diverses remarques qu'ils ont faites sur ce vaisseau.

Tauvri & d'autres ont observé que le tronc du canal artériel étoit plus grand que les deux rameaux de l'artére pulmonaire, mais le tronc de cette artére est plus grand que le tronc de l'aorte ; cette inégalité, selon M. Haller, ne va pas cependant aussi loin que Meri l'a cru. Tauvri rapporte quelques observations contraires à celles de cet Anatomiste.

Rouhault a ajoûté peu de chose à la description donnée par M. Meri ; mais il est entré dans un plus grand détail. L'artére pulmonaire, dit-il, est double de l'aorte dans le fœtus de six à sept mois ; le canal de communication est une branche de l'artére pulmonaire, il est plus grand, qu'aucun des autres deux rameaux, & il est presque égal au tronc de l'aorte ; le calibre de ce tuyau diminue à mesure que le fœtus avance en âge, & que le trou ovale devient plus petit ; en même temps l'aorte & les deux branches pulmonaires acquierent plus de capacité. Pour ce qui est du tissu du canal, il est bien différent du tissu des artéres ; il est plus fragile.

Nicolaï confirme les observations de ces Ecrivains sur le diamétre du canal. Il est si gros, dit-il, qu'on peut le confondre facilement avec le tronc de l'artére pulmonaire ; cependant j'ai remarqué quelques variétés dans ce canal ; je l'ai vû dans divers fœtus beaucoup plus petit qu'en d'autres : je l'ai trouvé si petit il y a quelque temps, qu'on pouvoit à peine le distinguer.

L'origine de ce canal a partagé les Anatomistes. Suivant Saltzmann, il sort de la racine de l'artére pulmonaire, avant qu'elle se divise pour se rendre au poulmon ; on peut dire, ajoûte-t-il, que cette artére se partage en trois branches, l'une est le canal de communication, elle est à la partie supérieure, les deux autres, qui sont les artéres pulmonaires, sont inférieures.

D'autres Anatomistes ont assuré que le canal artériel vient de la bifurcation même de l'artére pulmonaire ; mais on

Remarques de divers Anatomistes sur le canal artériel.

aſſure que ce vaiſſeau vient de la branche gauche de l'artére pulmonaire. M. Heiſter a adopté cette obſervation. Il eſt certain que dans les adultes ce canal ne ſort pas du tronc de l'artére pulmonaire ; il eſt une diviſion de la branche gauche.

Mais, ajoûte Glaſſius, des recherches exactes m'ont prouvé que le canal artériel ne vient ni de l'artére pulmonaire gauche, ni du milieu du tronc de la veine artérielle. Il part préciſément du tronc de cette artére dans l'endroit où il ſe diviſe. A ſa naiſſance il eſt plus proche de la branche gauche que de la droite ; c'eſt ce que cet Ecrivain a vû pluſieurs fois, mais ſurtout dans un cœur préparé par Caſſebomius, c'eſt-à-dire, comme le remarque Glaſſius, que le canal artériel eſt une troiſiéme branche poſée entre les deux branches de l'artére pulmonaire.

La groſſeur de ce canal eſt telle à ſon origine qu'elle ſurpaſſe de beaucoup le calibre des deux artéres pulmonaires. En approchant de l'aorte, ce vaiſſeau ſe rétrécit peu à peu ; l'embouchure par laquelle il s'anaſtomoſe avec l'aorte eſt beaucoup plus étroite que l'orifice qu'il a à ſa naiſſance ; c'eſt ce que Needham avoit remarqué.

Ce canal eſt tellement ſitué, dit Nicolaï, qu'il va s'inſérer obliquement ſous la courbure de l'aorte. Entre ſon origine & ſon inſertion, ſelon l'obſervation de Drake, il eſt long de deux travers de doigt ; il n'eſt pas auſſi étendu dans les animaux ruminants ; Tauvri nous a donné quelques conjectures ſur cette différence.

Nicolaï fixe l'inſertion du canal artériel ſous la courbure de l'aorte ; mais Caſſebomius marque cette anaſtomoſe avec plus de préciſion : il dit que c'eſt ſous l'arc deſcendant qu'il entre dans cette artére ; cependant cette inſertion pouvoit être déterminée plus exactement, comme nous le verrons ailleurs.

La longueur du canal eſt moindre, ſelon M. Saltzmann : elle eſt, dit-il, d'un travers de doigt, ou environ. Cette meſure eſt plus exacte que celle de Nicolaï. Pour ce qui eſt de l'inſertion, M. Saltzmann la fixe au tronc deſcendant de l'aorte, non loin de la divarication de cette artére & de la ſouclaviere gauche ; le canal, ajoûte cet Ecrivain, ſe courbe en s'uniſſant obliquement à l'aorte, qui après cette union a un plus grand calibre qu'à ſa racine ; c'eſt une obſervation de M. Meri & de M. Rouhault.

M. Saltzmann dit que le tiſſu du canal artériel eſt le même

que celui des autres artéres ; mais M. Duverney démontra à l'Académie que la substance de ce canal étoit plus fragile, qu'elle se déchiroit aisément.

Le canal artériel marche directement vers l'aorte dans le fœtus, selon M. Haller ; mais, ajoûte-t-il, dès que la respiration anime les poulmons, l'aorte s'éleve, le conduit prend une situation oblique ; le cours du sang y seroit donc rétrograde, comme il paroît par la figure qui est dans les écrits de M. Cheselden ; le sang doit donc couler par les artéres du poulmon.

Voilà ce qui contribue à fermer le canal artériel, selon M. Vater ; ce n'est pas, ajoûte-t-il, la sécheresse, qui, en rétrécissant ce tuyau en efface la cavité, car elle se remplit d'une matiere blanche qui ressemble à une espece de moële. Cependant on ne sçauroit nier que ce canal ne se desséche ; il devient fort mince, sur-tout au milieu ; si l'on y trouve quelque liqueur coagulée, ce ne peut être qu'une espece de lymphe.

M. Trew a représenté le canal artériel dans sa situation naturelle ; on voit au-dessous la branche droite de l'artére pulmonaire, l'extrémité du canal paroît plus grosse que le reste. Est-ce une faute du dessinateur, ou ce tuyau avoit-il réellement plus de capacité à son insertion qu'à son origine ?

Cet Ecrivain a rapporté la description que M. Bernhard en a publiée en 1733. « Ce canal, dit cet Ecrivain, est parallele » dans tout son cours au canal de l'aorte ; il se courbe de » même ; à son insertion il forme un angle très-aigu avec elle, » presque dans toute son étendue il la touche. » Mais est-il bien certain que le canal marche parallelement avec l'aorte ? Pour la suivre ne devroit-il pas former une crosse qu'il ne forme point ?

Selon M. Trew, il y a une membrane à l'entrée & la sortie du canal artériel, c'est, dit-il, une production de la membrane interne ; elle ne forme pas, selon lui, une vraie valvule, & elle n'est pas dans tous les sujets de la même étendue ; sa figure est celle d'une petite lancete.

L'autre membrane, c'est-à-dire, celle qui est à l'insertion du canal artériel, ne mérite pas non plus le nom de valvule ; elle est formée de même que la précédente par un repli de la tunique interne du canal. « La figure de cette membrane, » ajoûte-t-il, n'approche pas, selon mes observations, de celle

Y ij

» qu'en a donné Agricola dans le Commerce littéraire en
» 1735. Selon la troisiéme figure, la membrane est vers l'aorte
» descendente, & selon la quatriéme elle est proche de l'arc ;
» celles que j'ai examinées approchoient plus de la derniere. »

Le canal n'a pas la même disposition dans le fœtus & dans
les enfans qui ont respiré, ou dans les adultes. Ce changement de direction a été expliqué par Vater & par M. Bernhard ;
ils l'attribuent l'un & l'autre à la respiration. Le tronc de l'artére pulmonaire, dit M. Bernhard, est tiré en arriere quand
les poulmons s'enflent ; mais parce que la branche droite est
sous le canal, c'est une nécessité que ce même tronc soit tiré
aussi vers le côté droit. Ce canal est donc comprimé, c'est-là
ce qui commence à le fermer.

Il est faux au reste, ajoûte M. Trew, qu'il se séche seulement en diminuant ; il se ferme sur-tout, selon les soupçons
de cet Ecrivain, parce que les tuniques augmentent en épaisseur vers la cavité.

M. Haller est le dernier qui ait décrit le canal artériel ; sa
description renferme peu d'observations Anatomiques qui ne
se trouvent pas dans d'autres Ecrivains ; il regarde avec plusieurs ce canal comme une continuation du tronc de l'artére
pulmonaire. Pour mieux exposer ses idées, je rapporterai ses
expressions : *Arteria pulmonalis sursum, sinistrorsum, retrorsum,
inclinatur ; dein parum mutatâ directione, magis tamen sursum, minùs
retrorsum, ad angulum in fœtu & in adulto acutum se inserit.*

M. Haller oppose cette description à ceux qui ont représenté le canal comme s'il marchoit presque en ligne droite.
La figure donnée par Verrheyen est plus exempte de ce défaut
que celles des autres Anatomistes.

Le premier rameau de l'artére pulmonaire, dont le canal
artériel est la continuation, est, selon M. Haller, la branche
droite qui va au poulmon ; le second est plus éloigné, c'est
la branche gauche ; aussi le canal artériel est-il la troisiéme branche, comme l'ont dit Gaspar, Bartholin, & Saltzmann. Ce n'est
point au reste par la raison que la branche droite est la seconde, que divers Anatomistes ont dit que le canal artériel
sort de cette branche ; c'est parce qu'il en vient réellement
dans l'adulte.

Je ne m'arrêterai pas ici à ce que dit M. Haller sur la double
valvule du canal ; cet Ecrivain répete seulement ce que disent

quelques Ecrivains dont j'ai parlé ; ce qu'il rapporte de Peyer
ne regarde point le cœur de l'homme tel qu'il est dans l'état
naturel ; les Actes de Copenhague font mention d'un canal
qui sortoit du ventricule droit, comme dans l'oiseau dont
parle Peyer ; mais un tel cœur avoit une confirmation monstrueuse.

X I.

LE s disputes n'ont pas permis de négliger aucune ressource ;
les capacités des ventricules & des vaisseaux ont paru décider
du cours du sang. Je ne m'arrêterai pas aux mesures prises
par M. Duverney, par M. Meri, on verra dans la suite que
ces deux Ecrivains n'avoient pas même les lumieres nécessaires
pour juger de la capacité des vaisseaux. Rouhault n'etoit pas
plus éclairé : pour connoître le diamétre d'un vaisseau, il l'ap-
platissoit & y appliquoit le compas, il ne croyoit pas qu'on
pût porter l'exactitude au de-là du quart de la ligne.

Cet Ecrivain a examiné encore de plus près les rapports des
vaisseaux qui sortent du cœur du fœtus. Au commencement
de son ouvrage il dit que le diamétre des deux branches
pulmonaires prises ensemble est plus grand que le diamétre
de l'aorte ; que dans le fœtus de six à sept mois l'artére pulmonaire est double de l'aorte ; mais qu'à l'endroit où le canal
s'insere à cette artére, elle est égale à l'artére pulmonaire.

A la page 103. M. Rouhault détermine par des mesures
précises le calibre de ces vaisseaux. La crosse de l'aorte étant
applatie avoit six lignes de large ; l'aorte descendante avant le
canal artériel avoit trois lignes & un quart ; au-dessous de
l'insertion cinq lignes & un quart ; le calibre du canal artériel & de chacune des deux branches avoit deux lignes de diamétre. Ces observations, comme on voit, contredisent les
premieres ; ainsi on ne sçauroit compter sur de telles mesures,
non plus que sur celles du trou ovale, qui, selon M. Rouhault, avoit deux lignes de hauteur dans une certaine situation.

Le ventricule droit est au moins d'un tiers plus grand que le
ventricule gauche ; l'oreillette droite a encore un plus grand
rapport avec l'oreillette gauche, si l'on peut en juger par les
injections, qui, à la vérité, forcent toujours un peu le tissu
du cœur ; ce qui est certain du moins, c'est que les capacités

droites du cœur du fœtus sont plus grandes à l'égard des cavités gauches, qu'elles ne le sont dans l'adulte.

Pour ce qui est des capacités des vaisseaux, elles ont été mesurées exactement par l'illustre M. Haller. Il s'agit d'abord de connoître les rapports des veines caves & du trou ovale. Je ne m'arrêterai pas aux dimensions estimées par la quantité du sang dans quelques-uns, dit Verrheyen; le trou ovale laisse passer la troisième partie du sang de la veine cave inférieure. Sur quoi peut être fondée cette évaluation si vague? L'orifice de la veine cave inférieure dans un cœur que M. Haller a examiné = 1025, l'orifice de la veine superieure = 961, l'orifice du trou ovale = 196.

Cet Ecrivain ne s'est pas contenté de déterminer ces rapports, il a encore examiné les diverses parties du trou ovale. Le diamétre transversal, dit-il, est $= \frac{11}{100}$ d'un pouce; le diamétre perpendiculaire $= \frac{11}{100}$; mais les diamétres de toute la valvule sont comme 36-20. Il conclut qu'en général, l'ouverture ovale n'est pas entierement $\frac{1}{2}$ de tout le trou, qui est recouvert par la valvule. Si la quantité du sang qui passe par les vaisseaux étoit proportionnée à leurs calibres, il n'en passeroit qu'une petite quantité par le trou ovale.

Je n'opposerai pas ici à ces mesures celles qui ont été prises par quelques Ecrivains peu exacts. Lemeri dit que le trou ovale dans le premier tems est égal à la troisiéme partie de l'aorte. Meri a décidé, que l'orifice de ce vaisseau, & du trou de communication, sont égaux. Salzmann a reconnu la même égalité: mais ces Anatomistes n'ont jugé des rapports du trou ovale & de l'aorte que par le coup d'œil. M. Haller est plus exact; selon son évaluation, le diamétre transverse du trou ovale est au diamétre de l'aorte comme 15-39 dans le fœtus à terme.

Ce n'est pas que dans les mesures prises avec le plus de soin il ne puisse se glisser des erreurs; il est presque impossible de mesurer exactement l'ouverture ovale; car cette ouverture, par laquelle le sang passe, est un entonnoir ou un canal incliné, formé par la valvule, lorsque le sang passe par-dessus: or comment peut-on apprécier la section de ce canal, qui est nécessairement plus ou moins grand, selon que la valvule est plus ou moins tendue?

De telles mesures ne suffisoient pas, M. Haller y joint celles des artéres & du canal artériel. Dans un cœur il a trouvé les orifices des branches de l'artére pulmonaire égaux à 1566, & l'orifice du canal = 1600. Dans un autre cœur, l'orifice des branches de l'artére pulmonaire étoit = 1341. Si dans quelque sujet les branches de l'artére pulmonaire ont eu plus de capacité, comme il le paroît par une observation de Rouhault, c'est un cas extraordinaire.

Selon Verrheyen, le canal artériel est la moitié de l'artére pulmonaire ; mais il est plus grand, selon les mesures de M. Haller. Pour ce qui est des rapports de l'artére pulmonaire, M. Haller les a trouvés comme 15-13, & comme 13-10 : mais l'orifice de l'aorte est, selon lui, beaucoup plus grand que l'orifice des deux branches de l'artére pulmonaire prises ensemble ; leur rapport est comme 1600-1341.

S'il falloit s'en rapporter à Meri & à Verrheyen, les proportions de l'aorte & de l'artére pulmonaire seroient bien différentes ; car l'artére pulmonaire seroit double de l'aorte. Il s'ensuit toûjours de toutes ces mesures, que l'orifice de l'artére pulmonaire excede celui de l'aorte ; ce n'est pas que la capacité de ces artéres ne soit sujette aux jeux de la nature ; c'est ce que prouvent quelques observations de Bussiere & de Tauvry.

M. Rouhault a observé que l'aorte est fort petite à sa naissance ; que son calibre est plus grand après la jonction du canal artériel : cela n'est pas surprenant ; l'aorte descendante, comme le dit Harvei, a deux racines, dont elle résulte, sçavoir son tronc & le canal artériel : après la réunion de ces deux troncs, elle doit avoir plus de capacité. Le même Ecrivain assure qu'à ce même endroit le tronc de l'artére a plus de calibre que l'artére pulmonaire : ce tronc est = 1025.

Divers Ecrivains ont observé que le canal artériel étoit conique. M. Haller confirme leur observation ; car à sa racine le canal artériel, qu'il a mesuré, étoit comme 43, & à l'endroit de l'insertion, il étoit comme 36.

La masse du poulmon dans le fœtus n'occupe qu'un très-petit espace. M. Haller soupçonne qu'il ne reçoit que $\frac{1}{16}$ du sang : mais surquoi est fondé un tel soupçon ? cette portion du sang, ajoûte-t-il, est moindre dans les fœtus moins âgés ; car le trou ovale est plus grand, & selon Cyprien, le canal artériel a un plus grand calibre : ce qui est de certain, c'est que les veines pulmonaires font extrémement petites dans le fœtus, & qu'elles grossissent dès qu'il a respiré.

XII.

En quel tems se ferment les ouvertures particulieres au cœur du fœtus.

Le trou ovale & le canal artériel se ferment dès qu'ils ne sont plus nécessaires ; les restes du trou ovale forment une espece de cicatrice ; la face n'en est pas la même dans tous les cœurs ; elle est semée de fossettes, selon Cowper ; elles sont profondes, suivant *Folius*, dit M. Haller. Le même Ecrivain remarque que la partie superieure du côté gauche a une espece de réseau ; mais je ne sçai ce que c'est que ces fossettes, ou ce tissu réticulaire, dans le trou ovale bien fermé.

Dans l'extrémité du canal artériel on trouve aussi une espece de cicatrice : M. Haller y a vû une protuberance charnue, en forme de cône : il y a observé encore des tubercules & de petits trous.

C'est en devenant successivement plus petits que ces passages se bouchent ; le trou ovale ne paroît enfin qu'un petit canal, & le conduit artériel se rétrécit ; il devient en même tems plus court.

Est-ce d'abord après la naissance que ces ouvertures se bouchent ? il est certain qu'elles demandent du tems pour se fermer ; ainsi le cours du sang est le même quand le fœtus commence à respirer : le sang qui passe par l'artére pulmonaire entre seulement dans les poulmons en plus grande quantité.

Galien croyoit que ces passages commençoient à se fermer dans un ou deux jours. Si on en jugeoit par certaines observations, cette opinion seroit vraisemblable : Haller a trouvé le trou ovale presque fermé un jour après la naissance : suivant une observation rapportée dans les Ephemérides, la communication ne subsistoit plus au cinquiéme jour ; mais il faut un plus long espace de tems pour que la valvule s'applique au contour du trou. Dans un enfant né depuis quelques jours la plus grande partie du trou n'étoit plus ouverte, dit M. Trew ; mais le canal n'avoit presque rien perdu de sa capacité. Dans un enfant d'onze semaines, le canal artériel étoit presque consolidé, ajoûte le même Ecrivain ; mais le trou ovale étoit plus ouvert que dans le cœur dont il vient de parler : dans un veau de cinq semaines, il ne restoit plus d'ouverture dans le canal artériel, à peine la tête d'une épingle pouvoit-elle passer par les restes du trou ovale.

Mais

Mais ces ouvertures demandent souvent plusieurs semaines, & même plusieurs mois pour se fermer. Selon Riolan, ce n'est que dans l'espace de trois ou quatre mois qu'elles se bouchent; mais les tems où ces routes s'effacent varient beaucoup : le trou ovale ne paroissoit presque plus à la septiéme & à la onziéme semaine dans deux cœurs que Trew a examinés : mais dans des tems plus éloignés de la naissance, c'est-à-dire, à 3, à 4, à 5, à 6 mois cette communication subsiste en partie dans plusieurs cœurs.

C'est le trou ovale qui se bouche le dernier. Haller a trouvé le canal fermé après trois jours : il étoit fort rétréci dans un autre sujet au dixiéme jour, selon le même Ecrivain : mais le calibre de ce canal peut subsister pendant plus long-tems. Verrheyen l'a vû ouvert un mois après la naissance. Haller rapporte qu'au quarantiéme jour il a trouvé la cavité de ce canal entiérement ouverte : elle subsiste même, dit-il, une année après la naissance.

Mais de ces deux passages, l'un se bouche toûjours, l'autre demeure ouvert très-souvent : il est rare que dans l'adulte le canal artériel ne devienne pas un ligament, sans aucune trace de cavité; au contraire le trou ovale ne se ferme presque jamais entiérement; on y trouve ordinairement un reste d'ouverture par laquelle on peut faire passer la tête d'une épingle.

Cette ouverture restante est souvent plus grande, & même fort considerable : cependant dans quelque sujet que ce soit, elle est presque toûjours moindre que dans le fœtus. Ce qu'on peut reprocher aux Anatomistes, c'est de n'avoir pas marqué assez exactement l'étendue de cette ouverture.

Il n'est point d'âge où l'on n'ait trouvé une communication assez grande entre l'oreillette droite & l'oreillette gauche; c'est ce que prouvent les observations de Riolan, de Folius, de Pineau, de Veslingius, de Marchettis, de Valæus, de Lower, de Ridlei, de Kempfer, de Litre, de Sbrader, de Cochwits, d'Amiand, &c.

On demandera, si lorsque le trou ovale est ouvert jusqu'à deux ou trois ans, il se ferme enfin par le progrés de l'âge. Un Anatomiste a cru que la nature travailloit à boucher ce passage jusqu'à 50 ans dans les femmes, & jusqu'à 56 dans les hommes; mais c'est-là une opinion qui n'a nul fondement : ce qu'on peut assurer, c'est que l'on trouve plus rarement le trou ovale non fermé dans les vieillards que dans les jeunes gens. Il y a donc apparence que l'ouverture peut subsister long-tems dans la cloison des oreillettes, & ne s'effacer que dans un âge avancé.

C'est toûjours entre les deux cornes que restent les ouvertures du trou ovale : il est rare d'en trouver dans un autre endroit ; s'il y en a en bas ou au milieu, c'est l'effet de quelque déchirement : tel étoit le passage trouvé dans un vieillard par M. Morgagni à la partie inférieure de la valvule : celui qu'a vû M. Trew au milieu de cette membrane, & ceux que Connor a observés à la même place dans un adulte, & dans une fille de trois ans, il faut regarder ces communications fortuites comme celle qu'a rencontrée M. Winslow entre la veine-cave superieure & les veines pulmonaires.

Ettmuller s'étoit imaginé qu'on pouvoit s'opposer au travail de la nature, toûjours occupée à fermer ces passages après sa naissance ; ils resteront ouverts, dit-il, si on gêne la respiration des enfans ; mais c'est-là une opinion qui ne trouve aucun fondement dans l'experience. *Pechlin* l'a combattue, en disant qu'on ne pouvoit arrêter la respiration sans danger dans les enfans.

XIII.

Constructions monstrueuses du cœur.

La nature, dirigée par le Créateur, s'écarte quelquefois des loix qui lui sont imposées, ou plûtôt elle paroît s'égarer parmi les détours de ses ouvrages ; mais dans ses égaremens, elle est attentive à réparer ses fautes. Il est fâcheux que ses soins soient bornés à la formation des animaux ; elle semble les abandonner dès qu'ils sont sortis de ses mains ; il n'y a que quelques vers auxquels elle semble toûjours prodiguer les ressources de sa puissance. Dès qu'on leur enléve une partie, elle s'empresse à réparer cette perte, en suivant avec des yeux attentifs ce qui a été retranché ; elle fait, pour ainsi dire, les frais d'une nouvelle création.

Mais revenons aux écarts de la nature dans la formation du cœur : je pourrois les rassembler en entassant observation sur observation ; un tel détail me conduiroit trop loin hors de mon sujet : je rapporterai donc en général les variations singuliéres, ou les productions monstrueuses, qui se sont présentées aux Anatomistes en divers cœurs.

On a vû des cœurs dans lesquels l'oreillette droite manquoit ;

elle n'avoit pas pris sa forme, ou la nature avoit oublié de la former : pour suppléer à ce défaut, elle avoit dilaté la veine-cave ; mais ce vaisseau communiquoit-il avec l'oreillette gauche ? c'est ce que je n'ai pû déterminer.

Les deux oreillettes n'ont pas été séparées dans tous les cœurs par une cloison, c'est-à-dire, qu'en certains cœurs il n'y avoit qu'un sac à leur base. Le sang du poumon, & de la veine-cave, étoit donc mêlé, une partie devoit rentrer dans les vaisseaux pulmonaires dans le même instant qu'elle en sortoit.

Ce n'est pas par le trou ovale que le commerce des oreillettes a été établi dans tous les corps : en divers fœtus on n'a point trouvé cette ouverture : le ventricule droit étoit donc le seul agent qui poussât le sang dans tout le corps : il est vrai qu'il en passe un peu par le poumon, mais il y entre en petite quantité ; c'étoit cette portion seule qui entroit dans le ventricule gauche : sa cavité devoit donc être fort petite ; ce n'est qu'à proportion du sang qu'il reçoit qu'il peut se dilater ; c'est ce que l'observation a confirmé.

Mais lorsque le trou ovale manque, la nature pratique quelquefois d'autres routes qui conduisent le sang dans l'oreillette gauche : on a trouvé dans divers cœurs une communication entre la veine-cave & les veines pulmonaires.

La nature a quelquefois multiplié les oreillettes ; elle en a formé quatre en certains cœurs ; mais en d'autres on en a trouvé trois. Etoit-ce des cœurs monstrueux qui s'étoient réunis, ou n'étoit-ce qu'une formation superflue qui avoit multiplié ces sacs ? ce n'est pas ce que je prétends démêler dans ces recherches.

Il seroit difficile que les ventricules ne fussent pas exposés aux mêmes variations. Le ventricule droit a manqué quelquefois ; alors c'étoit les oreillettes seules qui poussoient le sang dans le ventricule gauche ; le poumon ne recevoit point ce fluide par l'artére pulmonaire.

Dans divers sujets on n'a point vû de ventricule gauche ; le sang étoit donc poussé uniquement par le ventricule droit dans l'aorte & dans tous les vaisseaux répandus par tout le reste du corps. Enfin au lieu de deux ventricules, la nature inutilement prodigue, en a formé trois.

Tandis que le cœur a paru dans les dehors tel qu'il est dans l'état naturel, l'intérieur a offert diverses variétés. Dans quelques

cœurs, les deux ventricules n'étoient pas séparés, c'est-à-dire,
que les deux cavités confondues n'en formoient qu'une seule :
en quelques autres, une ouverture creusée dans la cloison con-
duisoit le sang d'un ventricule à l'autre.

Ce ne sont pas les seules erreurs qui ayent échappé à la nature
en formant le cœur : quelquefois elle en a uni deux : elle les
a séparés dans certains sujets : elle les a même multipliés jusqu'au nombre de trois.

La place qu'elle a marquée au cœur n'a pas moins varié en
divers corps ; elle l'a transporté au côté droit : on a vû quelquefois cet organe pendant au col, il est même resté hors de
la poitrine.

Parmi toutes ces diverses formes, les vaisseaux doivent être
diversement placés ; ils peuvent même manquer, comme les
parties qui composent le cœur : le canal artériel, qui paroît si
nécessaire, ne s'est pas présenté en divers cœurs : or dans de
tels cas, le sang ne pouvoit pas se rendre de l'artére pulmonaire
dans la cavité de l'aorte.

Lorsque la nature n'a pas suppléé à ce défaut, l'artére pulmonaire a été dilatée ; mais dans certains fœtus, une artére qui
partoit du ventricule droit, alloit se jetter dans l'aorte ; peut-
être étoit-ce le canal artériel qui subsistoit, tandis que les branches de l'artére pulmonaire avoient disparu.

Au lieu de retrancher ce canal en certains cœurs, la nature
l'a multiplié, on l'a trouvé double ; n'étoit-ce pas dans deux
cœurs réunis, ou confondus l'un avec l'autre, tandis que les
vaisseaux subsistoient : cela peut arriver en certains corps ; mais
deux de ces canaux se sont réunis en d'autres cœurs.

Les jeux de la nature ne se sont pas moins multipliés dans
les vaisseaux ; trois artéres coronaires, une seule, ont quelquefois arrosé le tissu du cœur. C'est ainsi que par des variations
fréquentes, elle nous a prouvé qu'elle ne suit pas aveuglément
la même route ; l'Intelligence formatrice préside dans les constructions même les plus bisarres.

La veine cave a été double en certains cœurs monstrueux,
en d'autres les veines pulmonaires ont été placées dans le ventricule droit ; l'aorte même est sortie quelquefois de ce ventricule ; l'artére pulmonaire est partie du tronc de l'aorte.

Ce n'est pas seulement dans des corps monstrueux qu'on
a trouvé des constructions si singulieres, on les a vues

dans des corps bien conformés ; le cœur seul étoit monstrueux, tandis que les autres parties étoient régulieres ; il peut donc y avoir des monstres qui ne dépendent que d'une conformation primordiale. Or ce qui arrive dans une partie peut arriver à tout le corps.

Dans l'extérieur des ventricules on n'a pas trouvé moins de preuves de l'inconstance toûjours éclairée de la nature. On a trouvé le cœur divisé en deux pointes, contourné, applati, arrondi ; ces figures extraordinaires n'ont pas opposé un obstacle invincible à ses fonctions pendant une longue vie.

CHAPITRE IX.

Nouvelle Description du cœur.

I.

CE qui est annoncé comme nouveau est souvent fort ancien. Un déguisement sous une autre forme, est souvent la seule nouveauté qu'on trouve dans certains ouvrages. Cependant les objets qui paroissent les plus simples ne sçauroient être épuisés ; ce n'est donc pas la stérilité de la matiere, mais l'indigence de l'esprit, qu'il faut accuser dans les répétitions qui multiplient si inutilement les volumes.

Mais la description la plus exacte du cœur ne sçauroit renfermer des objets entiérement inconnus ; c'est une de ces parties connues & ignorées, sur lesquelles on dispute toûjours. On n'a pû encore ramener les esprits à une même opinion, ou à la vérité ; l'arrangement des fibres de cet organe est presque aussi caché que le principe de son mouvement.

Malgré les efforts qu'ont faits tant d'Anatomistes pour développer ces fibres, des hommes célébres ne rougissent pas d'avouer leur ignorance sur la structure du cœur. Cet aveu ingénu est le fruit des lumieres ; ils ont senti les difficultés qui se présentent dans ce qui reste à découvrir, ou à éclaircir ; après avoir parcouru tous les replis de cette machine admirable, ils n'y ont vû qu'un cercle, qui, comme le dit Hippocrate, n'a ni commencement ni fin.

Ce n'est pas une confiance préſomptueuſe, mais l'amour de la vérité qui m'a ramené ſur les traces des autres Anatomiſtes pour y recueillir ce qui leur a échappé : c'eſt aux Lecteurs inſtruits à juger ſi mes tentatives ont été plus heureuſes. C'eſt avec plaiſir que je leur ſoûmets toutes mes recherches, je leur préſente avec fidélité ce que j'ai vû, ou ce que jai cru voir.

J'oſe du moins aſſurer que je n'ajoûterai aux travaux des autres Anatomiſtes que ce que de longues recherches m'auront découvert. C'eſt devant pluſieurs témoins éclairés que j'ai écrit, ſur les cadavres même, preſque tous les détails dans leſquels je vais entrer. Je les ai vérifiés pluſieurs fois devant Meſſieurs Lapeyronie, Dieſt, Hunauld, Petit, Queſnai. Si je n'ai pas pénétré dans ce myſtere de la nature, mes efforts pourront frayer à d'autres des chemins que je n'aurai pû m'ouvrir.

Dans le détail de mes travaux, je tâcherai d'éviter cette obſcurité qu'on peut reprocher à quelques Anatomiſtes. En voulant développer la ſtructure du cœur, ils y ont répandu des ténébres où l'on ne ſçauroit démêler ce qu'ils veulent montrer. Heiſter plus ſage, ou plus éclairé, a reconnu les difficultés, il n'a décrit qu'en général la direction des fibres du cœur, il a laiſſé aux autres le ſoin de chercher l'entrelacement, les communications & les détours de ces fibres. Peut-être aurois-je dû ſuivre ſon exemple.

I I.

TOUT eſt devenu un ſujet de diſpute ; ce que les yeux nous montrent le plus clairement dans le cœur n'a pû fixer les eſprits, ou les préſerver de l'erreur. La poſition de cet organe ne paroît pas difficile à ſaiſir ; cependant elle a partagé les Anatomiſtes. Les uns ont cru qu'il étoit ſuſpendu aux vaiſſeaux qui en ſortent, les autres ont prétendu qu'il étoit couché tranſverſalement ſur le diaphragme comme ſur un ſoûtien néceſſaire. La ſuſpenſion a été adoptée par le plus grand nombre. Il a fallu attendre que quelques Anatomiſtes plus exacts ayent, pour ainſi dire, remis le cœur dans ſa place : ç'a été une découverte pour un Ecrivain fort récent, mais d'autres l'avoient prévenu.

Caſſerius, Bartholin, Diemerbroek, Lower, Bidloo, Vieuſſens,

Verrheyen, n'avoient pû éviter l'erreur grossiére que toutes leurs dissections devoient leur reprocher ; c'est apparamment le cœur des animaux qui est la source de cette erreur si générale. Dans les bœufs, dans les moutons, &c. l'axe du cœur est presque parallele au grand axe de la poitrine ; la pointe des ventricules est attachée au diaphragme. La position du corps de ces animaux sur les quatre jambes demandoit pour leur cœur une situation différente de celle du cœur humain.

Des Observateurs plus exacts n'ont pas cherché dans les animaux la situation du cœur de l'homme. Eustachi représente le cœur humain dans sa véritable position ; Vésale avoit donné l'exemple à cet Anatomiste célébre ; Ruysch a marché sur leurs traces, il a corrigé ceux que l'erreur ou l'exemple avoient égarés dans les derniers temps.

Suivant les descriptions de ces Anatomistes, ou plûtôt suivant ce que les yeux les plus grossiers peuvent facilement observer, le cœur est couché sur le diaphragme ; ce muscle transversal lui forme un espece de plancher. Imaginez une ligne depuis l'épine jusqu'au cartilage xiphoïde, supposez-en une autre qui coupe la premiere obliquement & qui, depuis le côté droit de l'épine, aboutisse au côté gauche à trois ou quatre pouces du sternum : c'est sur cette ligne que l'axe du cœur est placé.

Cet organe est appuyé en partie sur le centre tendineux du diaphragme, mais sa partie gauche & la pointe portent sur les fibres charnues qui sortent de ce centre tendineux ; cependant on ne peut pas dire que le cœur occupe une place véritablement fixe, il est dans un mouvement continuel qui le transporte d'un lieu dans un autre : lorsqu'il s'arrête il ne se repose pas toûjours dans la situation qu'il devroit avoir.

Mais il faut avouer que la position du cœur est exactement dans les fœtus ou dans les nouveaux nés, telle que nous venons de la marquer. Il est un peu suspendu, c'est-à-dire, que son grand axe approche davantage d'une ligne verticale, du moins la base est-elle plus élevée sur le diaphragme.

I I I.

La masse du cœur comparée à la masse du corps est fort petite ; il est cependant le premier mobile, ou l'ame de toutes les autres parties ; ce n'est donc pas une curiosité inutile que de chercher quelle est la masse d'un organe dont la force paroît si surprenante.

Insensible dans les premiers tems de la formation, le cœur, comme nous l'avons prouvé, semble recevoir les premieres influences du principe vital; mais cet esprit, ou renfermé dans les fibres comme dans leur réservoir, ou poussé successivement dans leurs cavités invisibles, n'est pas le seul agent qui les étend, les fluides qui passent par les ventricules en étendent les dimensions. Dans les adultes, les efforts du sang donnent quelquefois au cœur un volume monstrueux; cet organe dans les fœtus est soûmis à la même cause.

Les progrès de cet accroissement ne peuvent pas être déterminés, ils doivent certainement varier, puisque ses causes varient. Dans le fœtus né, le cœur ne se présente pas toûjours sous le même volume; il est quelquefois assez gros, & quelquefois fort petit; à quinze ans il n'a pas acquis les dimensions qu'il a dans un âge plus avancé; les parois des ventricules sont minces, même à dix-huit ans.

Dans quelqu'âge que ce soit, le volume du cœur doit être variable; il est tantôt plus relâché, tantôt plus ferme; le relâchement paroît plus grand dans les adultes, car dans les fœtus, le volume du cœur paroît plus ramassé ou plus concentré. Plusieurs causes entraînent de telles variétés; dans divers corps le principe de l'accroissement est plus foible; dans ceux qui sont épuisés par les maladies, le tissu des ventricules est privé des fluides qui grossissent les parois; sa surface est souvent surchargée de graisse; le tissu solide des fibres du cœur ne peut donc jamais être apprécié exactement.

Malgré ces difficultés, on a fait diverses tentatives pour fixer la masse du cœur. Borelli dit que le volume de cet organe est comme le volume du Masseter. Selon Kerkring, le cœur pese sept onces; mais ce poids ne lui a pas paru constant: un cœur dont Santorini a voulu déterminer la masse pesoit une livre; suivant Tabor dans des adultes vigoureux, le poids des ventricules n'est jamais au-dessous de dix onces; mais le poids a été toûjours moindre dans des corps exténués par les maladies; à mesure que les parois deviennent plus minces, la cavité des ventricules est plus ample.

L'expérience même a donc prouvé à ces Ecrivains l'inutilité de leurs tentatives. Or si le volume du cœur est incertain,

ils

ils ne pouvoient pas fur fa maffe fixer la force des ventricules, cette conféquence qui fe préfente d'abord devoit arrêter les vains efforts de tant de calculateurs oififs, qui ont
cru que le compas & l'arithmétique les pouvoient conduire
jufqu'aux principes de la nature.

I V.

CETTE maffe indéterminée eft formée par deux facs char- La figure du
nus adoffés l'un à l'autre ; on leur a donné le nom de ven- cœur.
tricules. La figure qui réfulte de l'union de ces deux facs dans
l'homme & dans divers animaux n'eft pas la même que dans
le cœur de plufieurs autres. Elle eft cylindrique dans quelques
infectes. Dans la tortue, le cœur a la forme d'une bourfe
large par le fond. Pour éviter une longueur fuperflue , je
n'examinerai que la figure du cœur humain.

Suivant les anciens, la figure du cœur de l'homme eft pi-
ramidale ; des modernes qui ont rafiné fans raifon, ont dit
qu'elle étoit irréguliérement conique ; cette irrégularité n'eft
pas douteufe , car les fegments des ventricules, les fegments,
dis-je, paralleles à la bafe ne font pas circulaires ; le cœur eft
applati dans fa furface inférieure, c'eft-à-dire, dans la furface
qui regarde le diaphragme; mais fa furface fupérieure eft convéxe ; cependant la convéxité eft plus fenfible vers le milieu
& vers la pointe ; les ventricules font plus écrafés vers la bafe.

Si le ventricule gauche étoit féparé, la figure conique feroit
plus exacte ; il forme un véritable cône quand il eft dépouillé
des fibres & des couches externes ; mais la figure du ventricule droit eft irréguliere : c'eft une efpece de bourfe lâche qui
fe termine en une pointe qui eft plus obtufe que celle du ventricule gauche.

Ce n'eft là que la figure d'une partie du cœur. Sur la bafe
font placés deux facs mufculeux & membraneux, adoffés l'un
à l'autre ; leur forme n'eft point réguliere; on ne peut la déterminer que lors qu'ils font remplis : alors ils ne paroiffent
pas exactement ronds, leur face fupérieure & l'inférieure font
un peu applaties ; ce n'eft qu'à la partie poftérieure, c'eft-à-
dire , à leur fommet, qu'on voit une convéxité bien fenfible ;
encore même cette convéxité eft-elle inégale : l'infertion des
vaiffeaux forme cette inégalité, qui doit être plus grande fur le
fac gauche, car il eft attaché à quatre vaiffeaux, & paroît

s'y terminer par des angles, c'est pourquoi ce sac est regardé par quelques Anatomistes comme un sac quarré.

Aux deux côtés du cœur, près de la base, il s'élève de chacun de ces sacs une espece de coqueluchon; ce sont les deux oreillettes, ou les deux appendices; leur figure est fort irréguliere. En s'étendant ils embrassent en partie la surface supérieure du cœur près de la base; ils sont couchés sur les côtés de cette surface comme deux mains qui seroient posées obliquement, & qui formeroient un angle vers le milieu du cœur en se rapprochant par la pointe.

Les deux appendices sont fort applatis lorsqu'ils sont vuides; lors même qu'ils sont remplis, il y reste toujours un peu d'applatissement; il est certain qu'ils ne peuvent pas se bien arrondir; l'appendice droit est cependant plus convéxe; la face qui regarde le cœur dans l'un & dans l'autre est plus plane que la face extérieure.

En général la forme de ces appendices est celle d'une espece de languette inclinée vers les gros vaisseaux du cœur; ces languettes n'ont pas la même figure: la droite est oblongue, plus grande, un peu échancrée dans le bord qui regarde l'artére pulmonaire; le bord extérieur est courbé & la pointe est obtuse, il y a quelques découpures légéres.

L'appendice gauche a une forme bisarre; son entrée est une espece de col plus étroit, son bord extérieur est un peu arrondi, fort découpé, j'y ai observé cinq ou six dentelures; au bord intérieur il y a une échancrure assez profonde.

C'est là sur-tout la forme des appendices injectés; mais dans l'état naturel ils sont fort applatis, comme nous l'avons déja remarqué, leurs bords extérieurs ne paroissent pas si arrondis, les échancrures du bord interne ne sont pas si marquées, les dentelures de l'appendice gauche sont de petits lambeaux bien détachés l'un de l'autre. La figure de ces deux appendices est assez constante en général lorsqu'elles ne sont pas remplies; mais en divers sujets, elle paroît fort différente après l'injection.

V.

Les enveloppes du cœur.

LES ventricules sont revêtus extérieurement d'une membrane forte, très-adhérente à leur tissu; cette membrane monte vers les oreillettes, les couvre, donne des guaines aux vais-

ſeaux , va ſe réfléchir pour former la membrane du péricarde,
devient plus déliée dans ſon chemin.

Quoique cette membrane paroiſſe unique , je l'ai ſéparée facilement en trois dans des cœurs gelés ; la premiere m'a paru
extrêmement fine , la ſeconde eſt très-forte , le tiſſu de la troiſiéme étoit auſſi délié que celui de la premiere ; j'ai vû entre
les deux dernieres une expanſion cellulaire.

Cette ſéparation des membranes ne peut pas ſe faire de
même dans les cœurs qui ne ſont pas ſortis de leur état naturel ; ainſi les membranes qui couvrent ces cœurs doivent
être réduites à deux , à l'externe qui eſt forte , & à l'interne
qui n'eſt que la ſubſtance cellulaire qui couvre le tiſſu du
cœur : elle s'inſinue entre ces fibres muſculaires & accompagne
les ramifications des vaiſſeaux coronaires.

Dans ce tiſſu cellulaire qui eſt la ſeconde eſpece d'enveloppe
qui couvre le cœur , ſe ramaſſe la graiſſe ; le cœur du fœtus n'en
a preſque point , on n'y en voit que quelques petits pelotons
à la baſe , encore même ne ſont-ils pas fort ſenſibles ; quelquefois , dans les enfans de trois ou quatre ans , les ventricules ſont
dénuées de cette matiere huileuſe ; elle ne ſe dépoſe qu'avec
l'âge dans les cellules adipeuſes , c'eſt l'accroiſſement du corps
qui en eſt la meſure , & qui en fait les progrez ; car en général
on en trouve moins dans les jeunes ſujets.

C'eſt à la baſe que la graiſſe commence à paroître : elle y forme
une bande autour des vaiſſeaux coronaires qu'elle cache , mais
elle s'étend dans les cœurs des adultes ; ſa quantité eſt grande
à la baſe ; elle ſe ramaſſe auſſi à la pointe , dans le chemin que
ſuivent les gros vaiſſeaux , ſur les deux bords de la cloiſon , aux
côtés du cœur ; elle accompagne auſſi les petites ramifications ;
elle eſt ſouvent ſi abondante , qu'elle couvre le cœur & l'étouffe ;
elle ſe répand même ſur les oreillettes : ce qui eſt ſingulier ,
c'eſt que tandis que les autres parties maigriſſent , le cœur conſerve beaucoup de graiſſe.

La partie convéxe du cœur a plus de graiſſe que la partie
platte : ſeroit-ce parce que la partie inférieure eſt toûjours
preſſée par le poids du cœur , & toûjours agitée par les frote-
mens ? ou ne pourroit-elle pas ſe filtrer auſſi aiſément , parce
que la membrane eſt liée plus étroitement au cœur à la ſurface qui porte ſur le diaphragme ?

Telles ſont les deux enveloppes extérieures. Les cavités du

cœur font revêtues d'une membrane très-fine, fous laquelle eft un tiffu très-délié de la fubftance cellulaire : ce tiffu fe gliffe entre les fibres ; il devient très-fenfible à la faveur des injections ; mais il faut l'expofer à une lumiere vive : quand il eft bien éclairé, le microfcope, ou la loupe même, y découvre les extrémités des vaiffeaux injectés, qui s'ouvrent dans les ventricules.

Cette membrane fuit tous les détours des colonnes, & des enfoncemens qui font creufés dans la furface du cœur ; ainfi elle doit être fort étendue, mais lorfqu'elle eft parvenue à la bafe, elle revêt les oreillettes ; leur ayant donné une enveloppe, elle va revêtir toute la furface des oreillettes comme nous l'avons dit.

V I.

Les cavités du cœur en général.

LE cœur, ce cône applati, ou cette pyramide, renferme deux cavités qu'on nomme les *ventricules* ; elles reffemblent à deux entonnoirs, qui n'ont ni la même étendue ni la même figure ; le droit eft plus court, irrégulier, plus large par le fond : le gauche a une figure conique ; il forme donc au dehors une convéxité marquée ; cette convéxité eft fort fenfible vers la bafe, c'eft une faillie qui avance dans le ventricule droit ; elle paroît moins dans l'intérieur de cette cavité.

On a varié fur la pofition des deux ventricules, du moins le langage des Anatomiftes a été différent : l'idée générale, c'eft qu'un ventricule eft pofé à droite, & l'autre à gauche. Je ne fçai pourquoi des Anatomiftes modernes ont prétendu changer une telle idée, qui ne fçauroit conduire à aucune erreur. Le cœur eft pofé obliquement comme nous l'avons dit. Le ventricule gauche regarde donc en même tems la partie gauche & la partie poftérieure de la poitrine ; le ventricule droit eft tourné de même vers la partie antérieure & latérale droite du thorax. On peut donc dire que le ventricule gauche eft également pofé poftérieurement & à gauche, que le ventricule droit répond de même au côté droit, & à la partie antérieure du thorax : pourquoi changer des noms reçus ? & pourquoi brouiller les idées par de nouveaux termes ?

Ce n'eft pas un fimple adoffement qui unit les parois des ventricules ; ils font liés réciproquement, comme nous le verrons, par les fibres qu'ils fe prêtent ; leurs pointes font feulement un peu féparées ; ce font deux monticules très-fenfibles ;

mais pour qu'ils paroissent, il faut les dépouiller de leur graisse;
l'étendue de ces pointes n'est pas égale; la pointe du ventricule gauche est un peu plus longue; depuis ces pointes jusqu'à
la base il y a extérieurement de chaque côté un sillon; il est
placé le long de la cloison, & est moins profond dans le cœur
du fœtus.

La base des ventricules est percée par des orifices, dont
nous décrirons ailleurs la structure: il y en a deux à chaque
ventricule; l'un dans chacune de ces deux cavités conduit à
une grande artére, l'autre conduit à un sac: sur chaque ventricule est posé une espece de chapiteau, dont la cavité est fort
grande; ces deux chapiteaux sont adossés l'un à l'autre au milieu de la base du cœur. Le droit a deux ouvertures, qui sont
celles des deux troncs de la veine-cave; l'autre a quatre orifices
qui sont les embouchures des veines pulmonaires.

Il y a une cavité dans chaque appendice, mais les aires de
ces cavités sont inégales: celle de l'appendice droit est plus
grande; leur forme n'est pas moins différente; elle est attachée
aux différentes découpures, aux échancrures, aux contours: il
s'ensuit de ces différences que ces cavités doivent être fort
irregulieres; les faisceaux musculeux qui s'étendent d'un parois
à l'autre lient ces parois, & ne leur permettent jamais de prendre une figure réguliere.

VII.

L A capacité des ventricules a paru inégale aux Anciens. Le
ventricule droit, selon leurs observations, est plus grand que
le ventricule gauche; ils avoient vû la même différence dans
les oreillettes. Dans les derniers tems, Veslingius avoit confirmé cette inégalité; mais Lower a prétendu que les deux
ventricules étoient exactement égaux; son opinion a entraîné
la plûpart de ceux qui sont venus après lui.

Enfin M. Winslow a rétabli, avec M. Duvernei, le sentiment
que Lower avoit combatu; c'est d'après les démonstrations de
ces deux Anatomistes qu'on a prétendu déterminer dans un
mémoire la capacité des ventricules; de quelques experiences
on a conclu que le ventricule droit contenoit une drachme
d'eau de plus que le ventricule gauche: mais dans d'autres
épreuves le ventricule gauche a paru contenir seulement deux
onces & demi d'eau, tandis que le droit en contenoit trois

La capacité
des ventricu-
les & des facs
veineux.

onces. La différence des oreillettes a paru encore plus remarquable ; il pouvoit entrer deux onces cinq drachmes d'eau
dans l'oreillette gauche , & l'oreillette droite pouvoit en renfermer trois onces.

Depuis ces tentatives, les différences des ventricules ont été
adoptées par plusieurs Anatomistes , mais elles ont paru inconstantes : pour prouver leurs variations , je n'insisterai pas sur
les experiences de M. Saltzmann, elles ont été faites sur des
animaux : mais suivant les diverses experiences de M. Morgagni,
de Nicolaï , de Nikols , les proportions des deux ventricules ,
dans des cœurs qu'ils ont examinés, étoient comme 28 à 14.
20 à 17. 24. à 17.

Ces experiences faites, ce semble , avec exactitude , n'ont
pas entraîné le consentement de tous les sçavans. Selon les
mesures de *Santorini* , les ventricules du cœur sont égaux. *Wood*
dans ses leçons , a établi la même égalité. Boerhaave ne croyoit
pas qu'elle fût incertaine : enfin M. Lieutaud , qui est un Anatomiste assez exact , soutient qu'il n'y a nulle différence entre
les capacités des deux ventricules.

D'où vient une telle dissension , qui devroit , ce semble , avoir
été terminée par les faits ? c'est que les faits varient eux-
mêmes ; d'ailleurs il n'est pas facile de fixer par des experiences
la capacité des ventricules : car l'on en prend les mesures avec
une liqueur , ou avec une matiere fondue , qui peut se durcir :
si on remplit d'eau , par exemple , les cavités du cœur , & qu'on
la pousse avec quelque force , le ventricule gauche , qui est ferme
résiste à l'injection ; au contraire le ventricule droit est flasque &
mince , il peut donc prêter beaucoup à la force qui le dilate.

Si l'on emplit seulement les ventricules comme on remplit un
vase , il n'est pas aisé de les placer dans une position où ils ne
soient nullement comprimés , le poids de la liqueur ne leur
donnera pas leur juste étendue. Enfin ne se trompera-t-on pas
en fixant les bornes de la liqueur aux orifices ? Comment rem-
plira-t-on les oreillettes exactement sans rien ajoûter à leur
cavité , ou sans en rien retrancher ?

Les inconveniens sont aussi grands dans les injections qui se
durcissent. Si l'injection est chaude , les fibres se ramollissent ,
elles cédent avec facilité ; le cœur prend un grand volume ; le
ventricule droit sur-tout se dilate extraordinairement ; j'ai fait
entrér dans ces quatre cavités , sans beaucoup de violence une
livre & demie d'injection.

Cependant, tout bien pesé, les ventricules sont inégaux en général; je dis en général, car il n'est pas permis de douter que leurs
cavités ne soient aussi amples l'une que l'autre en quelques sujets.
L'inégalité n'est pas douteuse dans le fœtus : il seroit donc surprenant que dans l'adulte les ventricules pussent acquerir la
même capacité. Le ventricule droit est plus foible ; il doit donc
céder davantage à la force de tout le sang, force qui est celle
de toutes les veines pressées par les muscles , & agitées par tous
les mouvemens du corps.

Aux expériences des autres on peut joindre les expériences que
j'ai réitérées avec exactitude , elles m'ont convaincu en général
que le ventricule droit excédoit le ventricule gauche. Il est vrai
que cet excès est presque insensible en certains cœurs. Après bien
des travaux , nous ne sommes donc pas plus avancés qu'Hippocrate & Galien , c'est-à-dire , que nous sçavons seulement , comme eux , que l'un de ventricules est plus grand que l'autre.

L'inégalité est plus marquée & plus générale entre les oreillettes. Les proportions établies par les Mémoires de l'Académie , sont comme 24 à 13.Celle que Santorini a trouvée est
comme 5 à 3 : mais une inconstance perpetuelle de la nature ,
ou la diversité des ressorts qu'elle forme , varie ces réservoirs ,
où se dégorge le sang veineux.

On peut demander si cette inégalité des cavités du cœur
vient de la conformation ? tout paroît prouver qu'elle est accidentelle ; le ventricule droit est le premier réservoir du sang ; ce
ventricule est très-foible ,le sang y séjourne , il est poussé dans les
veines par la force de toutes les artéres & par l'action des muscles,
il doit donc se dilater plus que le gauche : l'oreillette droite ne
résistera pas davantage à cette force dilatante. Ce qui prouve
la nécessité accidentelle de cette dilatation , c'est la suite de
certaines maladies ; dès que le sang ne trouve pas une entrée
libre dans l'artére pulmonaire , le ventricule droit & son oreillette s'étendent , leur volume devient quelquefois monstrueux :
la violence des efforts étend de même les parois de ces cavités :
on ne peut donc pas assurer que la nature , en formant le cœur,
ait donné au ventricule droit , & à son oreillette , une plus
grande capacité.

Si on a disputé sur la capacité des ventricules , il n'y a pas eu
moins de dissensions sur leur étendue relative. Plusieurs ont
assuré que leur longueur étoit égale ; Haller soutient cette

égalité : M. Winflow ne reconnoît prefque pas de différence entre les longueurs des deux ventricules : M. Lieutaud prétend que le gauche eft plus long d'un tiers.

L'obfervation exacte & réiterée peut feule terminer ces difputes. En général il eft certain que le ventricule droit eft plus court que le ventricule gauche, mais le ventricule droit paroît fe terminer tantôt plus près, tantôt plus loin de la pointe de l'autre : pour découvrir cette longueur inégale, il faut bien dépouiller le cœur de fa graiffe.

VIII.

La ftructure du ventricule gauche, dévelopée d'abord dans la furface interne. COMMENT les fibres mufculaires forment-elles les ventricules ? quelles font leurs diverfes directions dans les parois de ces cavités ? ces fibres font-elles continues, font-elles fixées à leur place par des liens particuliers, qui les attachent les unes aux autres ? quelle eft enfin leur origine & leur infertion : Voilà toutes les difficultés qui fe préfentent dans la ftructure du cœur.

Pour la développer nous examinerons d'abord la furface interne des ventricules ; c'eft dans cette furface qu'il faut prendre le fil qui peut nous conduire : la fubftance interne des ventricules eft la bafe de toutes les autres fibres ; elles fe roulent diverfement fur cette bafe : comme elle en eft le principe, nous pourrons faifir autour d'elle leur origine & leurs premieres directions. Venons d'abord au ventricule gauche.

La cavité de ce ventricule eft revêtue d'un tiffu de faifceaux mufculeux : les troncs de ces faifceaux compofés de fils paralleles, reffemblent à des branches entrelacées ; par cet entrelacement ils forment un réfeau qui rend la furface inégale : on a donné à ces faifceaux le nom de *colonnes*.

Ces faifceaux font appliqués aux parois, c'eft-à-dire, qu'ils font une continuité de la fubftance du cœur : de leur croifement réfultent divers aires, des enfoncemens, des foffettes. Ces aires & ces foffettes ont une profondeur différente ; leur figure eft auffi variée que leur étendue ; elles ne font pas également répandues fur toute la furface du ventricule ; la furface de la cloifon eft liffe & polie vers le milieu.

Dans ce réfeau on apperçoit de petits trous ; après en avoir bien examiné plufieurs, j'ai été convaincu qu'ils ne font formés que par l'entrelacement des fibres : en levant les faifceaux j'ai vû que ces trous les perçoient de part en part ; mais il y en a qui
font

font exactement ronds, qui paroiffent des iffues particulieres,
deftinées à quelque ufage inconnu ; c'eft fur-tout en fuivant
les jets des injections que j'ai apperçu les trous qui font formés
par l'entrelacement des colonnes.

A la pointe du ventricule gauche, on trouve ordinairement
un réfeau très-irrégulier, compofé de diverfes colonnes ; quelques-unes font minces comme des fils, elles traverfent la cavité : mais ces colonnes font de deux fortes ; les unes font
attachées dans toute leur longueur à la face du ventricule, &
les autres, dégagées comme de veritables cordages, n'y tiennent que par leurs extrémités.

Pour donner une idée claire des principales colonnes, fuppofons que le cœur eft dans fa fituation naturelle, c'eft-à-dire,
qu'il eft pofé fur fa furface applatie : divifons en même tems le
ventricule gauche en partie fuperieure & inferieure, en partie
laterale droite & en partie laterale gauche.

Vers la pointe s'élévent deux colonnes fort groffes & fort
faillantes, ce font les piliers qui montent vers la bafe un peu
obliquement ; leur tronc eft appliqué aux parois ; mais dans fa
longueur il n'eft pas une fuite continue de leur fubftance ; il y
eft feulement attaché par beaucoup de filets, dont les uns font
tendineux & les autres charnus : ils font tous fort courts &
d'inégale groffeur.

A la partie fuperieure interne du ventricule vers la pointe
commence à fe former un pilier ; il fort de diverfes racines qui
ont un travers de doigt de longueur : en montant & en groffiffant, elles fe réuniffent en un tronc qui va jufqu'à un doigt
de la bafe du cœur ; ce tronc à fon extrémité eft divifé en trois
ou quatre pointes ; plufieurs filets tendineux qui en fortent,
s'implantent dans la fubftance du cœur.

Tel eft le pilier fuperieur ; l'autre, qui eft appliqué à la furface
inférieure, naît de deux principales racines : elles forment auffi un
tronc appliqué aux parois ; ce tronc n'eft pas flottant non plus
que l'autre, ainfi que nous l'avons dit : il eft lié affez étroitement à la fubftance du cœur ; il fe termine en trois pointes
charnues : de ces pointes il part plufieurs filets tendineux fort
courts qui s'attachent aux parois en montant, de même que
dans l'autre pilier.

En fuivant fon but la nature ne fe répete pas toûjours exactement dans la ftructure de ces piliers ; tantôt ils font plus

saillants, plus élevés ; je les ai vûs entierement collés à la substance des parois, de sorte qu'ils en étoient une suite dans
toute leur étendue : quelquefois j'ai vû un troisieme pilier
entre les deux dont je viens de parler ; ses pointes charnues,
d'où partent les filets tendineux, sont plus ou moins élevées ;
elles manquent en certains sujets, ou ne sont pas si marquées
qu'en d'autres.

Autour de ces piliers la surface des parois est composée,
comme nous l'avons dit, de colonnes qui se donnent des branches réciproquement ; mais leur direction générale les porte
vers la base du cœur. Quand elles sont arrivées à cette base,
elles s'y contournent diversément ; quelques-unes deviennent
transversales, & s'appliquent aux tendons qui bordent les ouvertures du cœur, c'est-à-dire, qu'elles sont parallelement
collées à ces tendons.

I X.

Direction des
premieres fi-
bres qui en-
tourent les co-
lonnes exté-
rieurement
dans le ven-
tricule gau-
che.

LE ventricule gauche, comme nous l'avons dit, est une espece d'entonnoir, ou de cône creux ; les colonnes qui forment
interieurement la surface de ses parois, sont une espece de
caisse sur laquelle, comme nous l'avons dit, sont roulées diversément plusieurs couches de fibres qui la revêtent.

Supposons que cette caisse soit séparée du reste des parois,
voici comment sont arrangées sur sa surface exterieure les couches musculeuses qui l'environnent ; la premiere couche qui
entoure cette caisse est composée de fibres qui descendent obliquement de la base vers la pointe ; elles marchent en forme de
spirale, de gauche à droite.

Ces premieres fibres sont peu obliques ; il s'agit de les examiner dans leur trajet : on peut demander d'abord si ce sont de longs
filets, qui marchent séparément les uns des autres ; il est certain qu'ils forment une espece de réseau dont les aires sont
longues & pressées, c'est-à-dire, que les fibres musculeuses s'envoyent des filets les unes aux autres ; ce sont, autant que j'ai
pû l'appercevoir, des feuillets extrémement minces, dont il se
détache des lames qui s'unissent aux feuillets lateraux.

Mais ces fibres sont-elles continues depuis la base jusqu'à la
pointe ? Il est évident que dans tout ce trajet on ne sçauroit
appercevoir de continuité : les filets naissent des colonnes d'espace en espace, & se perdent dans celles qu'ils rencontrent,

ainſi le total de ces filets, qui paroiſſent s'étendre de la baſe à la pointe du cœur, ſont comme des morceaux de fils fort courts, placés les uns au bout des autres; c'eſt leur tiſſu delié & preſſé qui leur donne l'apparence de fils continus.

On voit par cette deſcription qu'il y a quelque rapport entre l'arrangement des colonnes qui forment la ſurface interne du ventricule gauche, & l'arrangement des fibres qui couvrent ces colonnes. Premier rapport, les colonnes envoient des branches les unes aux autres: ſecond rapport, ces colonnes de même que les filets ont en général une direction qui les porte de la pointe à la baſe.

X.

Il s'agit de développer la ſuite & l'arrangement des couches ſuivantes: mais il faut d'abord remarquer qu'il eſt impoſſible de les ſéparer toutes exactement: il eſt donc impoſſible d'en déterminer le nombre. Qu'on diviſe l'épaiſſeur des parois en tranches longitudinales, quelque minces que ſoient ces tranches, elles ſont formées de diverſes lames, ou couches fibreuſes.

Quelle eſt l'origine & la direction des couches qui couvrent la premiere.

Mais comment ſont formées ces diverſes couches? ont-elles une origine différente, c'eſt-à-dire, ſont-elles comme divers plans de fils poſés les uns ſur les autres, ſortis d'un endroit différent, inſerés dans d'autres lieux qui les terminent, ou bien les couches ſuperieures naiſſent-elles dès inférieures par des filets que ces couches inférieures ou internes leur envoient?

J'avois d'abord cru que de la premiere couche il s'élevoit des filets, qui, en ſe contournant diverſement, formoient la couche ſuivante; que de la ſeconde il en ſortoit d'autres qui compoſoient de même le tiſſu de la troiſiéme, &c. Il me ſembloit que j'avois apperçu ces filets détachés dans pluſieurs préparations.

Cependant ſi l'on ne peut nier qu'il n'y ait quelques filets muſculeux, qui d'une couche ſe rendent dans l'autre, on peut aſſurer en général que les couches ſont ſéparées; en voici la preuve.

Ayant fait bouillir divers cœurs, & les ayant mis enſuite dans l'eau alumineuſe, j'ai obſervé clairement que les couches ſe détachoient & gliſſoient les unes ſur les autres en divers endroits; je dis que c'étoit en divers endroits qu'elles gliſſoient, & non dans toute l'étendue du cœur. Les couches, comme nous l'avons dit, ne ſont pas compoſées de fibres continues; telles ſont du moins les couches interieures que nous décrivons ici:

B b ij

elles ne peuvent donc pas dans toute leur étendue glisser les unes sur les autres.

Une preuve certaine que les couches qui environnent la premiere ne sont pas un tissu de filets continus non plus qu'elle, c'est qu'on trouve dans la substance des troncs de colonnes; les fibres en sortent & s'y inserent d'espace en espace : ces troncs sont les troncs même des colonnes, qui sont comme des especes de piliers enfoncés, & profondément, dans l'épaisseur des parois.

On découvre très-clairement ces troncs; il y en a de fort gros & de fort profonds; je les y montrés à plusieurs personnes; mais ce n'est qu'après bien des préparations différentes que je les ai développés. C'est donc de ces troncs que naissent les fibres des couches internes, c'est aux divers troncs qu'elles rencontrent qu'elles vont aboutir; ainsi les couches ne sçauroient être continues depuis la base jusqu'à la pointe.

La seconde couche est donc formée, comme la premiere, de fibres, qui d'espace en espace naissent de divers troncs comme d'autant de racines : ces fibres sont plus obliques que celles de la premiere, c'est-à-dire, qu'elles forment avec l'axe du ventricule gauche des angles moins aigus.

Dans les couches suivantes, on trouve la même origine, la même interruption de leur cours; mais chacune a plus d'obliquité que celle qui est sous elle : enfin celles qui suivent forment par gradation des angles différents avec l'axe du cœur. Les dernieres, je veux dire les dernieres de celles qui marchent de gauche à droite, deviennent perpendiculaires à cet axe; elles sont donc transversales, ou embrassent le ventricule comme une espece de ceinture parallele à la base.

Sur cette couche transversale il s'en forme d'autres, qui ne sont pas dirigées comme les précedentes; car ces nouvelles couches marchent en sens contraire, & les croisent par conséquent, c'est-à-dire, que si les premieres descendent vers la pointe de gauche à droite, les couches qui sont sur les transverses descendent de droite à gauche.

Ce qu'elles ont de commun, c'est que leur obliquité, dans les unes & dans les autres, augmente par gradation; chaque couche superieure est plus oblique que la couche inferieure : cette obliquité augmente jusqu'à la derniere couche du ventricule gauche, c'est-à-dire, jusqu'à la couche externe.

Mais dans les couches superieures remarque-t-on la même interruption qu'on trouve dans les filets des couches inferieures ? Il faut avouer qu'on ne voit pas aussi clairement si leur cours se termine en divers endroits : je les ai suivies fort loin en des cœurs diversement préparés. Dans les cœurs bouillis on ne peut pas les poursuivre long-tems, parce qu'elles se déchirent.

Dans les cœurs macerés, sur-tout avec du vinaigre, on détache d'assez longues suites de fibres ; ce n'est pas qu'on n'apperçoive qu'il s'en sépare des filets qui s'enfoncent dans la substance du cœur, mais on est forcé de convenir qu'on peut conduire assez loin tous ces fibres de la pointe vers la base. Je ne parle ici que des fibres qui appartiennent au ventricule gauche ; des fibres, dis-je, qui sont placées sous les fibres externes.

XI.

Nous avons suivi les fibres musculeuses sur la surface du ventricule gauche : mais d'où partent-elles ? où se terminent-elles ? aboutissent-elles à des tendons ? quels sont les liens qui les affermissent dans leur situation ?

Quel est le terme des fibres à la base & à la pointe dans le ventricule gauche ?

L'origine de ces fibres ne sçauroit être fixée : elles ne sont pas continues dans leur marche depuis la base jusqu'à la pointe : elles naissent au contraire de divers points de la surface du ventricule gauche ; leur insertion n'est pas moins difficile à déterminer, puisqu'elles se rendent à tous les points du tissu de ce ventricule.

A parler même exactement, il n'y a dans les fibres interrompues ni origine ni insertion ; car elles sont charnues partout ; par conséquent il n'y a point de tendon, où elles aboutissent dans la substance des parois, ou dans leur surface externe. Ceux qui ont vû des filets tendineux, ne les ont vûs que des yeux de l'imagination.

Vers la base les fibres externes se continuent avec les fibres internes ; quelques-unes s'attachent seulement aux cercles tendineux qui bordent l'orifice des ventricules. Je dis qu'elles s'attachent à ces tendons ; car on ne sçauroit prouver qu'elles y aboutissent, & s'y changent en filets tendineux. Je ne nierai pas cependant qu'il ne puisse y avoir quelques filets charnus, qui dégénèrent en filets tendineux ; je prétends seulement qu'on ne sçauroit les démontrer clairement.

S'il y a quelques fibres musculeuses qui aboutissent à ces tendons, les autres font feulement pliées fur les bords de la bafe pour entrer dans les ventricules, c'eft-à-dire, qu'en fe courbant, & en fe croifant, elles forment, avec les fibres qui viennent de la furface interne des ventricules, un tiffu ferme, épais.

A la pointe les fibres externes entrent vifiblement dans l'intérieur du ventricule, & elles fe prolongent dans fa furface interne : celles qui viennent de la paroi gauche & de la furface externe, vont aboutir à la paroi droite interieurement.

Les fibres en entrant par la pointe dans le ventricule gauche doivent donc fe croifer : auffi forment-elles une efpece d'étoile à rayons courbes ; cette étoile eft également fenfible dans l'interieur & dans l'exterieur de la pointe ; c'eft ainfi que la pointe fe forme exactement dans le ventricule gauche.

En s'élevant de la pointe vers la bafe dans la cavité de ce ventricule, les fibres forment les colonnes & les piliers ; c'eft dans ces troncs qu'elles font véritablement continues : les extrémités des piliers & quelques colonnes fe terminent à quelques filets tendineux qu'elles envoyent aux valvules.

Le corps des colonnes monte vers la bafe ; étant arrivées aux bords elles fe continuent avec les fibres externes : cependant, comme nous l'avons dit, il y a beaucoup de fibres internes qui deviennent tranfverfales, c'eft-à-dire, qu'elles font paralleles aux tendons circulaires, & qu'elles forment les contours des orifices du cœur.

Dans toute la fubftance des parois, les fibres n'ont d'autres liens étrangers que la fubftance cellulaire qui les pénétre partout ; les nerfs & les vaiffeaux les affermiffent auffi dans leur fituation ; les fibres qui entrent d'une couche dans l'autre en s'y plongeant, peuvent auffi être des efpeces d'attaches.

Sur la furface externe du ventricule gauche, les fibres font raffemblées en bandes ; c'eft la fubftance cellulaire qui enveloppe & qui diftingue ces faifceaux : mais dans l'épaiffeur des parois on ne fçauroit découvrir de telles bandes, les fibres s'uniffent toutes par leurs côtes ; fuppofé qu'il y ait des bandes, on ne pourroit les voir exactement, on les déchire & on les dérange en les développant.

X I I.

JUSQU'ICI nous n'avons développé que les fibres qui font dans l'épaiffeur des parois. En pourfuivant ces fibres depuis les colonnes, nous fommes parvenus aux couches obliques qui couvrent les couches transversales. Le ventricule gauche, environné de ces couches obliques, s'unit au ventricule droit en s'adossant avec lui ; mais avant que d'examiner cet adosse-ment, nous allons developper la structure du ventricule droit.

La structure de ce ventricule est entiérement différente de la structure du ventricule gauche ; d'abord c'est dans les cou-ches qui le forment que cette différence paroît sensible ; mais elle ne l'est pas moins dans les colonnes : en général dans l'un & dans l'autre les surfaces internes sont tapissées de faisceaux musculeux ; ces faisceaux sont entrelacés, forment diverses aires, envoyent des fibres aux valvules ; voilà en quoi les deux cavités se ressemblent.

Mais le ventricule droit est moins une cavité qu'un assem-blage de cavités, ou plûtôt de compartimens, formé par l'en-trelacement des colonnes dont le nombre est extraordinaire. Pour mieux dépeindre ces cavités, supposons le cœur dans sa situation naturelle : divisons le ventricule en partie superieure & inférieure.

En général, à une petite distance de la pointe, il s'éléve de tous côtés des branches qui vont former trois colonnes, ou trois especes de piliers ; entre ces branches il y a de petits filets tendineux qui sont transversaux.

Le premier pilier dans le cœur, sur lequel je donne cette description, étoit à la surface superieure de la cavité du ven-tricule droit, à un pouce de la cloison : deux ou trois de ses racines, qui étoient assez grosses, venoient de cette paroit mitoyenne & traversoient le ventricule ; les autres attachoient le pilier à la paroit sur laquelle il étoit appliqué : elles étoient fort courtes.

A la partie inférieure de la cavité étoit le second pilier ; il avoit diverses racines de même que le précedent ; quelques-unes traversoient le ventricule, & alloient s'implanter dans la cloison ; d'autres venoient de l'endroit auquel le pilier étoit attaché sur la surface inferieure.

Ces piliers étoient saillants, leur tige étoit détachée des pa-rois ; mais le troisième n'avoit ni la même forme ni les mêmes attaches, il étoit posé assez près du bord longitudinalement & un peu obliquement à la partie superieure de la cloison.

La tige de ce pilier n'étoit pas séparée de la substance du ven-tricule, ce n'étoit qu'une saillie assez large de cette substance ; il étoit applati, ses racines étoient fortes ; il y en avoit trois dont l'une étoit fort groſſe, elle traverſoit le ventricule, & alloit s'attacher au côté de la paroit qui eſt oppoſée à la cloiſon.

Tels ſont en général les piliers dans la plûpart des cœurs; mais qu'on ne s'imagine pas que la nature les forme toûjours de même : leur figure & leur nombre varie quelquefois; on y trouve plus ou moins de racines; il n'y a pas long-tems que j'ai vû un cœur dans lequel elles montoient pour former ces piliers; enſuite elles ſe plioient & deſcendoient vers la pointe pour aller ſe changer en colonnes tranſverſales : du haut du pli partoient des filets tendineux; il y avoit un 4ᵉ pilier, mais il étoit fort petit & fort court : beaucoup de filets tendineux ſortoient immédiatement des parois dans un endroit.

Sur la ſurface du ventricule rampent des colonnes qui ont une direction différente; celles qui ſont ſur la cloiſon montent vers la baſe, de même que pluſieurs autres qui ſerpentent ſur le reſte des parois; il y a un grand nombre de branches qui ont une poſition fort oblique, d'autres marchent tranſverſalement.

De ces entrelacemens il réſulte, comme dans le ventricule gauche, des enfoncemens, des foſſettes, des trous. La membrane qui couvre toutes ces cavités eſt fort fine; elle eſt doublée de la ſubſtance cellulaire qui environne les colonnes, qui s'inſinue parmi les fibres, & qui en ſuit tous les détours.

XIII.

L'arrangement des couches muſculaires qui couvrent les colonnes du ventricule droit.

C'eſt ſur-tout dans les couches fibreuſes, roulées ſur les colonnes, qu'on voit la différence des deux ventricules; car dans le ventricule droit les couches muſculaires ne marchent pas en forme de ſpirale bien marquée; on ne peut pas ſuivre leurs pas de la baſe à la pointe; leurs lits internes & externes, n'ont pas une obliquité régulièrement & ſucceſſivement tracée. Ces lits de fibres ne ſont pas multipliés dans le ventricule droit; il n'y a, à proprement parler, que deux couches fibreuſes roulées ſur les colonnes. Du bord inférieur de la cloiſon, les fibres de la couche externe deſcendent obliquement en s'inclinant vers la pointe; dans leur marche elles prennent une petite courbure, dont la convexité regarde la baſe; c'eſt ainſi qu'elles ſe rendent à la ſurface ſuperieure du cœur, & vont aboutir au bord de la cloiſon. Cette couche levée, on trouve la ſeconde; ſes fibres montent obliquement vers ſa baſe, mais toutes n'y arrivent pas; la plûpart en ſe terminant, ſe perdent à diverſes diſtances

ſur

sur la surface du ventricule ; la ligne qui les termine est une espece de diagonale tirée depuis la pointe jusqu'à la moitié de la base.

A l'extrémité de ces fibres, coupées comme des tuyaux d'orgues, il en naît d'autres depuis la base jusqu'à la pointe, mais elles n'ont pas la même direction ; car celles que nous venons de décrire montent obliquement vers la base, mais celles-ci descendent de la base & des côtés de la diagonale : elles ne marchent pas tout-à-fait en ligne droite : elles ont une courbure dont la concavité regarde la pointe. Après avoir fait un peu de chemin, elles se terminent à une seconde diagonale.

Enfin de cette diagonale partent encore d'autres fibres plus inclinées vers la pointe du cœur ; elles se rendent à l'endroit où les deux ventricules s'unissent à la face superieure ; plusieurs se portent vers la pointe.

On voit sur-tout cette disposition des fibres dans les cœurs qu'on a fait bouillir ; mais l'eau bouillante les resserre ; la coction leur donne une figure un peu différente de leur figure naturelle. Il faut donc examiner si cet arrangement des fibres dans les cœurs est le même que dans l'état naturel.

Pour suivre ces fibres dans leur état naturel, reprenons-les au bord inférieur de la cloison : en partant de ce bord elles montent un peu vers la base avec quelque obliquité ; elles se plient en même tems par une petite courbure dont la concavité regarde la pointe du cœur.

Ces fibres sorties de ce bord inférieur, se continuent vers le côté droit du ventricule ; comme le cœur est conique, ce côté droit est terminé par une espece de diagonale, c'est celle dont nous avons parlé.

De ce bord diagonal, les fibres continuent leur route vers le bord superieur de la cloison ; mais elles prennent une direction plus inclinée vers la pointe en marchant vers ce bord, lorsqu'elles en approchent : celles qui sont vers la pointe sont un peu plus obliques que celles qui sont vers la base.

Les fibres dans l'état naturel ne paroissent donc pas pliées en angle en deux endroits comme elles le paroissent dans les cœurs bouillis, c'est-à-dire, que ces angles sont insensibles, & que la coction les expose aux yeux ; elles se montrent seulement sous la forme d'une espece de courbe irréguliere.

Mais si on suit exactement ces fibres, on trouvera qu'elles

ne font nullement continues, qu'elles font interrompues à divers endroits, qu'elles naiſſent de divers points du réſeau interieur formé par les colonnes, qu'elles ſe terminent ſur les branches de ce réſeau à diverſes diſtances.

XIV.

L'union des deux ventricules.

L'ADOSSEMENT des deux ventricules a été l'écueil de beaucoup d'Anatomiſtes ; il n'eſt pas ſurprenant qu'ils ayent été ſujets à tant de variations : l'union de ces deux ſacs muſculeux eſt fort difficile à développer : nous les examinerons dans tous les côtés qui s'appliquent l'un à l'autre, c'eſt-à-dire, au milieu, entre les deux ventricules, aux deux bords de la cloiſon, à la pointe & à la baſe.

On peut facilement ſéparer les deux ventricules ; on n'a qu'à fendre les ventricules à la cloiſon, & à écarter les ventricules par des mouvemens oppoſés, on verra qu'ils ſe diviſeront comme une branche qu'on partage en deux à une extrémité, & dont on ſépare les deux bouts avec un coin ; la comparaiſon eſt ſi juſte qu'après avoir diviſé la cloiſon, on apperçoit dans les ſurfaces ſéparées des eſpeces de fibres ſemblables à des fibres ligneuſes.

Ces fibres ſont obliques, elles deſcendent vers la pointe en partant du bord inferieur de la cloiſon ; ce n'eſt pas à un ventricule ſeul qu'elles appartiennent, il en ſort une couche du réſeau des colonnes ſur le ventricule droit : on voit clairement cette origine ; mais cette couche eſt adoſſée à une couche parallele des fibres obliques qui entourent le ventricule gauche, c'eſt-à-dire, qu'elles ont l'une & l'autre la même obliquité : à en juger cependant par les déchiremens, ces deux couches ſemblent n'en former qu'une ; on ne peut pas les diviſer comme ſi elles étoient compoſées de filets entierement ſeparés.

Mais examinons les bords de l'adoſſement, comment les ventricules ſont-ils unis à ces bords ? Il n'eſt pas douteux qu'au bord ſuperieur, je veux dire au bord de la partie convéxe, il ne parte des faiſceaux muſculeux du bord du ventricule droit. Les faiſceaux ſont ſur-tout ſenſibles dans les fibres externes du cœur ; mais il faut bien les préparer pour qu'elles ſe montrent à découvert : elles ne viennent pas de la ſurface du ventricule droit, mais elles partent viſiblement de ſon bord ; elles ont neanmoins quelque apparence de continuité avec les couches qui couvrent la surface, parce qu'elles partent de leurs bouts ; elles peuvent en recevoir quelques filets.

Ces fibres, qui du ventricule droit passent sur le ventricule gauche, sont externes ; mais les fibres qui ressemblent à des filets ligneux, & qui viennent de la face adossée au ventricule gauche, se continuent de même sous les précedentes dans le tissu de ce ventricule : voilà donc les deux sacs parfaitement unis à la partie convéxe du cœur.

Examinons l'union des deux ventricules à la partie applatie, c'est-à-dire, à la surface appliquée au diaphragme. Deux couches différentes unissent les bords de ces ventricules : premierement les fibres obliques qui forment l'adossement, passent du ventricule droit sur le ventricule gauche, sous les couches externes, & montent obliquement vers la base du cœur. Secondement, les fibres externes de ce ventricule se prolongent sur le bord du ventricule droit ; voilà donc une communication réciproque des fibres dans les deux ventricules.

On voit clairement avec la loupe, & même avec les yeux seuls, le prolongement des fibres externes, qui de la surface du ventricule gauche passent sur le ventricule droit : mais il se présente ici une difficulté. Lorsqu'on saisit ces fibres sur le ventricule droit, & qu'on veut les lever en les séparant, on ne sçauroit les conduire au-delà du bord du ventricule gauche : elles naissent donc, du moins en partie, sur ce bord, ou bien elles se croisent comme les doigts d'une main introduits entre les doigts de l'autre ; je veux dire, que les fibres du ventricule gauche se croisent ainsi avec les fibres du ventricule droit lorsqu'elles se prolongent. J'ai cru appercevoir que le sillon qui est sur le bord de la cloison résultoit de ce croisement.

Vers la base, les deux bords de la cloison sont unis sur-tout par des fibres qui passent d'un ventricule à l'autre, c'est-à-dire, d'une cavité à l'autre. Une legere inspection découvre cette continuité ; ainsi sur la partie superieure de la base, sur la partie, dis-je, qui est entre les deux bords, & qui sépare les ventricules, les fibres des deux cloisons sont continues ; les fibres de la cloison du ventricule droit se replient pour aller former les fibres de la cloison dans le ventricule gauche, ou *vice versâ*.

A la pointe il est évident que les fibres du ventricule droit se contournent pour se rendre à la pointe du ventricule gauche ; elles entrent ensuite, du moins en partie, dans sa cavité :

C c ij

mais on n'apperçoit pas que la pointe du ventricule droit ait la même structure que celle du ventricule gauche : on ne voit pas dans la pointe droite cette étoile qui est si manifeste dans l'autre.

X V.

Les couches extérieures des deux ventricules.

Telle est l'union des deux ventricules, union qui n'avoit été développée qu'imparfaitement : ce ne sont pas les couches externes qui s'adossent pour faire cette union, ce sont des couches internes qui s'appliquent les unes aux autres dans l'adossement, ou dans la cloison. Il s'agit ici de suivre les couches extérieures. Quelles sont leurs directions ? sont-elles communes aux deux ventricules ? enveloppent-elles ces sacs comme un muscle, qui en les embrassant n'en formeroit qu'un seul corps ?

Dans le cœur humain on ne trouve pas des fibres longitudinales comme dans le cœur des animaux, c'est-à-dire, qu'il n'y a point dans le cœur de l'homme une couche sensible de fibres, qui de la base descendent en ligne droite vers la pointe. Je dis qu'il n'y a point de couche bien sensible ; car il faut avouer que si on examine le cœur avec attention, on voit sur la surface, des fibres droites, obscures ; mais elles sont en petit nombre, j'en ai compté douze ou quinze avec M. Winslow, elles se perdent avant que d'arriver à la pointe.

On a avancé que les deux ventricules sont couverts par des fibres communes. Les deux ventricules, a-t-on dit, sont deux sacs musculeux ; ils sont renfermés dans un troisiéme sac charnu qui les environne de toutes parts ; mais c'est l'imagination seule qui a ainsi arrangé les fibres du cœur.

Prenons le cœur à sa face convéxe, les fibres qui couvrent la surface du ventricule droit ne sont pas continues ; mais, comme nous l'avons dit, il en part seulement du bord, & elles se prolongent sur le ventricule gauche.

Vers la pointe du ventricule droit, on voit évidemment qu'il n'y a pas de fibres communes qui enveloppent cette pointe, & qui aillent embrasser la pointe du ventricule gauche.

A la face inférieure du cœur, les fibres du ventricule gauche passent sur le bord du ventricule droit ; mais elles naissent en partie du bord du ventricule gauche, & elles se perdent après un certain trajet sur la surface du ventricule droit.

Il est donc certain que les deux ventricules ne sont pas renfermés dans un troisiéme : mais quelle est la direction de ces couches externes qu'on a appellées communes ? J'exposerai ici leurs routes comme si elles étoient des faisceaux continus, tels qu'elles le paroissent au premier coup d'œil.

Sur la surface externe, les fibres forment des especes de bandes ; ces bandes dans la partie convéxe marchent de droite à gauche, & sur la face applatie elles vont de gauche à droite, leur cours est oblique, je veux dire, qu'elles avancent obliquement, en s'inclinant de la base vers la pointe. Dans leur route elles paroissent sous la forme d'une spirale, ou plûtôt elles ressemblent à des portions de spirale.

Mais ce cours oblique des fibres externes est irrégulier, elles ne suivent pas continuellement la route qu'elles ont d'abord prise. A la face inferieure, les fibres du ventricule gauche en passant sur le ventricule droit montent un peu, & se courbent ensuite sur la surface convéxe de ce ventricule.

Au bord superieur de la cloison, les fibres qui du ventricule droit passent sur le ventricule gauche, se plient aussi par une légère courbure vers la base ; mais toutes en continuant leur trajet, s'inclinent en général vers la pointe, c'est-à-dire, que ces fibres ont des especes de rebroussement, mais que le total est toûjours oblique ; c'est comme si un fil d'archal diversement plié en divers endroits marchoit obliquement autour d'un cône.

X V I.

Nous avons déja parlé de la continuité des fibres internes. Il s'agit de sçavoir si celles qui forment les couches externes ne sont pas interrompues dans leurs cours. La question a été presque décidée par quelques observations : mais pour dissiper tous les doutes, reprenons en général la marche des fibres, & tâchons d'en marquer les bornes, & les divers points dont elles partent.

Au premier aspect, comme nous l'avons dit, les fibres du cœur paroissent composées de filets continus ; c'est au dehors sur-tout qu'on voit les apparences de cette continuité.

Mais il est certain que les fibres internes qui composent les couches sont interrompues, leurs filets partent des rameaux des colonnes, & se terminent plus ou moins loin dans celles qu'ils rencontrent.

Les troncs des colonnes sont implantés fort avant dans plusieurs endroits de la profondeur des parois. Il est constant que dans l'épaisseur même de ces parois, les fibres sortent des troncs des colonnes, & s'y rendent de divers endroits.

Ces troncs ne pénétrent pas seulement en divers endroits dans la substance interne des parois, quelques-uns s'étendent presque jusqu'à la surface externe. Or les fibres externes s'arrêtent certainement en partie dans ces troncs lorsqu'elles les rencontrent.

C'est dans le ventricule gauche qu'on observe sur-tout ces troncs enfoncés profondément : pour ce qui est du ventricule droit, on voit clairement que même ses fibres externes sortent des colonnes, & se rendent à celles qui se présentent dans leur chemin.

Dans toutes les préparations faites sur des cœurs bouillis, on ne sçauroit détacher les filets d'aucune couche, de façon qu'on puisse les suivre fort loin, ils se déchirent bien-tôt; on voit qu'ils s'implantent dans les autres.

Si dans les cœurs macerés par le vinaigre on pousse plus loin les filets, on ne sçauroit les conduire d'une extrémité à l'autre; on ne sçait même si en les levant on n'emporte pas avec eux les points où ils s'inserent; on ne peut point les séparer sans déchirement; il se présente toûjours des filets coupés, qui se prolongent dans la substance du cœur.

La continuité des fibres ne sçauroit donc être démontrée dans les couches internes non plus que dans les couches externes. Il est certain seulement que les filets exterieurs sont plus longs, & qu'on peut les conduire même assez loin.

Les liens de ces fibres en général sont tels que ceux dont nous avons déja parlé; on ne trouve point de fibres tendineuses qui attachent les faisceaux musculeux. Les vaisseaux seuls & les nerfs lient les paquets des fibres charnues; elles sont pénétrées & entourées par des expansions déliées de la substance cellulaire.

On ne doit pas croire que des liens transverses soient plus nécessaires dans les fibres du cœur que dans les fibres des autres muscles. L'arrangement des fibres rend de tels liens moins nécessaires dans le cœur; les couches se croisent obliquement & s'affermissent dans leur situation comme les filets d'un peloton se fixent à leur place en se croisant diversement.

Mais les fibres des couches ont quelques liens qui ne leur

font pas étrangers, elles s'envoyent lateralement des feuillets ou des fibres qui les attachent les unes aux autres, c'est ce que j'ai vû clairement, & ce qui est confirmé par les observations de Leewenhoek.

XVII.

A la base du cœur sont deux sacs musculeux & membraneux; l'un est à droite, & l'autre est à gauche; le premier couvre le ventricule droit, le second est posé sur le ventricule gauche; tous les deux sont comme des especes de chapiteaux.

Ces deux sacs sont véritablement séparés, on voit sur-tout cette séparation lorsqu'ils sont remplis de cire, car ils forment alors un sillon qui les partage en deux, il part du milieu de la base du cœur, & embrasse la convéxité des sacs en les séparant.

Mais cette séparation est bien plus sensible dans la cloison; car elle est formée de deux plans différents des fibres : on peut diviser facilement ces deux plans; la division se fait très-aisément, sur-tout dans la partie inferieure, ou à la naissance de la valvule du trou ovale. Examinons la structure de ces deux sacs, & commençons par la face inferieure.

Les fibres musculaires du cœur se terminent à sa base, il s'en détache seulement quelques filets obscurs qui se répandent sur la racine de l'artére pulmonaire & de l'aorte.

Les membranes du cœur ne se terminent pas de même à sa base; celle qui revêt la surface externe, & celle qui couvre la surface interne, se réunissent au bord interieur des orifices veineux : entre elles rampe une substance cellulaire; ces deux membranes, par leur application mutuelle, forment une bande, ou un petit sillon qui a deux lignes ou environ de largeur; cette bande est parallele à la base des ventricules, c'est-à-dire, qu'elle borde la racine des oreillettes. Au premier aspect on diroit qu'elle est tendineuse, mais l'union droite des membranes lui donne cette apparence.

Au dessus de cette bande, les membranes se séparent : c'est dans l'entre-deux que naissent les fibres musculeuses des oreillettes; ces fibres ne paroissent point avoir de principe tendineux : il est certain sur-tout qu'elles ne sortent point par de petits tendons des fibres du cœur; à leur origine elles paroissent entiérement charnues, & elles grossissent d'abord; c'est pourquoi dans les cœurs bouillis elles se séparent du cœur comme des especes d'épiphyses.

La structure des oreillettes ou des sacs musculeux qui sont à sa base du cœur.

N'y a-t-il qu'un plan dans les fibres qui forment les sacs, & les fibres de ces plans n'ont-elles qu'une direction ? Il n'est pas douteux qu'il n'y ait dans les sacs deux rangs différents de fibres ; mais ces rangs ne sont pas également sensibles par-tout.

Sur la face inferieure, à la racine des oreillettes, on voit d'abord un plan ou faisceau tranversal de fibres musculeuses ; il borde les deux sacs, & va d'un côté à l'autre sur la base du cœur.

La surface inferieure de l'oreillette gauche est couverte de fibres charnues transversales ; elles sont paralleles à la bande musculeuse qui borde la racine des sacs ; ces fibres se continuent sur la convéxité du sac ; elles sont très-sensibles dans presque tous les cœurs.

Mais ce plan qui couvre la face inferieure de l'oreillette gauche se continue-t-il transversalement sur le sac droit ? Il n'est pas douteux qu'il ne passe sur le bord de la cloison, & qu'il ne s'étende au-delà : je l'ai vû très-sensiblement en quelques sujets ; mais en général il disparoît, ses fibres sont trop deliées pour pouvoir se montrer.

Le plan interieur, qui forme la face inferieure de l'oreillette gauche, n'a pas la même direction que le plan transverse ; ses fibres s'élevent de la base de ce sac ; elles marchent obliquement vers sa convéxité en croisant les fibres transversales de l'autre plan : ce plan interieur & oblique est assez épais & égal ; ses fibres adossées par leur côtés, sont pressées les unes par des autres ; il ne forme pas des colonnes, c'est pour cela que la surface de la concavité est lisse & polie.

Revenons à la face inferieure de l'oreillette droite ; les fibres transverses, comme nous l'avons dit, n'y sont pas sensibles : mais il s'éleve de la racine des fibres qui paroissent de tous côtés se rendre vers la convéxité ; elles sont un peu dirigées ou inclinées vers la cloison.

Ces fibres ainsi dirigées forment des colonnes fort grosses & fort saillantes dans l'interieur ; de leurs côtés partent des fibres transverses fort pressées qui en couvrent tous les intervalles : les troncs des colonnes envoyent donc les uns aux autres des filets *plumiformes* qui les lient les unes aux autres.

Telle est la face inferieure des deux sacs, examinons la face superieure qui est sous l'artére pulmonaire & sous l'aorte ; c'est à cette face qu'on trouve sur-tout un arrangement bien différent dans les fibres musculeuses.

Les

Les grandes artéres couvrent le milieu des oreillettes : à leur face superieure, sur ce milieu, il s'éléve de la base de ces facs trois bandes de fibres musculeuses ; ces bandes en montant vers la convéxité des oreillettes sont divergentes ; celle du milieu suit sa route sans s'incliner beaucoup, les autres montent obliquement, l'une vers l'oreillette droite, l'autre vers l'oreillette gauche.

Devant l'appendice gauche, à sa racine, il s'éléve de lui deux bandes charnues ; l'une va se répandre sur le corps de cet appendice en marchant obliquement vers sa pointe ; l'autre bande va vers le côté droit, c'est à-dire, qu'en avançant & en montant vers le bord de la cloison, cette bande va croiser les premiéres que nous avons décrites.

Vers l'appendice droit & aux environs, on voit de même deux bandes charnues qui ont la même direction que les précedentes, c'est-à-dire, que l'une monte obliquement de droite à gauche vers le bord de la cloison de l'oreillette ; l'autre bande s'étend obliquement sur la surface de l'appendice.

On trouve quelques variétés dans tous ces faisceaux ; je les ai décrits d'après plusieurs cœurs que j'ai examinés avec la plus grande exactitude : mais si les bandes paroissent moins distinctes en divers sujets, si par leurs côtés, en naissant, ou dans leur chemin, elles se confondent un peu, elles ont en général les directions que j'ai marquées.

Ce ne sont pas là les seules bandes charnues de la face superieure des oreillettes de dessus l'appendice gauche : à deux doigts de la base, plus ou moins, il part une bande qui passe transversalement sur la cloison, & va à l'oreillette droite : il en part une autre de l'appendice droit, & elle va se réunir à celle qui vient du côté gauche.

Ces bandes transversales paroissent s'unir avec des détachemens du faisceau transverse qui borde la base des sacs à leur face inferieure : aux deux côtés les extrémités de ce faisceau se partagent diversement, aux appendices, & aux vaisseaux qu'ils rencontrent.

Toutes ces bandes forment un vrai labyrinthe ; on peut cependant ramener toutes ces différentes directions à quelques directions générales ; nous allons en donner une idée pour qu'elles entrent plus facilement dans l'esprit.

Sur la partie superieure des sacs il sort diverses bandes

qui s'épanouissent à droite & à gauche.

Dans la surface convéxe , à une certaine distance de la base , on trouve une bande transverse sur les deux oreillettes ; cette bande s'unit avec des faisceaux qui viennent de la face inférieure.

Lorsque les faisceaux rencontrent en leur chemin les troncs de la veine cave ou des veines pulmonaires , ils envoyent des bandes pour embrasser diversement ces vaisseaux.

Ces détachemens sont également sensibles entre les artéres pulmonaires & les deux troncs des veines-caves. Les appendices reçoivent de même divers détachemens des bandes musculeuses.

La plûpart de ces diverses bandes, qui rampent sur la face superieure , sont des plans externes : il y a des plans internes qui montent de la base comme les plans internes de la face inférieure : ce n'est qu'au milieu de la face superieure que je n'ai pû distinguer si les bandes divergentes ne forment pas le plan interne dans cet endroit.

En s'élevant de la base , les fibres du plan interne vont entourer la convéxité des sacs. Mais les plans de la face superieure & celui de la face inférieure sont-ils continus dans la surface convéxe, ou dans le fond des oreillettes ? Il n'est pas douteux qu'il n'y ait une continuité dans ces deux plans ; des fibres nombreuses passent cependant les unes sous les autres, & forment ainsi des plans différents.

La structure des appendices n'est pas moins singuliére ; on remarque d'abord dans l'appendice droit des fibres qui environnent le sac comme des segments de cercle irrégulier : mais l'appendice gauche est plus uni ; les fibres n'y sont pas aussi sensibles.

En général, le tissu de ces appendices ressemble plus que le tissu des sacs au tissu du cœur. J'ai observé divers rangs de fibres qui les environnent à contre sens ; & la comparaison est d'autant plus juste , qu'on trouve dans l'interieur des especes de piliers qui envoyent des filets vers les parois.

XVIII

Les ouvertures qui conduisent des oreillettes dans les ventricules

LES sacs veineux, ou les oreillettes, s'ouvrent dans le cœur ; ces ouvertures sont inégales , la droite est beaucoup plus grande que la gauche : selon quelques Ecrivains, elles sont *elliptiques :*

mais, ou le cœur est rempli, ou il est affaissé; s'il est rempli, les ouvertures sont circulaires; s'il est affaissé, elles seront allongées, c'est-à-dire, qu'elles paroîtront des *ellipses*.

Il est vrai que la cloison mitoyenne s'éléve en forme de bosse vers la cavité de l'orifice droit; cette bosse présente une convéxité qui semble allonger l'ouverture, & lui donner une forme *semilunaire* : cependant on ne doit pas regarder cette ouverture comme étant *elliptique*, ses bords sont plûtôt circulaires.

Pour ce qui est de l'ouverture gauche, elle présente quelques particularités qui peuvent varier sa forme. Si on comprend dans son aire l'artére *aorte*, cette ouverture paroîtra allongée; mais l'orifice qui conduit du sac dans le ventricule est à peu-près circulaire.

On a dit que ces deux ouvertures n'étoient pas dans le même plan : mais qu'entend-t-on par ce plan? est-ce la surface de la base du cœur? ce n'est pas sans doute de cette surface qu'on a prétendu parler. On a cru apparemment que les centres de ces deux orifices n'étoient pas sur une ligne qui partageoit transversalement la base des deux ventricules. Il est vrai que l'ouverture du ventricule gauche est placée au milieu de la base, & l'ouverture droite est moins avancée vers la face supérieure.

C'est autour de ces ouvertures que les sacs sont attachés; ils partent chacun d'un tendon qui borde les orifices du cœur; ces tendons paroissent superficiels sur la base du cœur; quand on les tire en les pinçant, ils paroissent séparés de la substance des fibres charnues auxquelles ils sont appliqués; du moins est-il certain qu'on peut les saisir sans qu'on sente beaucoup de fibres charnues entre les doigts.

Quand on détache les tendons des fibres charnues du cœur, ces fibres qui les environnent paroissent lisses & polies; elles forment presque un anneau; elles viennent des colonnes intérieurement : étant arrivées sous les tendons, elles deviennent en partie transverses, ainsi que nous l'avons remarqué; quelques-unes viennent aussi des fibres externes du cœur.

Les cercles tendineux sont très-sensibles dans les hommes vigoureux & dans les vieillards; mais dans les cœurs des enfans, à peine peut-on quelquefois distinguer ces tendons; ils sont collés aux fibres musculaires qui les entourent : mais viennent-ils de ces fibres? c'est ce qu'on ne sçauroit prouver. On ne peut pas démontrer non plus qu'ils se prolongent vers les oreillettes par quelque expansion.

Suivant Lancisi on trouve dans les tendons une substance moitié charnue, moitié tendineuse; mais qu'est-ce qu'un tendon moitié charnu? ce qui a donné une telle idée à cet Ecrivain, c'est apparemment leur couleur d'un gris brun, couleur qu'on apperçoit quelquefois dans ces tendons en certains sujets. Lancisi n'auroit-il pas pris pour des fibres appartenantes aux tendons, ces fibres charnues transversales qui les environnent, & qui ne sont que des fibres du cœur? Pour moi je n'ai vù dans ces tendons qu'un tissu véritablement tendineux.

Les tendons circulaires ne sont pas fort épais; ils forment un petit rebord autour des valvules; celui du ventricule gauche paroît avoir plus de corps & de fermeté dans son tissu: mais les fibres dont ils sont formés l'un & l'autre sont-elles continues dans tout le contour? c'est ce qu'on ne sçauroit déterminer. On ne peut pas voir non plus si elles s'entrelacent; à en juger par les apparences, elles sont en général paralleles.

Dans le contour du tendon circulaire gauche, y a-t-il une interruption? Cette question est fondée sur ce qu'un côté de l'ouverture est formé par l'aorte: il s'agit de sçavoir si le tendon circulaire se continue transversalement sur ce vaisseau? Il est certain que ce cercle tendineux se prolonge sur l'aorte; mais il est plus foible sur cette artére.

Il n'en est pas du contour de l'anneau droit comme de la circonférence du gauche: le tendon circulaire du ventricule droit est entiérement environné de la substance musculeuse du cœur.

XIX.

L'ENTRE'E qui conduit des oreillettes aux ventricules est bordée par des digues ou des soupapes qu'on nomme *valvules*. Celles qui bordent l'orifice gauche ont été appellées *mitrales*; celles qui entourent l'ouverture droite ont reçu le nom de *tricuspides*.

Ces valvules sont composées de deux membranes; l'une est une continuation de la membrane interne des oreillettes; l'autre une suite de la membrane qui revêt la cavité des ventricules.

En général, & au premier coup d'œil, voici quelle est la forme de ces deux sortes de valvules; l'une des valvules *mitrales* n'est qu'une bande assez longue; son bord flottant paroît

découpé à cause de l'attache des filets tendineux qui viennent
des colonnes : l'autre valvule paroît être une espece de triangle.

Dans les valvules *tricuspides*, la forme est différente ; ces valvules semblent d'abord ne former que trois avances pointues ;
mais si on les considére attentivement on y appercevra jusqu'à
cinq prolongements.

Pour donner une idée exacte de la forme des valvules, ce
n'est pas par leurs pointes précisément qu'il faut les considérer.
Les valvules droites & les gauches ne sont dans chaque ventricule qu'une membrane continue, dont les bords flottants sont
nombreux & inégaux ; les uns sont plus larges, les autres sont
plus longs ; c'est ce que j'ai fait voir à l'Académie des Sciences
en 1728. dans un cœur dont le pericarde étoit ossifié.

Quoique les bords de ces membranes soient inégaux, ils
paroissent découpés avec quelque régularité quand elles sont
attachées au contour des orifices du cœur. Entre les pointes
les plus longues, auxquelles seules on a donné le nom de valvules, les bords les plus courts forment une espece de croiss-
sant : pour les rendre plus sensibles, on n'a qu'à tirer vers la
pointe du cœur l'extrémité superieure des piliers.

Nous commencerons par décrire les bords des valvules. Ces
bords flottants présentent quelques particularités remarquables ;
ils sont parsemés, sur-tout dans les corps un peu âgés, de petites bosses ; ce ne sont que de petits tendons qui viennent des
colonnes du cœur, ils marchent en s'applatissant entre les deux
membranes qui forment les valvules ; mais ces tendons qui
roulent dans les bords des valvules *mitrales*, on ne les apperçoit point de même dans les bords des valvules *tricuspides*, du
moins y manquent-ils en plusieurs sujets.

Après avoir décrit les bords des valvules, entrons dans la
structure de ces soupapes ; dans la duplicature de leurs membranes, il y a des fibres charnues ; j'y en ai vû quelquefois de fort
sensibles ; elles s'y confondent avec un lacis de filets tendineux.

Ces digues ou ces avances membraneuses sont attachées par
leurs bords flottants à des filets tendineux ; ces filets partent des
pointes des piliers, en trois ou quatre paquets ; mais en avançant ils se divisent en filaments tendineux, qui deviennent divergents à proportion qu'ils s'éloignent de leur origine : dans
leur trajet ils se croisent en certains endroits, & forment une
espece de lacis.

Ce n'est pas aux pointes des valvules que ces filets vont aboutir, ils ne s'attachent qu'aux bords qui font des croissants entre elles : les pointes de ces digues sont donc libres & flottantes ; il n'y a que leurs côtés qui reçoivent des filets tendineux, qui sont plus ou moins longs ; ils sont fort courts au bout du pilier qui est sur la cloison dans le ventricule droit : lorsque le cœur est allongé ils appliquent exactement les valvules aux parois.

Les deux bords lateraux de chaque valvule ne recevant pas leurs petits tendons du même endroit, un pilier différent les fournit à chaque côté de la même soupape : or les piliers sont opposés dans leur situation ; il faut donc nécessairement que les deux bords latéraux d'une valvule reçoivent leurs tendons de deux côtés opposés ; elles sont donc tirées en même tems, & vers deux parties latérales du cœur, & vers la pointe.

En arrivant aux valvules, c'est par les bords que les filets tendineux y entrent ; ils continuent leur route dans la duplicature de ces soupapes, & deviennent toûjours plus divergents ; on peut les suivre jusqu'à la racine de chaque valvule : dans ce trajet, divers petits filaments, qui se croisent, forment une espece de tissu réticulaire.

Outre les filets tendineux qui viennent des piliers, il y a encore quelques petits tendons qui sortent de quelques colonnes dispersées sur les parois ; mais ces colonnes ne sont pas nombreuses ; je les ai observées, surtout dans le ventricule droit.

Parmi les filets qui viennent soit des piliers soit d'ailleurs, il y en a quelques-uns qui ne vont pas s'implanter aux bords des valvules, ils vont s'inferer à la surface interne de ces soupapes, c'est-à-dire, à la surface qui regarde les parois du cœur.

A la racine des valvules il y aussi des colonnes qui leur envoyent des filets tendineux ; ils sont divergents de même que ceux qui viennent des piliers ; mais dans tout leur trajet ils sont renfermés dans la duplicature des soupapes, & de leur racine ils marchent vers les bords.

Mais avec ces mêmes filets tendineux, qui viennent de la racine des valvules, il y a de petites colonnes charnues qui se divisent & entrent avec eux dans la duplicature : en continuant leur cours, c'est-à-dire, dans le tissu des valvules ; ils se prolongent irrégulièrement ; ils paroissent s'unir à des tendons qui deviennent charnus, & dégénèrent ensuite en nouveaux filets tendineux.

XX.

DEUX grands vaisseaux s'ouvrent dans l'oreillette droite, l'un est la veine *cave* supérieure, l'autre est la veine *cave* inférieure; ces deux veines sont posées verticalement l'une sur l'autre, c'est-à-dire, qu'il semble qu'elles ayent le même axe, & qu'elles ne forment qu'un même tuyau.

Pour bien saisir leur position, représentez vous le cœur couché obliquement sur le diaphragme; dans cette situation, le fond de l'oreillette est posterieur. Imaginez encore, que l'oreillette soit partagée en deux par une coupe parallele à l'axe du cœur, c'est posterieurement au côté gauche de cette coupe que sont placés les troncs des deux veines-caves.

Ces deux vaisseaux ont été regardés comme un tuyau continu; ce tuyau s'ouvre, a-t-on dit, par une échancrure dans l'oreillette droite. Riolan étoit presque dans cette idée : cet Anatomiste en enfilant les deux veines avec un petit bâton, leur donnoit l'apparence d'un canal qui ne seroit point interrompu.

Un Anatomiste moderne a renouvellé cette idée ou cette erreur : sur son témoignage elle a passé dans divers écrits; mais une apparence grossiére en a imposé aux yeux : les orifices des veines sont bordés de fibres particuliéres, ou de divers segments, qui viennent des colonnes qui sont aux environs; c'est surtout dans le fœtus qu'on les apperçoit clairement. L'entredeux, qui paroît continu, est le vrai tissu de l'oreillette; il passe sur cet intervalle interieurement un faisceau musculeux assez gros; ses fibres ne sont pas une suite des fibres des vaisseaux veineux; ces deux especes de fibres n'ont pas la même direction. L'extrémité droite de ce faisceau, c'est-à-dire, celle qui est plus éloignée de la cloison, jette des fibres qui se contournent les uns vers l'orifice superieur, les autres vers l'orifice inferieur. Il paroît qu'il en vient d'ailleurs plusieurs autres qui coupent ce faisceau à l'extrémité.

Le faisceau musculeux, qui sépare les troncs des veines, est dans l'endroit où Lower a cru appercevoir son *tubercule*; ce faisceau peut être élevé par la graisse ou par son volume; c'est ce qui a persuadé à quelques Anatomistes que ce tubercule existoit dans l'homme même : mais c'est en vain qu'on l'y chercheroit, l'imagination seule peut l'y trouver.

Les ouvertures des grandes veines dans les oreillettes.

Il est donc certain que les deux veines-caves ne sont pas continues ; on trouve surtout dans la dilatation de l'oreillette une preuve démonstrative de leur séparation. Lorsque ce sac a pris un gros volume dans les maladies, ses fibres grossissent ; les faisceaux musculeux, dirigés vers les troncs veineux, marchent parallelement à leur axe : mais ces faisceaux arrivés à la racine des deux troncs s'arrêtent à un anneau tendineux ; cet anneau est l'origine des veines caves ; l'inférieur m'a paru plus sensible que le supérieur.

Au bord anterieur de l'orifice de la veine-cave inférieure, on trouve ue reste de la valvule d'*Eustachi* ; ce n'est pas même un reste ; quelquefois, à l'âge de quinze ans, elle subsiste souvent presque dans son entier ; on en voit des traces fort sensibles dans un âge plus avancé.

Le sac gauche est percé de quatre trous ; ils sont placés aux quatre coins sur le fond de cette oreillette ; ce sont les ouvertures des veines pulmonaires ; ces ouvertures sont environnées de fibres diversement arrangées : on a prétendu que le sac n'étoit qu'un épanouissement de ces veines : mais a-t-on vû clairement les veines épanouies s'élargir pour former l'oreillette.

Il est surprenant que lorsque les Anatomistes parlent des veines pulmonaires, ils s'expriment comme s'ils n'en reconnoissoient qu'une seule. Vieussens, encore plus singulier que les autres, a représenté dans ses figures un vaisseau transverse, fort gros, terminé à diverses branches. Lancisi a copié exactement cette faute ; ainsi toutes ces figures n'ont pas eté dessinées d'après la nature.

XXI.

Les ouvertures artérielles du cœur. D E U X ouvertures conduisent des ventricules du cœur dans tout le reste du corps ; ce sont les embouchures de l'artére pulmonaire & de l'aorte. L'artére pulmonaire sort du ventricule droit, & l'aorte part du ventricule gauche.

A la partie convéxe du cœur, vers la base & près de la cloison, le ventricule droit prend la forme d'un entonnoir ; cette forme est surtout sensible dans les cœurs injectés : de l'extrémité de cet entonnoir oblique sort l'artére pulmonaire : elle est entourée de tous côtés par le tissu du cœur, qui lui envoye même quelques fibres musculeuses.

Vers le côté gauche de l'artére pulmonaire, un peu en arriére, l'aorte part du ventricule gauche ; elle n'est pas environée

par

par tout de la substance du cœur; il n'y a, à proprement parler,
qu'une seule ouverture dans ce ventricule : la partie droite &
antérieure de cette embouchure est occupée par l'aorte : le
côté gauche de ce vaisseau forme une partie du bord de l'ouverture veineuse qui conduit à l'oreillette.

La racine de ces deux artères est tendineuse Quand leur
intérieur est dépouillé exactement de ce qui le couvre, on apperçoit un anneau tendineux; ce n'est qu'au-dessus de cet anneau, tantôt plus, tantôt moins sensible, que les grandes artéres prennent un tissu musculeux.

Mais c'est dans l'intérieur de ces artéres qu'il faut examiner
leur origine & leur embouchure. On y découvre d'abord un
cordon tendineux : ce cordon forme une espece de *bourlet*
saillant qui m'a paru moins gros dans l'artére pulmonaire; c'est
ce bourlet qui est la racine des artéres dans les deux ventricules.

Ce n'est pas autour de ce cordon que sont placées les valvules artérielles qu'on a appellé Sigmoïdes; leur forme ne permet pas qu'elles s'attachent à ce cordon; car elles sont comme
des nids de pigeon, ou des culs de lampe; leur concavité regarde les artéres, & non les ventricules.

Imaginez trois U majuscules & consonnes; de tels U sont posés
verticalement sur la cavité & sur la racine de chaque artére :
ils sont formés par des bourlets saillants, blanchâtres, tendineux : dans leur adossement ils font un angle curviligne, dont la
pointe paroit souvent fort dure; le fond de cet U est soutenu par
le bourlet circulaire comme par une tangente : dans le point du
contact, la convéxité de l'U est plus ferme en général.

Les valvules sigmoïdes sont attachées à cet U. Le bord flottant de ces valvules est tendineux & plus gros que le reste de
la substance : il forme deux arcs ou deux petits croissants sur le
bord de chaque valvule; il y en a un de chaque côté; ces deux
arcs s'adossent & finissent en pointe vers le milieu du bord; ils
sont moins sensibles dans les jeunes sujets; c'est surtout dans les
enfans qu'ils sont moins marqués.

Sur la pointe formée par la rencontre des cornes de ces petits croissants, sont posés les corpuscules d'*Arantius*. Ces boutons se trouvent assez constamment dans les valvules de
l'aorte; mais ils ne se présentent pas de même dans les valvules de l'artére pulmonaire : quelquefois on a trouvé un tel
bouton dans une valvule, tandis qu'il manquoit dans l'autre;

cependant quand il est effacé on en remarque toujours quelques traces. J'ai observé, par exemple, quelque chose de plus épais dans un sujet où on n'en trouvoit aucune apparence sur les valvules pulmonaires ; mais on ne peut rien ajoûter aux remarques de M. Morgagni sur ces corpuscules.

Les valvules sont formées par deux membranes qui partent des U tendineux posés sur les artéres ; ces membranes sont assez déliées ; dans leur duplicature marchent des fibres transverses qui sont musculeuses ; ces fibres sont quelquefois très-sensibles : elles partent de la racine des valvules : dans leur marche elles sont à peu près paralleles aux bords flottans de ces soupapes.

Mais comment se terminent les fibres transverses qui viennent des deux côtés, & qui couvrent la convéxité des valvules? Dans leur concours elles paroissent s'élever en pointe au milieu de ces soupapes ; j'ai cru cependant appercevoir quelque croisement dans ces fibres, mais aussi elles m'ont paru quelquefois continues. Il y a pourtant vers la base une bande musculaire de laquelle il s'éléve diverses fibres : je l'ai apperçue dans plusieurs sujets ; mais je renvoye encore les Lecteurs au détail de M. Morgagni.

XXII.

Les artéres propres du cœur.

Le cœur a ses artéres & ses veines comme les autres parties du corps ; ces vaisseaux se répandent diversement sur la surface de ce viscére : on les nomme *coronaires*, parce qu'ils environnent sa base en formant une espece de couronne, c'est ce que personne n'ignore.

C'est tantôt plus haut, tantôt plus bas, que sont placées les ouvertures des artéres coronaires. En divers cœurs ces ouvertures sont placées derriére les valvules, & peuvent être couvertes par ces soupapes ; mais en d'autres sujets, ces artéres naissent au-dessus des bords flottants des valvules, & sont situées vers les côtés & non vers le milieu : dans les mêmes cœurs, ces vaisseaux, à leur origine, sont inégalement élevés : en général les embouchures des artéres coronaires m'ont paru plus souvent au-dessus des bords des valvules sigmoïdes ; l'artére droite est placée plus bas que la gauche, & elle est plus grosse ordinairement.

Il n'est donc pas facile de fixer l'origine des artéres coronaires, puisqu'elle varie si souvent ; j'ai cru voir cependant que de la base du cœur jusqu'à la naissance de ces vaisseaux il y avoit au moins un espace de six lignes ou environ. J'ai souvent observé cette étendue ou cette distance.

L'artére coronaire gauche sort de la partie laterale & postérieure de l'aorte : elle se divise d'abord en deux rameaux : le premier est le plus gros ; il se tourne pour marcher sur la surface convéxe du cœur ; sa route est sur la rainure, il suit ce chemin depuis la base jusqu'à la pointe du cœur ; mais après un petit trajet depuis son origine, il pousse une branche qui se répand obliquement sur le côté gauche ; ensuite il en produit d'autres qui se jettent aux environs ; enfin il passe sur la pointe & remonte sur la face applatie du cœur. Sous l'appendice cette branche produit plusieurs ramifications ; il y en a une qui pénétre profondément dans la cloison, & qui n'est accompagnée d'aucune veine.

L'autre branche de la premiere division avance en tournant sur la base du cœur jusqu'à la partie posterieure de cette base. Elle envoye un rameau assez considérable sur le côté gauche vers le bord de la surface platte.

Cette branche qui environne la base, devient toûjours plus petite. Après plusieurs divarications, elle va se perdre postérieurement en de petits rameaux avant d'arriver au milieu de la base applatie : mais dans son trajet postérieurement le tronc de l'artére coronaire ne suit pas la base comme sur le côté, il descend obliquement sur la surface du ventricule gauche, & marche vers la pointe.

De la partie antérieure & latérale de l'aorte part l'artére coronaire droite ; son contour embrasse la base du cœur ; le tronc de cette artére dans son trajet, se coude diversement, & se rend enfin à la rainure sur la face applatie.

Cette artére, après sa naissance, envoye à diverses distances trois rameaux principaux sur la surface convéxe, & sur le côté du ventricule droit : enfin le tronc étant parvenu à la surface applatie sous l'oreillette, s'incline, suit la racine, & s'épanouit en se divisant.

On a prétendu que les artéres coronaires formoient une espece de ligne circulaire, ou un anneau, dont les extrémités alloient se réunir postérieurement : mais il n'y a que quelques ramifications qui paroissent s'anastomoser : on ne voit aucune trace de cet anneau.

Les grandes ramifications sont superficielles, c'est-à-dire, qu'elles marchent sur la surface du cœur ; les deux qui rampent fur les bords de la cloifon vont fe réünir par leurs ramifications à la pointe du cœur.fur la face applatie.

Des principales branches partent des ramifications latérales qui font en grand nombre : mais deſſous ces principaux troncs on trouve des rameaux qui s'enfoncent dans la fubſtance du cœur.

Toutes ces artéres communiquent les unes avec les autres, cependant lorſqu'on injecte un tronc, les branches de l'autre fe rempliſſent plus difficillement, quelquefois l'injection ne paroît preſque fe porter que dans le tiſſu d'un ventricule.

Divers rameaux s'élévent du contour de ces deux troncs & fe répandent fur les oreillettes. Ruyſch n'en a marqué que deux principaux, l'un fort de l'artére droite, & l'autre part de l'artére gauche : mais il y en a d'autres qui vont au péricarde & à la fubſtance cellulaire : de plus il y a des branches qui forment des pléxus autour de l'artére pulmonaire & de l'aorte ; ces pléxus s'étendent fort loin fur ces artéres, & ils viennent fur-tout de l'artére coronaire droite.

XXIII

Les veines
propres du
cœur. LES veines coronaires, a-t-on dit, font arrangées à peu-près comme les artéres, mais l'origine & la diſtribution de ces veines & de ces artéres eſt bien différente.

Les contours des veines n'embraſſent pas toute la baſe du cœur : il n'y a pas autour de cette baſe deux troncs, dont l'un marche à droite & l'autre à gauche : les principales ramifications font plus grandes & plus nombreuſes que les ramifications artérielles.

A la partie platte du cœur, entre la baſe & l'oreillette gauche, on trouve un grand ſinus tranſverſal, il eſt beaucoup plus gros que les deux troncs des artéres,& il s'ouvre dans l'oreillette droite près de la cloiſon : fon embouchure du côté qui regarde le ventricule eſt bordée d'une valvule, c'eſt une eſpece de croiſſant formé par le pli de la membrane de l'oreillette, quelquefois on trouve deux valvules, l'ouverture eſt plus étroite que le tronc.

Ce ſinus, ou le tronc, cottoye la baſe du cœur : en diminuant de calibre, il va fe rendre au côté gauche, c'eſt-à-dire, qu'il va joindre l'artére du même côté : dans ce trajet il paſſe fous deux de ſes rameaux, enſuite fous un troiſiéme.

Enfin en arrivant au côté gauche du cœur, le tronc fe diviſe en un grand nombre de ramifications, la principale , qui eſt la suite du tronc, parvient en s'éloignant de la base, & en s'inclinant vers la pointe, à la surface convéxe du ventricule gauche : il suit sur cette surface la grande & première branche de l'artére coronaire gauche, & se rend à la pointe du cœur avec cette branche.

Reprenons le tronc du sinus à son embouchure pour décrire ses ramifications. Le premier rameau qu'il produit est fort considérable : il va obliquement sur le ventricule droit : on a dit que ce rameau étoit une veine particuliére ; qu'elle se rendoit à côté du grand sinus dans l'oreillette droite, qu'il s'y dégorgeoit par une embouchure différente ; mais en général c'est une branche de ce sinus ; il la reçoit en entrant dans l'oreillette.

Le second rameau qui part du grand tronc de la veine coronaire n'a point d'artére qui l'accompagne, quoiqu'il soit fort gros, & qu'il aille jusqu'à la pointe du cœur.

En continuant sa marche vers le côté gauche, le tronc jette plusieurs rameaux à diverses distances : il y en a deux ou trois principaux sur le côté du ventricule gauche, c'est-à-dire, vers le bord gauche du cœur.

Deux rameaux principaux s'épanouissent sur la partie latérale du ventricule droit, ils vont se rendre à un tronc, & ce tronc se débouche immédiatement dans l'oreillette droite. J'ai observé d'autres troncs plus petits qui se dégorgent de même dans cette oreillette, mais je ne décris que les principales branches.

Tous ces rameaux se répandent sur les ventricules ; mais il y a des ramifications qui s'élévent du tronc, & se répandent sur l'oreillette ; elles sont très-sensibles. On voit d'autres petites veines qui de l'oreillette droite vont au tronc des veines qui ne se rendent pas au sinus ; au reste la distribution des veines varie sur le cœur.

XXIV.

LES grands vaisseaux du cœur rampent sur la surface de ce viscére & sous la membrane qui l'enveloppe : couverts d'un tissu cellulaire qui les accompagne partout, ils parcourent les debors de chaque ventricule, plongent dans le tissu musculeux qui forme ces cavités : les ramifications des artéres & des veines sont si nombreuses que le cœur en est couvert : l'intérieur de son tissu ne paroit de même, au premier aspect, qu'un tissu vasculaire.

La marche des veines & des artéres réunies. Leurs divers entrelacemens, & leurs ouvertures dans les ventricules.

La marche des artéres & des veines est variée : elles s'accompagnent quelquefois placées les unes à côté des autres. En général les veines sont sur les artéres, c'est ce que j'ai observé, du moins dans les gros troncs; & surtout à la face applatie du cœur : mais s'il y a des rameaux artériels qui sont sous les veines, d'autres prennent le dessus. Souvent lorsque les rameaux veineux ont passé sur les branches artérielles, ils se glissent sous ces mêmes branches.

C'est l'imagination seule qui a vû des valvules dans les artéres. Pour ce qui est des veines j'ai douté si elles n'avoient pas des soupapes, comme la plûpart des veines dans le reste du corps : voici ce qui m'a d'abord inspiré ce soupçon : en injectant les veines j'ai vû leurs troncs interrompus par des especes de nœuds en divers cœurs; cependant en les ouvrant, je n'ai observé aucune trace des valvules.

Il s'agit de sçavoir si les veines & les artéres s'ouvrent dans la surface interne des ventricules. Je ne déciderai pas ici sur cette question; j'examinerai seulement ce que l'inspection nous découvre dans les cœurs qui ne sont pas injectés.

Il est certain qu'on ne peut voir aucune ouverture de ces vaisseaux dans les parois des ventricules : les fossettes qu'on a pris pour les embouchures des veines ne sont que des enfoncemens formés par le réseau des colonnes : les trous ne résultent en divers endroits que des aires de ce même réseau : ils percent souvent de part en part l'épaisseur des colonnes.

Si on presse avec la main les parois internes des ventricules, le sang ne suinte pas en général par ces trous; s'il s'échapoit même, il ne prouveroit pas par son écoulement que les ouvertures qui lui donneroient une issue fussent naturelles; on peut forcer les parois du cœur : la membrane qui les revêt est fort mince; si on ouvre les ventricules pour voir ce qui se passe dans l'intérieur, on ne sçauroit étendre leurs cavités, en écartant les bords coupés, qu'en déchirant des colonnes.

Si les ouvertures des veines ne se montrent point dans les ventricules, elles sont sensibles dans l'oreillette droite : il n'est donc pas douteux qu'une partie du sang veinal ne soit versé dans cette cavité par des veines semées dans certains endroits : mais de telles ouvertures ne prouvent pas qu'il y en ait de semblables dans le ventricule gauche, ou dans son oreillette.

XXV.

J e ne suivrai point les nerfs dans la substance du cœur, ou dans les différentes parties qui le forment : il est inutile de les suivre dans le tissu des autres muscles ; quel fruit tireroit-on d'un travail qui conduiroit les dernieres divisions des nerfs dans les parois du cœur, ou dans ses oreillettes ?

A l'inutilité d'un tel travail se joindroit une difficulté presqu'insurmontable : on peut bien conduire divers rameaux jusqu'à certains endroits, où, en se divisant, ils échappent aux sens : mais peut-on séparer ces nerfs sans ruiner les autres ? peut-on du moins les conserver, & montrer l'assemblage de ceux qu'on développe successivement ? l'imagination même peut-elle saisir leur position, leur entrelacement, & leur cours ?

Ceux qui n'ont pas éprouvé les difficultés d'un semblable travail peuvent seuls se flatter de pouvoir les surmonter ; les figures tracées par divers Anatomistes semblent, il est vrai, applanir le chemin : mais quand on s'y engage, on sent bien-tôt qu'on suit des guides infidéles ; c'est leur imagination ou leur mémoire qui ont tracé la plûpart des nerfs qu'ils représentent dans le cœur : ils n'ont pû les rassembler tous sous les yeux d'un dessinateur.

Nul muscle ne reçoit autant de nerfs que le cœur : leurs ramifications se multiplient avec un appareil singulier, pour soutenir l'action du premier mobile des corps animés : mais ces nerfs ne sont pas soumis à la volonté ; ils sont de deux especes ; les uns viennent de *la huitiéme paire*, les autres sortent de l'*intercostal*. Quelles sont les fonctions particuliéres à chacuns de ces nerfs ? c'est ce qu'on ne sçauroit décider.

En général les nerfs qui se détachent de la huitiéme paire & de l'intercostal, pour se rendre au cœur, descendent obliquement de leurs troncs, passent devant la trachée artére, se rassemblent diversement au bas de ce tuyau ; leur lacis principal est entre les branches de l'artére pulmonaire & de l'aorte.

On a appellé *Pléxus* ces lacis ou ces entrelacemens, qui sont formés par les nerfs du cœur : les Anatomistes en ont reconnu deux ; l'un, selon eux, est *superieur*, & l'autre *inferieur* : mais ils ont mal décrit ces deux pléxus : c'est même sans raison qu'ils en ont reconnu *deux* entre l'artére pulmonaire & l'aorte : à proprement parler, il n'y en a qu'un dans cet intervalle.

Si on vouloit établir divers *pléxus*, il faudroit diviser autrement les différentes expansions des nerfs du cœur. Supposons d'abord cet organe dans sa situation naturelle : sur la partie supérieure de l'aorte & de l'artére pulmonaire, il a un pléxus considérable ; c'est un lacis formé par beaucoup de rameaux diversement entrelacés, qui se rendent à la surface convéxe du cœur.

Derriere l'aorte, c'est-à-dire au dessous, on trouve un autre *pléxus* collé à cette artére ; il passe en partie entre le tronc de ce vaisseau & la racine de l'artére pulmonaire ; il envoye des expansions sur la base de la face convéxe du cœur.

Sous ce pléxus est une autre expansion posée sur les deux branches de l'artére pulmonaire : ses divisions se répandent diversement, dessous, dessus, & à côté, pour pénétrer dans les diverses parties du cœur.

Mais, pour ne pas multiplier les objets, nous réduirons ces pléxus à deux, sçavoir, 1°. au pléxus qui rampe sur la partie supérieure de l'aorte, & sur la racine de l'artére pulmonaire. 2°. Au pléxus qui est devant la trachée artére, entre les branches de l'artére pulmonaire & l'aorte.

Ce n'est pas au cœur seulement que sont destinées les branches des deux pléxus ; il y a des rameaux qui s'en détachent, & qui s'insinuent dans les poulmons. Réciproquement le pléxus pulmonaire donne quelques filets au pléxus cardiaque, qui est entre l'aorte & l'artére pulmonaire.

Les nerfs qui vont à ces pléxus viennent de deux côtés opposés, sçavoir, du gauche & du droit ; en se rencontrant, ils envoyent chacun des branches à gauche & à droite ; c'est surtout dans les cordons des nerfs intercostaux qu'on voit plus sensiblement cet envoi réciproque, lorsque les corps sont un peu âgés, ou que les maladies ont grossi les nerfs.

XXVI.

L'origine des nerfs cardiaques, leur cours, & leurs distributions.

Nous commencerons par décrire les nerfs cardiaques qui viennent de la huitiéme paire. Le tronc gauche, vers la glande thyroïde pousse un rameau considérable ; ce rameau se divise en deux : le premier ou l'antérieur se répand sur l'aorte, en se divisant, le second forme des expansions sur la racine de l'artére pulmonaire ; joints & entrelacés avec d'autres branches, ils avancent vers le cœur & s'y distribuent.

Trois

Trois doigts au-dessus de ces rameaux, immédiatement au-dessous du récurrent, le tronc gauche de la huitiéme paire envoye une branche, qui en rampant sur l'artére pulmonaire, & en se divisant, va se rendre au cœur.

De la courbure du récurrent gauche partent quelques filets, mais ils m'ont paru se jetter sur le péricarde sans entrer dans le cœur.

Au côté droit, le récurrent est plus élevé qu'au côté gauche : or du même tronc dont part ce récurrent, il sort une branche qui en glissant sous l'aorte va se distribuer au cœur : avant d'arriver au pléxus, elle pousse successivement divers filets qui se distribuent à la trachée artére.

Un demi-pouce au dessous du récurrent droit, le tronc de la huitiéme paire jette un rameau qui va se diviser en deux filets; l'un se jette sous l'aorte, l'autre va passer sur la branche droite de l'artére pulmonaire.

Tout ce détail ne renferme que les premieres & les principales divisions des nerfs cardiaques de la huitiéme paire : je ne représenterai dans les figures que ces divisions; il en vient d'autres après celles-là, ou avec elles; leur nombre, leurs entrelacements ne permettent pas de les suivre, ou de les marquer dans une description.

C'est l'*intercostal* surtout qui forme les pléxus cardiaques : du tronc droit de ce nerf à l'extrémité du second ganglion cervical, sort une branche qui va au cœur; elle se divise en quatre ou cinq rameaux qui se jettent de côté & d'autre.

Ensuite le tronc cardiaque forme un anneau, dans lequel passent des filets de l'intercostal avec des artérioles; il reçoit une ramification de la huitiéme paire avant cet anneau, & une autre après, avant la division suivante.

Vers l'extrémité de la trachée artére, le tronc cardiaque se divise en deux; l'*un* se répand sur l'aorte, se divise successivement en plusieurs filets de côté & d'autre; ils entourent l'aorte, entrent en partie dans la substance du cœur, quelques-uns se rendent au péricarde.

L'*autre* rameau du tronc cardiaque passe derriére l'aorte, & se divise en deux filets principaux; le premier passe sous l'aorte, vient reparoître en partie au-dessus de la surface convéxe du cœur : pour arriver à cette surface, il passe entre l'aorte & l'artére pulmonaire; le second filet, en passant sous l'aorte, se répand sur l'artére pulmonaire par ses divisions ; il embrasse cette artére, mais il envoye plusieurs jets dans le cœur.

Le tronc gauche du nerf intercostal ne produit pas le premier rameau *cardiaque* vis-à-vis de l'endroit où naît le nerf *cardiaque* droit, c'est-à-dire, que le premier rameau du côté gauche ne vient pas du ganglion cervical inférieur ; l'origine de ce rameau est entre les deux ganglions cervicaux, c'est-à-dire, vers le milieu, & même un peu plus bas.

Ce nerf cardiaque se divise en deux rameaux ; suivons celui qui se rend au cœur. Dans sa marche, ce rameau se partage en deux, dont l'un est extérieur, l'autre est intérieur ; l'externe, non loin de son origine, envoye deux filets au rameau interne qui va vers l'œsophage ; ensuite le rameau externe se rend sous l'aorte, & s'y divise en deux branches ; l'une est superieure, & l'autre inferieure.

La branche superieure se divise en beaucoup de filets entre l'aorte & l'artére pulmonaire ; il en passe quelques-uns entre ces deux vaisseaux pour se rendre à la surface convéxe du cœur.

La branche posterieure m'a paru se rendre à la face inferieure de l'artére pulmonaire ; du moins y envoye-t-elle quelques filaments.

Du dernier ganglion cervical inferieur sort un grand rameau qui en approchant du cœur se divise en plusieurs ; le filet le plus extérieur de cette division, monte sur la courbure de l'aorte, c'est-à-dire, sur la convéxité de ce vaisseau ; il se partage en plusieurs petites ramifications, qui avancent sur cette courbure vers le cœur.

Les filets internes, qui sont à côté de ce filet extérieur, se glissent sous l'aorte en se rendant vers le cœur, les uns passent sur la branche gauche de l'artére pulmonaire, les autres sur la droite. Il y en a qui se répandent sur le tronc : deux principaux filets passent entre l'aorte & l'artére pulmonaire pour se jetter sur le ventricule gauche & sur l'oreillette.

Tels sont les nerfs cardiaques produits par les intercostaux. Les gauches viennent joindre ceux qui viennent du côté droit, en se croisant avec les nerfs de la huitiéme paire : ils forment la plus grande partie des pléxus cardiaques.

Il ne nous reste à examiner que les différences du cœur des fœtus & du cœur des adultes; elles se réduisent à l'inégalité du tissu des ventricules, & des oreillettes; à l'étendue de ces cavités; à certains passages ouverts dans les premiers tems de la vie, & fermés dans la suite.

Les parois du ventricule gauche ont plus de fibres, plus de masse, & par conséquent plus de force dans le cœur des adultes: mais dans le fœtus de trois ou quatre mois ce ventricule est plus mince que le droit; à mesure qu'il croît, ses parois se fortifient.

Dans le fœtus, le ventricule droit est au moins deux fois plus grand que le gauche; mais ce n'est que dans les fœtus de six ou sept mois qu'on trouve tant d'inégalités entre ces cavités; car dans le fœtus de trois ou quatre mois le ventricule droit a, il est vrai, plus de capacité, mais il n'excede pas de beaucoup le ventricule gauche.

Cette différence vient du plus ou du moins de force qui pousse le sang. Dans les premiers tems le sang marche lentement, il est en petite quantité; il doit donc peu dilater le ventricule droit; la circulation prend ensuite un nouveau degré de force; le sang doit donc agir plus vivement sur les parois du cœur; le volume de ce fluide qui augmente selon l'accroissement & la vigueur du corps doit écarter davantage les parois: mais le ventricule gauche est presque inutile dans le fœtus, le sang passe surtout par le droit, qui doit par conséquent s'étendre plûtôt.

Si le ventricule droit est si grand dans le fœtus naissant, il n'est pas surprenant que l'inégalité des deux ventricules subsiste pendant le reste de la vie. Le gauche en se dilatant, devient plus fort; il résiste davantage au cours du sang, il le chasse avec plus de force; il doit donc nécessairement être plus petit que le ventricule droit; mais leurs rapports doivent être fort variables.

Les sacs dans les cœurs du fœtus sont plus grands par rapport aux ventricules que dans les cœurs des adultes: le sac droit est beaucoup plus grand que le gauche; mais cette inégalité n'est pas aussi remarquable dans les fœtus qui sont audessous de quatre mois: ce qui mérite une attention particuliere, c'est que ces sacs sont plus forts & plus denses proportionellement dans les cœurs de ces fœtus.

Parmi les différences qui distinguent les cœurs des fœtus & des adultes, nous placerons l'état des *appendices*, & leurs usages ; ces *appendices*, ou *coqueluchons*, sont presque inutiles dans les adultes ; mais il y a quelque apparence qu'ils forment presqu'entiérement les sacs dans les fœtus naissants.

Ce qui m'a confirmé dans cette idée, c'est que dans les fœtus de deux ou trois mois, les oreillettes, proprement dites, ne sont nullement des appendices, elles forment au moins la moitié des sacs, ils n'ont point une cavité particuliere ou séparée en partie comme dans le cœur des adultes : ce qui n'est pas moins remarquable, c'est que ces appendices naissants sont sans dentelures, au moins ne sont-elles pas fort sensibles.

XXVIII.

Valvule d'Eu-
stachi.

MAIS voici des différences plus connues & plus marquées : une grande vulvule a été long-tems ignorée, c'est la valvule d'Eustachi ; elle a été observée par Jaques Sylvius & par Riolan.

En coupant le fond ou la concavité de l'oreillette droite, on voit très-distinctement cette valvule ; elle est posée à la partie antérieure de la veine-cave ; sa forme est celle d'une espece de croissant inégal, dont la concavité est tournée vers l'embouchure de cette veine : une corne descend du bord supérieur & antérieur du trou ovale : le corps du croissant en descendant borde la veine ; l'autre corne, c'est-à-dire la corne inférieure, va vers le côté droit du sac.

Cette corne inférieure est, pour ainsi dire, double ; car de la partie qui va vers le côté du sac, il se détache, du côté de la veine-cave, une espece d'aîle qui est moins dense : les fibres musculeuses, qui marchent dans cette aîle entre deux membranes, ont un tissu un peu réticulaire dans le premier âge.

Il s'ensuit de la position & de la structure de cette valvule, qu'elle forme une portion de canal continu, depuis la veine-cave jusqu'au trou ovale ; c'est du moins une digue circulaire, qui en partant du contour antérieur de la veine-cave, va embrasser ce trou. Cependant la position de la corne supérieure varie quelquefois, on a vû cette corne près de l'embouchure de la veine coronaire.

Cette valvule doit donc déterminer en partie le sang à couler vers le trou ovale ; c'est-là le vrai usage de la valvule : elle n'est donc pas destinée à empêcher que le sang de la veine-cave supérieure ne tombe dans la veine-cave inférieure ; comment

l'empêcheroit-elle, puisque l'ouverture de la veine-cave inférieure est sous l'embouchure de la veine-cave supérieure ?

Selon diverses observations, il sort de cette valvule des filaments qui vont aboutir à la veine coronaire, & au trou ovale.
J'ai quelquefois apperçu ce réseau vers le trou ovale ; il étoit
d'un blanc un peu jaune. J'ai vû quelquefois ces filaments dans
le cœur même des adultes : ils étoient en grand nombre dans
un cœur que j'ai examiné depuis peu ; c'étoit le cœur d'un
homme de 35. ans : du bord de la valvule, qui ne s'étoit nullement oblitérée, partoit un reste de réseau ; quelques filets s'attachoient au bord du ventricule, d'autres s'implantoient autour
de l'orifice de la veine coronaire ; quelques-uns s'étendoient
jusqu'au trou ovale.

Quelquefois sous cette valvule on trouve une autre soupape,
du moins on y voit une espece de pli, ce qui s'accorde avec la
description d'Eustachi.

XXIX.

La différence la plus marquée dans le cœur des fœtus con- Le trou ovale
& la structure
de ses bords.
siste dans le trou ovale ; ce trou n'a point la forme désignée
par son nom lorsque la valvule est enlevée : l'ouverture seule
qui est entre le bord du trou & de la valvule, est *Elliptique*.

Ce trou est fort petit dans les premiers tems du fœtus, peu
à peu l'ouverture s'aggrandit ; le diamétre étoit de cinq lignes
dans le dernier fœtus que j'ai ouvert : mais ce qui est surprenant, c'est que lorsqu'il se ferme ou qu'il est fermé, il devient
beaucoup plus grand ; son diamétre dans l'adulte est plus long
en général.

Les bords de ce trou sont fort gros ; ils sont composés de
fibres musculeuses, mais elles ne forment pas un cercle continu.
Imaginez deux croissants, ou deux demi cercles qu'on joint
par leurs cornes ou leurs pointes, en les croisant ; telle est la
forme des fibres qui composent les bords du trou ovale.

Mais la pointe supérieure du croissant antérieur, ou plus proche du cœur, passe sur la pointe correspondante de l'autre croissant, & la pointe inférieure passe sous celle qu'il rencontre,
c'est-à-dire, sous la corne inférieure du croissant opposé. Le
concours des deux cornes supérieures est plus ferme, & a plus
de volume ; il forme une espece de *nœud* ; c'est surtout dans
l'oreillette gauche qu'on voit clairement les deux faisceaux qui
passent l'un sur l'autre intérieurement, mais en sens contraire.

ils paroiſſent différents des faiſceaux qui ſont dans l'oreillette droite , du moins eſt-il certain qu'il y en a un qui n'eſt pas le même , c'eſt celui qui eſt plus éloigné du cœur.

Ces faiſceaux circulaires, qui forment le trou ovale , ne ſont pas compoſés de fibres paralleles , c'eſt-à-dire, qui forment des courbes de la même eſpece : dans toute l'étendue de ces faiſceaux, il ſort des fibres qui ſe détachent vers les côtés comme des joncs qui ſortiroient de l'anſe d'un panier.

Voilà une image groſſiere qui n'eſt pas exacte, mais elle repréſente en quelque façon la ſtructure des bords du trou ovale, c'eſt-à-dire, que de ces bords il ſort des fibres qui ſont comme des eſpeces de rayons courbes : ils ont la même direction dans le côté droit & dans le côté gauche.

X X X.

Sur ce trou eſt poſée une valvule, ou une digue ; elle eſt formée par deux membranes ; l'une vient de la membrane qui tapiſſe l'oreillette droite , l'autre eſt une ſuite de celle qui revêt le ſac gauche.

La membrane, qui vient du ſac droit , paſſe par le trou dans le ſac gauche , s'unit avec celle qu'elle rencontre dans ce ſac ; l'une & l'autre réunies forment un croiſſant ; les cornes ſont attachées aux deux côtés du trou. J'ai trouvé entr'elles quatre lignes de diſtance dans le fœtus à terme ; la pointe de la corne antérieure étoit moins élevée que celle de la corne poſtérieure. Entre l'extrémité de la pointe antérieure & le bord du trou, il y avoit un intervalle de deux lignes ; la pointe de l'autre corne étoit plus élevée au-deſſus du trou ovale , elle en étoit éloignée de trois lignes : la concavité de ce croiſſant eſt moins profonde dans les fœtus que dans les corps où le trou eſt fermé.

Le bord de ce croiſſant eſt une eſpece de cordon tendineux. J'ai vû il y a quelques jours une forme & une ſtructure ſinguliére dans ce cordon ; il formoit un Y parfait ; les deux branches tendineuſes étoient des reſtes du croiſſant ; la queue étoit un cordon tendineux, placé au milieu du trou ovale , comme une corde poſée ſur le milieu du parchemin dans un tambour.

Dans la duplicature des deux membranes il y a des fibres véritablement muſculeuſes , elles ne ſont pas ſenſibles dans des fœtus de quatre ou cinq mois , à peine le ſont-elles dans ceux qui ſont à terme ; la valvule est transparente & très-mince, mais peu-à-peu ces fibres grossissent, rougissent, sont très-marquées.

Ces fibres appartiennent entiérement au sac gauche ; quand on léve la membrane qui les couvre du côté de l'oreillette droite, elles peuvent être séparées du bord inférieur du trou ovale.

La direction de ces fibres les porte parallement & verticalement depuis le bord inférieur du trou jusqu'au bord du croissant : celles qui accompagnent les cornes sont plus longues ; elles s'inclinent à la pointe vers leur entre-deux ; celles qui sont à leurs côtés extérieurement, prennent la même inclinaison.

Ces fibres par leur direction tendent donc à rapprocher les pointes du croissant : aussi dans les adultes ces pointes sont-elles peu éloignées l'une de l'autre ; le croissant forme une portion d'ovale fort allongée : mais comment dans l'adulte sont-elles si élevées au-dessus du bord ? car l'anterieure dans le fœtus à terme vient du haut du faisceau qui forme le trou, & la postérieure est seulement inserée au-dessus ; c'est ce que j'ai observé exactement depuis peu dans plusieurs cadavres.

Pendant tout le tems qui s'écoule depuis la formation du fœtus jusqu'à sa naissance, le bord de la valvule n'est pas à la même hauteur : j'ai cru qu'elle n'existoit pas dans les premiers tems, ou qu'il n'y en avoit que des traces insensibles, je n'ai pû l'appercevoir ; des gouttes de sang bien rondes & du même diamétre que le trou, passoient de l'oreillette gauche dans l'oreillette droite.

Si les rudiments de la valvule existent dans les fœtus de deux mois, je puis du moins assurer que les bords de cette soupape sont peu élevés ; mais peu à peu elle croît, son bord s'approche du bord supérieur du trou ovale, & le couvre enfin entiérement ; quand elle est un peu tendue dans le fœtus à terme, ella va jusqu'au haut du trou ovale, mais elle ne déborde point, ou du moins elle s'élève très peu au-dessus du trou : mais quand elle est abandonnée à elle-même elle laisse toûjours un espace elliptique entre elle & le trou ovale.

Du côté droit le bord du trou ne s'attache pas à la valvule, il est libre dans la plûpart des cœurs : il reste donc entre ce bord & la valvule un sac tel que M. Morgagni l'a décrit.

Au fond de ce sac il reste aussi presque toûjours une ouverture ; elle est fort petite à la vérité dans la plûpart des cœurs ;

elle permet donc à une petite portion de sang de passer de
l'oreillette droite dans l'oreillette gauche.

Mais dans plusieurs sujets l'ouverture restante est plus grande.
Souvent on trouve d'autres ouvertures dans la surface de la valvule : j'en ai vû vers ses côtés ; elles étoient formées par des déta-
chements de fibres musculeuses, qui s'éloignoient du bord du
trou ; on en a trouvé au milieu même de cette soupape.

Si dans le côté gauche de la cloison la valvule forme un croissant,
il n'est pas moins vrai que dans le côté droit, le bord supérieur du
trou ovale en forme un autre : il semble que ce bord descende de
même que le bord du croissant monte : j'ai trouvé quelquefois
dans le bord du trou un faisceau de fibres charnues, qui paroissoient se détacher de celles qui sont au-dessus, & ne laisser que
les membranes dans l'entre-deux.

XXXI.

Le canal arté-
riel.

LA derniere différence qui se trouve entre le cœur des
adultes & le cœur du fœtus, c'est le canal artériel ; il est dans
le fœtus une suite du tronc de l'artére pulmonaire ; il est plus
gros que les deux branches de cette artére ; il a des parois
aussi épaisses que celles de ce vaisseau.

C'est, a-t-on dit, sur la bifurcation de l'artére pulmonaire
qu'est placé le canal artériel, mais il est une suite du tronc de
cette artére : les deux branches qui vont aux deux lobes du
poulmon, paroissent des ramifications du canal. La droite,
qui est la plus grosse, est la premiere ; elle est au-dessous, &
un peu à côté ; la seconde, qui est plus petite, est immédiatement au-dessous du canal ; elle n'est pas à côté de la branche
droite ; elle est plus éloignée de la base du cœur.

La route de ce tuyau est oblique, selon divers Ecrivains,
mais il marche en ligne assez droite ; il est seulement oblique
par rapport à l'aorte. Vers la corbure de l'aorte, c'est-à-dire,
vers la crosse, il va s'inserer un peu latéralement vers le côté
gauche de cette artére ; il y entre un peu au-delà de l'origine
de la souclaviere gauche : sa longueur est de sept, huit, ou neuf
lignes dans le fœtus à terme ; j'ai trouvé dans ces différentes longueurs dans un grand nombre de sujets lorsque ce
canal est fermé on trouve dans l'aorte les traces d'un orifice
ovale.

A son insertion, qui est oblique, le canal forme une espece
de

de pli sémilunaire ou une digue transversale, c'est une espece
d'éperon semblable à ceux qui sont posés à la bifurcation des
autres artéres, mais il est situé dans un sens opposé : au reste
les deux pointes des cornes ne s'étendent pas plus loin que
l'axe ou le diamétre du trou. Cette digue est placée au bord
supérieur du canal, c'est-à-dire, au bord qui est le moins éloigné de l'origine de l'aorte ; la concavité du croissant est tournée
vers l'autre bord.

En avançant vers l'endroit où se fait cette anastomose, le
canal diminue en grosseur, comme divers Anatomistes l'ont
remarqué ; mais cette diminution ne m'a pas paru toûjours
également bien marquée.

Dans l'adulte & dans le fœtus la situation du canal n'est
pas la même ; car dans l'adulte il s'éloigne de la bifurcation,
c'est-à-dire de la division de l'artére pulmonaire en deux branches ; il sort de la branche gauche, comme d'autres l'ont observé : je l'ai cependant trouvé en deçà de la bifurcation, mais
il étoit placé du côté de la branche gauche.

Quand le passage est ouvert au sang dans le poulmon, le
canal artériel commence à se boucher ; il devient un ligament,
qui est plus étroit au milieu qu'aux deux extrémités ; c'est pourtant par son insertion qu'il commence à se fermer, du moins
la partie qui sort de l'artére pulmonaire est la derniere qui se
bouche.

Ce canal devient transversal dans les adultes, c'est-à-dire,
qu'il coupe transversalement l'aorte & la branche gauche de
l'artére pulmonaire ; il avoit environ neuf lignes de longueur
dans un cadavre que j'ai ouvert il y a quelque tems ; il étoit
éloigné de quatre lignes de la naissance de la sousclaviere gauche : à son insertion dans l'aorte, ce canal étoit plus gros &
plus dur ; son tissu étoit plus mince & plus mol au milieu qu'aux
extrémités ; son diamétre dans cet endroit étoit d'une ligne ;
la cavité n'étoit pas tellement effacée qu'il ne restât un petit
canal où l'on pouvoit introduire un cheveu très-fin : j'ai cru
même entrevoir l'extrémité de ce canal dans l'artére pulmonaire : il étoit environné d'une matiére dure, qui étoit la seule
trace qu'on apperçût de l'origine du grand canal de communication.

CHAPITRE X.

Des Vaisseaux qui sortent du cœur.

I.

LE cœur est le principe & le terme des vaisseaux ; les artéres partent des ventricules ; les veines se terminent aux oreillettes ; ces divers canaux se prêtent & se rendent alternativement le sang qui y circule ; ils sont des mobiles réciproques qui agissent les uns sur les autres. Pour connoître donc le mouvement du cœur, il faut connoître l'action des vaisseaux ; mais cette action dépend de leur structure, de leur forme, de leurs divisions, de leurs calibres.

Chaque ventricule produit une artére. Du ventricule droit part l'artére pulmonaire ; elle est placée sur le sac droit, vers le milieu de la base du cœur, à côté de la cloison qui sépare les deux ventricules, la marche de cette artére est oblique ; elle se porte de droit à gauche ; elle se courbe un peu, & se divise en deux branches ; la droite est plus grosse & plus longue.

Du ventricule gauche part la grande artére, qui va porter le sang dans toutes les parties du corps : à sa naissance elle est placée à côté & derriere l'artére pulmonaire ; le tronc de l'aorte s'incline d'abord vers le côté droit, se glisse sous l'artére pulmonaire ; il se reléve ensuite, revient de droit à gauche, passe sur la branche droite de cette artére, forme une crosse dont la concavité regarde le diaphragme, monte sur le tronc gauche de la trachée artére, gagne l'épine, descend à côté, entre elle & l'œsophage, pénétre dans l'abdomen.

Ces deux troncs des artéres, qui sont les deux sources du sang, sont attachés l'un à l'autre par le canal artériel ; mais un autre lien plus étendu les colle l'un à l'autre ; ils sont renfermés dans une guaine qui est formée par la membrane qui revêt le cœur & le péricarde : ils sont environnés en même tems par un tissu cellulaire, qui remplit la cavité de cette enveloppe, & qui passe entre-deux : ce fourreau membraneux n'est pas si étroit que les deux artéres ne puissent se dilater librement ; leurs troncs ne sont pas collés l'un à l'autre de façon que leur adossement soit fort serré ; ils peuvent s'écarter un peu.

La guaine membraneuse accompagne ces troncs jusqu'à l'endroit où ils sortent du péricarde : là les rameaux de l'artére pulmonaire & l'aorte prennent une seconde enveloppe ; c'est une prolongation de la membrane externe du sac qui enferme le cœur. Cette enveloppe suit l'aorte jusqu'à la convéxité du diaphragme ; elle abandonne ensuite ce vaisseau, se continue avec la membrane qui tapisse la cavité de la poitrine.

De la partie supérieure de la crosse ou de la courbure de l'aorte, s'élévent les vaisseaux qui vont à la tête & aux bras, c'est-à-dire, les artéres carotides & les sousclaviéres. Ces artéres ne forment pas ordinairement quatre troncs à leur origine : la sousclaviére droite, & la carotide du même côté, sortent du même tronc ; quelquefois ce sont quatre branches implantées séparément dans la crosse : presque jamais ces quatre artéres ne sortent de deux troncs seuls.

La ligne sur laquelle ces artéres sont placées à leur naissance est une ligne oblique ; la sousclaviére gauche est la plus reculée en arriére ; la sousclaviére droite est à environ trois pouces de distance de la racine de l'aorte ; il y a très-peu d'intervalle entre ces vaisseaux : après qu'ils sont sortis de la courbure, l'aorte continue à se fléchir ; c'est, selon Morgagni, après une étendue de sept travers de doigts que ce vaisseau commence à descendre.

C'est des oreillettes que les veines partent, ou pour mieux dire, c'est dans ces sacs qu'elles s'implantent. Les deux veines-caves se rendent à l'oreillette droite ; elles sont placées à la partie postérieure, (je suppose le cœur dans sa situation naturelle) les embouchures de ces canaux sont plus proches de la cloison que du côté opposé ; l'une est sous l'autre, c'est-à-dire, que si ces canaux se prolongeoient ils se rencontreroient & formeroient un tuyau continu & vertical.

En sortant du péricarde ces veines en empruntent une enveloppe ; mais la veine-cave inférieure s'en dépouille en perçant le diaphragme ; cette enveloppe se continue avec la membrane qui recouvre la convéxité de ce muscle & ferme exactement les côtés du passage de la veine-cave. La membrane qui revêt la veine-cave supérieure accompagne ce vaisseau jusqu'à ce qu'il sorte de la poitrine, & même jusqu'à ce qu'il soit arrivé au crâne.

Dans beaucoup d'ouvrages il est dit que le sang du poulmon

se rend dans la veine pulmonaire ; il semble par ce langage qu'il y ait un tronc seul où se réunissent tous les rameaux veineux du poulmon. Les Figures de Vieussens conduisent à la même idée ; on diroit, à ne consulter que ces Figures, qu'il y a un vaisseau transversal fort gros, dont les deux extrémités sont divisées en plusieurs branches : Lancisi a copié exactement cette erreur.

Mais il y a quatre troncs où aboutissent les veines pulmonaires ; le sac gauche qui reçoit ces troncs est oblong. Supposons, pour donner une idée de leur insertion, que le fond de ce sac est quarré, c'est aux quatre angles que s'implantent les quatre troncs : ils sont fort courts, mais ceux qui sont à gauche le sont plus que ceux qui sont à droite : à chacun de ces troncs se rendent beaucoup de rameaux qui les forment en se réunissant : comme ils viennent de divers endroits, ils sont convergents en se rapprochant de leur terme, c'est-à-dire, que les troncs veineux qui viennent du poulmon se réunissent en quatre troncs.

I I.

TELLE est l'origine des vaisseaux qui, comme le dit Hippocrate, sont les sources de la vie. Je ne suivrai pas ces canaux dans leurs cours ; un plus long détail sur leur marche & sur leurs divisions m'écarteroit de mon objet. Je ne me propose que de donner une idée générale des artéres & des veines ; comme elles sont les ressorts qui poussent le sang, & qui le forment par leur action, il faut d'abord développer leur tissu.

La structure des artéres n'est pas un de ces objets qui échapent aux mains & aux yeux, cependant elle a excité long-tems des disputes ; à peine les esprits sont-ils réunis là-dessus. Willis est le premier qui ait examiné cette structure avec quelque succès ; sa description fut d'abord adoptée de la plûpart des Ecrivains ; ils ne crurent pas qu'après les travaux de cet Anatomistes il fallût chercher la vérité dans les cadavres : d'autres moins crédules n'ont voulu croire que leurs yeux ; les uns ont multiplié les tuniques des artéres, les autres les ont réduites à un petit nombre.

Suivant les endroits où l'on examine les artéres, leurs membranes doivent être plus ou moins nombreuses : en sortant du cœur ces vaisseaux sont renfermés dans une enveloppe étrangère; la membrane du péricarde les suit jusqu'à une certaine distance, ensuite elles les abandonne : on ne doit donc pas compter cette enveloppe empruntée parmi les tuniques des artéres.

Sous cette membrane est la tunique qu'on a appellée *vasculaire*; elle est rouge, parce que le sang en remplit les vaisseaux; c'est surtout dans les gros troncs & dans l'abdomen qu'elle est sensible : mais peut-on dire que les vaisseaux forment une enveloppe autour des artéres ? elles ont besoin d'être nourries, les vaisseaux qui leur portent la nourriture les environnent, ils viennent de toutes les parties voisines; les artéres coronaires sont les premieres qui envoyent des rameaux à l'aorte.

Le tissu cellulaire, dans lequel rampent ces vaisseaux, mériteroit plûtôt une place parmi les tuniques des artéres; il étoit nécessaire pour entretenir par sa matiere huileuse la souplesse de ces vaisseaux; la graisse remplit quelquefois les cellules de ce tissu dans les grands animaux; dans les autres il est si serré en certains endroits, qu'on le prendroit pour une véritable membrane; mais qu'on le fasse macerer, il se divise en filaments; sans ce secours même on peut facilement en reconnoître le tissu cellulaire.

Cette tunique n'est qu'une enveloppe générale de toutes les parties, elle ne forme pas le vrai tissu des artéres; la premiere membrane propre de ces vaisseaux est une membrane forte, tendineuse, qui est sous la substance cellulaire : elle est rouge dans sa convéxité en divers endroits, c'est la substance cellulaire qui lui donne cette couleur.

La seconde tunique est musculaire, ses fibres sont très sensibles, non seulement au tronc de l'aorte, mais dans ses premieres ramifications. Ces fibres sont circulaires; mais on ne sçauroit assurer qu'elles forment de vrais cercles qui soient entierement séparés les uns des autres; il peut se faire que le premier cercle fournit au second des filets obliques.

Ce qui inspire ce doute, c'est qu'en enlevant les fibres, on trouve toûjours quelque petit filet obliquement transversal : d'ailleurs si la tunique externe est enlevée, les artéres étant tirées vers des côtés opposés, & étant abandonnées à elles-mêmes, se racourcissent avec force, ce n'est pas la membrane interne qui a une telle élasticité; c'est donc à la membrane musculaire que la force élastique est attachée : or si les fibres musculaires n'étoient que des cercles posés de champ les uns sur les autres, & unis par le contact, l'élasticité seroit-elle si forte ? n'y a-t-il donc pas apparence qu'il y a des filets qui d'un cercle entrent dans l'autre ?

Les fibres de cette tunique sont véritablement musculaires, quoi qu'en disent *Pechlin & Schellamer.* Ces Ecrivains leur refusent cette propriété, parce qu'elles sont blanches, & qu'elles ne leur paroissent pas nécessaires ; il suffit, selon eux, qu'elles soient tendineuses & élastiques : mais elles ont la forme des fibres qui sont dans les autres muscles ; elles sont disposées en faisceaux très-sensibles ; il est vrai qu'elles sont blanchâtres ordinairement, mais la couleur rouge leur est-elle essentielle ? d'ailleurs ne rougissent-elles pas souvent dans les efforts violents ? il faut avouer cependant qu'elles ont quelque chose de particulier qui les distingue des autres fibres musculaires : elles sont plus fragiles quand on les tire ; elles se coupent sans laisser aucun vestige de filaments, mais elles sont fort élastiques.

Ces fibres sont nombreuses, surtout à la racine de l'aorte, qui est fort épaisse ; on peut les diviser en autant de couches qu'on veut, elles sont liées par la substance cellulaire qui est très-sensible après la macération. Quelques-uns ont osé avancer qu'elles étoient une suite des fibres du cœur, mais c'est l'imagination seule qui a vû cette suite : si quelques filets musculeux sortis du cœur se jettent sur la racine de l'aorte, & surtout de l'artère pulmonaire, ils ne pénétrent pas dans l'intérieur de ces vaisseaux.

La tunique interne est fort adhérente à la tunique musculaire : la putréfaction les sépare, mais sans ce secours on peut les détacher l'une de l'autre sans beaucoup de difficulté. Cette membrane interne est fort mince & rougeâtre, lisse, polie & humide : il en suinte une liqueur par des pores ; car quand on a bien essuyé la cavité des artères, & qu'on presse les tuniques, la surface interne s'humecte.

Dans la surface interne de cette membrane, on observe des especes de plis ou des traces de sillons qui suivent la longueur des artéres ; ils sont plus sensibles dans les artéres iliaques que dans le tronc de l'aorte : on diroit que dans ces deux branches ils sont formés par des fibres musculaires ; ils ne s'effacent pas lors même qu'on tire les membranes artérielles transversalement. Sont-ce des vaisseaux qui rampent sous cette membrane ?

M. Morgagni a découvert ce qui fait ces plis; il faut attendre qu'il nous l'apprenne.

Plusieurs Ecrivains ont reconnu dans les artéres une tunique glanduleuse; mais qui est-ce qui peut y démontrer des glandes? Ce sont, dit Boerrhaave, des corpuscules qui s'élévent dans la substance cellulaire: mais ne sont-ce pas, ajoûte Haller, des follicules graisseux qui en ont imposé à Vieussens? On voit quelquefois des boutons sur la membrane interne; mais suffisent-ils pour qu'on voye qu'il y a un tissu glanduleux dans les tuniques artérielles?

Quelques Anatomistes ont varié sur la tunique nerveuse; les uns l'ont placée à la surface externe, les autres dans l'interne, Nicolaï croit concilier ces contradictions en disant que sur les artéres il y a des expansions des nerfs, & qu'elles pénétrent dans l'intérieur des artéres: il avoue cependant, & avec raison, que la tunique nerveuse est aussi imaginaire que la tunique vasculeuse.

III.

T R O I S forces, qui peuvent être indépendantes l'une de l'autre, agissent dans les tuniques des artéres; ce sont l'élasticité, l'action des fibres musculaires, la cohésion qui unit les élémens de ces fibres, & de toutes les autres; tâchons d'apprécier ces forces par leurs effets.

Il n'est pas de fibres plus élastiques que celles des artéres; leur élasticité ne réside pas dans la substance cellulaire, qui est lâche, peu dense. La première membrane peut s'allonger beaucoup & se raccourcir; mais la seconde est sur-tout capable d'extension, & de raccourcissement, quand elle est tirée, & qu'ensuite elle est abandonnée à elle-même. La tunique interne est plus fragile, plus déliée, elle suit les autres sans qu'elle ait beaucoup d'action.

M. Stewart a examiné le racourcissement des artéres dans le chien; selon ses observations elles se racourcissent de $\frac{1}{4}$ quand elles sont coupées; il s'ensuit de mes expériences que la force qui racourcit les artéres dans le corps humain est peu différente: j'ai pris un morceau de l'aorte, près des iliaques; ce morceau avoit 21 lignes de longueur; il se réduisit à 13 lignes dès qu'il fut séparé du tronc de l'aorte: les veines ne se racourcissent pas de même; un morceau de la veine correspondante avoit 14 lignes, il ne se raccourcit que de six.

L'élasticité des artéres doit avoir plus de force dans les corps vivants ; mais, malgré cette force qui tend toûjours à les raccourcir, elles prêtent beaucoup, & quand elles ont été allongées elles reviennent à leur état naturel. La matrice est fort petite ; cependant dans la grossesse elle occupe un grand espace : mais dès que le fœtus est sorti, elle reprend en très-peu de tems son volume ordinaire ; les vaisseaux ne paroissent point avoir été forcés par la dilatation, ou par l'allongement ; ils sont presque aussi étroits & aussi courts que dans les matrices des filles qui n'ont pas fait d'enfant.

La circonférence des artéres ne s'allonge pas à proportion autant que leur axe ; la matrice se dilate pendant la grossesse, les vaisseaux deviennent au moins huit fois plus longs que dans le naturel ; la circonférence n'augmente pas de même.

Quelques-uns ont cru que la largeur de ces membranes se racourcit des deux tiers quand elles se contractent ; mais l'aorte conserve un calibre fort large ; il ne s'est pas réduit au tiers par la contraction : comme ses membranes sont fort épaisses, cette artére ne perd pas, même après la mort, la figure cylindrique ; il en est de même des petites ramifications : si elles sont un peu affaissées en certains endroits, c'est parce qu'elles sont pressées par les parties qui les environnent.

A cette force qui resserre les artéres, se joint la force musculaire dans les animaux vivants ; les fibres ne sont pas longitudinales ; elles ne peuvent donc pas racourcir l'axe des vaisseaux, elles en diminuent seulement le diamétre quand elles sont en contraction : leur action est spontanée, elle ne dépend en rien de la volonté ; mais elle est soumise à d'autres agents, c'est-à-dire, aux nerfs, & aux causes irritantes.

Ces causes resserrent les membranes artérielles, les rendent plus fermes, les durcissent même. C'est ce qu'on observe dans les maladies : les artéres sont quelquefois semblables à des cordes dures ; ces vaisseaux se contractent, paroissent comme des fils en certains endroits, à n'en juger que par le pouls.

On ne sçauroit apprécier par aucune expérience cette force qui concentre les vaisseaux ; mais il paroit qu'elle est inégale dans les mêmes artéres : tandis que les rameaux sensibles paroissent fort resserrés, le sang passe librement par les extrémités artérielles ; leur diamétre ne se racourcit donc pas à proportion comme dans les grosses branches ; car un globule seul peut passer

par

par la plûpart des artéres capillaires : or il ne pourroit pas les traverser si elles perdoient, par exemple, la moitié de leur calibre par la contraction.

Quoiqu'il paroisse que les fibres musculaires diminuent seulement le diamétre des artéres, l'axe de ces vaisseaux peut se racourcir beaucoup ; leurs membranes se contractent donc dans leur longueur : or cette contraction vient-elle des filets musculeux qui passent obliquement d'un cercle à l'autre ? Quelle que soit la cause de ce racourcissement, c'est lui qui ferme les vaisseaux ouverts ; quand on y applique des remedes stimulants ou des astringents, les cercles se rapprochent en se pressant, & ferment les ouverteres.

La force de cohésion unit étroitement les élemens des fibres artérielles. Hales a apprécié cette force dans quelques animaux. L'artére carotide d'un chien, suivant l'observation de cet Ecrivain, a résisté à un grand effort ; elle n'a pû être rompue que par le poids de cinq athmospheres. L'artére carotide d'un cheval a résisté à toute la force d'un instrument avec lequel M. Hales comprimoit l'air. J'ai examiné la force des paroits dans l'artére carotide d'un homme de trente ans. Cette artére soutint le poids d'une colonne de mercure, laquelle avoit trente pouces de hauteur, mais la membrane interne creva, tandis que les autres étoient dans leur entier. En même tems que cette artére se dilata, elle se racourcit de cinq lignes.

On ne sçauroit déterminer en quelle raison la force ou la résistance décroît dans les artéres ; elles deviennent extrémement minces dans leurs extrémités, elles sont comme des toiles d'araignée ; leur force diminueroit bien plus, si, comme quelques Ecrivains l'ont avancé, elles perdoient leur tunique musculaire en s'insinuant dans les parties où elles portent le sang.

Mais sur quels fondemens assure-t-on que les artéres en entrant dans un viscére, se dépouillent de leurs membranes externes ? Elles quittent, il est vrai en général celles qui leur ont été prétées dans leur passage en divers endroits ; mais peut-on assurer que les vraies membranes de ces vaisseaux les abandonnent ? c'est ce qu'on ne démontrera jamais dans les troncs même les plus sensibles. On doit prononcer sur la continuité des membranes avec beaucoup de circonspection. Qui est-ce qui ne croiroit pas qu'en certains sujets le trou ovale est fermé par une mem-

brane continue avec la membrane de l'oreillette ? cependant
ce n'est qu'en se collant au bord superieur qu'elle ferme entiérement cette ouverture.

I V.

L E s artéres commencent à se partager en sortant du cœur :
examinons d'abord les ramifications à leur naissance dans l'intérieur des troncs.

Il semble que pour conduire les fluides dans un rameau artériel, il suffiroit qu'il y eût une simple ouverture dans les parois des troncs ; mais dans les orifices de chaque branche, on
voit un artifice qui favorise le partage des liqueurs à tous les
rameaux. Au bord de chaque embouchure, au bord, dis-je, le
plus éloigné du cœur, s'éléve une digue, ou une espece d'éperon.

Cette digue est fort saillante dans les gros rameaux ; elle est
aussi fort sensible dans les petits : quand on étend les membranes des artéres, elle paroît comme une espece de valvule semi-
lunaire ; c'est un pli ou une duplicature des parois : plus les angles des branches sont aigus sur les troncs, plus cette duplicature s'éléve ; on n'en voit pas de vestige si marqué dans les orifices des branches qui sortent à angles droits, les bords sont
égaux & sans saillie dans les artéres émulgentes, par exemple.

De la cavité des troncs & des branches, venons à l'extérieur.
Les rameaux à leur racine sont un peu étranglés, c'est-à-dire,
qu'ils ont une espece de col plus étroit que la portion du canal
qui suit immédiatement : leur direction par rapport à leur tronc
est différente ; les angles qu'ils forment avec lui sont aigus ordinairement : ils sont obtus dans les intercostales & dans les verté-
brales ; ils sont droits dans les émulgentes ; mais je ne parle ici
que des branches sensibles : car dans les artéres capillaires, les
angles varient ; ils sont droits dans les extrémités de ces vaisseaux.

La forme des ramifications & des troncs est conique, selon
tous les Anatomistes ; mais pour bien décider de la forme des
artéres, prenons d'abord les troncs en général : examinons
ensuite ceux qui ne se partagent point en branches, & ceux
qui n'en envoyent que de petites.

Il n'est pas douteux que les branches ne soient plus petites
que les troncs dont elles partent : les troncs même après les
grandes divisions, ont un calibre plus petit : il est donc vrai en

général que l'aire des artéres diminue à proportion qu'elles s'éloignent du cœur en se divisant.

Dans les troncs où il n'y a point de rameaux, il est certain que les artéres ne sont point coniques; le tronc des carotides est égal dans son cours, il est même plus gros près du crâne; mais les troncs, dont il ne sort que de petites branches, ne diminuent point dans une infinité d'endroits, c'est ce que je veux prouver par les mesures prises dans cinq cadavres de huit à dix ans.

Le tronc de l'aorte naissante est plus petit que le tronc qui précéde les artéres carotides & les souclaviéres; l'artére brachiale est égale jusqu'au coude, son diamétre devient même plus grand avant la division; l'aire de l'artére cubitale est assez uniforme jusqu'au carpe, quoiqu'elle se partage en divers endroits. L'artére radiale, au milieu de son trajet, n'est pas moins grosse qu'à sa naissance; souvent elle a un plus grand calibre auprés du carpe.

Dans le tronc de l'aorte, depuis la souclaviére gauche jusqu'au diaphragme, on ne voit pas de diminution. Les iliaques pendant un assez long trajet ne décroissent point; ensuite elles grossissent en approchant de l'endroit où elles sortent de l'abdomen; le calibre des artéres crurales augmente dans l'espace de deux ou trois pouces; les artéres tibiales deviennent de même plus larges dans leur cours.

Mais c'est surtout dans les mammaires internes qu'on voit l'augmentation du calibre suivant leurs progrès: l'artére qui vient de l'angle de la machoire, & qui se répand sur la lévre superieure, ne diminue point pendant un long trajet: malgré plusieurs divisions, l'artére temporale a un diamétre égal en divers endroits; c'est ce que j'ai fait voir à plusieurs Médecins, & que je puis démontrer à ceux qui en douteront.

Les artéres ne sont donc nullement coniques. On dira peut-être que l'injection force les parois à proportion qu'elles s'éloignent du cœur, parce qu'elles deviennent plus foibles: mais le sang doit produire le même effet; d'ailleurs est-il bien sur que les membranes artérielles s'affoiblissent dans les troncs pendant un certain espace, & avant leurs divisions? enfin la force de l'injection ne diminue-t-elle pas à proportion que la matiere injectée s'éloigne du cœur, & qu'elle entre dans les ramifications?

Pour ce qui est des artéres capillaires elles paroissent encore

moins coniques que les autres ; dans les réseaux, leurs diamétres ne diminuent pas quand elles s'abouchent les unes avec les
autres, ou qu'elles se partagent. Les extrémités qui vont se
rendre aux veines ont un calibre égal, autant qu'on peut en
juger, en examinant des objets qui ne sont pas faciles à saisir.

V.

En quelle rai-
son les artéres
décroissent
dans leurs di-
visions.

Les ramifications, en quelle raison diminuent-elles ? ont-
elles un rapport constant avec leurs troncs ? chaque rameau est
plus petit que le tronc dont il part ; mais toutes les branches
qui en sortent, prises ensemble, sont beaucoup plus grandes ;
c'est-là une loi constante que la nature suit, en partageant les
artéres : leur capacité augmente donc à mesure qu'elles se divisent : mais quel est le rapport des cavités des branches avec la
cavité du tronc ? c'est ce que nous allons examiner.

S'il en faut croire M. Keill, les raisons des aires des branches &
des troncs sont constantes en général : il a mesuré, dit-il, les vaisseaux d'un cadavre, injectés par Cowper ; il résulte de ces mesures que les aires des branches sont à l'égard des aires de leurs
troncs, comme 12387 : 10000.

Ces rapports ont été les rapports de tous les vaisseaux dans
l'esprit de Keill quand il a cherché quelle étoit la vitesse du
sang : mais lorsqu'il a changé d'objet, les proportions ont varié. Les aires des branches mésentériques surpassent, dit-il, du
double les aires de leurs troncs. Dans un autre endroit il oublie encore ses premieres mesures : le tronc de l'aorte est, dit-
il, à l'égard de ses rameaux comme 10000 : 12740.

Malgré ces variations, M. Keill a calculé avec assurance le
décroissement des artéres, il a déterminé le nombre de leurs
divisions dans toute la longueur des artéres jusqu'à l'endroit
où ces vaisseaux deviennent capillaires, c'est-à-dire, égaux à
un cheveu. Voici la méthode qu'il a suivie, ou le fondement de
son calcul, fondement qui n'est qu'une hypothèse démentie par
la nature.

Le calibre des premiers troncs est connu ; les rameaux
qui en sortent, ces rameaux, dis-je, pris ensemble, ont toûjours une plus grande aire que leur tronc : la capacité augmente
à chaque division, suivant une raison constante ; toutes les divisions forment donc une progression, dont on peut trouver
tous les termes. Sur ce fondement M. Keill fait un calcul qui

lui prouve qu'à la quarantiéme division le diamétre des artéres est égal au diamétre d'un cheveu.

Telle est la manie des calculateurs : elle ferme leurs yeux à toutes les difficultés : d'abord la raison établie par Keill entre les troncs & les branches n'est qu'une supposition arbitraire : la conséquence qu'il tire de cette supposition n'est pas mieux fondée : car que prétend-il quand il assure qu'à la quarantiéme division les artéres ont un diamétre égal au diamétre d'un cheveu ? Faut-il compter les divisions depuis l'origine de l'aorte, ou depuis l'origine de chaque artére particuliere ? S'il faut compter les ramifications depuis l'aorte naissante, les artéres les plus longues n'auront pas plus de rameaux que les artéres les plus courtes. La même difficulté se présente dans le cas où l'on compteroit les divisions depuis la naissance de chaque artére particuliére.

Les mesures que j'ai prises dans divers cadavres renversent toutes les idées de Keill sur les rapports des artéres ; mais à peine ces mesures sont-elles nécessaires ; il suffit presque de jetter les yeux sur les artéres pour détruire l'opinion de cet Ecrivain.

Pour ce qui est du nombre des ramifications, ne falloit-il pas les compter dans une longue suite de divers artéres ? Pouvoit-on adopter une conséquence tirée d'un simple calcul ? Ne falloit-il pas chercher si la nature ne varioit pas en divers cadavres ? Il est certain que si Keill eut porté dans un tel examen la défiance qui suit toûjours un esprit philosophique, cet Ecrivain se feroit moins haté d'établir une loi générale, qui pouvoit être démentie par les yeux.

Il y a de gros troncs qui ne parcourent qu'un petit espace ; bien-tôt après leur origine, ils se changent en rameaux capillaires, tels sont les troncs des artéres émulgentes : au contraire les artéres méfentériques se prolongent beaucoup, jettent une infinité de rameaux avant qu'elles deviennent égales à des cheveux.

C'est donc un fait certain qu'il peut sortir plus ou moins de branches des troncs qui seront presque les mêmes avant qu'ils se terminent en filets insensibles. Comment donc peut-on fixer le nombre des branches qui doivent se détacher des troncs d'une artére ?

Avant que les artéres soient réduites à la grosseur d'un cheveu, elles forment des réseaux très-sensibles & très-serrés ; les ramifications sont pressées & innombrables ; tout le tissu des parties est composé de ces réseaux : or est-il possible de fixer le nombre des branches dans ces réseaux qui s'étendent fort loin avant qu'elles se réduisent à la grosseur d'un cheveu ?

Soit un arbre dont les rameaux soient extrêmement nombreux, & dont les extrémités forment un réseau, tels que les réseaux sensibles des feuilles ; que penseroit-on d'un physicien qui voudroit déterminer geométriquement le nombre des branches qui sortent du tronc ?

Ces excès que M. Keill n'a pû éviter n'ont pas rebuté M. *Martin* : il a calculé, mais dans une autre vûe, le décroissement des vaisseaux. Pour que la chaleur fût égale dans toutes les parties des corps animés, il a imaginé que *le diamétre d'un tronc étoit égal à la racine cube de tous les diamétres des branches.*

Mais pour réaliser cette hypothèse, il a fallu consulter la nature, & appuyer la théorie & l'experience : le croiroit-on ? pour fixer la partie des vaisseaux, cet Ecrivain a eu recours aux planches d'Eustachi & de Ruysch, comme si dans de telles figures les capacités des troncs & des branches étoient éxactement marquées !

Ces raisons suffiroient pour détruire les fondemens des calculs prodigués par MM. Keill & Martin : mais les préjugés de ces calculateurs sont contagieux ; l'esperance d'un plus heureux succès pourroit encore ramener de nouveaux Ecrivains sur des objets qu'on ne peut apprécier. Il faut donc opposer aux mesures de Keill & de Martin des mesures que j'ai prises avec plus d'exactitude ; les erreurs qui peuvent s'y être glissées ne peuvent pas aller à un $\frac{1}{45}$ de ligne. Je prétens prouver que les artéres décroissent inégalement ; que leurs divisions ne sont assujetties à aucune régle constante, je commencerai par apprécier le calibre de l'aorte, & j'en suivrai les diverses ramifications.

Les Troncs.	*Leurs Rapports.*
De l'aorte	90000
De la souclaviere & de la carotide droite	33489
De la carotide droite	23104
De la souclaviere droite	13309
De la carotide gauche	23116

Les Troncs.	*Leurs Rapports.*
De la souclaviere gauche	15129
De l'aorte après cette souclaviere	46656
De l'axillaire droite	22801
De la cervicale	8281
De la scapulaire	7225
De la pectorale	3364
De la mammaire interne	2500
De l'axillaire droite à son extrémité	15129
De la brachiale droite à son origine	11025
Du premier rameau	3481
Du second rameau	6561
Du troisieme rameau	2500
De la brachiale avant sa division	6241
De la cubitale	5625
De la radiale	2816
De l'aorte à la moitié de son trajet jusqu'à la céliaque	65025
De l'aorte avant la céliaque	42500
De la même après la céliaque	42849
De la céliaque	14400
De la mésenterique superieure	16900
De l'émulgente gauche	11025
De l'émulgente droite	9125
De l'aorte au-dessous des émulgentes	27225
De la mésenterique inférieure	8100
De l'aorte au-dessous de la précédente	24964
De l'iliaque droite	14884
De l'iliaque gauche	13689
De l'iliaque interne du côté droit	8100
De l'iliaque interne du côté gauche	7921
De la crurale après ses divisions	10000
Du milieu de la crurale	9409
De la poplitée	7225
De la tibiale droite	5329
De la tibiale gauche	5041

I V.

LES directions des artéres suivent la position des parties où elles portent le sang: leur cours & l'artifice avec lequel la nature les conduit dans tous les replis du corps, a été développé par M Nicolaï : mais le sujet m'entraîneroit trop loin, il demanderoit une description exacte de tous les vaisseaux : je ne cherche ici que les voyes générales que suit le sang & les instrumens qui lui donnent le mouvement.

Pour connoître la circulation, il faut connoître les extrémités des artéres : elles sont cylindriques dans leurs dernieres ramifications : avant de se dérober aux yeux, elles forment des réseaux, toutes les parties en sont couvertes : dans toute leur étendue il n'est pas de point d'où on ne puisse tirer du sang ; après les premiers pléxus réticulaires il s'en forme encore de plus petits, jusqu'à ce que les artéres se transforment en veines.

La disposition des extrémités capillaires n'est pas cependant uniforme : elle est différente selon la structure des parties, ou suivant les vûes de la nature. Ici les artéres forment des especes de pinceaux : là elles s'arrangent comme les branches des arbres : en quelques endroits elles marchent parallelement, en d'autres elles ressemblent à des rayons.

C'est l'immortel Ruysch qui a développé l'artifice de la nature dans l'arrangement des derniers vaisseaux. Dans le mésentere, par exemple, les petites branches sortent d'un arc, forment des cerceaux qui embrassent les intestins : dans les reins elles se courbent en arcs à l'endroit où commencent les fistules urinaires. La surface de la choroïde est semée d'étoiles : dans l'uvée il part des rayons des troncs circulaires : sur le perioste des côtes les artérioles marchent parallement : dans le cerveau elles suivent le même parallelisme : dans les glandes des intestins elles se prolongent en forme de pinceaux, les glandes du mésentere sont enveloppées de réseaux, &c.

Mais comment les artéres s'abouchent-elles avec les veines ? L'imagination avoit décidé de cet abouchement dans l'esprit de plusieurs Médecins. M. Chirac, qui prêtoit à la nature ce qu'elle ne lui découvroit pas, assuroit qu'il y avoit des vésicules entre les artéres & les veines ; ces vésicules, selon lui, étoient percées comme des arrosoirs : de ces trous partoient les vaisseaux lymphatiques, ou les vaisseaux sécretoires. Dans le tems que les découvertes anatomiques nous découvroient tout le ridicule de cette hypothése, des Professeurs n'ont pas eu honte de l'adopter, d'en infecter leurs écrits & l'esprit des jeunes Médecins.

Il n'est pas douteux en général que les veines & les artéres

ne

ne soient continues : on voit clairement cette continuité avec le microscope dans les animaux vivants ; elle n'est pas moins sensible dans les parties injectées.

Leewenhoek est le premier dont les yeux ayent saisi ces routes si cachées du sang. Selon ses observations, les artéres se terminent diversement dans les veines : en diverses figures il représente les extrémités artérielles, qui en se repliant forment des arcs , & se changent en canaux veineux : en d'autres endroits , il dépeint des rameaux qui se détachent transversalement des artéres , & vont s'implanter dans les veines : des deux artéres il part quelquefois deux rameaux récurrents , qui en s'unissant vont former une veine. Cet Observateur a vû deux ou trois troncs artériels qui se joignoient pour former un canal veineux qui étoit plus petit.

Cowper & Cheselden ont suivi les traces de Leewenhoek. Ils ont représenté les extrémités des artéres qui se joignent aux veines ; mais dans leurs figures on ne voit que les artéres pliées en arc , c'est-à-dire qu'elles rebroussent , & que dans ce rebroussement elles se changent en veines : c'est là sans doute la façon ordinaire dont les extrémités des troncs artériels se changent en veines, c'est-à-dire , que les extrémités des petits troncs se fléchissent pour rapporter le sang dans un sens contraire. Ce n'est pas que les artéres ne puissent se transformer en veines sans inflexion. Leewenhoek a représenté un rameau artériel divisé en d'autres rameaux qui forment diverses isles , & qui dans leurs cours se réunissent , & deviennent des veines.

M. Hales ne s'en est pas rapporté aux yeux des autres Observateurs : il a voulu suivre lui-même le cours des vaisseaux insensibles. Quand on examine , dit-il , la circulation dans les poulmons de la grenouille , on voit les branches des artéres qui se répandent sur la surface des vésicules en forme de réseau ; elles se jettent à angles droits dans les veines.

Ce n'est pas seulement dans les animaux vivants que M. Hales a vû les extrémités des artéres , il les a vûes dans des parties injectées : les artéres , dit-il , se réunissent avec les veines , il n'y a pas de cavités glanduleuses entre-deux ; cette insertion immédiate se fait de la maniere suivante.

Les artéres convergentes , c'est-à-dire , les artéres qui se réunissent , produisent des branches qui sortent de leurs côtés à angles droits ; ces branches se divisent bientôt , elles ressemblent aux doigts quand on les écarte les uns des autres ; ces petits rameaux se divisent encore en ramifications plus ou moins nombreuses, selon les aires qu'elles forment ; de-là elles se rendent à angles droits dans les veines qui ont la même disposition que les artéres : mais les aires qui sont formées par des branches artérielles approchent du rectangle ; & les aires qui résultent de l'union des branches veineuses, sont à peu près circulaires ; les dernieres branches des artéres sont plus nombreuses que celles des veines.

Dans les muscles les extrémités artérielles présentent quelques particularités remarquables : elles ne sont pas mêlées, dit M. Hales, avec leurs veines correspondantes, comme dans d'autres parties ; deux series d'artéres sortent d'autres artéres plus grosses pour arroser les fibres charnues ; une serie va à la partie superieure, & l'autre à la partie inferieure du muscle ; ces artéres paralleles sont mêlées alternativement, & elles envoyent le sang à angles droits dans les veines.

Tel est le sort des hommes, même les plus sages ; ils ne peuvent éviter des égaremens, dont des esprits moins éclairés sçavent se préserver. M. Hales a prétendu déterminer le nombre des artéres capillaires dans le corps humain : il suppose que la section transverse de l'aorte est o. 4187 d'un pouce ; que la longueur du cilindre de sang qui sort du cœur à chaque battement est de trois pouces & o. 96. que l'aire d'une section transverse d'une artére capillaire est égale à o. 0000295 d'un pouce ; ce sont-là les fondements du calcul de M. Hales : or suffisent-ils pour déterminer le nombre des dernieres artéres dans tout le corps, nombre qui, selon cet Ecrivain, monte à 494083 ou à 3541713 ?

Mais revenons à la continuité des artéres & des veines ; quoiqu'elle soit confirmée par tant d'observations, ne peut-on pas assurer qu'en diverses parties les extrémités de ces vaisseaux sont séparées ? dans le tissu du *penis*, de la *rate*, des *mammelles*, du *vagin*, le sang s'extravase ; il se répand de même dans un assemblage de cellules dans le tissu de la matrice ; il est donc certain que les troncs des veines ne sont pas une suite des artéres dans cette partie ; mais il peut se faire que les extrémités artérielles ne versent pas le sang dans ces espaces ; de ces extrémités il peut sortir des *veinules*, qui ensuite répandent le sang dans divers endroits ; & enfin ce sang épanché peut être repris par de plus gros troncs veineux.

C'est là le grand courant de la circulation ; c'est par ces vaisseaux que le sang vient du cœur, & y est ramené. Mais aux extrémités capillaires des artéres, entr'elles & les veines, commence une autre espece de circulation ; dans cet intervalle est caché le mystére des filtrations, mystére où les yeux ne sçauroient pénétrer, & où l'esprit seul peut nous conduire par des conséquences tirées de quelques faits.

De divers vaisseaux qui sortent des extrémités artériel-les.

Les artéres sanguines ne composent pas tout le tissu du corps ; entr'elles il y a des espaces où des liqueurs plus subtiles circulent ; c'est donc une nécessité qu'il se détache des artéres très-fines des vaisseaux sanguins, & que ces artéres portent la nourriture dans des tissus où le sang rouge ne peut aborder.

Dans ces tissus où les vaisseaux sanguins ne pénétrent pas, les artéres lymphatiques doivent être de plusieurs especes ; car des artéres sanguines il sort des liqueurs qui vont aux filtres ; d'autres s'exhalent sur la surface de toutes les parties, soit internes, soit externes ; c'est donc une nécessité qu'il y ait des artéres qui conduisent les fluides dans tous ces endroits. Nous examinerons plus au long tous ces canaux dans le troisiéme Chapitre du second Livre.

Mais les fluides qui coulent dans ces artéres blanches ne vont pas tous se rendre aux tuyaux secrétoires, & ne s'exhalent pas, ils doivent revenir au premier mobile de la circulation ; or ils ne peuvent être rapportés au cœur que par des veines ; c'est donc une nécessité qu'il y ait des veines blanches ; on peut donc supposer, avec quelque vraisemblance, que les vaisseaux lymphatiques sont des veines des petites artéres blanches.

Quoi qu'il en soit, les vaisseaux lymphatiques ramenent vers le cœur une matiére blanche. Dans le concours des artéres & des veines sanguines il y a un passage qui conduit à ces vaisseaux ; ils reçoivent le souffle, l'eau, le mercure ; & dans les animaux mêmes qui sont agités par des courses violentes, ces vaisseaux sont remplis d'une liqueur sanguinolente ; le sang peut donc forcer les embouchures de ces vaisseaux lymphatiques.

Ce n'est pas seulement par les artéres sanguines que le souffle peut passer dans les vaisseaux lymphatiques, ils s'enflent encore plus facilement si on le pousse par les veines : ce qui est plus surprenant, c'est que l'air introduit dans les vaisseaux biliaires, dans les ureteres, dans les canaux déférents, se rend dans les vaisseaux lymphatiques ; c'est donc dans le concours des veines des artéres & des tuyaux sécrétoires qu'est l'origine de ces vaisseaux qui rapportent la lymphe.

Sur les surfaces des parties on voit des réseaux formés par cette espece de vaisseaux ; ces réseaux sont sensibles sur le foye & sur les reins ; on peut les enfler avec un tuyau qui ait un bec fin & perçant ; on n'apperçoit point de valvules dans ce réseau lorsqu'avec les doigts on pousse à contre-sens l'air injecté dans ces vaisseaux.

Mais ce n'est pas seulement sur la surface des parties qu'il y a de tels vaisseaux ; ce réseau même vient en partie de la substance des viscéres. Lorsqu'avec une vessie on pousse l'air dans les vaisseaux du foye, les vaisseaux lymphatiques s'enflent dans sa substance, ils se portent vers sa surface ; ces réseaux en sortant des parties se terminent en vaisseaux plus gros & noués, qui se terminent dans les veines ou dans le canal thorachique.

Doit-on placer parmi les observations non équivoques celles qu'un Anatomiste nous a données sur la structure des vaisseaux lymphatiques ? ils sont composés, dit-il, d'une tunique fort mince & transparente ; à travers le verre d'un microscope le tissu de cette membrane paroît fort singulier ; elle est composée de petits globules joints les uns aux autres ; de leur jonction il résulte des fibres, qui par leurs intersections forment des aires de même que les lignes qui se croisent sur la paulme de la main.

La membrane qui compose le canal thorachique a la même structure ; elle ne différe qu'en ce que les globules sont plus gros, & qu'en plusieurs endroits ils sont plus pressés ; qu'ils ressemblent à une espece de grappe de raisin, & se montrent plus distinctement : on peut y remarquer deux lames ; l'externe est composée de corpuscules ronds ou ovales, qui sont plus gros que ceux de l'interne ; c'est-là la seule différence qui soit entre ces deux tuniques. La structure des vaisseaux lactées est la même selon l'Anatomiste que nous venons de citer.

Les vaisseaux lymphatiques sont entrecoupés par des valvules semi-lunaires ; elles se trouvent quelquefois au nombre de deux ou trois dans les veines sanguines ; mais dans les canaux de la lymphe, elles ne passent pas le nombre de deux :

aussi cette multiplication des valvules n'y paroît pas nécessaire ;
les vaisseaux lymphatiques sont fort étroits, ils peuvent être
mieux fermés par deux valvules semi-lunaires.

Ces valvules paroissent avoir la même structure que les membranes des vaisseaux. Quand on examine les valvules avec le microscope, on découvre dans la membrane qui les forme, des filets
qui ont paru à quelques-uns, je ne sçai sur quel fondement,
être destinés à la contraction des valvules : on remarque aussi,
selon l'Anatomiste déja cité, de petits corpuscules orbiculaires
attachés d'un côté & d'autre à ces fibres. Dans les valvules
du canal thorachique, entre les fibres dont nous venons de
parler, il s'en trouve d'autres aux bords ; elles se croisent diversement, & sont, selon quelques physiciens, autant de petits
muscles.

Dans cette description si circonstanciée, ce qu'il y a de plus
certain c'est qu'il y a des valvules lymphatiques. Ruysch est le
premier qui les a démontrées clairement : il a fait voir qu'elles
étoient au nombre de deux ; qu'elles avoient une figure semi-
lunaire ; qu'elles étoient en plus petit nombre dans les vaisseaux lactés du premier genre. Cet Ecrivain avoue qu'il est
difficile de les voir, mais il doit être bien plus difficile de saisir
leur structure & celles des membranes des vaisseaux lymphatiques.

V I I I.

A p r è s les artéres blanches, les tuyaux exhalants, & les canaux sécrétoires, viennent les veines sanguines : elles ne sont
qu'une suite des rameaux artériels qui renferment le sang ; ces
veines sont d'abord moins nombreuses, mais ensuite elles se
multiplient & sont plus grosses : à mesure qu'elles s'avancent
vers le cœur elles se réunissent & forment de plus grands troncs,
c'est-à-dire, qu'elles sont convergentes ; elles accompagnent
ordinairement les troncs artériels qui sont plus profonds, car
les veines sont extérieures ; elles trouvent donc un secours
dans les troncs artériels ; ces troncs par leur mouvement alternatif frappent les troncs veineux, & poussent le sang qui y est
contenu.

Mais si les veines accompagnent ordinairement les canaux
artériels dans leur cours ; elles sont solitaires en plusieurs endroits ; celles qui rampent, par exemple, sur la surface des parties, ne marchent point avec des artéres ; si elles étoient obli-

La structure
des veines, &
leurs valvules.

gées de rentrer dans la profondeur des parties , le chemin du
sang deviendroit plus long & plus difficile dans ces canaux ; la
pression les serreroit.

C'est pour éviter un tel obstacle que la nature a séparé en
certains endroits les veines & les artéres qui doivent se réunir
ensuite & marcher ensemble : par exemple , leurs passages ne
sont pas les mêmes dans les trous de la base du crâne ; il étoit
essentiel que le sang du cerveau pût en sortir facilement : or si
les artéres eussent passé par les mêmes trous, les veines auroient
été pressées. La nature n'a pas craint le même inconvénient
en d'autres parties , les artéres & les veines passent , par exemple , dans le trou mentonier.

La structure des veines & des artéres est bien différente ; les
membranes des veines, même à leur tronc, sont extrémement
minces ; ces vaisseaux s'affaissent quand ils sont abandonnés à
eux-mêmes ; ils n'occupent qu'un très-petit volume ; mais à
un certain éloignement du cœur , leurs tuniques sont un
peu plus fortes, du moins en divers endroits , & elles conservent
leur figure : à juger de leur épaisseur on diroit que ce sont des
tendons ; quand on saigne elles résistent beaucoup à la lancette.

A l'extérieur des veines se présente d'abord le tissu cellulaire ; il couvre une membrane très-mince qui revêt les autres.
La membrane suivante est la tunique musculaire , elle n'est
point composée de fibres circulaires ; elles sont longitudinales
& très-sensibles , bien différentes des fibres des artéres ; elles
sont rouges , & ne sont pas aussi fragiles.

J'ai douté d'abord si ces fibres longitudinales n'étoient pas
couvertes de fibres circulaires : voici le fondement de ce doute.
Quand on enléve la membrane externe , on voit sur les fibres
longitudinales quelques filets transversaux , mais enfin ils m'ont
paru être des filaments de la substance cellulaire.

Pour mieux m'assurer de la structure des veines , j'ai examiné
la veine-cave du bœuf : c'est dans cet animal qu'on distingue
clairement le tissu des vaisseaux veineux ; ils n'ont point de fibres transversales ; les filets musculeux sont posés longitudinalement ; en certains endroits je les ai trouvés aussi denses que
les colonnes du cœur ; ils étoient rassemblés en bandes ou en
paquets ; c'est ce que j'avois déja observé , quoique moins clairement, dans les veines du corps humain.

La membrane interne est lisse & polie ; elle est d'une autre

espece que celle qui tapisse les cavités des artéres ; car la tunique interne des veines prête davantage, est moins fragile, résiste beaucoup plus ; elle devient quelquefois très-forte dans les
animaux, car dans quelques veines de bœuf je l'ai vûe si épaisse
& si dure, qu'elle paroissoit tendineuse.

Puisque les membranes veineuses sont si minces, leur force
doit être bien différente de celle des membranes artérielles ;
aussi les veines sont-elles capables d'une grande dilatation, c'est
ce que prouve l'injection, puisque d'un petit tuyau elle forme un
grand canal : au contraire les artéres se rétrécissent quelquefois
dès que la matiére trop chaude y est appliquée par l'injection.

Cette facilité avec laquelle les veines se dilatent empêche
qu'on ne puisse comparer leur capacité avec la capacité des
artéres ; car les veines sont plus étendues par le même degré
de force. J'avois d'abord voulu mesurer les circonférences des
unes & des autres, en étendant leurs membranes sur une table ;
mais on peut les étendre plus ou moins, elles prêtent plus les
unes que les autres ; ainsi il y a toûjours quelque disproportion
qui ne permet point de prendre les mesures avec justesse : on
ne sçauroit donc fixer exactement les rapports des veines & des
artéres.

Qu'on juge par-là des diverses mesures sur lesquelles on a
décidé de la capacité des veines. On a dit qu'elles étoient doubles, triples & même quadruples, des canaux artériels ; elles sont
doubles, selon de Moor : suivant Keill, l'aorte est à la veine-
cave comme 314 : 441. Haller assure que les rapports des artéres & des veines iliaques sont comme 4 : 9 ; que les artéres & les
veines mésentériques sont comme 9 : 16 ; que dans l'abdomen
l'aorte est à la veine-cave comme 3 : 4 ; la veine émulgente à
l'égard de l'artére comme 8 : 5.

Sanctorini a mesuré les artéres & les veines à leur origine ;
selon les mesures qu'il prit en présence de M. Zendrini, les
rapports de ces vaisseaux sont tels :

La veine-cave inféreure – – – –	12 l. $\frac{1}{11}$
La supérieure – – – – –	8 l. $\frac{10}{11}$
L'artére pulmonaire – – – –	13 l. $\frac{1}{2}$
L'aorte – – – – – –	13 l. $\frac{1}{3}$
Les quatre troncs des veines pulmonaires – –	8 l. $\frac{1}{11}$
– – – – – – – –	5 l. $\frac{5}{11}$

$$- \quad - \quad - \quad - \quad - \quad - \quad - \quad - \quad 61\,l.\tfrac{1}{11}$$
$$- \quad - \quad - \quad - \quad - \quad - \quad - \quad - \quad 61\,l.\tfrac{1}{4}$$

Voici les rapports que j'ai trouvés dans les mêmes vaisseaux ; les nombres marquent les parties des diamétres

Le tronc de l'artére pulmonaire,	424
La branche droite,	300
La branche gauche,	150
La veine pulmonaire gauche inférieure,	233
La supérieure,	219
La veine pulmonaire droite inférieure,	300
La veine supérieure avoit deux rameaux,	
Le premier,	181
Le second,	250

IX.

L'intérieur des veines.

L'Intérieur des veines est percé par les embouchures des rameaux qui s'y rendent ; mais dans la veine-cave, par exemple, les canaux qui y aboutissent n'ont pas un orifice rond, ils ressemblent à des moitiés d'ovales coupés par le grand axe : mais les embouchures des grandes branches ont une autre forme.

Dans les cavités des veines, ce qu'on trouve de plus remarquable, c'est les valvules. Riolan a fait de grands efforts pour en donner la découverte aux Anciens : des expressions équivoques, interprétées par le caprice, ou par un zéle aveugle pour l'antiquité, sont les seuls fondemens sur lesquels cet Ecrivain appuie son opinion : mais nous en parlerons ailleurs plus au long.

Ce n'est que dans les écrits de Jacques Sylvius qu'on trouve des traces bien marquées des valvules. Il y a, dit-il, des membranes ou des épiphyses à l'embouchure de l'*azygos*, & des autres veines, sçavoir, des *jugulaires*, des *branchiales*, des *crurales* ; ces membranes, ajoûte-il, ont le même usage que les valvules du cœur.

Vesale, disciple de Sylvius, devoit mieux connoître les valvules ; mais, quoi qu'instruit par un maître si éclairé, à peine connut-il ces digues si singuliéres & si sensibles. Charles Etienne a observé une valvule près du foie où onn'en trouve point. Selon Amatus Lusitanus il y en a dans l'azygos. Les Médecins toûjours prêts à condamner ce qu'ils ne connoissent pas, ont cru que l'observation de cet Ecrivain étoit une imposture. Hollier qu'on cite étoit un Médecin praticien peu instruit par la dissection ; son témoignage sur les valvules ne mérite

donc

done pas d'être placé parmi les témoignages des Anatomistes.

Enfin Fabrice d'Aquapendente a décrit les valvules avec une exactitude qui a laissé aux autres peu de choses à découvrir. Harvey, disciple de cet Anatomiste, n'a donné qu'une idée générale de ces digues. Les valvules, dit-il, ont une figure sigmoïde ou semi-lunaire; ce sont des portions saillantes de la tunique interne, elles sont très-minces; dans divers sujets elles sont différentes, leur croissant regarde le cœur, elles sont au nombre de deux ordinairement, & sont opposées l'une à l'autre. Fabrice & Riolan en ont vû trois dans le même segment de veine. Selon Kerkering on en trouve quelquefois jusqu'à cinq.

Il n'est pas surprenant que les valvules ayent échappé aux anciens Anatomistes : elles sont difficiles à saisir, car elles sont fort minces & transparentes; leur figure est veritablement semi-lunaire; elles ressemblent aux valvules sigmoïdes du cœur, mais elles ne sont pas bordées d'un bourlet à leur croissant & à leur racine.

L'origine des valvules n'est pas au bord de l'orifice des rameaux qui s'insèrent dans les troncs; elles forment une poche oblongue dont le fond est profond & éloigné; leurs bords flotants ne débordent pas sur l'embouchure, à peine y atteint-il, mais les cornes l'embrassent & s'élèvent jusqu'à ses côtés : à côté d'une corne est adossée la corne d'une autre valvule; ainsi dans leur position respective les valvules des veines ressemblent aux valvules sigmoïdes du cœur.

Si les valvules sont doubles & triples, elles sont solitaires en divers endroits; ce ne sont pas de vraies valvules, selon Haller; & celles que Ruysch décrit comme des valvules nouvelles, pag. 10. de son Traité des valvules, ne sont que des rides; mais Ruysch ne parle point des valvules solitaires; il ne dit pas que celles qu'il décrit soient nouvelles; il dit seulement qu'on n'a pas connu leur forme : elles ressemblent, ajoûte-t-il, à la moitié d'un dez dont les femmes se servent pour coudre; ce sont les valvules qui sont posées à l'embouchure des branches dans les troncs : ces valvules forment des demi-sacs qui sont profonds; les contours attachés aux parois des veines ne ressemblent point à des demi lunes, mais les bords flotants sont de vrais croissants.

Toutes les veines n'ont pas des valvules; il n'y en a ni dans les veines pulmonaires, ni dans la veine-porte, ni dans les veines méfentériques, ni dans les veines ombilicales. Je n'en ai point vû dans le tronc inférieur de la veine-cave jusqu'aux iliaques.

Les valvules font plus fréquentes à proportion que les veines s'éloignent du cœur, ces digues font fur-tout nombreuſes dans les extrémités ; fur le pied, par exemple ; fur le dos de la main ; dans les veines du penis. Elles font placées fur-tout aux endroits où les rameaux s'inferent dans les troncs.

Mon deſſein n'eſt pas de faire ici une énumeration des valvules ; Fabrice les a ſuivies exactement dans les veines *brachiales*, dans les *iliaques*, dans les *crurales*, dans la *ſaphene* ; je ne pourrois que répéter ce qu'il a dit là-deſſus.

Fin du premier Livre.

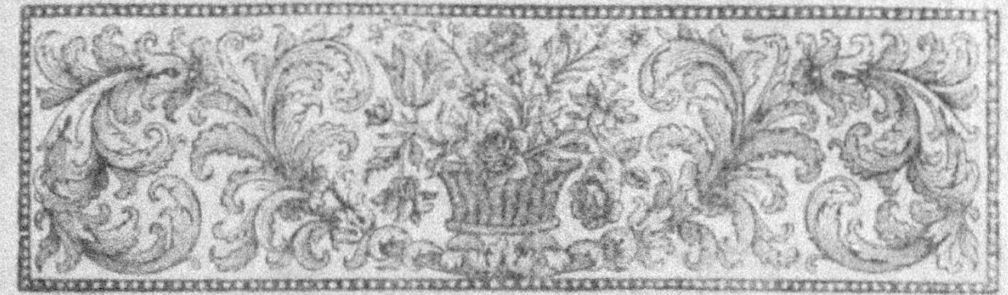

TRAITÉ
DE LA STRUCTURE
DU CŒUR.

LIVRE SECOND.

L'usage & l'action du Cœur.

CHAPITRE PREMIER.
L'usage du Péricarde.

I.

L E cœur a une enveloppe serrée comme les autres muscles : mais outre cette enveloppe il en a une qui lui est particuliére ; il est renfermé dans une vessie où il flotte & nage, pour ainsi dire, dans des vapeurs qui s'exhalent de tous côtés : la nature n'a rien fait d'inutile ; cette vessie a donc des usages qui favorisent l'action du cœur ; ils ont paru obscurs, ils ne sont pas même encore entiérement décidés. Ce n'est pas dans les disputes, dans la variété des opinions, dans des hypothéses, que nous pourrons trouver les lumiéres nécessaires pour découvrir ces usages ; les observations peuvent seules nous in-

Le péricarde est une enveloppe qu'on trouve dans les cœurs de tous les animaux.

ſtruire : une theorie, qui ne ſeroit pas appuyée ſur les faits, ne ſeroit qu'une de ces vaines ſpeculations qui ſont preſque toûjours démenties par la nature.

Suivant pluſieurs Ecrivains, ce ſac ne ſe trouve pas dans certains poiſſons. Les obſervations de Peyer, de Perrault, de Duverney, ne permettent, ce ſemble, aucun doute ſur ce ſujet ; il y a pourtant eu des ſçavants auxquels de telles obſervations ont paru ſuſpectes, de nouvelles recherches les ont confirmées dans leurs ſoupçons. Lanciſi, par exemple, aſſure que le cœur du hériſſon eſt environné d'un pericarde : quoique Blaſius & Peyer ayent cru que la nature avoit refuſé à cet animal l'enveloppe dont elle a revêtu le cœur de tant d'autres. Suivant le témoignagne de Lower, les ſerpens, les grenouilles, les oyſeaux & les inſectes qu'il a diſſéqués ont leur pericarde de même que les autres animaux.

Mais dans les animaux quadrupedes & dans les hommes le pericarde ne manque-t-il pas quelquefois ? Suivant Columbus, Peyer, Lamy, Vieuſſens, cela n'eſt pas douteux. Il ne paroît pas même, ſelon le témoignage de Vieuſſens, que l'abſence de cette partie eût occaſionné quelque dérangement. Il n'en étoit pas de même du cœur que M. de Littre trouva ſans enveloppe ; il étoit ſec & dur ; cette ſechereſſe & cette dureté ſemblent prouver la néceſſité de cette roſée qui diſtille du pericarde.

Mais avant de décider la queſtion ſur de tels témoignages, il faut rechercher ſi le pericarde n'eſt pas collé quelquefois au cœur ſi étroitement qu'on ne le diſtingue pas des membranes qui enveloppent cet organe. Diverſes obſervations nous apprennent que le pericarde peut ſe reſſerrer, & s'appliquer au cœur. Des Ecrivains célèbres rapportent des exemples qui prouvent la poſſibilité de cette adherence. On peut voir ces exemples dans les écrits de Peyer, de Malpighi, de Vieuſſens, de Litre, de Freind, de Cheſelden, & de Lanciſi. Ce dernier aſſure que dans le corps de Baptiſte *Tomi*, le pericarde étoit ſi adherent au cœur, qu'il paroiſſoit en former la membrane externe. J'ai vû dans un homme mort de la *rage*, le pericarde ſi reſſerré & ſi attaché à la ſurface du cœur, qu'on ne pouvoit l'en ſéparer.

Il s'en ſuit donc de ces obſervations, que celles qui ſemblent prouver que le pericarde manquoit dans certains hommes ſont des obſervations équivoques. Malgré ces obſervations, qui ſemblent déciſives, il eſt fort douteux ſi les Anatomiſtes qui les ont faites , ne se sont pas trompés. A-t-on jamais vû des cœurs qui fussent à découvert dans la poitrine , & qui ne fussent pas dans l'interstice des membranes du médiastin ? S'ils étoient entre ces membranes, il n'est pas douteux qu'ils ne fussent renfermés dans leur pericarde. De tant d'observateurs qui parlent du cœur dépouillé de son enveloppe, il n'y a que M. de Litre qui ait vû un cœur *nud* dans la capacité du thorax ; mais c'est un cas singulier qui ne décide de rien ; s'il prouve quelque chose , c'est la nécessité du pericarde, car le cœur étoit sec & flétri.

II.

L'EAU du pericarde a excité beaucoup de disputes qui ne sont pas encore terminées : ces disputes sont anciennes, ceux qui les ont renouvellées n'ont fait que multiplier les difficultés : pour les applanir , nous établirons d'abord des faits qui peuvent y répandre quelque lumiére.

Après certaines maladies, l'eau s'extravase dans le sac : elle s'y ramasse quelquefois en grande quantité. J'ai vû des pericardes dont le volume étoit plus gros que la tête. De semblables dilatations sont fréquentes. Il seroit donc inutile d'entasser des citations pour montrer les variétés qui se sont présentées dans ces hydropisies. Il en est de cette maladie comme de l'hydropisie de l'abdomen ou de la poitrine : tantôt on a trouvé peu d'eau dans le pericarde , tantôt on en a trouvé une grande quantité ; il suffit de sçavoir que la dilatation de ce sac peut quelquefois être monstrueuse.

Si je voulois imiter l'exactitude scrupuleuse de quelques Ecrivains , je rassemblerois diverses observations ; mais elles m'apprendroient seulement que la quantité d'eau varie dans le pericarde. Horstius , dirois-je , a trouvé cinq onces d'eau dans le pericarde d'un phthisique. Diemerbroek en a trouvé deux livres ; Borrichius en a trouvé trois ; Malpighi en a trouvé quatre ; Vieussens en a vû quatre-vingt onces ; Pison en a vû plusieurs livres , &c. Cette exactitude déplacée seroit aussi inutile que celle d'un Ecrivain qui a ramassé beaucoup de citations pour nous prouver qu'il peut se former des cancers en diverses parties du corps : des novices même n'ignorent pas qu'il n'y a aucune partie qui ne soit sujette à une telle maladie : mais tel est le genie des compilateurs, il semble qu'ils cherchent à citer, & non à éclairer l'esprit.

I I I.

La question la plus difficile à résoudre c'est s'il y a de l'eau dans le pericarde des animaux, qui ne sont point sortis de l'état naturel; c'est pour décider là-dessus que les observations sont nécessaires. Le sçavant Riolan en a rassemblé un grand nombre, auxquelles on peut en ajoûter beaucoup d'autres. Personne n'ignore qu'en ouvrant des cadavres on ne trouve de l'eau dans le pericarde. Dans les uns on en trouve plus, & dans les autres moins: communément l'eau est en plus grande quantité dans le pericarde des femmes que dans celui des hommes, suivant le témoignage de Vesale: Riolan & Lanzoni ont observé qu'elle étoit plus abondante dans le pericarde des vieillards: mais ces observations ne prouvent rien. Ces corps sont morts de quelque maladie; or une maladie peut répandre plus ou moins d'eau dans le pericarde.

Curtius a décidé qu'il n'y avoit point d'eau dans le pericarde des animaux vivants; mais sur quel fondement appuie-t-il sa décision? sur des raisonnements frivoles. Le pericarde, dit-il, est trop petit, comment pourroit-il contenir de l'eau avec le volume du cœur? cependant l'idée de Curtius a été adoptée par beaucoup d'Auteurs; c'est même en consultant la nature qu'ils sont entrés dans le sentiment de cet Ecrivain. Bohnius ne croyoit pas qu'il y eût de l'eau dans le pericarde des animaux vivants. Bauhin, Drelincourt, & Kerkering, n'en ont pas trouvé dans des chiens qu'ils ont ouverts. Schneider dit qu'il n'y en a vû qu'un peu, quelquefois il n'en a presque point trouvé.

Cette question n'étoit pas décidée dans l'esprit du grand Vesale. « Le pericarde, dit-il, contient beaucoup de sérosité
» dans tous les cadavres humains, c'est ce que m'ont appris
» de nombreuses dissections : mais il y a moins d'eau dans le
» pericarde des hommes que dans le pericarde des femmes;
» j'en ai trouvé un peu moins dans les corps qui sont morts de-
» puis peu de tems; plus j'ai différé à les ouvrir, plus l'eau s'étoit
» ramassée dans le pericarde : il me parut que ce sac en conte-
» noit un peu dans un homme à qui on avoit arraché le cœur;
» elle étoit en petite quantité dans un criminel qu'on venoit
» de tirer à quatre chevaux. Les membranes qui enveloppent
» le cœur des chiens sont toûjours humides, mais il n'y a point
» d'eau coulante dans leur cavité ; elle s'y ramasse cependant

» lorsque ces animaux ont essuyé une maladie depuis quelque
» rems ; elle est plus abondante dans les cochons que dans les
» chiens. Apres ces experiences qui paroissent se contredire ;
assurer qu'il n'y a nul vestige d'eau dans le pericarde, c'est
s'exposer à être démenti par l'ouverture des cadavres ; toutes
les membranes qui enveloppent les viscéres sont toujours
mouillées.

Or de ces observations il s'ensuit du moins qu'on ne trouve
pas constamment de l'eau dans le pericarde des animaux vivants : elle n'est donc pas d'une nécessité absolue ; il pourroit
donc se faire qu'il n'y en eût pas dans le pericarde d'aucun animal vivant, du moins si cette eau manquoit dans le pericarde,
il ne surviendroit aucun changement dans les fonctions du
cœur.

I V.

Ces observations ne suffisent point pour qu'on puisse assurer
qu'il n'y a point d'eau dans le pericarde des animaux vivants ;
d'autres observations aussi nombreuses nous prouvent le contraire. Fallope, Columbus, Picolomini, ont soutenu qu'il y a
toûjours de l'eau dans le pericarde. Veslingius, Lancisi, Lanzoni, Peyer, Vieussens, ont trouvé de l'eau dans le pericarde des
animaux vivants qu'ils ont ouvert. Suivant M. de Litre la lymphe est toûjours épanchée dans ce sac, il a coupé brusquement
la tête à plusieurs chiens, l'eau étoit épanchée dans le pericarde de ces animaux.

Mais qu'est-il besoin de tous ces témoignages ? qui est-ce qui
n'a pas vû dans le pericarde des chiens, un peu de sérosité qui
est souvent rougeâtre ? cependant ces sortes d'experiences ne
décident pas la question. Si on ouvre des animaux vivants ; ils
souffrent beaucoup ; leurs efforts douloureux qui agitent toutes
les parties, troublent la circulation : ces efforts ne peuvent-ils
pas exprimer la sérosité, & la pousser dans le pericarde ?

Que peut-on donc conclure de tant d'observations qui paroissent contradictoires ? Premierement, comme nous l'avons
déja remarqué, on n'a pas trouvé d'eau dans le pericarde de
plusieurs animaux vivants. Selon le témoignage de Riolan, on
ne trouva point d'eau dans le pericarde du Chancelier de *Silleri*,
le cœur étoit cependant flasque & humide. Melancthon assure
qu'on ne trouva nul vestige d'eau dans le pericarde de *Casimir*
Marquis de Brandebourg. Lanzoni n'en a point vû dans un

enfant qui étoit mort de la petite vérole. Il ne s'en est point présenté à Malpighi dans un autre enfant dont le pericarde étoit malade. M. de Montabour, Médecin de S. Germain, n'en trouva point dans le pericarde de deux hommes étouffés presque subitement par la vapeur du charbon ; enfin on n'en trouve souvent que très-peu dans le pericarde de l'homme.

On peut donc inférer des operations rapportées par tant d'Auteurs, & comparées les unes avec les autres ; on peut, dis-je, en inférer qu'en général il ne se ramasse point d'eau dans ce sac, ou que du moins il s'y en ramasse très-peu. On ne sçauroit prouver que celle qu'on trouve dans les hommes, qui sont morts de quelque maladie un peu longue, n'ait pas été exprimée par l'action violente des parties. L'eau qu'on trouve dans le pericarde du fœtus, selon le témoignage de Carpi, & qui est dans ce sac en plus grande abondance, selon du Vernoy & Haller, ne prouve pas que cette eau coule dans ce sac par les voies naturelles : elle peut découler des parois du péricarde, ou des autres sources dont nous parlerons ; elle peut, dis-je, sortir de ses réservoirs lorsque le fœtus est malade, & qu'il vient à mourir. Mais pour mieux décider s'il y a de l'eau dans le péricarde des hommes vivants, il faudroit examiner le péricarde de ceux qui meurent subitement sans qu'ils ayent éprouvé aucun accident qui ait pû forcer l'eau à sortir des vaisseaux qu'ils renferment.

V.

Ces observations qui paroissent contradictoires, peuvent être conciliées.

Voilà ce qu'on peut inférer des observations que nous avons rapportées, elles nous montrent la nature sous des dehors équivoques, c'est-à-dire, qu'elles prouvent le pour & le contre. Le milieu où l'esprit veut se placer entre ces faits si opposés est souvent très-éloigné de la vérité ; dans de telles contradictions il y a un nœud imperceptible ou difficile à démêler. Ce nœud seul peut concilier les phénomènes les plus opposés ; or voici le point où se réunissent les difficultés que présentent tant d'observations.

Il est certain qu'il y a une transpiration continuelle dans la cavité du péricarde. Cette transpiration le remplit de vapeurs qui rentrent dans les vaisseaux : mais dès que le froid resserre le tissu du cœur & du péricarde, lorsque la chaleur ne soûtient plus ou n'éloigne plus les parties aqueuses, elles se condensent, & forment des gouttes qui se rassemblent. Le péricarde

carde n'eſt donc pas un réſervoir d'eau dans les animaux vivants.

Les explications les plus vraiſemblables ne ſont pas toûjours
déciſives, il faut qu'elles ſoint appuyées ſur des faits : mais celle
que je viens de donner eſt confirmée par des diſſections réiterées. Si on ouvre ſubitement le pericarde d'un chien vivant,
on n'y trouve que peu d'eau, ce n'eſt qu'après que le cœur
& le pericarde ont été frappés par l'air exterieur qu'elle ſe
ramaſſe ; peu à peu les vapeurs ſe condenſent ; les gouttes ſe
raſſemblent & coulent de tous côtés. Cette obſervation eſt
appuyée d'une autre ; plus le tems où l'on ouvre le pericarde
eſt éloigné de la mort, plus l'eau eſt abondante dans ce ſac ;
c'eſt ce que Veſale avoit entrevû dans ſes diſſections.

On doit donc trouver de l'eau dans preſque tous les pericardes
qu'on ouvre après la mort des animaux ; elle s'y ramaſſera en plus
grande quantité que dans les autres cavités, parce que les vapeurs y ſont plus abondantes, comme nous le prouverons ; mais
une autre cauſe contribue ſouvent à inonder ce ſac ; les efforts
du cœur ſont plus violents que les efforts des autres parties ; or
la violence de ces mouvemens continuels peut exprimer des vaiſſeaux cardiaques les fluides qui y coulent : ſi l'eau chaude pouſſée
dans une partie par l'injection tranſude à travers les membranes,
la ſeroſité ne doit-elle pas être pouſſée hors de ſes vaiſſeaux
ſur la ſurface du cœur, des oreillettes ? &c. Or comme la force
du cœur eſt plus grande dans les maladies, leur violence pourra
exprimer plus de ſeroſité, des fluides même plus groſſiers pourront s'échapper. Un fait certain confirme ce que nous avançons : lorſque le ſang ne trouve pas un paſſage libre dans l'artére pulmonaire, le cœur ſuinte de toutes parts ; il en ſort
même, comme nous le dirons ailleurs, une liqueur rougeâtre,
ou une teinture de ſang.

V.

M a i s de quel endroit l'eau découle-t-elle dans la cavité du
pericarde ? nous ne parlerons pas de l'opinion ridicule de Mu-
ralt, qui s'eſt imaginé que la ſource de l'eau du pericarde étoit
hors de ce ſac, & qu'il falloit la chercher dans le *Thymus*.

D'abord il n'eſt pas douteux qu'elle ne vienne en partie des
parois de ce ſac ; dès qu'on preſſe ces parois l'eau ſuinte, elle
forme de petites gouttes : on apperçoit même avec la loupe les
trous par leſquels elle s'échappe : d'ailleurs les injections faites

Quelle eſt la
ſource de l'eau
qu'on trouve
dans le peri-
carde.

dans les artéres qui vont au pericarde pénétrent dans sa cavité.

Mais il n'est pas permis de douter que l'eau ne suinte des parois du cœur & des oreillettes ; les injections poussent de l'eau sur la surface du cœur ; d'ailleurs j'ai souvent trouvé une matiére jaune, épaisse, qui couvroit cette surface, & qui y étoit même attachée : or si une telle matiére peut sortir des pores du cœur, pourquoi n'en pourroit-il pas suinter de l'eau dans l'état naturel ? N'y a-t-il pas même apparence que la sérosité rougeâtre qui se présente quelquefois dans le pericarde vient d'une telle source, je veux dire de la surface du cœur & des oreillettes ? il y a moins de sang dans les parois du pericarde que dans la substance du cœur & des oreillettes, il doit donc faire moins d'efforts dans ce sac, il doit y porter moins de sérosité.

Tel a été le sentiment de plusieurs anciens Médecins. Le sang qui arrive de la veine-cave, selon Massa, sort à travers les parois des oreillettes : cette opinion a été adoptée par Hovius ; cet Anatomiste croyoit que le sang contenu dans les oreillettes transudoit à travers leurs membranes. « Si on passe le doigt, dit-il, » par-dessus les oreillettes d'un animal vivant, on voit qu'il en sort » de petites gouttes de sang : si on remplit d'eau les oreillettes, » on apperçoit que l'eau transude de même de leurs pores. Il y a apparence que cette opinion est erronée, cependant Duvernoy & Thebesius l'ont adoptée.

Mais peut-on s'imaginer que les fibres des membranes soient assez éloignées dans les oreillettes pour permettre au sang de s'échapper ? le tissu de ces membranes n'est-il pas continu & pressé ? c'est donc du sang contenu dans les vaisseaux propres des oreillettes que vient cette matiére rougeâtre, qui s'épanche dans le pericarde. L'eau rougeâtre qu'on voit même quelquefois dans la poitrine, ne prouve pas qu'on doive en chercher la source dans les seules membranes du pericarde : car dans la poitrine, comme dans l'abdomen, cette eau s'échappe des viscéres, sçavoir des poumons, & de l'omentum, ou des intestins.

Tout concourt par conséquent à établir dans le cœur & dans le pericarde, la source de l'eau qu'on trouve dans ce sac : il est vrai qu'il y a apparence qu'elle ne découle pas de la surface du cœur comme des parois du pericarde ; ce sac paroît destiné en partie à cette sécrétion ; c'est ce qui résulte des

trous que nous y avons remarqués, de ceux qu'ont vû Francus
& Peyer, de ceux que Malpighi, Santorini, & Lancifi, ont ob-
fervés dans le bœuf.

Mais n'y a-t-il pas des faits décififs qui prouvent directement
que l'eau s'échappe du cœur & du pericarde? les yeux même
nous montrent cette double fource : il eft certain que fi on
ouvre un animal vivant, il s'éléve du pericarde une vapeur qui
s'attache à la furface du verre. Ses parois internes font toûjours
couvertes d'une rofée ; fi on vient à les effuyer, cette rofée
renaît toûjours. Pour ce qui eft du cœur des animaux vivants,
il en fort une vapeur, ou une efpece de nuage ; cette vapeur
eft beaucoup plus fenfible en hyver qu'en été. Les membranes
qui couvrent les ventricules font fort mouillées, la fueur en
degoutte continuellement ; la fueur eft de même fort abondante autour des oreillettes. Il eft donc évident que l'eau qu'on
trouve dans la cavité du pericarde fort également & des parois
de ce fac & de la furface du cœur.

V I.

A P R E's avoir déterminé en général de quelles parties fort
la liqueur du pericarde, il faut examiner fi dans ces parties il
y a des organes particuliers qui la filtrent. Premierement eft-
il néceffaire qu'il y ait des glandes deftinées à une telle filtration? Il eft certain qu'il s'exhale de toutes les parties une grande
quantité de liqueur, & qu'on ne fçauroit démontrer dans ces
parties de glandes qui filtrent la férofité ; mais cet argument
négatif eft infuffifant pour décider la queftion. Il y a pourtant
quelque apparence qu'il y a des vaiffeaux extrémement fubtils
qui répandent une rofée continuelle fur toutes les furfaces.

Mais l'obfervation rapportée par Malpighi prouve-t-elle
qu'il y ait dans le pericarde des corps glanduleux? Cet Anatomifte ouvrit un enfant dans lequel il trouva un pericarde couvert de glandes ; il remarqua même dans ces glandes une cavité, fous cette couche glanduleufe il y en avoit
une qui étoit formée par une lame de matiere épaiffie ; les
pores étoient vifibles dans la membrane interne, & étoient
pofés fur des lignes paralleles. Malpighi ajoûte qu'il en décou-
loit une liqueur; mais cette liqueur étoit-elle épaiffie? c'eft ce
qu'il ne dit pas. Bergerus a obfervé auffi des corps glanduleux
gonflés par la férofité.

Que faut-il conclure de ces observations? d'un côté, suivant quelques Ecrivains, il paroît difficile que ces glandes dures ne soient pas de véritables glandes que la maladie avoit grossies; d'un autre côté on ne peut gueres soupçonner qu'il y ait des glandes dans le pericarde, si on consulte son état naturel. Il ne se présente aux yeux aucune trace de corps glanduleux; il est vrai que leur petitesse pourroit les dérober à la vûe: mais aussi doit-on fonder l'existence de quelque organe sur des preuves si équivoques?

Le témoignage des autres Anatomistes est contraire a celui de Malpighi. Lower, Blancard, & Lansoni, ont attribué l'écoulement de l'eau du pericarde à des glandes qu'ils ont observées vers la base du cœur. Lancisi a aussi marqué des glandes qui, selon lui, filtrent cette eau, & il en a fait dessiner les conduits. Cassebomius, suivant le rapport de Glassius, a été assez heureux pour découvrir les conduits de ces glandes. Cependant leur opinion est sans fondement; ces glandes qu'ils ont observées sont des glandes qui ont leur usage particulier dans le fœtus, comme l'a dit le Commentateur de Boerhaave.

Barbette & Stenon ont vû si peu de traces de glandes dans ce sac, qu'ils ont cru que l'eau qu'il contient étoit versée par des vaisseaux lymphatiques. Kaaw qui a travaillé à dévoiler la structure du pericarde, n'a pas été persuadé par ses observations que dans le tissu dans membranes il y eût des corps glanduleux. On peut donc prononcer que l'existence des glandes dans le pericarde est du moins incertaine; il ne faut adopter uniquement que ce que les observations nous apprennent. Il y a dans le pericarde des ouvertures qui versent une liqueur; la filtration d'une telle liqueur peut se faire par le moyen des tuyaux seuls; il peut se rassembler dans le tissu cellulaire une matiere épaisse qui en impose sous la forme de glandes.

VII.

Sous quelle forme l'eau sort elle du péricarde, & du cœur?

L'EAU du pericarde se répand-t-elle en goutres, ou s'échappe-t-elle seulement en forme de vapeur? L'opinion d'Hippocrate sur cette matiére est le sentiment le plus ridicule. Selon cet Ecrivain, l'eau du pericarde ne vient que de la boisson qui tombe dans les poulmons, & se glisse ensuite dans le pericarde. D'autres ont cru qu'il se forme seulement des vapeurs que la chaleur naturelle éléve de la surface du cœur; &

c'est le sentiment de Vieussens ; mais dans le commentaire sur les Institutions de Boerrhaave, on attribue à Heister cette opinion : cependant Heister assure que l'eau du pericarde est exprimée de la substance du cœur par la contraction des oreillettes & des ventricules.

Boerrhaave croyoit que dans le cœur & dans les oreillettes il s'exhaloit une grande quantité de vapeurs ; il déduisoit cette grande quantité d'exhalaisons de la grande quantité du sang, & de la rapidité de son mouvement : mais il ne paroit pas exclure le sac qui forme le pericarde du nombre des parties qui filtrent cette vapeur. Le commentateur de Boerrhaave dit seulement que suivant l'idée de cet Ecrivain, il y a beaucoup de tuyaux qui exhalent une vapeur fort subtile, & qui la déposent dans la cavité du pericarde.

Il est certain, comme nous l'avons prouvé, que de la surface du cœur il s'échappe des vapeurs, de même qu'il en sort de toutes les parties du corps : les pores par lesquels elles s'exhalent sont des issues invisibles : mais dans le pericarde la membrane interne est percée de trous sensibles. Le fluide qui arrose la surface de ce sac & du cœur s'écoule sans doute ordinairement en forme de vapeur : cela n'empêche pas que dans les maladies la violence du mouvement n'exprime des gouttes d'eau.

Les vapeurs qui s'élèvent de la surface de toutes les parties sont reprises par les pores absorbants : si ces pores venoient à se boucher, ces vapeurs se condenseroient & se ramasseroient ; le froid produiroit la même condensation ; de-là vient, comme nous l'avons remarqué, que si on ouvre un cadavre peu de tems après la mort, on doit trouver ordinairement un peu d'eau dans le pericarde.

Mais cette quantité d'eau qui se rassemble par la condensation doit être fort petite ; car les vapeurs contenues dans le pericarde étant réunies, ne peuvent former qu'un petit volume. S'il se ramasse donc une grande quantité d'eau dans le pericarde, elle s'est condensée peu à peu pendant un long espace de tems, où elle est sortie en forme de gouttes quand elle a été poussée par des mouvemens violents des vaisseaux & du cœur.

VIII.

Eſt-ce le cœur qui abſorbe les vapeurs, ou eſt-ce le pericarde? On ne peut pas douter que le cœur n'en abſorbe,
puiſque l'on a trouvé des pericardes durcis, & dans leſquels
parconſéquent les pores abſorbants devoient être fermés; ſa
membrane peut ſervir comme la membrane du cœur à abſor-
ber les vapeurs: mais c'eſt ſans raiſon qu'Heiſter attribue la
reſorbtion au pericarde ſeul. Au reſte, lorſqu'il y a de l'eau
ramaſſée dans ce ſac, elle s'exhale en vapeur, & elle rentre
alors dans le cours de la circulation.

D'abord les vapeurs mêmes qui s'exhalent continuellement
nous prouvent qu'elles ſont repompées; car ſi elles ſéjournoient
dans le pericarde, elles ſe réduiroient en eau; les gouttes ra-
maſſées formeroient bientôt une maſſe qui rempliroit ce ſac;
ce n'eſt pas ſeulement à travers les membranes du pericarde
qu'elle pénétre dans l'interieur des vaiſſeaux, elle s'inſinue dans
le tiſſu du cœur; les experiences nous prouvent qu'il y a une voie
qui de la ſurface des ventricules & des oreillettes conduit dans
les vaiſſeaux; un cœur dont on a exprimé le ſang & qui eſt entiérement flétri, ſe glonfle dès qu'on le plonge dans l'eau: s'il eſt
deſſéché & réduit par la ſéchereſſe à une petite maſſe, il ſe
ramollit dans l'eau, il reprend plus de volume en abſorbant
l'eau qui l'environne.

Le cœur eſt mort, dira-t-on, quand on fait ces experiences:
Y en a-t-il qui prouvent que l'eau ou les vapeurs s'inſinuent de
même dans les cœurs vivants? Toutes les autres parties repompent l'eau qui eſt appliquée à leur ſurface: les parties externes
s'imbibent, ſe chargent d'eau, la portent dans les vaiſſeaux;
les bains augmentent le volume du corps, le gonflent, le rendent parconſéquent plus peſant: quand on renferme une pinte
d'eau dans l'abdomen d'un chien, elle diſparoît bientôt, en s'in-
ſinuant dans le tiſſu des parties qui l'environnent. L'eau qu'on
injecte dans les cavités tranſude à travers les membranes mêmes, s'inſinue parconſéquent dans les vaiſſeaux, les remplit,
délaye le ſang; ces effets ſont même ſoumis au témoignage des
yeux; le cœur doit donc repomper de même l'eau qui l'environne, quoi qu'il ſoit animé par le mouvement du ſang & des
nerfs.

Les voies par leſquelles la ſéroſité s'exhale ne ſont pas ſans
doute les mêmes que celles qui la reportent dans le ſang. Les
tuyaux *exhalants* ſont les artéres, & les tuyaux qui repompent

conduisent dans les veines les liqueurs dont ils se chargent ; c'est ce que nous apprennent les loix de la circulation ; elles ne permettent pas de croire que les mêmes vaisseaux puissent pousser au dehors des fluides qu'ils renferment & conduire dans l'interieur des parties un fluide étranger : ces deux actions sont contraires, & se détruisent réciproquement.

Mais l'eau peut-elle rentrer en gouttes & sans être réduite en vapeurs ? c'est ce qu'on peut assurer si elle entre dans les vaisseaux en très-peu de tems ; or, suivant l'experience de Nuck, il paroît qu'à peine l'eau qu'on injecte dans le ventre a le tems de se changer en vapeurs. Le bain qui porte beaucoup d'eau dans le corps semble prouver la même chose, cependant l'eau du cœur est réduite en vapeur dans l'état naturel, & c'est donc en vapeur qu'elle rentre. Les exhalaisons sont extrémement pénétrantes, elles ramollissent d'abord les corps auxquels elles s'attachent. Il s'ensuit donc de ces réflexions que l'eau peut rentrer dans le cœur, soit qu'elle se condense, soit qu'elle s'élève en forme de vapeur : il y a apparence que dans l'une & l'autre forme, l'eau pénétre dans le cœur vivant lorsqu'elle s'est condensée ; car la chaleur en réduit sans doute une partie en vapeurs.

IX.

QUELLE est la nature de l'eau du pericarde ? il y en a qui ont dit qu'elle ressembloit à l'urine ; elle n'en paroîtra pas sans doute fort différente, si on ne consulte que la couleur. Ceux qui ont cru que cette eau étoit un excrément formé par la troisiéme coction n'ont pas été sans doute fort éloignés d'un tel sentiment : mais ceux qui se sont imaginés que c'étoit une humeur salivaire, sur quel fondement ont-ils appuyé leur opinion ? ils n'avoient pas plus de preuves qui pussent les affermir dans leur idée, que ceux qui contre toute vraisemblance ont assuré que cette eau étoit une portion de celle qui est mêlée avec l'air que nous respirons.

Ceux qui, avec Jasolinus, ont dit que la liqueur du pericarde n'étoit qu'une partie de la sérosité du sang, ont pensé plus juste : cette eau a toutes les propriétés de la sérosité ; premiérement elle pourra être fort claire, s'il n'y a que la partie la plus atténuée qui s'exhale ; mais souvent elle sera jaunâtre, puisque la sérosité a une teinture jaune. Quelquefois elle sera rouge ; la chaleur & le séjour dans le pericarde, l'échauffement du corps, pourront lui donner cette couleur ; c'est de ces mêmes causes que dépend la rougeur des urines. La bile qui rentre dans le sang peut encore teindre ces liqueurs, & leur donner même une couleur un peu rouge ; c'est ce que nous apprennent les observations faites sur l'urine en diverses maladies.

Mais l'eau du pericarde pourra être sanglante. On a trouvé quelquefois du sang répandu dans la cavité de ce sac ; les mouvemens du cœur trop agité peuvent exprimer le sang par les pores des membranes : il y a apparence que c'est d'un sang ainsi exprimé que vient la rougeur qu'on voit ordinairement dans le pericarde des animaux qu'on ouvre : mais il faut remarquer que cette eau n'est rouge que lorsque les animaux sont morts d'une mort violente, ou de quelque maladie.

Malpighi nous assure que l'eau du pericarde s'évapore sur le feu, & qu'elle ne laisse qu'une petite croute de matiére semblable à de la viande bouillie ; mais l'experience nous apprend que la liqueur du péricarde se coagule sur le feu ; c'est ce que confirment les experiences de Vesale, de Veslingius, de Lower, de Peyer, de Vieussens, de Mortel. Cette eau, dit Lansoni, se coagule comme le blanc d'œuf ; c'est ce que j'ai observé plusieurs fois, ajoûte-t-il, & que j'ai fait voir à mes disciples.

Lower a fait des réflexions très-sensées sur cette coagulation. On ne sçauroit trouver dans cette liqueur une disposition à se coaguler que lorsqu'elle vient d'un animal sain, & qui par conséquent n'est pas mort de certaines maladies qui dissolvent les liqueurs. En effet dans les animaux dont les maladies ont altéré le sang, cette eau doit avoir des qualités différentes. Ces maladies peuvent l'alterer différemment ; c'est donc sans fondement qu'on a cru que cette eau étoit une eau alkaline.

L'observation de quelques Ecrivains doit donc être régardée comme suspecte. Francus & Vieussens assurent que l'eau du pericarde bouillonne avec les acides ; qu'elle teint en bleu certains syrops. Cette observation peut avoir été faite sur une eau qui avoit souffert des altérations, qui avoit séjourné long-tems dans le pericarde, qui s'y étoit disposée à la putréfaction. Ce n'est que dans une liqueur de cette espece que le mêlange ; des acides peut exciter un bouillonnement : mais dans l'état naturel l'eau du pericarde sera semblable en tout à la sérosité du sang ;

elle

elle pourra donc être un peu falée, comme l'a remarqué Drelincourt.

Dans divers corps l'eau du pericarde prend des qualités différentes; la diverſité des maladies varie la nature de cette eau; dans quelques-uns elle eſt *grisâtre*, *trouble* ou *rouge*; en d'autres elle eſt *verte* ou *noire*: ſouvent il ſe forme des concrétions autour du pericarde & du cœur. J'ai vû ſur leur ſurface une matiére jaune, ſemblable à des rayons de miel: cette matiére ſe diſſolvoit à l'air avec beaucoup de facilité. Lower a obſervé dans le pericarde d'un bœuf, qu'on venoit de tuer, une eſpece de gelée ſemblable à la gelée de corne de cerf: cette matiére avoit ſans doute été exprimée dans les derniers efforts qui avoient agité le cœur; c'étoit une matiére lymphatique ou une matiére gelatineuſe.

X.

LE pericarde eſt-il d'une néceſſité abſolue? Voici ce qui décide de cette queſtion. Si le cœur de certains animaux n'eſt point renfermé dans un pericarde, les fonctions du cœur pourroient ſubſiſter ſans cette enveloppe: mais, nous l'avons déja dit, les obſervations des Anatomiſtes, qui ont cru que le cœur de certains animaux étoit nud & flottant dans la poitrine, ſont des obſervations ſuſpectes.

Si on ne conſultoit que certains uſages, imaginés plûtôt que prouvés, le pericarde paroîtroit peu néceſſaire. Boerrhaave a cherché dans l'analogie l'utilité de ce ſac; il le compare à la membrane des muſcles, mais la membrane des muſcles eſt adherente à leur ſubſtance; au contraire le pericarde eſt ſéparé du cœur. Il n'eſt donc pas auſſi néceſſaire, pour revêtir le cœur, que l'eſt une membrane pour couvrir les muſcles; d'ailleurs le cœur n'eſt-il pas couvert de ſa membrane propre? cette membrane n'a-t-elle pas les mêmes uſages que celle qui enveloppe les muſcles? On ne trouve donc rien dans les autres muſcles qui demande une membrane flottante pour couvrir la membrane propre du cœur.

On a dit que le pericarde étoit deſtiné à humecter le cœur; que c'étoit pour cela qu'il verſoit continuellement une eſpece de roſée: mais l'eau ſuinte de toutes les parties du corps. La ſurface du poulmon eſt toûjours humectée ſans qu'il ſoit renfermé dans un ſac flottant; la néceſſité de cette roſée ne de-

Si le pericarde
eſt d'une né-
ceſſité abſolue.

mandoit donc pas que le cœur fût enveloppé du pericarde.

Il paroît donc que ce sac a d'autres usages ; cela semble résulter de l'attention qu'a eu la nature à en revêtir tous les cœurs : il varie à la vérité suivant la diversité des animaux : il est presque cartilagineux dans la *lamproye*, selon l'observation de Blasius ; il est fort & charnu dans les *amphibies* ; c'est ce qu'a remarqué Borrichius au sujet du *crocodile* ; dans la *tortue* il est charnu, & sa substance est compacte.

Quel est donc l'usage du pericarde ? Il étoit nécessaire que le cœur fût renfermé dans un sac, puisque les vaisseaux devoient être fixes ; si leur situation eût pû varier, cette variation eût entraîné quelque dérangement dans la circulation : or le pericarde les affermit en les embrassant : ils sont d'autant mieux fixés que la membrane interne de ce sac est une continuation des membranes de ces vaisseaux, & que la membrane externe leur donne des guaines qui les suivent dans leur cours.

Le cœur ne devoit point être flottant, cela auroit pû entraîner des inconvéniens qui auroient dérangé ses fonctions ; mais il ne pouvoit être fixé par des attaches qui eussent lié sa substance à quelques parties des environs ; ses mouvemens auroient été moins libres, si par de tels liens il avoit été fixé en quelque endroit. Pour éviter ces inconvéniens la nature a formé un sac qui est fixe aux deux extrémités ; il est attaché à la division des vaisseaux, une adherence forte le colle au diaphragme. On voit par-là qu'on ne peut pas dire, avec quelques Ecrivains, que le péricarde soutienne le cœur suspendu, c'est le diaphragme qui en est le soutien.

Lower s'est fort étendu sur cette attache du pericarde : il remarque d'abord que dans les animaux on ne trouve pas une telle adherence ; mais leur situation naturelle ne l'exigeoit pas, ils sont courbés vers la terre, le cœur ne porte donc pas par son poids sur le diaphragme comme dans l'homme. Dans les animaux il est attaché légerement à la plévre par le moyen d'une substance cellulaire, sa pointe porte sur le diaphragme.

Mais de-là il s'ensuit évidemment que les liens du pericarde n'étoient pas absolument nécessaires dans l'homme, pour que le cœur fût libre ; car dans les animaux les mouvemens du cœur s'executent, quoique leur pericarde ne soit qu'une enveloppe flottante. Il résulte cependant un avantage de cette attache qui fixe le pericarde dans le corps humain. Le cœur posé à plat

sur le diaphragme est appuyé sur un plancher lisse & poli ; il peut
donc glisser aisément sur ce plancher, ses mouvemens sont
donc plus faciles sur une membrane tendue que sur une membrane qui pourroit former des plis.

Je n'insisterai point ici sur les idées de Lower ; l'utilité de
cette attache lui a paru démontrée dans le fœtus. Cet Ecrivain
s'est imaginé que les différentes situations de l'enfant dans
l'*uterus* exigeoient un tel lien ; mais c'est chercher trop loin les
avantages qui peuvent résulter de l'attache du pericarde. Ces
avantages que Lower croit avoir entrevus, ne sont que des
avantages passagers dans le fœtus même ; ils ne sçauroient
être réels que dans une seule situation : or la situation du fœtus
varie toûjours ; cette attache n'est donc pas nécessaire, même,
selon Lower, quand la tête du fœtus se tourne en bas.

Mais cet Ecrivain a imaginé encore un avantage plus frivole :
il assure que l'attache du pericarde retient le diaphragme, & que
sans un tel lien ce muscle descendroit trop bas pendant l'inspiration. M. Boerrhaave a adopté cet usage imaginaire. Qu'on
consulte le jeu des parties ; si le pericarde soutenoit le diaphragme, il tirailleroit les vaisseaux, il s'appliqueroit fortement
au cœur dans l'inspiration. Des inconvéniens fâcheux se rassemblent donc dans ce tiraillement & dans cette application du
pericarde à la substance du cœur.

Les mouvemens du cœur doivent être libres : il a donc été
nécessaire que le pericarde formât une grande loge pour recevoir le cœur ; ce n'est donc pas inutilement que la capacité de
ce sac est deux fois plus étendue que le volume du cœur : or la
nécessité d'un tel espace étant supposée, que doit-il arriver
lorsque le pericarde se colle à toute la substance du cœur dans
certaines maladies ? une telle adherence oppose un obstacle
insurmontable au mouvement local de cet organe ; car il est
fixé sur le diaphragme, la dilatation des oreillettes & des ventricules doit trouver des barriéres dans cette membrane qui
les resserre ; un tel resserrement doit donc entraîner des syncopes fréquentes, comme Lower l'a observé.

La sécheresse causeroit des frottemens qui gêneroient le
mouvement du cœur ; plus le cœur sera humecté, plus son action
sera facile : il étoit donc nécessaire qu'il y eût des philtres qui
pussent verser une liqueur dans la cavité du pericarde. Le
mouvement local du cœur, c'est-à-dire, le changement de

place, demandoit sur-tout un réduit particulier qui fût plus humecté que les autres. Or tel est le pericarde, comme les vapeurs qui s'exhalent du cœur & des parois de ce sac sont ramassées dans un petit espace, le cœur en est plus pénétré; elles ne se dissipent pas comme elles se dissiperoient si elles pouvoient se répandre dans une grande cavité. Le cœur trouve donc dans le pericarde plusieurs avantages qui facilitent ses mouvemens.

CHAPITRE II.

La nécessité de la situation du cœur, de sa figure, des diverses directions de ses fibres.

I.

Pourquoi le cœur est placé dans la poitrine.

LES travaux qui nous développent la structure des viscéres ne seroient que des travaux inutiles s'ils ne nous découvroient l'usage de ces parties : ils nous montreroient seulement des routes dont nous ne verrions pas le terme, & des instrumens dont l'action nous seroit cachée. Il faut donc pénétrer dans le principe & dans le méchanisme de l'action du cœur; déterminer les loix qu'il suit dans ses mouvemens, & l'usage auquel la nature l'a destiné.

Avant que de porter nos recherches sur ces objets, nous examinerons quels sont les avantages qui sont attachés à la position & à la figure de cet organe. Mais tel est le méchanisme des parties du corps humain; l'une est dépendante de l'autre : l'action des ressorts, qui par leur solidité semblent être les premiers mobiles, est soumise à l'action des fluides ; ainsi on trouve par-tout un cercle d'agents & de mouvemens réciproques. Nous supposerons que les nerfs sont animés par un agent, ou par une espece de matiére spiritueuse; que les vaisseaux sont remplis de liqueurs qui sont dans un mouvement continuel; que ces liqueurs sont les unes plus subtiles, les autres moins déliées; que le sang est la matiére qui a le plus de consistence ; que par sa densité il peut agir plus fortement sur les vaisseaux. Ces suppositions, qui sont des vérités que nous développerons, suffisent pour nous conduire dans l'examen de l'action du cœur; venons d'abord à sa position.

Pourquoi le cœur est-il renfermé dans la poitrine? ne pouvoit-il pas être placé dans le ventre, ou dans quelqu'autre cavité? Il est certain que parmi les viscéres de l'abdomen les mouvemens du cœur n'eussent pas été libres: ces viscéres sont poussés continuellement les uns contre les autres: le mouvement du cœur auroit donc trouvé des obstacles dans cette pression; un effort violent auroit pû troubler son action, arrêter le sang qui aborde dans les oreillettes, les resserrer, comprimer les ventricules, les empêcher de se vuider.

Le premier-mobile des corps animés ne pouvoit donc être placé dans le ventre sans être exposé à des inconvéniens qui auroient troublé l'œconomie animale. Il ne pouvoit donc trouver de place favorable que dans la poitrine ou dans la tête; mais dans la tête il eût été trop proche du cerveau; il eût été en même tems trop éloigné des autres parties. Le mouvement du sang auroit donc été trop vif dans la substance cérébrale, & trop foible dans les extrémités du corps. Il ne reste donc que la poitrine qui puisse prêter une place favorable à l'action du cœur, & la partager aux parties selon leurs besoins. C'est dans la poitrine qu'il trouve une espece de voute; sous ce rempart il est plus libre & moins accessible aux causes étrangeres qui pourroient déranger son action.

Mais quelle partie de la poitrine peut lui donner une situation commode? la partie superieure réunit les bronches; elles s'y rendent de tous côtés, elles deviennent plus grosses en s'élevant vers la trachée artére; c'est par ce canal que l'air entre dans les vésicules du poulmon & en sort: il eût donc été impossible que le cœur n'eût dérangé la respiration s'il eût été placé à la partie superieure du thorax: les corps mêmes qui auroient environné cet organe ne lui auroient pas permis des mouvemens libres; d'ailleurs il n'eût pas trouvé au haut de la poitrine un plancher qui pût le soutenir. Dans les animaux mêmes, qui n'ont pas le cœur placé comme il l'est dans l'homme, la nature a ménagé un soutien; car dans les animaux quadrupedes, le cœur est appuyé sur la partie inférieure du thorax; il a un grand volume dans ces animaux; il étoit donc nécessaire que son poids fût soutenu, sans un appui il auroit trop tiré les vaisseaux.

La partie inférieure de la poitrine est la partie la plus ample : c'est donc dans cette partie que la nature pouvoit trouver plus aisément une place pour y loger le cœur. Mais ses fonctions & ses mouvemens devoient être libres : il étoit donc nécessaire qu'il y eût un espace où il fût renfermé, & où il fût séparé des autres parties. Or cet espace est formé par l'écartement des lames du médiastin. Comme le cœur s'avance dans le côté gauche de la poitrine, la membrane gauche du médiastin s'étend vers cette cavité. Dans cette loge les aîles du poulmon embrassent le cœur, mais l'aîle gauche le couvre seulement ; elle est plus courte que l'aîle droite : il y a dans l'extrémité de cette aîle une échancrure qui dérobe le poulmon au mouvement du cœur lorsqu'il frappe les côtes.

Le cœur renfermé dans le médiastin a une assiette immobile ; le centre du diaphragme sur lequel il est posé ne peut monter ni descendre : je sçai bien qu'il y a eu un Anatomiste qui a soutenu que cette partie descendoit dans l'inspiration ; mais j'en appelle aux attaches du médiastin, à la veine-cave qui est liée au diaphragme, & enfin à l'experience qui démontre que les côtés seuls du diaphragme descendent dans l'inspiration.

Si on tire fortement le milieu, il résiste à la force qui le tire ; qu'il s'abaisse d'une ligne ou deux, que les membranes du médiastin cédent un peu, comme cédent des membranes qu'on tire, ce n'est pas là de quoi il s'agit : on demande si le milieu du diaphragme s'abaisse comme les côtés ? or c'est ce qu'on ne sçauroit prouver.

Mais pour juger de cette attache qui fixe le diaphragme, il ne faut pas s'arrêter à la partie du médiastin qui couvre le péricarde ; elle s'éléve comme une tumeur dans le côté gauche de la poitrine ; elle paroît donc ceder dans cet endroit au mouvement du diaphragme : mais là partie où la lame droite du médiastin, la partie même antérieure, & la partie postérieure de la lame gauche ne sçauroient prêter. D'ailleurs la veine-cave superieure est tendue, & marche en droite ligne ; elle seroit donc tirée par l'abaissement de ce muscle ; l'oreillette droite seroit donc obligée de s'allonger : or cet allongement se feroit-il sans inconvénient ? Ne s'ensuit-il pas de tout cela que l'abaissement du diaphragme ne peut être que très-petit dans son milieu ?

Sur ce plancher immobile, le cœur est posé transversalement ;

mais que réfulte-t-il de cette fituation ? le cœur eft prefque
adoffé à l'épine, fur-tout par l'oreillette gauche; fi fon axe avoit
été pofé fur une ligne tirée de l'épine au fternum, l'efpace n'eût
pas été fuffifant pour donner une loge au cœur; d'ailleurs l'œf-
fophage & l'aorte n'auroient pas été auffi libres fi le cœur eût
eu une telle fituation : enfin la partie poftérieure du diaphragme eft convéxe & s'abaiffe beaucoup, le cœur étant pofé fur
le milieu & fur la partie antérieure de ce mufcle; il eft appuyé
fur un plancher plus horifontal. La fituation tranfverfale du
cœur eft donc la fituation la plus commode qu'il pût avoir dans
la poitrine.

II.

Le cœur eft donc placé favorablement dans la poitrine :
mais on trouve dans cette fituation un autre avantage que nous
ne pouvons qu'indiquer ici, c'eft que dans l'homme & dans les
animaux quadrupedes il étoit néceffaire par rapport au poulmon
qu'il fût placé dans la poitrine.

Mais le cœur *eft-il placé au centre du mouvement?* c'eft ainfi que
cette queftion a été propofée. Cet organe eft le principe de
l'action des fluides; il faudroit donc demander s'il eft tellement
placé qu'il foit au centre du corps, & que le mouvement qu'il
imprime au fang foit égal dans les parties également éloignées.
Pour ce qui eft de cette égalité, il faut d'abord fçavoir fi la force
du mouvement doit être égale dans les extrémités : cette égalité ne paroît pas une condition néceffaire dans l'œconomie
animale. Les parties différentes demandent divers degrés
d'action; elles ont fans doute une place telle que la demandent
leurs fonctions. La queftion doit donc fe réduire à demander
fi le cœur eft au centre du corps.

On trouvera à peu-près la même diftance depuis le fommet
de la tête jufqu'au cœur, & depuis le cœur jufqu'au pubis. Le
cœur eft donc à peu-près dans le centre du tronc : mais la diftance qui fe trouve entre le cœur & les pieds eft-elle la même
que la diftance qui le fépare des mains? Il eft certain que les
pieds font plus éloignés du cœur que ne le font les mains. M.
Boerrhaave s'eft livré fur ce fujet à diverfes conjectures adoptées
par quelques Ecrivains. Il dit d'abord que le cœur dans l'homme a dû être placé près de la tête; car, ajoûte-t-il, dans les
animaux où l'on voit quelque veftige de raifon, dans les ani-

maux, dis-je, tels que le *Singe*, l'*Eléphant*, le cœur est proche de la tête. Cette proximité est donc nécessaire pour soutenir les fonctions du cerveau : mais ce fait n'est pas décisif, il ne prouve pas que le principe de la raison, ce principe qui réside dans le cerveau, soit attachée à l'éloignement ou à la proximité du cœur. Dans les Poissons & dans le Serpent, le cœur est encore plus proche de la tête que dans le Chien, le Singe, l'Eléphant : cependant nous ne trouvons pas dans les Poissons & dans les Serpens des traces plus marquées de la raison, non plus que dans certains oiseaux qui ont le col fort court.

La seconde conjecture de M. Boerrhaave n'est pas plus solide. Le cœur, dit-il, est plus proche des extrémités supérieures, parce qu'elles sont destinées à des fonctions plus nobles & plus nombreuses ; tout cela est vrai, selon quelques Ecrivains : mais qu'est-ce que c'est que la *noblesse* des fonctions, & que peut-on conclure des divers degrés de cette noblesse ? On ne peut envisager dans ces fonctions que leur utilité & leur difficulté. Toutes ont leurs avantages ; mais les unes sont plus nécessaires pour la vie que les autres ; c'est dans cette utilité seule que consiste la noblesse des fonctions : or cette noblesse demande-t-elle que le cœur soit plus proche de certaines parties ? car si ces parties peuvent exercer leurs fonctions dans un certain éloignement du cœur, pourquoi la noblesse de ces fonctions s'oppose-t-elle à cet éloignement ?

Le cœur lui-même a une fonction qui est des plus nobles ; elle est la source de toutes les autres ; il doit être placé par rapport aux autres parties suivant leurs usages méchaniques. Ce sont donc ces usages qui doivent décider de l'éloignement ou de la proximité du cœur par rapport aux parties qui sont destinées à ces usages.

Nous pouvons donc seulement établir qu'il falloit que le sang fût poussé dans les parties avec la force que demande leur action : or cette force paroît bien ménagée dans la situation que la nature a donnée au cœur ; s'il n'est pas au centre de gravité, il partage le sang aux parties supérieures & aux inférieures, suivant leurs besoins, & suivant le calibre de leurs vaisseaux, suivant les résistences qu'elles opposent au cours des liqueurs.

III.

III.

P A R M I les figures que la nature pouvoit donner au cœur, elle en a choisi une qui est aussi singuliére que constante. Cette figure est conique dans le cœur de l'homme & de la plûpart des animaux. Mais favorise-t-elle les mouvemens du cœur? une autre figure auroit-elle été moins avantageuse?

Quels sont les avantages qui résultent de la figure du cœur?

Dans diverses insectes la figure du cœur est cylindrique; dans la tortue elle ressemble à la figure d'une bourse, dont le fond est large: or il s'ensuit de là que la figure conique n'étoit pas absolument nécessaire dans le cœur de l'homme & des animaux: mais si la nécessité n'exige pas une telle figure, n'en résulte-t-il pas quelques avantages? c'est ce que nous allons examiner.

Un cœur cylindrique pourroit sans doute pousser le sang. Le tronc de l'aorte, qui approche du cylindre, pousse dans toutes les parties du corps les fluides qu'elle reçoit du ventricule gauche; mais les parois d'un cœur cylindrique en se contractant se raprocheroient également de l'axe; elles pousseroient donc également les fluides qu'elles contiendroient vers les deux extrémités du cylindre; c'est-à-dire, qu'il n'y auroit pas dans ces parois une force qui par son impulsion dirigeât le sang vers un côté seul. Ce n'est pas, il est vrai, un inconvénient qui puisse exclure la figure cylindrique, & la rendre inutile; mais ce seroit un défaut qui rendroit moins parfaite une machine qui doit pousser le sang vers un seul côté, & qui est le premier mobile des corps animés.

Une machine, qui auroit une figure ronde, comment agiroit-elle sur la liqueur qu'elle renfermeroit dans sa cavité? Il n'est pas douteux que l'action uniforme de ses parois ne poussât le sang vers le centre; cette action dirigée vers le milieu de la cavité, n'empêcheroit pas que le sang ne s'échappât par une ouverture: mais une telle action seroit moins favorable que celle qui dirigeroit le sang vers une issue qui lui est destinée.

La figure conique n'a pas les mêmes inconvéniens; la pointe en s'approchant de la base, pousse le sang vers l'ouverture de l'aorte. Pour ce qui est des parois, elles poussent le sang suivant la direction d'une ligne qui tomberoit perpendiculairement sur les côtés du cœur, & qui iroit aboutir à l'axe en le coupant à angle aigu: or cette direction porte le sang vers l'ouverture des artéres; car du concours de toutes les colonnes du sang poussées de tous côtés vers l'axe il résulte une nouvelle direction, qui est la direction de cet axe même.

Mais à cette figure sont attachés d'autres avantages plus cachés, s'il en faut croire un Physicien; les forces centrales, je veux dire les forces qui poussent vers le centre, doivent à proportion être plus grandes vers la pointe du cône que vers la base. Voila donc un surcroît d'action qui détermine plus fortement le sang vers l'ouverture des artéres. Mais de telles idées échappent à l'esprit par leur subtilité; si ce principe est vrai dans des corps qui circulent autour d'un centre, le sera t-il dans des cercles musculeux qui compriment une liqueur? d'ailleurs la pointe du cœur est plus foible que le milieu des ventricules.

La contraction du cœur se fait dans un instant: mais dans toutes les parties de cet instant, l'action de chaque partie du cœur n'est pas la même; les parties qui sont proches de la base employent plus de tems à s'approcher de l'axe que les parties qui sont près de la pointe: la contraction est donc finie vers la pointe, lorsqu'elle se continue encore vers la base. Le sang qui est à la pointe a donc reçu tout le mouvement qu'il peut recevoir de cette partie du cœur lorsque le sang qui est vers la base est encore soumis à l'impulsion. Ce sang qui est vers la base est donc déterminé à sortir du cœur par celui qui vient de la pointe.

Il résulte encore de la figure conique du cœur que les parois étant resserrés par la contraction, il se forme une voute solide qui laisse une espace vuide dans les ventricules; leurs fibres ne sçauroient donc s'affaisser en retombant, ou en se pliant dans leurs cavités: si tout le sang pouvoit sortir des ventricules par leur action, il y resteroit un vuide momentané; le sang des oreillettes seroit donc obligé d'y entrer précipitamment: cette voute, dont nous venons de parler, se forme du moins dans le ventricule gauche, elle résulte nécessairement de l'arrangement des fibres.

I V.

L'ARRANGEMENT des fibres du cœur est encore plus singulier que sa figure: or voyons ce que cet arrangement peut produire. Si les fibres étoient continues, elles seroient des spirales qui auroient des pas plus ou moins obliques: mais quoiqu'elles ne soient pas formées par des filets continus l'effet doit être le même: nous les considererons donc comme des spirales continues.

Nous demanderons d'abord s'il étoit absolument nécessaire que les fibres du cœur formassent des especes de spirales. Le ventricule droit est composé de fibres qui n'ont point cette forme ; elles ne sont donc pas d'une absolue nécessité.

Mais le ventricule gauche est composé de diverses couches de fibres spirales ; les unes ont plus d'obliquité que les autres ; de quel usage peuvent être les diverses directions de ces fibres ?

Si le ventricule gauche étoit composé d'une suite de cerceaux qui eussent la même direction, & qui fussent posés les uns sur les autres, ces cerceaux seroient mal liés les uns aux autres ; mais des couches posées en divers sens forment des liens qui affermissent mutuellement les fibres dans leur position ; voilà le premier usage que présentent toutes ces directions.

Le second usage n'est pas moins essentiel ; les differentes directions des fibres du cœur doivent nécessairement le resserrer en tout sens ; ainsi la pointe doit se rapprocher de la base, les parois doivent être poussées vers l'axe, la base doit devenir plus étroite : toutes les fibres du cœur forment donc une espece de pressoir qui comprime le sang qu'il renferme.

Mais pour produire de tels effets, la figure spirale n'étoit pas d'une nécessité absolue ; des fibres qui auroient eu un arrangement different ; des fibres croisées, par exemple, qui se feroient coupées dans tous les sens, se feroient affermies mutuellement dans leur position, elles auroient resserré les ventricules de tous côtés ; la forme de spirale n'est donc qu'un arrangement choisi parmi beaucoup d'autres qui auroient pu resserrer le cœur en tout sens ; peut-être que cet arrangement a quelqu'autre usage qui nous est caché ; l'esprit humain ne sçauroit pénétrer dans tous les secrets de la nature, ni apprécier exactement ses ressources & ses desseins.

Quoi qu'il en soit de toutes ces directions si differentes qui se trouvent dans les diverses couches des fibres, il s'ensuit nécessairement que l'impulsion des ventricules pousse le sang en divers sens ; mais il ne faut avoir égard qu'à l'effet general, c'est-à-dire, au mouvement de toute la substance des parois : or les parois s'approchent de l'axe, & en s'approchant de cet axe elles forment un cône plus petit : la contraction generale de ce cône est donc l'agent qui pousse le sang ; c'est donc de la direction de tout cet agent, je veux dire la direction de toute la masse du cœur dans son mouvement, que résulte la direction du sang : or une telle direction détermine ce fluide vers l'axe & vers la base des ventricules.

N n ij

CHAPITRE III.

La contraction & la dilatation du cœur & des oreillettes.

I.

Le resserre-
ment du cœur
dans sa contra-
ction.

DE la direction des fibres du cœur il s'ensuit, comme nous l'avons dit, qu'elles ne sçauroient entrer en contraction sans resserrer sa substance ; il faut donc nécessairement que l'espace qui forme la cavité des ventricules devienne plus petit : mais est-ce par le resserrement des côtés du cœur ou par le raccourcissement de son axe que cet espace diminue ?

Il n'est pas douteux que le cœur ne se resserre, c'est-à-dire, que ses parois ne s'approchent de l'axe : la seule structure démontre la nécessité de ce resserrement lateral : mais des Physiciens scrupuleux ont voulu appuyer du témoignage des yeux cette theorie qui n'a rien de douteux. Quelques-uns ont lié le cœur dans les animaux vivants ; ils ont vû que pendant la contraction, les parois s'éloignent de la ligature : cette preuve confirme le resserrement du cœur ; mais elle étoit inutile. En plusieurs choses la theorie décide de l'experience ; telle est la theorie du resserrement du cœur ; car le sang renfermé dans les ventricules est exprimé par l'action du cœur ; il est poussé dans les artéres avec impetuosité : les parois internes doivent donc se raprocher. Or si ces parois se raprochent, toutes les autres couches des fibres doivent les suivre ; car tous les plans qui environnent les fibres internes ont le même principe d'action, c'est-à-dire, qu'ils se racourcissent par leur contraction, qu'ils se pressent, qu'ils deviennent plus fermes.

Mais telles sont les lumieres des Physiciens, elles jettent souvent de l'obscurité sur les objets que la nature nous dévoile elle-même. Quelques experiences semblent prouver que les muscles s'enflent dans leur contraction. Les parois du cœur pourroient donc prendre plus de volume lorsqu'elles agissent sur le sang ; or si elles deviennent plus épaisses, doivent-elles se raprocher ? la masse qu'elles forment ne doit-elle par avoir de plus grandes dimensions ? ne s'ensuit-il pas seulement que la cavité des ventricules se rétrecisse, parce que leurs parois se gonflent, avancent par leur saillie, ou par une espece de bosse dans cette cavité ? Mais l'enflure des muscles, supposé qu'elle

soit réelle lorsqu'ils entrent en action, ne les empêche pas de
se racourcir ; les fibres du cœur doivent donc être plus courtes ;
il faut donc nécessairement que le volume du cœur soit réduit
à un moindre espace.

Borelli étoit conduit par un esprit geométrique, mais ses
idées ont répandu encore plus d'incertitude sur la contraction
des fibres du cœur. Le resserrement des ventricules, dit-il, ne
peut être attribué à la contraction de leurs fibres : voici les preuves dont il appuie cette proposition si bisarre. Le cœur, suivant cet Ecrivain, ressemble à un peloton, dont les fils sont
arrangés en lignes spirales ; or dans une telle direction, ces
fibres ne peuvent pas raprocher les deux extrémités du cœur ;
car les fibres internes sont gonflées & repliées : elles sont enflées de même que les fils du peloton lorsqu'ils sont mouillés ;
elles sont repliées & ridées, parce qu'elles ne se racourcissent pas
en même raison que les fibres externes.

Il n'est pas douteux que des fils mouillés ne soient enflés par
l'eau qui s'y insinue : mais pourquoi en se racourcissant ne dé-
croissent-ils pas en même raison ? Cette inégalité, continue Borelli, peut-être démontrée par les cercles où les spirales du peloton ; car des cercles & des spirales concentriques décroissent
en raison arithmétique, c'est-à-dire, que les fils extérieurs sont à
ceux qui sont intérieurs comme la suite des nombres 6, 5, 4, 3,
2, 1 ; mais la raison de 6 à 4 est moindre que la raison de 4 à 1.

Le racourcissement des cercles interieurs est donc à proportion moindre que le racourcissement des cercles ou des spirales
externes ; les cercles externes ne peuvent donc pas être aussi
tendus que ceux qui les couvrent ; ils doivent se rider & se replier ; les fibres musculeuses ne peuvent donc pas tirer la pointe
& la base l'une vers l'autre, ni raprocher les côtés du cœur. Les
fibres externes du peloton sont plus tendues, elles sont enflées,
& elles sont poussées en dehors par la masse des fibres internes
qui se gonflent & se replient.

Borelli applique aux fibres du cœur ce qu'il dit des fils du peloton ; ces fibres & ces fils, selon lui, agissent de la même manière ;
les fibres internes ne peuvent donc pas racourcir ni rétrécir par
leur contraction les cavités des ventricules, c'est seulement parce
que les parois internes du cœur se raprochent que les ventricules
deviennent plus petits. Ce raprochement se fait par le gonflement
& par les rides des fibres interieures : mais ces fibres en se rapro-

chant ne portent aucun changement dans le volume ni dans la figure du cœur ; cet organe dans le tems de sa contraction aura donc *la même masse* ou *la même grandeur*, puisque cette masse *ne sera ni augmentée ni diminuée* extérieurement ; je dis extérieurement, c'est-là l'idée de Borelli ; car le volume du cœur en lui-même croît en raison double.

Voilà un Physicien, un Geometre, un Médecin, qui s'égare à travers des subtilités méthaphysiques des comparaisons peu justes des propositions geométriques : ébloui par ses lumieres, il ferme les yeux à des principes simples qui frappent les esprits les plus grossiers. Le peloton si différent du cœur, l'eau qui n'agit pas sur un fil comme l'esprit animal agit sur les muscles, le gonflement obscur ou incertain de leurs fibres, ces sujets de disputes & de contradictions, sont les seuls fondements de l'opinion de Borelli ; il suppose hardiment des rides & des plis qui ne sont pas moins arbitraires ; on ne connoît ni la structure des fibres musculaires, ni le degré de tension qu'elles ont dans leur état naturel ; leurs diverses couches ne sont point concentriques ; peut-on donc s'appuyer sur des principes tels que ceux de Borelli sans s'exposer à être démenti par l'experience, ou sans se livrer à des conjectures frivoles ?

Le cœur agit comme les muscles de l'abdomen : ces agents par leur contraction diminuent le volume du ventre ; la masse du cœur devient donc plus petite lorsque ses fibres se racourcissent : les fibres internes se tendent, elles sont plus courtes ; car lorsqu'on insinue le doigt dans le cœur d'un animal vivant, on sent que les parois internes des ventricules se roidissent, se durcissent, en se raprochant. Il est donc certain que toutes les fibres concourent à rétrécir le cœur, à diminuer sa surface externe, c'est-à-dire, à le renfermer dans un plus petit espace.

II.

Le racourcissement du cœur a trouvé plus de difficultés dans la theorie, & dans l'experience. Selon Harvei, le cœur devient un peu plus long dans la contraction : Borelli étoit dans la même idée ; M. Winslow étoit persuadé de cet allongement, la structure même du cœur le confirmoit dans ses idées. Les fibres transversales, disoit-il, sont plus nombreuses que les autres fibres ; elles doivent donc l'emporter sur les autres, & allonger le cœur : mais les disputes qui s'éleverent dans l'Académie le rendirent plus réservé, il n'ofa prononcer que le cœur s'allongeoit, mais il infinua dans fon Anatomie cet allongement fous des expreffions ambigues; voici fes paroles:

Le nombre des fibres qui fe croifent tranfverfalement furpaffe de beaucoup celui des fibres qui fe croifent longitudinalement; il faut bien remarquer ceci pour éviter les fauffes idées qu'on a eu pendant quelque tems à l'égard de la contraction du cœur; les uns croyant qu'il fe fait par une efpece de contorfion en vis: les autres s'imaginant que le cœur fe racourcit dans fa contraction, & qu'il s'allonge par fa dilatation. Le fentiment de M. Winflow eft enveloppé: mais s'il n'a ofé prononcer, il laiffe entrevoir fa penfée, examinons-en le fondement.

Sur quoi eft appuyé une telle opinion? Les fibres tranfverfales, dit M. Winflow font plus nombreufes, cela n'eft pas exactement vrai. Ces fibres ne forment que quelques couches; les fibres qui compofent les autres font bien plus nombreufes. La bafe de l'opinion de M. Winflow eft donc une bafe qui porte à faux; mais accordons-lui ce qu'il avance, que s'enfuit-il de ce nombre de fibres tranfverfales?

Si la couche qui eft formée de ces fibres étoit folide, elle empêcheroit le racourciffement du cœur: mais fon tiffu eft compofé de fibres fléxibles qui peuvent être plus preffées: elles peuvent donc ceder aux fibres qui racourciront le cœur. Si leur tiffu n'eft pas un obftacle à ce racourciffement, leur action ne s'y oppofe pas davantage: cette action raproche les parois de l'axe du cœur: l'action des fibres obliques concourt auffi à ce raprochement; or les parois, en s'approchant de l'axe du cœur, n'empêchent pas que la pointe ne foit ramenée vers la bafe. L'opinion de M. Winflow eft donc fans fondement.

III.

Mais les plus grandes difficultés font nées de l'obfervation même; tant il eft vrai que l'experience favorife la verité & l'erreur! La queftion dont il s'agit a été agitée à Montpellier; elle partage deux prétendans à une chaire; leurs experiences ni leurs raifonnemens ne purent fixer les efprits; ce qui paroiffoit établi par la theorie fembloit renverfé par les faits, chacun appuyoit fon opinion fur l'authorité des plus grands maîtres qui n'avoient pû réunir leurs idées fur ce fujet de difpute: enfin la conteftation fut portée au tribunal de l'Académie des

Sciences. La même contradiction des observations & des observateurs partagea les esprits, ou les tint en suspens lorsqu'on tenta de diverses experiences. M. Hunaud que l'on chargea d'examiner les diverses dimensions du cœur dans ses mouvemens rassembla les observations, ou les opinions des Anatomistes les plus célébres; Harvée, Lower, Stenon, Vieussens, étoient pour le racourcissement du cœur; Schelingius, Borelli, & quelques autres, étoient pour l'allongement de cet organe. M. Winslow avoit paru se déclarer pour leur sentiment; il place parmi les opinions erronées celle qui établit que le cœur doit se racourcir pendant la contraction.

Mais pour ne pas décider la question par l'autorité, qui est souvent un garant peu sûr, on en appella à l'experience. M. Hunaud ouvrit divers animaux vivants, sçavoir, des chats, des chiens, des pigeons, des lapins, des carpes, des grenouilles, des viperes; il exposa aux yeux de l'Académie le sujet de tant de contestations; l'inspection qui sembloit devoir les terminer, ne décida pas la question.

Suivant le *Secretaire*, il étoit difficile que sur le témoignage des yeux on pût prononcer: les cœurs des animaux, dit-il, sont agités par des mouvemens si irréguliers, si changeants, si convulsifs; ils sont tantôt si lents, tantôt si précipités, qu'on ne sçauroit déterminer ce qu'on voit; ceux dont les yeux n'étoient pas accoutumés à ces sortes de spectacles n'osoient rendre aucun témoignage positif; mais M. Hunaud assura sans hésiter qu'il voyoit toujours le cœur se racourcir. M. Winslow qu'on croyoit engagé à soutenir l'allongement du cœur, se crut dispensé de le soutenir. Il n'étoit pas vrai, disoit-il alors, que le cœur se racourcit dans la systole; mais il pouvoit se rétrécir sans s'allonger, & cela suffisoit pour justifier ses expressions.

Tandis qu'on ne pouvoit décider ce qu'on voyoit ou ce qu'on ne voyoit pas, M. *Bassuel*, Chirurgien, entreprit de prouver le racourcissement du cœur par le jeu des valvules; ces digues mouvantes sont attachées à des filets dont elles doivent nécessairement suivre les mouvemens. Lorsqu'ils sont tendus ou en contraction, elles doivent être tirées vers la pointe du cœur; lorsqu'ils sont relâchés, elles peuvent s'élever vers les oreillettes; or les filets sont en contraction pendant la systole du cœur, il semble donc qu'alors les valvules doivent être abbaissées.

Mais il est certain que c'est pendant la systole qu'elles s'élévent

vent & qu'elles ferment l'ouverture des ventricules : c'est donc
une nécessité que le cœur se racourcisse ; s'il devenoit plus long,
ou s'il restoit dans son état naturel, les valvules tirées par les
filets ne pourroient point s'élever.

L'experience prouve la nécessité de ce racourcissement dans
les corps morts, dit M. Bassuel ; les valvules sont abbaissées &
appliquées aux parois des ventricules ; mais si on les remplit
d'eau, & qu'on pousse la pointe vers la base, les valvules se
redressent, elles ferment les entrées des oreillettes ; cette experience que nous devons à Lower démontre que le cœur doit
nécessairement se racourcir pour que les valvules puissent se
relever. Celle de M. Bassuel est encore plus décisive. Quand
on presse, dit-il, les parois laterales du cœur en les racourcissant, les valvules se relevent avec plus de facilité : mais si on
allonge le cœur rempli d'eau, ces soupapes s'abbaissent, l'eau
s'échappe & se répand dans les oreillettes ; il paroît donc évident que si le cœur s'allongeoit dans la systole, le sang refflue-
roit dans les oreillettes.

Ces experiences ne ramenerent pas tous les esprits à la même
opinion : on opposa quelques difficultés à M. Bassuel : c'est,
disoit-on, le mouvement imprimé à l'eau qui reléve les valvules. On ne peut donc pas prouver par de telles experiences
que le cœur doit se racourcir pour que ces soupapes puissent
fermer l'entrée des ventricules.

De telles difficultés parurent si frappantes que le *Secretaire* de
l'Académie en conclut que toutes les tentatives qu'on fit n'a-
boutirent qu'à des incertitudes ; mais ces incertitudes, ajoûte-
t-il, sont des especes de lumiéres qui peuvent nous mener à la
connoissance du vrai, au lieu que les décisions hardies & précipitées nous en éloignent presque toûjours.

Mais sans nous arrêter à cette décision, qui est peut-être
trop timide, examinons si l'experience de Lower peut prouver
le racourcissement du cœur pendant la systole. Si dans la dilatation les filets tendineux qui s'attachent aux valvules sont
plus tendus, si cette tension abbaisse nécessairement ces soupapes, il est évident que le cœur doit se racourcir pour qu'elles
puissent s'élever lorsqu'il est en contraction ; mais nous prouverons ailleurs que si les filets sont tendus pendant la diastole, ce
n'est pas qu'ils soient alors en contraction ; les parois du cœur les
tendent en s'allongeant, ou en s'écartant de l'axe des ventricules.

IV.

MALGRE' l'incertitude qui avoit suspendu le jugement de l'Académie, un Médecin de Montpellier se déclara pour l'allongement du cœur dans la contraction. Il ne seroit pas extraordinaire qu'on avançât une opinion singuliere dans la dispute; la vérité y est ordinairement le jouet de l'esprit; l'erreur y trouve souvent des défenseurs zelés : mais l'allongement du cœur est établi dans cet ouvrage comme un fait avéré; les experiences répetées semblent l'appuyer; des témoins nombreux déposent pour lui : que conclure de tant de faits entassés & détaillés scrupuleusement? Opposer experience à experience, c'est opposer des témoins qui par eux-mêmes ne doivent pas l'emporter l'un sur l'autre : mais avant que d'en appeller à d'autres témoignages, examinons les experiences de M. *Quaye.*

D'abord ce Médecin, ou celui qui a emprunté son nom, se plaint du peu de succès de ses premieres experiences; il les a tentées sur plus de cinquante *chiens* ou *chats* : mais ces tentatives, qui avoient pour témoins beaucoup d'Etudiants en médecine, furent inutiles; les animaux sur lesquels on les avoit faites moururent en dix minutes; le mouvement du cœur étant troublé ne se montra aux yeux que confusément : voilà donc des experiences qui ont eu peu de succès; mais enfin, dit l'Auteur de la thèse, tous ses efforts ne furent pas infructueux. Dans un chien plus vigoureux que les autres, l'habileté de la main, ajoûte-t-il, remplit ma curiosité.

Après un tel prélude l'Auteur de la thèse continua ses tentatives sur des chiens; il examina avec d'autres Spectateurs le mouvement du cœur : mais l'attention qu'on apporta dans cet examen fut inutile; tandis que les uns voyoient que le cœur s'allongeoit, d'autres voyoient qu'il se racourcissoit. M. Quaye chercha donc un témoignage plus sûr dans les doigts; il saisit le cœur avec la main : il parut, dit-on, que le cœur frappoit le doigt dans une partie éloignée, & qu'ensuite il se retiroit : mais étoit-ce en s'allongeant par la contraction que la pointe du cœur frappoit le doigt? ou n'étoit-ce pas le mouvement de tout le cœur qui faisoit cette impulsion? c'est ce que notre Auteur ne soupçonna point.

On eut recours au cœur des Tortues pour étayer des experiences si peu décisives. Quelques-uns de ceux qui étoient té-

moins de ces experiences asſuroient qu'ils avoient vû l'allongement du cœur pendant ſa contraction ; d'autres ſe retirerent
ſans avoir vû que cet organe devînt plus long : mais ils revinrent
ſur leurs pas , & ce qu'ils n'avoient pû diſtinguer d'abord ſe montra clairement à leurs yeux.

C'eſt avec raiſon que l'Auteur de la thèſe ſe défia de ſes
tentatives : il ouvrit une autre Tortue, il plaça un morceau
de roſeau à la pointe du cœur. Pendant la contraction le cœur
frapoit ce roſeau & enſuite ſe retiroit : mais étoit-ce en changeant de place que le cœur pouſſoit ce roſeau ? ou étoit-ce
ſeulement par l'allongement de ſa pointe ? Une telle épreuve
ne laiſſe donc que de l'incertitude dans l'eſprit.

Après que l'Auteur a décrit cette épreuve il en paroît ſatisfait : mais dans un autre article il ſoupçonne quelque illuſion.
Des experiences réiterées ſur d'autres Tortues le confirmerent
cependant dans ſon opinion, une partie de la membrane interne du pericarde demeura attachée à la pointe du cœur d'une
tortue. Cette portion membraneuſe étoit lâche pendant la
contraction du cœur & étoit tendue par le mouvement de la
dilatation ; la pointe du cœur s'étoit donc moins éloignée pendant la contraction que pendant la dilatation ; mais cet approche ou cet éloignement pouvoient dépendre du mouvement
local de toute la ſubſtance du cœur.

La curioſité de l'Auteur le conduiſit à d'autres experiences ;
elles lui parurent d'abord ſuſpectes, mais les ſuivantes ne lui
inſpirerent pas moins de ſoupçon ; il porta la main dans les
entrailles de pluſieurs animaux quadrupedes, il ſaiſit le cœur
& voulut encore connoître par les doigts ce que ſes yeux ne
lui avoient point découvert ; mais quel fonds peut-on faire ſur
ce que les doigs lui ont appris ? le mouvement du cœur eſt vif
& fréquemment répeté ; on ne peut pas aſſujettir facilement
la maſſe de cet organe ; on peut confondre le mouvement local
avec le mouvement des parois. En effet qu'apperçut notre
Auteur en ſaiſiſſant le cœur ? c'eſt que cet organe avançoit vers
les côtes pendant la dilatation : or, que réſulte-t-il de ce mouvement ? rien qui puiſſe favoriſer ſon opinion.

Enfin les experiences faites ſur des moutons terminerent ces
tentatives. Dans les premieres épreuves on perça les deux ventricules : malgré cet accident notre Auteur vit l'allongement
du cœur dans le tems de la contraction ; mais dans d'autres

moutons dont le cœur n'avoit pas été blessé, il vit clairement ce qu'il avoit entrevû dans les premiers : il produit pour garant de ce qu'il avance le témoignage de quelques spectateurs : cependant, ajoûte-t-il, pour qu'il ne restât aucun doute là dessus, il s'en rapporta aux mains d'un Anatomiste, qui en saisissant le cœur sentit l'impulsion de la pointe du cœur, ou sa saillie pendant la contraction.

V.

Le cœur se racourcit lorsqu'il entre en contraction.

MALGRE' tant de dissensions, on peut dire qu'il faut fermer les yeux aux objets les plus sensibles & les plus frappants pour ne pas voir ce que tant d'Anatomistes ont vû ; Stenon, Drelincourt, Hunaud, ont apperçu constamment le racourcissement du cœur dans sa systole : si j'osois joindre mon témoignage à celui de ces grands observateurs, je dirois que j'ai toûjours vû le cœur se racourcir pendant sa contraction. On observe surtout ce racourcissement dans les cœurs des animaux quadrupedes, lorsque son action commence à languir, lorsque les battemens s'éloignent, lorsque sa contraction se fait par un mouvement vermiculaire.

Mais si l'experience est presque toûjours le seul témoignage décisif, ce témoignage est inutile pour décider la question dont il s'agit, la theorie y domine l'experience. Il est évident que la plûpart des fibres forment des spirales : or il est impossible que des spirales se racourcissent sans racourcir la partie qu'elles forment. La seule inspection des fibres du cœur démontre donc qu'il doit racourcir pendant la contraction.

Lorsque les fibres des autres muscles ont une direction bien marquée, n'est-il pas certain qu'on peut déterminer le mouvement des parties auxquelles ces muscles sont attachés ? pourquoi la direction sensible des fibres du cœur ne nous montreroit-elle pas son allongement ou son racourcissement ? Mais il y a des esprits scrupuleux que le doute tient toûjours dans l'incertitude. J'exposois à un Physicien la suite des preuves que je viens de détailler ; j'insistois sur-tout sur l'arrangement des fibres. Sçavez vous, me dit-il, s'il n'y a pas des fibres invisibles qui allongent le cœur dans la contraction ? Une telle objection ne répond pas au nom de celui qui l'a faite ; si elle répond à son esprit, se livrer à de telles idées, c'est abandonner le témoignage des yeux pour suivre les soupçons de l'imagination. Les fibres visibles ou invisibles ne peuvent être qu'obliques ou

transverfales autour du cœur : or des fibres obliques entraîne-
ront toûjours le racourciffement du cœur ; les fibres tranfverfales ne s'oppoferont point à ce racourciffement, comme nous
l'avons déja démontré.

Comment donc eft-il poffible qu'on ait cru voir le cœur
allongé pendant fa contraction ? les mouvemens de cet organe
font fort rapides, ce font des mouvemens convulfifs dans les
animaux vivants lorfqu'on les a ouverts ; il eft donc difficile de
diftinguer l'allongement ou le racourciffement du cœur dans
des mouvemens précipités & oppofés qui fe fuccedent avec tant
de viteffe : mais d'autres circonftances peuvent faire illufion
aux yeux les plus clairvoyants. Le cœur s'enfle dans la diaftole,
alors les parois s'écartent l'une de l'autre ; il paroît donc fe racourcir ; au contraire lorfqu'il eft en contraction il fe refferre,
or ce qui fe refferre paroît plus allongé.

De ces changemens, & des mouvemens trop rapides du cœur,
il s'enfuit que pour obferver fon allongement & fon racourciffement, il faut attendre que l'action de cet organe fe foit
affoiblie. On doit choifir des animaux dont les cœurs ayent
un grand volume. Dans des viperes, des grenouilles, la maffe
de cet organe eft trop petite, elle ne permet pas de diftinguer
fes diverfes dimenfions pendant la contraction & le relâchement.

Mais dans la nature tout eft une fource de difficultés ; les
erreurs des fens nous déguifent les objets, & la raifon même
appuye fouvent ces erreurs. On peut former une autre difficulté
contre le racourciffement du cœur, le racourciffement, dis-je,
que produit la contraction. Le cœur, quand il eft dans le relâchement, eft une veffie oblongue : or lorfqu'une veffie fe remplit d'air elle fe racourcit, puifqu'elle tend à prendre une figure
ronde. Le cœur en fe rempliffant de fang ne doit-il donc pas
fe racourcir ? or s'il devient plus court quand il fe dilate, ne
fera-t-il pas plus long lorfqu'il fe refferrera ?

Cette objection ne peut pas tomber fur les cœurs des viperes,
des carpes, des poulets, des lapins : la fubftance de ces cœurs eft
compacte ; le fang en entrant dans les ventricules éleve difficilement leurs parois en boffes. Pour ce qui eft des cœurs qui
ont une maffe plus grande & moins ferme, leur tiffu dans les
animaux vivants n'eft jamais relâché jufqu'à un certain point :
ils ont une figure applatie ; deux côtés peuvent donc s'élever
fans que les deux autres changent beaucoup.

Mais les cavités coniques lorsqu'elles se dilatent ne se racourciſſent pas comme celles qui ſont circulaires ou ovales : il eſt même certain qu'elles s'allongent lorſqu'on les remplit. Enfin l'objection ne prouve pas qu'il n'y ait un véritable racourciſſement dans les parois du cœur, lorſqu'elles ſont en contraction. Il eſt évident, par exemple, qu'elle ne prouve point que la cloiſon s'allonge lorſque les ventricules ſont pleins de ſang : il s'enſuivroit donc ſeulement de la difficulté propoſée, que l'entrée du ſang dans les ventricules pourroit un peu étendre leurs dimenſions ; mais lorſque leurs fibres ſe contractent, elles ſe racourciſſent néceſſairement, quelque forme qu'elles puiſſent prendre.

V I.

Il faut donc regarder le racourciſſement des parois du cœur pendant la contraction comme un fait avoué par l'experience & par la raiſon : il ne nous reſte qu'à examiner quelques particularités qui y ſont attachées. On a dit que le cœur ſe tordoit en forme de vis, & que la pointe s'éleve pendant que le cœur ſe reſſerre & ſe racourcit : mais l'experience ne confirme point une telle contorſion, & la raiſon la prouve encore moins ; car pour qu'il ſe forme une contorſion dans le cœur, il faut qu'il y ait des fibres qui tirent plus fortement certains points de la ſubſtance du cœur, & qu'elle les entraîne tandis que d'autres ſont fixes. Or les fibres du cœur ſe contractent également dans tous les points ; tous ſe tirent donc également les uns les autres : or cette égalité de traction ne ſçauroit tordre le cœur.

Mais, dira-t-on, ſi la pointe du cœur ſe reléve, n'y a-t-il pas de l'inégalité dans la contraction des fibres ? Il s'agit d'abord de ſçavoir ſi la pointe du cœur ſe reléve véritablement. On n'a pû obſerver que dans les animaux ſi elle ſe relevoit, ou ſi elle ne ſe relevoit pas : mais, a-t-on dit, cette obſervation ne décide rien pour le cœur de l'homme ; le cœur n'eſt pas ſitué dans le corps humain comme dans les animaux ; d'ailleurs ſi la pointe du cœur ſe relévoit, cela ne viendroit-il pas du mouvement local du cœur ? Enfin la pointe du cœur ne peut que s'approcher de la baſe, c'eſt-là tout le mouvement qu'elle peut recevoir de la contraction de ſes fibres.

Il faut pourtant avouer que dans les chiens vivants, j'ai obſervé que la pointe du cœur ſe reléve un peu, le ventricule gauche ſe redreſſe, parce qu'il eſt tiré par les fibres qui le lient

'Arrive - t - il une contorſion dans le cœur lorſqu'il ſe reſſerre? Les ventricules ſe contractent-ils & ſe reſſerrent-ils en mêmetems? toutes leurs fibres ſe reſſerrent-elles également?

à la pointe du ventricule droit ; mais cette petite contorsion de la pointe ne prouve pas qu'il y arrive dans le cœur une contorsion générale, lorsqu'il se contracte ; c'est avec raison que Borelli a combattu les idées de ceux qui ont imaginé ce mouvement ; on ne peut attribuer aux fibres du cœur qu'une contraction uniforme, qui en resserre tout le tissu.

Si la contraction des fibres du cœur est la même dans chaque point de ces fibres, l'effet a-t-il la même uniformité, c'est-à-dire, toutes les fibres resserrent-elles également le cœur, ou le racourcissent-elles également ? Si elles avoient toutes la même direction, il n'est pas douteux que les effets de leur contraction ne fussent les mêmes en général ; mais elles sont ou transversales, ou plus ou moins obliques. Les fibres transversales ne servent uniquement qu'à resserrer le cœur, je veux dire, qu'elles ne font que raprocher les parois de l'axe du cœur : mais les fibres obliques portent les parois vers l'axe, & racourcissent en même tems les ventricules : mais ce racourcissement & ce raprochement sont inégaux suivant l'obliquité des fibres. Celles qui sont moins obliques racourcissent davantage l'axe du cœur ; celles qui ont plus d'obliquité contribuent plus que les autres au resserrement.

Or de là il s'ensuit que les fibres exterieures & les fibres interieures contribuent plus que les autres au racourcissement du cœur, & que celles qui sont entre les internes & les externes contribuent davantage au resserrement. Ces effets differens ne supposent pas dans les diverses fibres une action contraire ; car ces effets sont deux mouvemens, sçavoir, le mouvement qui rapproche la pointe de la base, & le mouvement qui porte les parois vers l'axe : or des fibres obliques ou spirales peuvent en même tems racourcir le cœur & pousser ses parois vers son axe.

Lorsque ces fibres, qui ont une direction si differente, viennent à se contracter, les deux ventricules se resserrent-ils & se racourcissent-ils en même tems ? La continuité de leurs fibres prouve évidemment la contraction simultanée de leurs cavités : l'experience vient au secours de la theorie ; qu'on ouvre les deux ventricules, le sang en est exprimé dans le même instant : la force qui le pousse agit donc en même tems dans l'un & dans l'autre ventricule.

Mais ces deux cavités pourroient-elles se resserrer en divers tems, tandis que les oreillettes se dilatent & se resserrent dans

le même instant ; qu'on observe attentivement dans les chiens
le mouvement des appendices, on verra que ces petits sacs commencent & finissent dans le même moment. Ces faits sont ap-
puyez des observations des plus grands observateurs : Harvei,
Walæus, Lower, Borelli, assurent que les mouvemens des ventricules sont des mouvemens conspirants. Walæus remarque
seulement que dans les animaux qui meurent, l'ordre des contractions est un peu troublé.

Les opinions les plus opposées ont toûjours trouvé des défenseurs, & tous ont également voulu tourner l'experience de leur
côté. Les ouvrages les plus célébres sont des dépositaires de
ces contradictions qui deshonorent la raison. M. *Nikols* a
avancé que les contractions des ventricules & des oreillettes se
faisoient en des tems differens. Le relâchement de l'oreillette
gauche arrive, dit-il, dans le tems que l'oreillette droite est
en contraction, & le ventricule gauche se resserre lorsque le
ventricule droit est relâché ; l'artére pulmonaire & l'aorte se
dilatent de même, & se resserrent en divers tems.

Sur quelle raison M. Nikols appuye-t-il son opinion ? sur une
conjecture qui lui paroît avoir quelque vraisemblance. Les
veines, comme on sçait, n'ont point de battement : or, selon
cet Ecrivain, si les ventricules, les oreillettes, les artéres avoient
des battemens qui marchassent dans l'ordre établi par l'opinion
ou par les conjectures des Anatomistes, les veines auroient nécessairement des battemens tels que ceux des artéres ; c'est
ainsi que pour éviter une difficulté M. Nikols se jette dans des
embarras dont il ne sçauroit jamais se tirer, & qu'il refuse le
témoignage des yeux, de l'experience & de la raison qui le
condamnent également.

Sans entrer dans un plus grand détail, on n'a qu'à se rappeller
que les ventricules ont des fibres communes, il est donc impossible que la contraction arrive dans l'un qu'elle n'arrive dans
l'autre. Il en est de même des sacs ou des oreillettes : nous avons
démontré que les fibres musculaires de ces sacs sont communes
en partie, leur action doit donc être simultanée.

Si on en appelle au témoignage des yeux, on verra certainement que les contractions des ventricules & des oreillettes
se répondent exactement : on voit sur-tout quand le cœur
commence à languir que les gonflemens des ventricules arrivent
en même tems. Ce qui met cela dans tout son jour, c'est que

lorsqu'on

lorſqu'on fait un trou dans les deux ventricules , & qu'on inſinue le doigt dans chaque ouverture , on ſent au même inſtant un reſſerrement dans leurs fibres. Si on obſerve le mouvement des oreillettes , ou appendices des ſacs , on verra que leur contraction arrive dans le même inſtant. Enfin l'artére pulmonaire & l'aorte ſe gonflent en même tems. Haller a réfuté l'opinion de Nikols ; ſa réfutation eſt appuyée en partie ſur la communication des fibres du *ſeptum* , fibres décrites peu exactement. Il parle enſuite de la néceſſité d'une alternative de relâchement & de contraction ; mais c'eſt une preuve vague , qui ne porte aucune atteinte à l'opinion de Nikols.

Il ſemble que Lanciſi ait tâché de brouiller des idées claires confirmées par l'experience. Il diviſe en trois parties égales l'eſpace du tems que les oreillettes & les ventricules du cœur employent à ſe reſſerrer & ſe dilater, c'eſt-à-dire , qu'il diſtingue dans cette contraction & dans cette dilatation , le *commencement* , le *milieu* , & la *fin*.

Les oreillettes commencent , ſelon lui , à ſe reſſerrer avant que le reſſerrement arrive dans les ventricules.

Mais la contraction commençante des oreillettes concourt avec la dilatation finiſſante du cœur. Le tems moyen de la contraction des oreillettes , c'eſt-à-dire , des ſacs muſculeux , répond au commencement de la contraction des ventricules.

La fin de la contraction des oreillettes coincide avec le tems moyen de la contraction du cœur.

Or ſur quel appui porte une telle opinion ? ſur l'imagination ſeule : il eſt certain que les oreillettes & les ventricules ſe contractent ſucceſſivement , la contraction des ventricules ſuit la contraction des oreillettes : nulle experience , nulle preuve, ne ſçauroit nous prouver le contraire. Quels ſont les yeux aſſez perçants pour diſtinguer ces mouvemens qui , ſelon Lanciſi , enjambent , pour ainſi dire , les uns ſur les autres ? Y a-t-il quelque principe qui nous découvre ce que les yeux ne ſçauroient nous montrer dans ces mouvemens ſi rapides ? ne paroît-il pas démontré au contraire que dès que les ventricules commencent à ſe reſſerrer la contraction des oreillettes doit être arrêtée , puiſqu'elles ne peuvent plus faire avancer le ſang qu'elles contiennent ? on peut tout au plus ſoupçonner que les derniers efforts des oreillettes concourent, mais ſans effet, avec les premiers efforts des ventricules lorſqu'elles ſe mettent en contraction.

A ces opinions si peu fondées on peut joindre l'opinion de Scharchdmid. Les Auteurs dont nous venons de parler prétendent trouver des differences qu'on n'a pas observées dans les mouvemens des ventricules & des oreillettes : mais celui-ci a voulu établir des differences entre les mouvemens mêmes des fibres du cœur : il a prétendu que les fibres longitudinales raccourcissent le cœur & donnent plus d'espace aux cavités, & que les fibres transversales le resserrent ensuite, & chassent le sang des ventricules : mais à peine trouve-t-on des fibres longitudinales dans le cœur humain ; d'ailleurs toutes les autres fibres ne sçauroient se contracter sans le raccourcir.

V I I.

L'état naturel du cœur est le relâchement. Les deux ventricules agissent avec une force differente.

C'est ainsi que la vérité s'obscurcit quelquefois par les recherches, ou plûtot par des subtilités ; mais revenons à la contraction du cœur & à ses effets : il est certain que le relâchement est l'état naturel du cœur, car c'est l'état naturel de tous les muscles. On n'a qu'à porter la main sur le muscle *Sterno-mastoïdien*, qu'on peut saisir aisément, on trouvera qu'il est flasque, qu'il ne résiste point, & qu'il se roidit pendant la contraction.

Il est vrai que quand un muscle antagoniste vient à perdre son action, l'autre se met en contraction. Dans la paralysie de la bouche, par exemple, le muscle *Buccinateur* du côté gauche étant paralytique, l'autre entraîne le coin de la bouche vers le côté droit : mais il y a une force de contractilité dans les muscles ; cette contractilité est plus forte dans les fibres animées par l'action spontanée des nerfs : or quand un muscle est paralytique, son antagoniste se raccourcit, mais sa contraction ne lui donne point de roideur. On ne peut donc pas regarder le cœur comme un muscle toûjours en contraction, parce qu'il n'a point d'antagoniste.

Pitcarn avoit adopté cette opinion que nous réfutons ; il en avoit formé un principe pour expliquer le mouvement du cœur. Ce principe est donc erroné, suivant ce que nous venons d'établir.

La contraction qui succede au relâchement du cœur est produite par des agents differemment disposés dans les deux ventricules ; car dans le ventricule gauche les fibres sont contournées en spirales, mais dans le ventricule droit elles sont obli-

ques & croisées en divers sens, leurs directions sont irrégulières :
cependant leurs divers plans, s'ils agissent differemment, resserrent & raccourcissent le ventricule droit, comme les fibres spirales resserrent & raccourcissent le ventricule gauche.

Ces agents si differemment arrangés, agissent avec une force
bien differente. La force des fibres du ventricule droit est
moindre que la force des fibres du ventricule gauche, elle est
proportionnée à leur nombre : or les fibres sont au moins trois
fois plus nombreuses dans les parois du ventricule gauche. Leur
force doit donc être beaucoup plus grande.

D'où vient cette difference ? S'il est permis d'en chercher le
principe dans les causes finales, nous le trouverons dans les
diverses résistances qui se présentent au sang. Le ventricule
gauche doit le pousser dans tout le corps ; les obstacles qu'il
doit surmonter sont donc plus grands que ceux qui s'opposent
au sang du ventricule droit. Le ventricule gauche demande
donc plus de force, puisque ses usages demandent de plus grands
efforts.

Mais doit-on mesurer ces obstacles par la masse du sang, ou
par les parties solides que le sang doit traverser. Les détours
des vaisseaux, la pression, les frottements offrent aux deux
ventricules des résistances inégales : les obstacles qu'ils trouvent dans les fluides ne sont pas si differents ; le poulmon
contient beaucoup de sang ; l'espace qu'occupe ce viscére dans
le thorax est fort vaste ; il doit donc être rempli ou par des
parties solides, ou par des fluides : or le tissu du poulmon n'est
point dense, il ne forme qu'un très-petit volume ; après des
hémorrhagies j'ai vû ce tissu réduit à un volume qui n'égaloit
pas le volume des deux poings. La cavité du thorax doit donc
être presque entièrement remplie par la masse du sang. Le ventricule droit trouve donc un grand obstacle dans cette masse :
cependant la résistance du sang dans les poulmons est moindre
que celle qu'il oppose au ventricule gauche dans le reste du
corps ; car le volume du sang dans les vaisseaux pulmonaires
n'égale pas le volume de ce même fluide qui est renfermé dans
tous les autres vaisseaux.

Cette résistance, qui est moindre dans le sang des vaisseaux
pulmonaires, est encore diminuée par un secours que la nature
a ménagé au poulmon ; l'action de ce viscére est secondée par
l'action de l'air & par les mouvemens alternatifs de la respira-

tion. Le tissu du poulmon demandoit donc moins de force pour donner du mouvement au sang qu'il contient. Le ventricule droit pouvoit par conséquent être plus foible que le ventricule gauche.

Je n'insisterai pas ici sur les dérangemens mortels qui pourroient arriver, selon quelques Physiciens, si les ventricules avoient une force égale: l'imagination peut voir des inconvéniens qui ne sont pas confirmés par l'experience : souvent le ventricule droit est plus dense & plus gros, sans qu'il arrive des accidents qui mettent la vie en danger.

Il résulte cependant de l'inégalité des forces des deux ventricules un avantage plus réel que les dangers pressants dont nous venons de parler. L'espace que le sang doit parcourir dans les poulmons est moindre que l'espace que ce fluide doit traverser dans le reste du corps. Or si le sang étoit poussé par une grande force dans les détours des vaisseaux pulmonaires, il aborderoit trop tôt, & en trop grande quantité, à l'oreillette gauche : or cet abord trop prompt & cette masse plus grande précipiteroit trop le mouvement du cœur; l'oreillette gauche & le tronc des veines qui y aboutissent s'élargiroient nécessairement : une telle dilatation troubleroit le cours du sang ; mais comme ce fluide est poussé par une moindre force dans les poulmons, il arrive plus lentement & en moindre quantité dans le ventricule gauche; il arrive, dis-je, plus lentement que si le ventricule droit avoit plus de force : or ce mouvement plus lent étoit nécessaire pour que la marche du cœur fût moins précipitée, & qu'il y eût plus d'harmonie entre les mouvemens des agents qui poussent le sang.

VIII.

Les alternatives de repos & d'action dans les fibres du cœur avec les differens effets de la contraction.

LA contraction du cœur n'est pas continue; elle en diminue les cavités; elle presse toutes les fibres des ventricules; elle raccourcit les colonnes, & tire vers les parois les filets tendineux qui s'attachent aux valvules. Examinons tous ces effets, & les consequences qu'on peut en déduire.

La contraction du cœur est momentanée, le relâchement du cœur lui succede d'abord, il faut donc que la cause de l'action n'agisse que par des secousses : or si dans les fibres du cœur il y a des alternatives de mouvement & de repos, il est certain que l'esprit animal qui détermine les mouvemens du cœur n'agit pas continuellement. D'où vient une telle alternative ?

Un physicien a prétendu que l'esprit animal s'épuisoit d'abord, qu'il demandoit du tems pour se ramasser, que dans tout le corps les muscles ne pouvoient fournir qu'un certain dégré de force, que cette force étant épuisée, le sommeil étoit nécessaire pour les réparer, que le cœur demandoit un repos comme les autres parties, que ce repos ne pouvoit être continu comme dans les autres muscles, que c'étoit pour cela qu'il étoit partagé en instants, que la somme de ces instants étoit égale au tems du sommeil. Voilà donc le cœur dans la nécessité de dormir suivant cette opinion.

Mais sur de tels raisonnemens peut-on établir une telle nécessité de repos dans les fibres du cœur ? N'est il pas plus sage de s'en tenir au fait, quand on ne peut pas pénétrer dans la cause qui le produit ? Nous donnerons ailleurs une cause plus vraisemblable de cette alternative de repos & d'action. Nous ferons seulement remarquer ici que les fibres irritées par un aiguillon ont seulement une action momentanée ; elles rendent, pour ainsi dire, coup pour coup : nous aurons besoin de ce fait pour expliquer l'action du cœur. Venons aux effets de la contraction.

L'action momentanée qui raccourcit les fibres, diminue nécessairement la capacité des ventricules, mais elle ne sçauroit effacer les cavités de cet organe. D'abord le ventricule gauche forme par sa contraction une voute solide & conique ; il y reste donc nécessairement une cavité qui a des parois plus solides ; pour ce qui est du ventricule droit il ne peut pas former une telle voute, parce que sa structure est différente de la structure du ventricule gauche, mais ses fibres ne sçauroient se resserrer jusqu'à faire disparoître la cavité qu'il renferme ; la base ne se resserre point jusqu'à effacer l'ouverture qui s'abouche avec l'oreillette & celle qui s'abouche avec l'artére ; les fibres qui sont au-dessous de l'ouverture ne sçauroient donc se détacher de celles-là pour s'appliquer les parois qu'elles forment.

S'il étoit permis de se livrer aux idées de quelques physiciens qui ont voulu calculer l'action des corps animés, nous trouverions dans leurs démonstrations la preuve de ce que nous avançons ; mais, qu'il me soit permis de le dire, ils calculent souvent ce qu'ils ne connoissent pas ; que n'ont-ils

pas dit sur la structure des muscles ; elle nous est entiérement inconnue, cependant ils ont supposé que les fibres n'é-
toient qu'une suite de vésicules, ils ont voulu apprécier la
force de l'esprit qui doit les remplir.

Ce n'est pas tout, ils ont prétendu qu'une fibre ne pouvoit se raccourcir que d'un tiers ; il y en a qui ont réduit cette contraction à un cinquiéme. Mais le diamétre de la pru-
nelle augmente ou diminue du triple ; l'anus peut se dilater
beaucoup & se fermer, la matrice aprés l'accouchement reprend un petit volume, la vessie remplie d'urine l'exprime
de sa cavité ; car c'est par la contraction qu'elle se vuide
& non par la pression des muscles de l'abdomen. Mais revenons aux cavités du cœur, elles ne s'effacent pas entiérement
par leur contraction, il y resteroit donc un vuide si tout le
sang en étoit chassé.

La contraction des fibres ne peut diminuer la cavité des
ventricules, qu'elles ne se pressent mutuellement ; examinons d'abord quel est l'effet de cette pression à l'extrémité du
cœur.

La pointe qui est fort mince est affermie par sa structure qui est singuliére. Les fibres musculaires d'un côté
passent au côté opposé, & forment des espéces de rayons
obliques autour de la pointe ; il est donc évident que par
leur contraction elles s'appliquent les unes aux autres, &
qu'elles resserrent la pointe du cœur.

Cette structure ne se présente pas aussi clairement à la pointe
du ventricule droit, mais il y a un entrelacement qui produit
le même effet ; on voit au reste que les fibres externes, en ren-
trant dans l'intérieur du ventricule gauche, & en se rendant
aux côtés opposés, les rapprochent en se contractant ; or
de-là il résulte un avantage : comme le tissu de la pointe est
fort mince à son extrémité, elle pourroit se déchirer, mais
en devenant plus dense & étant affermie par ses côtés qui se
resserrent, elle ne peut être forcée par le sang.

Les autres fibres du cœur en se raccourcissant serrent le tissu
de ce viscére. Le sang qui entre dans ce tissu doit donc y trouver plus d'obstacles. La contraction est une espéce de ligature,
ou de compression, qui retarde le cours du sang en rétrécissant
les vaisseaux. Il s'ensuit de-là que le cœur doit pâlir dans la
contraction. La pâleur se répandra sur la surface de cet organe

toutes les fois que le sang sera moins abondant, & que les artéres se vuideront : or les deux cas arrivent pendant la contraction du cœur ; en se resserrant il devient plus dense & plus
dur, on sent cette dureté quand on le saisit avec la main ; les
parois agissent sur les vaisseaux quand elles se resserrent,
elles expriment donc de leur tissu le sang qu'elles renferment ;
mais dès qu'elles se relâchent elles rougissent, le sang y
rentre parce qu'il ne trouve plus les mêmes obstacles.
Les oreillettes blanchissent de même pendant la contraction, & reprennent une couleur rouge lorsqu'elles se dilatent.

Mais la pâleur du cœur, selon quelques Physiciens, est moins
remarquable dans les animaux qui ont beaucoup de sang.
Ce seroit donc, comme le dit Harvey, dans les poissons,
dans les serpents, dans les grenouilles, que le cœur seroit
plus blanchâtre pendant la contraction Cependant Stenon a
vû cette pâleur bien marquée dans le fœtus des chiens ; Lower l'a observée de même ; les observations de Kaaw s'accordent avec celles de ces Anatomistes. Dans les cœurs des poiss-
sons il a vû le changement alternatif de couleur lorsque l'a-
ction étoit vive dans les cœurs ; il n'a pas apperçu un tel
changement lorsque le mouvement commençoit à languir ;
la couleur ne change pas non plus dans les cœurs qui battent
quoique séparés du reste du corps.

Boerrhaave croyoit que pendant la contraction le sang pouvoit revenir sur ses pas dans les artéres coronaires, & rentrer
dans l'aorte ; mais c'est une opinion erronée ; qu'un muscle
soit en contraction pendant long-temps, le sang y entrera
moins vivement, mais la circulation continuera dans le tissu
le plus serré de ce muscle.

Les parties internes des parois des ventricules se raccourcissent comme les parties externes, il est donc nécessaire que
cette contraction tire les valvules qui sont à l'entrée de ces cavités. Voici quelques observations qui nous conduiront à l'effet
de cette contraction.

Puisque les parois se resserrent, la distance qui est entre ces
parois & les valvules appliquées à l'ouverture devient plus petite.

Le cœur se raccourcit pendant la contraction, les piliers, d'où
sortent en partie les fibres qui se rendent aux valvules, se rapprochent donc de ces valvules.

Il s'ensuit de-là évidemment que la contraction des fibres qui s'attachent aux valvules est inutile, & que si le cœur s'allongeoit dans la contraction, les valvules seroient tirées vers la pointe, elles ouvriroient donc le passage au sang pendant la contraction.

Il n'est pas même douteux que si les filets qui vont jusqu'à ces soupapes étoient des fibres charnues, ils ne les empêchassent de s'élever ; mais ce sont des filets tendineux qui se raccourcissent peu, ils ne peuvent donc être tirés que par les colonnes dont ils sortent. En donnant donc à ces fibres une substance tendineuse, la nature a prévenu en partie un inconvénient qui auroit ouvert les entrées du cœur lorsqu'elles devroient être fermées.

I X.

LORSQUE les fibres du cœur se contractent, les mouvemens par lesquels les parois se rapprochent de l'axe sont des espèces de vibrations ; ces oscillations comment agissent-elles sur le sang contenu dans les ventricules ? leur célérité est-elle la même dans tous les instants, depuis qu'elles commencent jusqu'à ce qu'elles finissent ? sont-elles également grandes dans tous les états où peut se trouver le cœur ? dans quelles circonstances sont-elles plus ou moins éloignées ? Examinons toutes ces questions.

L'action des colonnes est plûtôt un obstacle qu'un secours pour les valvules, mais la contraction de ce réseau qui tapisse le cœur, & des colonnes qui sont si saillantes dans les ventricules n'a-t-elle pas quelque usage particulier ? D'abord l'usage du réseau consiste à resserrer la substance du cœur ; un tel usage est commun à ce réseau avec les autres fibres. Pour ce qui est de l'*atténuation* du sang qu'on attribue aux colonnes, c'est-là un usage qui est plûtôt imaginé que prouvé, le sang n'a pas besoin de ce secours dans le sac gauche, dont la surface est lisse & polie ; pourquoi un tel secours seroit-il nécessaire dans les ventricules ? D'ailleurs quel peut être l'effet de ces colonnes dans un instant sur une masse considérable de sang ? ne peut-on pas au contraire assurer qu'au lieu de favoriser la fluidité du sang, elles contribuent souvent à sa coagulation ? car n'est-ce pas dans les réseaux qu'il s'arrête ? n'est-ce pas dans leurs interstices que les polypes

se

se forment? Il faut cependant avouer que lorsque l'action du cœur est vive, ces colonnes peuvent fouetter le sang, une partie de ce fluide passe & repasse entre leurs divers croisements, comme à travers une espece de tamis; mais lorsqu'il est chassé avec impetuosité a-t-il besoin d'un tel secours?

La contraction du cœur est subite; elle est donc par rapport au sang qu'il contient une véritable percussion; l'effet en est donc bien different de celui que produiroit un cœur qui presseroit seulement le sang & qui le suivroit en le pressant. La moindre contraction suffit donc pour imprimer un mouvement au sang. Il faut donc regarder le cœur à peu-près comme un corps élastique qui va heurter contre le sang.

Cette contraction est momentanée, à en juger par les yeux; mais le tems où elle se fait est divisible: les degrez de celerité ne sont pas les mêmes dans tous les instants de cette contraction; d'abord elle a toute la vitesse qu'elle peut recevoir de l'action des nerfs: mais plus elle resserre le cœur, plus elle trouve de résistance: cette résistance vient du sang & des fibres qui sont pressées par la contraction. La celerité est donc moindre dans le dernier instant, les obstacles deviennent aussi plus grands du côté du sang; d'abord le cœur jette le sang dans le tronc de l'aorte, qui étant moins remplie, résiste beaucoup moins; mais à proportion qu'elle est dilatée elle résiste davantage.

Les parois du cœur peuvent être plus ou moins lâches avant la contraction. Toutes les parties ont une force de contractilité en elles-mêmes. Le cœur a donc cette force qui tend à le resserrer: or elle peut être plus ou moins grande comme elle l'est souvent dans les autres parties du corps: mais de plus il y a dans les animaux vivants une force qui augmente ce resserrement. Cette force *tonique*, qui vient des nerfs, sur lesquels la volonté n'a aucun empire, est totalement differente de la force qui donne aux muscles leur action: or de-là il s'ensuit que si les parois peuvent être plus ou moins resserrées, si elles sont fort tendues, elles parcoureront moins d'espace pendant la contraction qui fait le mouvement du cœur.

Cet espace pourra être si petit que les mouvemens des parois qui forment les ventricules ne seront que des vibrations presque insensibles. Ce n'est pas là une de ces speculations qui deviennent inutiles par leur subtilité; si on ne connoît pas les differents dégrés du resserrement, qui rend plus denses & plus fermes les parois du cœur, on ne connoîtra pas la cause des variations qui se présentent si souvent dans le pouls.

C'est une loi qui s'observe dans les contractions du cœur, que plus elles se font avec célérité, moins il y a d'éloignement entr'elles, c'est-à-dire, que la durée des relâchements est proportionnée à la célérité des contractions. Lorsque la force qui resserre le cœur sera plus vive, ses contractions seront donc plus précipitées, c'est-à-dire, que leur frequence diminuera la durée du relâchement.

L'experience confirme ces idées ; dès que l'action du cœur est plus forte, ses contractions se multiplient en général : je dis en général ; car en certains cas l'action du cœur est vive, tandis que ses contractions sont éloignées les unes des autres. Dans quelques affections de la tête & des nerfs, le pouls est grand, vif & lent. Le cours de l'esprit animal est alors dérangé ; c'est ce dérangement qui resserre un peu la régle générale que suit la nature dans les contractions du cœur.

X.

L A contraction des oreillettes est un des principaux agents de la circulation ; les fibres de ces sacs & celles du cœur ne sont pas continues ; il étoit nécessaire qu'elles fussent differentes : les mouvemens du cœur & des oreillettes doivent se succeder les uns aux autres ; les instrumens de ces mouvemens devoivent donc être differents : si ces ressorts eussent été les mêmes, c'est-à-dire, si les fibres des sacs eussent été des prolongemens du tissu du cœur, ces fibres se seroient raccourcies & allongées en même tems dans toute leur étendue.

Les sacs se resserent par l'action de leurs fibres musculaires : elles ne sont pas arrangées comme les fibres du cœur, mais elles produisent une contraction dans toute l'étendue des sacs. Tous les points de leur surface doivent donc être poussés vers le centre de leurs cavités : ces cavités doivent donc devenir plus petites ; il y a des endroits qui sont tissus de fibres plus fortes & plus ramassées, l'action de ces fibres doit donc être plus forte dans certains points ; on ne voit pas la nécessité ou l'utilité de ces degrez de force attachés à certaines parties des sacs : mais c'est un fait, il doit occuper une place dans l'histoire des mouvemens du cœur.

Les oreillettes, ou les appendices, doivent entrer en contraaction avec les facs, puifque leurs fibres font continues; ces fibres font difpofées comme les fibres du cœur; mais quelle utilité peut-on trouver dans la contraction de ces appendices? les experiences ne nous montrent pas fi la contraction de ces organes eft néceffaire ou utile: s'il m'étoit permis de me livrer aux conjectures, je croirois que l'ufage des appendices eft borné au fœtus, qu'ils forment le premier agent qui foit animé dans le cœur; par leur action les autres parties de cet organe fe développent infenfiblement.

La ftructure des facs, de même que celle du cœur, doit être mufculeufe; pourquoi? c'eft, dit-on, que le cœur a befoin d'un organe qui pouffe le fang dans les ventricules: ces cavités, ajoute-t-on, réfiftent à la dilatation, on trouve une preuve de cette réfiftance dans les animaux mourants: leur cœur n'a que des mouvemens languiffants. Trois ou quatre contractions des oreillettes fuffifent à peine pour enfler les ventricules; ils ne cedent donc pas à de petites impulfions; il étoit donc néceffaire que des oreillettes euffent un certain degré de force: or cette force ne peut être attachée qu'à des fibres mufculaires.

Mais un tel exemple eft inutile, le fang eft prefque arrêté dans de tels cas; les mouvemens des oreillettes ne font que des tremblemens, le cœur n'eft pas vuide. La néceffité du tiffu mufculaire des fibres eft démontrée par d'autres preuves, car le fang doit être pouffé rapidement dans le cœur: fans une force motrice qui eût un certain degré d'activité, il n'entre-roit que lentement & foiblement dans le cœur; les battemens feroient donc foibles & éloignés: or il eft néceffaire qu'ils foient vifs & fréquents; il faut donc qu'il y ait dans le cœur un agent qui pouffe le fang dans les ventricules.

Cette force eft inégale dans les deux oreillettes: d'où vient cette inégalité? le ventricule droit demandoit-il une plus grande force pour être dilaté par le fang? Les parois de ce ventricule font moins denfes & plus lâches, elles réfiftent donc moins à la force qui les écarte; il n'étoit donc pas néceffaire que pour vaincre cette réfiftance, l'action de l'oreillette gauche fût plus vive.

Si le ventricule droit ne demande pas une impulfion plus for-te, la nature du fang n'exigeoit-elle pas un agent plus actif à l'entrée du cœur: le fang, comme on fçait, eft noirâtre dans les veines, il y eft moins fluide, moins mêlé; ne devoit-il

Q q ij

donc pas trouver dans l'oreillette droite des instrumens qui
puissent le diviser & le mêler ? La nécessité de ces instrumens
a paru bien établie à quelques physiciens ; mais quel changement peut produire dans le sang une simple impulsion passa-
gère , un seul coup momentané ?

C'est donc de quelque autre principe que dépend la nécessité de cet agent : d'abord c'est l'oreillette droite qui dans le
fœtus, pousse le sang dans toutes les cavités du cœur ; il falloit
donc qu'elle eût plus de force que l'oreillette gauche. Pour
ce qui est des adultes, le sang de tout le corps aborde dans
l'oreillette droite , il y est poussé avec impétuosité par les mouvemens des muscles & par l'agitation des vaisseaux ; il étoit
donc nécessaire que l'oreillette droite pût résister à de tels efforts ; ils sont tels que malgré les ressources ils produisent souvent des dilatations monstrueuses dans cette oreillette.

Les mouvemens des sacs ne doivent pas arriver en même
tems que les mouvemens du cœur : si la contraction des sacs
& la contraction du cœur étoient simultanées , leurs effets
seroient contraires. Les sacs pousseroient le sang vers le cœur,
& le cœur le pousseroit vers les sacs ; il éleveroit donc les
valvules, il empêcheroit par conséquent le sang d'entrer
dans les ventricules. La contraction des sacs devoit donc
précéder la contraction du cœur.

On a dit que la contraction des sacs n'étoit pas entièrement finie quand celle du cœur commençoit : mais encore
une fois sur quoi est fondée une telle opinion ? les oreillettes
se gonflent en se remplissant de sang ; or si elles sont dilatées
par la masse du sang peuvent-elles être resserrées par la contraction ? c'est certainement ce qu'on ne sçauroit prouver par
aucune expérience. Au contraire les observations démontrent
que les contractions du cœur & celle des sacs se succedent
l'une à l'autre. D'ailleurs pourquoi les contractions des oreillettes dureroient-elles plus long-tems que celles du cœur , ou
plus long-tems que la dilatation ?

Il y a une force de contraction dans toute la substance du
cœur & des oreillettes. Il doit se trouver une semblable force
dans les valvules, car dans leur tissu il y a des fibres musculaires ; or quel est l'usage de ces fibres ? elles peuvent rendre plus compacte la substance des valvules, mais de telles
fibres ne peuvent donner aucun autre mouvement à ces di-

gues. Je parle ici des valvules triglochines & des valvules mitrales. Pour ce qui est des valvules sigmoïdes, leurs fibres musculaires doivent rendre leur capacité plus petite , & donner
plus de fermeté à leur tissu : mais cette contraction devient
un obstacle. Les valvules resserrées peuvent ne pas s'appliquer
exactement les unes aux autres : c'est ce qui résulte de leur
figure, ce sont des demi-calotes; lorsque les vaisseaux agissent
elles sont adossées les unes aux autres par leur circonférence.

Mais leurs fibres sont foibles & peu nombreuses ; leur contraction ne doit pas avoir une force qui puisse être un obstacle
à leur application, c'est-à-dire , à la jonction mutuelle de ces valvules. Dans ce raisonnement je suppose que la contraction des
valvules sigmoïdes se fait dans le tems de la contraction des
artéres. Les fibres musculaires de ces valvules ne viennent
point des fibres du cœur. Ces digues appartiennent donc à
l'artére pulmonaire, & à l'aorte. Leur contraction doit donc
accompagner la contraction de ces artéres.

XII.

L'action des ventricules & des oreillettes ne demande-t-elle
pas dans les vaisseaux veineux une force qui la seconde ? Il
est certain qu'il arrive une contraction dans le tronc de la
veine-cave. C'est ce qui est confirmé par beaucoup d'observations répandues dans les écrits des Physiciens. Mais on n'a
besoin que du témoignage de la nature même. Ce témoignage
n'est pas obscur , il se présente clairement dans tous les animaux qu'on ouvre.

On a cru que dès que la veine-cave se vuidoit, elle s'affais-
soit seulement. Lorsque les oreillettes se resserrent , cette
même veine se gonfle ; c'est , dit-on , cette dilatation alternative qui en a imposé. En la voyant on s'est imaginé que
la veine-cave se contractoit : le plus ou le moins de sang qu'elle
renferme en divers tems est donc , a-t-on dit , le seul fondement qui appuye cette idée.

Ce raisonnement paroît d'abord vraisemblable , cependant
des expériences certaines le renversent; on voit dans la veine-
cave de véritables vibrations ; on ne sçauroit donc lui refuser
la contraction que tant de Physiciens lui ont attribuée ; or cette
contraction concourt avec la contraction du cœur , ainsi toutes
les contractions sont dans l'ordre que demande le mouvement

du sang. La veine-cave pousse ce fluide, la contraction est l'agent qui fait cette impulsion. En même tems l'oreillette se dilate pour recevoir le sang de la veine-cave. Mais dans l'instant que l'oreillette se dilate le cœur est en contraction. Le cœur & la veine-cave se resserrent donc en même tems.

Une semblable contraction ne doit-elle pas arriver dans les veines pulmonaires ? C'est ce qu'on n'observe pas aisément dans les dissections des animaux. On peut pourtant assurer que les embouchures & l'extrémité des troncs doivent se contracter dans les veines pulmonaires. Les causes qui resserrent la veine-cave agissent dans les troncs de la veine pulmonaire.

Quelle est la force du tronc de la veine-cave ? Cette force doit être considérable, si on en juge par les fibres de ce vaisseau : ces fibres sont fortes & pressées ; mais une force qui les raccourcit ne sçauroit être déterminée. Boerrhaave insinue que la force de la veine-cave est égale à la force du cœur : sur quel principe est fondée cette prétendue égalité ? Supposons seulement dans la veine-cave une force suffisante pour pousser le sang dans les cavités du cœur, cette force peut être infiniment plus petite que la force de l'oreillette droite & de son ventricule.

L'opinion de Boerrhaave sur cette égalité de force est donc sans fondement. Si la force du sac & du ventricule droit étoit attachée à la force avec laquelle le sang s'insinue dans ces cavités, c'est-à-dire, si ces deux forces étoient l'une un produit de l'autre, on pourroit soupçonner quelque égalité entre-elles. Mais la contraction du cœur dépend d'une autre cause, puisqu'elle dépend des nerfs & de la structure de son tissu.

A cette force qui, en resserrant la veine-cave, pousse le sang dans les oreillettes, se joint la force du courant du sang qui aborde de toutes parts dans le tronc de la veine-cave. Or cette force est suffisante & essentielle ; elle dépend en partie des artéres : car dès qu'elles cessent d'agir sur le sang, ce fluide ne marche qu'avec lenteur, ou ne marche presque plus dans les veines.

X I I I.

La dilatation du cœur.

TELS sont les phénomènes qui se présentent dans la contraction du cœur. Il ne nous reste qu'à examiner sa dilatation. Le cœur n'a rien en lui-même qui puisse le dilater, ses ressorts ne peuvent que le resserrer ; une puissance étrangere qui écarte les parois du cœur est donc une puissance nécessaire. Or cette puissance est dans le sang qui aborde dans les ventricules ; plus elle aura de force, plus la dilatation sera grande en général ; je dis en général, car un concours de causes étrangères peut entraîner des exceptions. Les parois du cœur peuvent, par exemple, être plus ou moins resserrées ; or un grand resserrement s'oppose à la dilatation. L'action des nerfs sur le cœur peut être plus ou moins prompte ; si dans l'instant que le sang frappe les ventricules, cette action survient, les parois n'auront pas le tems de s'écarter, elles pourront être arrêtées dès le premier instant de leur écartement.

Mais est-il certain que les parois des ventricules soient des instrumens passifs dans la dilatation du cœur ? Elles sont entierement passives dans leur écartement, puisqu'elles cédent à une force étrangère qui les pousse du centre vers la circonférence ; nul agent renfermé dans leur tissu ne les force à s'éloigner ; car dans ces parois il n'y a d'autre force que la force de la contraction ; or la contraction doit nécessairement rapprocher du centre toutes les parties du cœur.

Bien loin d'avoir en elles-mêmes une force dont l'action les écarte, ces parois résistent à la dilatation ; elles ont une force élastique que la mort même ne détruit pas ; l'esprit vital qui anime les parties leur donne une autre force qui les resserre dans les corps vivants ; or ces forces résistent à la force étrangère qui les dilate, une telle résistance augmente par gradation, il peut entrer une certaine quantité de sang dans ces cavités du cœur, sans que la force des parois s'y oppose ; mais dès que les parois s'étendent, la résistance commence, elle augmente ensuite selon les divers dégrés d'écartement. La résistance des parois est donc plus grande quand la dilatation finit que quand elle commence ; il en est de cette résistance comme de celles qu'opposent les corps élastiques à leur flexion, ou à leur extension. On trouve plus de facilité à fléchir un ressort depuis le 1 dégré jusqu'au 2, que depuis le dégré 2 jusqu'au dégré 3.

La résistance que le cœur oppose à sa dilatation augmente donc successivement ; mais, dira-t-on, les ventricules ont des cavités coniques, il y a donc des espaces plus larges vers la base que vers la pointe ; or dans les espaces plus grands le sang trouve-t-il moins de dif-

ficulté à écarter les parois ? Il est évident que d'abord la résistance doit être moindre dans les portions les plus larges du
cône ; c'est ce qui n'a pas besoin de preuves : nous nous con-
tenterons d'établir seulement que le cœur est élastique, qu'il
est pourtant fort lâche, qu'il ne résiste gueres au commencement de sa dilatation que par sa force d'inertie, que ses
cavités peuvent recevoir une assez grande quantité de sang
sans être forcées. Mais l'examen détaillé de sa résistance entraîneroit trop de subtilités ; tout ce qui est subtil n'a souvent d'autre appui que la pointe de l'esprit & l'imagination.

La cavité du cœur se dilate-t-elle successivement, c'est-à-
dire, le sang éléve-t-il d'abord les parois qui sont proches de
la base ? s'il entroit dans un tuyau, la partie qui seroit près de
l'entrée seroit la premiere qui se gonfleroit, en est-il de même
des ventricules ? Quelques-uns ont cru avoir remarqué une succession dans la dilatation de ces cavités : mais les yeux peuvent
à peine saisir le racourcissement ou l'allongement du cœur ;
comment saisiroient-ils son gonflement gradué ? Le cœur,
comme nous le prouverons, n'est jamais vuide, le sang arrive
donc à la pointe dans le même tems qu'il va frapper les parois.

On ne sçauroit donc prouver que le sang dilate d'a-
bord la partie la plus large des ventricules, du moins cela
ne sçauroit-il être sensible. Lorsque j'ai injecté de l'eau dans
le cœur, j'ai observé que l'effort de cette eau agissoit par tout
dans le même instant. La division de l'instant de la dilatation,
division nécessaire pour comprendre le gonflement successif, ne
seroit donc qu'une vaine subtilité ; elle jetteroit des idées mé-
taphysiques dans des faits physiques : ces idées ne déplairoient
pas à certains esprits qui aiment à s'égarer dans des objets qui
échappent à la raison, & que l'imagination seule peut suivre ;
mais les bornes sensibles sont des barrieres que les Médecins
ne doivent jamais franchir ; s'ils les passent, la lumiere de l'esprit doit être assez vive pour leur montrer clairement la route
qu'ils peuvent suivre sans le secours des sens.

Les injections qu'on fait dans le cœur avec l'eau chaude démontrent certainement que la pointe du cœur s'éloigne de la
base dans la dilatation ; car ces injections allongent toûjours
les ventricules : or le sang doit nécessairement produire le même
effet : mais, dira-t-on, n'est-ce pas par sa raréfaction que le sang
gonfle & étend en tout sens les ventricules ? Il est certain, comme

nous

nous le prouverons en traitant des causes du mouvement du
cœur, que cette raréfaction imaginée par Descartes, est démentie par l'experience. Lower l'a combatue avec succès; d'autres en ont démontré le ridicule par des experiences qui doivent la bannir de l'esprit de tous les Philosophes sensés : mais
ces travaux n'avoient pas desabusé Vieussens : cet Anatomiste,
que les lumieres de la physique n'avoient pas éclairé, étoit un de
ces Médecins qui ne cherchent qu'à imaginer des explications.
M. Chirac qui méprisoit les ouvrages de cet Ecrivain n'en a
pas dédaigné les opinions surannées ; l'un & l'autre ont cru
trouver les secrets de la nature dans leur imagination, qui ne
pouvoit que les égarer ; aussi ont-ils eu le même sort : l'oubli
& le mépris ont fait disparoître leurs opinions.

CHAPITRE IV.

*Examen de diverses experiences sur la contraction & sur
la dilatation du cœur.*

I.

LA contraction & la dilatation du cœur présentent des
phénomènes singuliers ; pour les débrouiller on a fait diverses tentatives : examinons d'abord les experiences qui ont été
faites sur les animaux vivants & sur les animaux mourants :
comparons ensuite avec ces experiences celles qu'on a tentées
sur les animaux qui étoient après la mort encore animés par
un reste de mouvement machinal. L'industrie des Médecins
a multiplié ces experiences. Galien avoit déja donné à ses
successeurs un exemple qu'ils n'ont suivi que fort tard. Il semble
que la plûpart ayent cru que l'esprit seul sans le secours des
experiences pouvoit pénétrer dans les mysteres de la nature.

Les erreurs de tant de siecles n'avoient pû desabuser les Médecins, ni leur inspirer de la défiance : enfin la curiosité, pour
ainsi dire éteinte, s'est réveillée dans les derniers siecles ; lorsque la physique de Descartes répandoit par-tout le goût des hypothéses : des physiciens qui en sentoient l'inutilité ne furent pas
séduits Harvei, Stenon, Lower, Wepfer, Peyer, en appellerent
à l'experience comme à la seule source des lumiéres ; en mar-

chant sur leurs traces d'autres Médecins ont éclairé & éclairent encore les travaux de ces grands hommes.

Quand on ouvre un chien vivant, on voit dans le cœur de cet animal deux mouvemens principaux ; les oreillettes se resserrent & ensuite le cœur se contracte ; le resserrement des oreillettes se fait donc lorsque les ventricules se dilatent, & la contraction des ventricules répond à la dilatation des oreillettes. Mais ces mouvemens sont accompagnés de deux autres mouvemens. La racine de la veine-cave n'est pas un instrument passif, elle se resserre quand l'oreillette se dilate : voila donc trois mouvemens que l'action du cœur nous présente ; voici l'ordre dans lequel ils arrivent. Les contractions du cœur & de la veine-cave arrivent en même tems, de même que leur dilatation ; mais les mouvemens des oreillettes sont toûjours opposés aux mouvemens du cœur & de la veine-cave. Le quatriéme mouvement est celui de l'aorte & de l'artére pulmonaire ; ces vaisseaux se dilatent & se resserrent en même tems que les oreillettes.

Nous avons déja parlé de ces divers mouvemens ; mais dans le détail où nous entrons, il est nécessaire de les rappeller ; il faut en déveloper les causes & la suite harmonique : or sont-ce les nerfs qui agissent en des tems différents, & qui par leur action successive entretiennent cette harmonie ? Si nous ne cherchons l'ordre & la suite régulière de ces mouvemens que dans les nerfs, nous serons arrêtés par une difficulté qui se présente d'abord. Les nerfs qui se répandent dans toutes les parties du cœur sont les mêmes : il semble donc qu'ils doivent agir en même tems. Le mobile de ces nerfs, je veux dire le cerveau, pousse également & continuellement le suc nerveux, ou l'esprit animal ; ce suc doit donc agir également dans toutes les parties du cœur.

Mais les mouvemens sont alternatifs dans les diverses parties du cœur ; les causes de ces mouvemens doivent donc agir alternativement, par conséquent si les nerfs sont la seule cause des mouvemens du cœur, ils doivent agir en des tems différents sur les diverses parties de cet organe : ce qui semble prouver l'action successive ou alternative des nerfs du cœur, c'est ce qui arrive dans le cœur lorsqu'il est vuide de sang ; alors même l'action de la veine-cave, des oreillettes, des ventricules, n'est pas simultanée : il paroît donc qu'on ne peut attribuer qu'aux nerfs cette succession de mouvemens ; car il ne reste dans le cœur aucun autre principe d'action.

Ces preuves paroissent évidentes ; mais si on les pressoit on en tireroit des consequences qui seroient démenties par les faits & par la raison. On pourroit dire que dans tous les points du cœur les nerfs agissent alternativement ; car dans les cœurs mourants ou affoiblis, dans les cœurs où l'on ranime l'esprit vital par des secours étrangers, les fibres sont agitées par des secousses alternatives.

Il s'ensuit de-là qu'il ne faut pas juger de l'action naturelle du cœur par ce reste irrégulier d'action qui en est presque le dernier effort ; ainsi en établissant, ou en supposant, l'influence continue de l'esprit vital dans le cœur, influence qu'on ne sçauroit nier, nous pouvons dire seulement que la cause paroît être toûjours présente dans toutes les parties du cœur, & qu'elle est déterminée par des causes secondaires & alternatives. Nous ferons voir dans la suite l'efficacité & la certitude de ces causes dans les animaux vivants. Je dis des animaux vivants ; car on verra par les experiences suivantes, que dans ceux mêmes qui sont morts il y a dans le cœur & dans les oreillettes des mouvemens successifs qui doivent être attribués à d'autres causes indépendantes du cours de l'esprit animal.

I I.

Le cœur a un principe actif qui l'anime ; mais ce principe est soumis lui-même à des agents étrangers : leur concours le met en action, leur absence le laisse dans la langueur. En connoissant donc l'influence de ces agents sur la contraction & sur la dilatation des ventricules du cœur, nous connoîtrons mieux cette force secrette qui en est l'ame, ou le premier mobile.

Le premier agent étranger qui se présente c'est le sang : dès que sa masse est diminuée, l'action du cœur s'affoiblit, mais ses mouvemens sont alors plus précipités, les contractions des ventricules deviennent plus petites. La masse du sang donne donc plus de force aux ressorts qui agissent dans les parois des ventricules. Il semble donc que la force de ces ressorts, quand elle est réduite à elle-même, soit une force morte, & qu'elle se révifie quand elle est excitée par des causes étrangères.

Cette foiblesse que la diminution du sang porte dans les fibres du cœur semble démentie par certaines observations pratiques. Dès que la masse du sang est diminuée, les forces languissantes du cœur se raniment en certains cas, le pouls concentré, ou

Le principe qui agit dans les fibres du cœur est soumis à l'action du sang.

R r ij

lent se développe & devient plus fréquent. Dans diverses maladies, quoique le sang soit épuisé, le mouvement du cœur & du pouls est extrêmement vif ; l'action des organes de la circulation ne paroît donc pas attachée à la masse du sang.

Nous trouverons le nœud de cette difficulté dans deux excès opposés. La masse du sang peut être trop grande ou trop petite : si le fluide est trop abondant, il suffoque l'action du cœur & des vaisseaux. Lorsque le volume du sang sera diminué, les organes de la circulation auront donc plus de liberté ; au contraire si la masse du sang est trop petite, elle n'agira que foiblement sur les oreillettes & sur les ventricules du cœur : mais si la masse du sang diminuée affoiblit le cœur, cette même masse augmentée doit donner plus de force à cet organe : si en diverses maladies la force du cœur se soutient, quoique le sang soit épuisé, c'est que l'irritation est un aiguillon qui agit sur cet organe.

Cette conséquence évidente par elle même, est confirmée par les faits. Le pouls est plus fort dans les corps qui ont beaucoup de sang. Lorsque le chyle s'insinue dans les vaisseaux, il donne au cœur plus d'action ; les convalescents, dont le sang a été épuisé par les saignées, par la faim, par la violence des maladies, ont le pouls plus fort dès que les vaisseaux se remplissent, & que la peau se colore. Ces faits reconnus paroîtront peut-être superflus, mais la suite des principes qu'il faut établir, les verités qui en résultent, leur enchaînement qui ne se présente pas toûjours à l'esprit, exigeoient ce détail.

La masse du sang étant augmentée ne donne plus de force au cœur que parce que le sang a plus d'action. Le mouvement progressif de ce fluide doit donc porter plus d'activité dans le cœur ; or c'est ce qui est démontré par diverses expériences. Si on presse le ventre d'un animal épuisé, si on comprime le thorax, l'action du cœur se ranime, ses contractions deviennent plus rapides, les cris que fait cet animal, les efforts & les douleurs élevent de même le pouls, & donnent par conséquent un surcroît d'action aux ressorts du cœur.

Ces mêmes faits nous montrent que si les vaisseaux qui portent le sang dans le cœur sont bouchés, l'action de cet organe doit s'affoiblir. Qu'on lie la veine-cave ou qu'on la resserre, la substance du cœur diminue, ce semble, & devient plus blanche, le cœur s'affoiblit, ses mouvemens languissent & cessent

enfin; mais qu'on lâche la ligature, le sang qui rentre dans
le ventricule droit en ranime les reſſorts, les battemens deviennent plus vifs. Je ne ſçai ſur quelles expériences s'étoit
fondé M. Chirac, lorſqu'il aſſuroit que la contraction du cœur
& ſa dilatation continuoient de même après qu'on avoit lié
ſes veines. C'eſt démentir ce que voyent les yeux les plus
groſſiers, & ce qu'ont toûjours vû les hommes les plus éclairés. Bartholin étoit plus exact dans ſes déciſions; le mouvement du cœur ceſſe, dit-il, après la ligature de la veine-cave,
l'action qui lui reſte n'eſt qu'une ondulation ou une palpitation; mais, devoit-il ajoûter, c'eſt une véritable contraction
qui eſt plus foible que la contraction naturelle.

Si on lie les veines pulmonaires, l'action de tout le cœur
ne s'affoiblit pas de même, au contraire elle devient d'abord
plus forte, le ſang ſe ramaſſe dans le ventricule droit, il en
gonfle la cavité & celle de l'oreillette droite. Cette maſſe de
ſang devient un aiguillon qui ſollicite les nerfs des ventricules.
La réſiſtance qu'il trouve dans l'artére pulmonaire excite de
nouveaux efforts dans le ventricule droit; en même tems l'o-
reillette gauche ſe vuide, comme le remarque Bartholin; le
ventricule qui reçoit le ſang de cette oreillette devroit donc
tomber dans l'inaction, mais il ne ſçauroit être entiérement en
repos tandis que le ventricule droit eſt agité de violens mouvemens.

Par les effets que produit la ligature des veines pulmonaires
on peut prévoir ce qui doit arriver lorſque leur artére eſt liée.
Le ſang qui aborde au ventricule droit le remplit, l'irrite, lui
donne d'abord de violentes ſecouſſes; enfin ſon action doit
bien-tôt s'éteindre, & c'eſt ce qui eſt confirmé par l'expérience. Malgré la dilatation, l'irritation, & le ſurcroît d'action,
la ſurface du cœur devient pâle; pourquoi? c'eſt que les artéres coronaires ne reçoivent plus de ſang. On voit par là
qu'elles ne ſont pas abſolument néceſſaires pour la contraction
du cœur; il eſt certain pourtant que dès qu'elles ne recevront
plus de ſang, l'action muſculaire doit s'affoiblir dans le cœur,
car ſi le ſang s'arrête dans les muſcles, ils deviennent paralytiques. Pour mieux connoître ſi ces artéres influent ſur l'action
du cœur, j'ai voulu les lier, mais cette tentative ne m'a pas
réuſſi; tandis que le cœur eſt en action il eſt impoſſible de
ſaiſir ces vaiſſeaux. Je ne ſçais s'il faut croire M. Chirac, quand

il assure qu'il les a liées. La ligature de la veine coronaire seroit moins difficile, mais elle seroit inutile. Cette veine peut se déboucher par d'autres ouvertures.

On doit attendre des effets bien différens lorsqu'on lie l'aorte dans le ventre, le cœur se gonfle, devient plus rouge, il prend même une couleur bleuâtre, son action devient extrêmement vive, il envoye le sang avec impétuosité dans les parties supérieures, tout le corps de l'animal est dans une agitation extraordinaire, la respiration devient plus laborieuse.

Les phénomènes qui suivent les ligatures des vaisseaux sont donc différens suivant la nature de ces mêmes vaisseaux & suivant leurs usages ; mais que les vaisseaux soient liés, ou que les parties qu'ils traversent soient comprimées ou obstruées, les effets seront à peu près les mêmes ; ainsi lorsque les poulmons, par exemple, sont affaisés, que doit-il arriver dans le cœur ? Quelques expériences nous montreront les suites de cet affaissement. Les injections ne peuvent point traverser le tissu de ce viscére lorsqu'il est relâché ; mais si on rëmplit d'air les vésicules pulmonaires, les liqueurs injectées passent aisément des artéres dans les veines. Le sang trouve les mêmes difficultés que l'injection dans les poulmons affaisés. Lorsque la poitrine est ouverte, le ventricule droit se gonfle de même que l'oreillette, les artéres du poulmon s'enflent, mais leur sang ne peut pas pénétrer dans les veines. Si on souffle alors les poulmons, & qu'on renouvelle l'air à l'exemple de Hook, la circulation ne trouve plus d'obstacle, le cœur reprend ses mouvemens réglés. Qu'on juge par là de l'action de cet organe dans diverses maladies, dans la pleurésie, par exemple, dans la phthisie, dans les asthmes, &c.

I I I.

L'action du cœur est soumise à des agens étrangers.

Le sang ne peut donner plus d'action au cœur que par les impressions qu'il fait sur le tissu de cet organe. C'est donc l'irritation seule qui en augmente l'activité. Pour mieux connoître les effets de cette irritation, examinons l'action des agens étrangers sur les ventricules & sur les oreillettes.

Le cœur ne peut être susceptible d'irritation que par ses nerfs ; cette irritation met en jeu l'esprit vital, ou cet agent secret qui les anime. Ne paroît-il donc pas certain que si on agite ces nerfs ils donneront au cœur plus d'activité ?

Cependant cette conséquence est démentie par l'observation d'un anatomiste. M. Petit, en pinçant les cordons de la huitiéme paire & de l'intercostal, qui vont former les nerfs cardiaques, n'a pas donné au cœur un nouveau dégré de mouvement. Suivant mes expériences, l'irritation de ces nerfs ni des filets qu'ils envoyent au cœur ne ranime pas le mouvement des ventricules quelque tems après la mort; je les ai pincé, j'y ai appliqué des corps chauds, sans que de telles impressions donnassent des secousses au cœur.

Le tissu du cœur paroît donc se ranimer plus facilement que le suc renfermé dans les nerfs; cependant de tels faits ne prouvent pas que l'irritation des nerfs qui entrent dans le cœur ne porte un surcroît d'action dans cet organe; nous ne parlerons ici que des animaux dans lesquels le principe vital a encore toute son activité. Si au lieu d'agiter les nerfs dans ces animaux on agite leur cœur, si on le frappe, si on veut le fixer à la même place, si on lui oppose quelque obstacle, sa marche devient bien différente : les impulsions du doigt, d'un stilet, d'une sonde, portent dans le tissu de cet organe une irritation; en faisant des efforts contre des obstacles, il y trouve, pour ainsi dire, un nouvel aiguillon. Le mouvement progressif d'un corps qui trouve un obstacle agit sur ce corps & sur l'obstacle. L'irritation qui résulte du choc du cœur rend ses contractions plus fréquentes & plus petites. Cette fréquence & cette petitesse des contractions est confirmée par des observations faites sur le cœur humain, lorsque par des ouvertures faites vis-à vis on a présenté à cet organe une sonde ou le bout du doigt, il est survenu des palpitations & des syncopes, c'est-à-dire, que les fibres du cœur sont d'abord irritées, qu'ensuite les contractions du cœur deviennent insensibles, & ne poussent plus le sang dans les artéres.

Si ces irritations légeres produisent de tels changemens dans l'action du cœur, quels troubles les blessures ne doivent-elles pas causer dans les mouvemens de cet organe. Lorsqu'on pince des muscles découverts, leurs fibres se resserrent d'abord & se raccourcissent. Le même resserrement doit raccourcir les fibres & les parois du cœur, aussi ses contractions deviennentelles plus petites, & plus fréquentes, lorsqu'on le picque avec une épingle.

Les grandes blessures précipitent encore davantage les contractions du cœur. Il rougit de même que les autres parties blessées. J'ai laissé quelquefois dans sa substance l'instrument dont je m'étois servi pour faire la blessure ; les mouvemens ont continué avec rapidité, mais c'étoit plutôt des tremblemens que des contractions ; comme elles étoient fort petites, c'est-à dire, que les parois ne parcouroient qu'un petit espace, les ventricules ne recevoient que peu de sang, ce fluide se ramassoit dans l'oreillette droite & la gonfloit ; enfin toute la substance du cœur qui se concentroit m'a paru devenir plus pâle.

Les blessures qui ouvrent les ventricules n'en empêchent pas les contractions. Si on coupe la pointe du cœur & qu'on y introduise le doigt, on sent des resserremens très-forts ; si on le porte dans une ouverture faite aux parois, les contractions ne paroissent pas moindres ; mais si en enlevant l'oreillette on l'insinue dans les ouvertures veineuses, on n'y apperçoit pas de contraction bien sensible.

Il résulte de ces expériences & de ces observations plusieurs vérités que nous rassemblerons ici. Lorsqu'il y a une irritation qui sollicite les fibres du cœur *elle augmente la force de cet organe ; les contractions deviennent cependant plus petites, c'est-à-dire, que les parois des ventricules parcourent moins d'espace ; le tissu de ces parois se resserre par sa contractibilité naturelle & par l'action des nerfs irrités ; la fréquence des contractions augmente toujours dès qu'elles deviennent plus petites & plus fortes ; si l'irritation est légere, la force devient plus grande, mais les vibrations des parois leur font parcourir un plus grand espace.*

I V.

S'il y a dans le sang des principes actifs qui donnent au cœur son mouvement.

L'Impulsion du sang donne donc plus de force aux contractions du cœur, c'est une véritable irritation, comme nous venons de le prouver ; mais dans les parties de ce fluide n'y a-t-il pas quelque aiguillon qui, étant appliqué au tissu des ventricules, puisse y porter plus d'activité ? Le mouvement, selon le témoignage de l'expérience, est-il dans le sang le seul principe actif qui agisse sur le cœur, qui en rende les contractions plus vives ou plus fréquentes ? Les impressions de ce fluide sur le tissu des oreillettes & du ventricule sont-elles attachées à certaines conditions, sçavoir à la masse, à la consistance, à la pésanteur, à l'activité des molécules sanguines ?

D'abord

D'abord le seul mouvement progressif du sang, ce mouvement indépendant en beaucoup de cas de la nature des liqueurs, paroît un agent assez fort pour solliciter le cœur par l'impulsion; car lorsqu'on a vuidé la plus grande partie du sang, lorsqu'il a été détruit dans une maladie aiguë, lorsque des hémorrhagies l'ont épuisé, la violence de la fièvre subsiste souvent, le pouls est vif, les palpitations surviennent quelquefois; il est vrai cependant, comme nous l'avons dit, que l'irritation qui agit sur les nerfs donne alors au cœur plus d'activité, mais le sang est toûjours l'instrument qui soutient l'action.

Selon quelques expériences, les liquides, quels qu'ils soient, peuvent faire assez d'impression sur le cœur pour lui donner des secousses. Lower vuida la plus grande partie du sang d'un chien, en même tems cet Anatomiste remplit de bière les vaisseaux à diverses reprises; pressé par l'action d'un liquide si étranger, le cœur continua ses battemens pendant quelque tems.

Ce fait est appuyé d'une observation rapportée par le même Ecrivain. Un jeune homme avoit perdu une grande quantité de sang, on prétendit rétablir ses forces par une quantité excessive de bouillons, les vaisseaux trop remplis s'ouvrirent encore, mais ce qui en sortoit n'avoit plus la forme de sang, ce n'étoit presque que du bouillon; cependant ce fluide si différent soutenoit les mouvemens du cœur.

Il suit seulement de ces faits que l'action du cœur peut subsister, quoique le sang soit en petite quantité; nous n'avons pas besoin pour le prouver de la derniere observation. L'expérience journaliere nous montre que la sérosité presque seule peut soutenir l'action du cœur; les saignées copieuses, les blessures, les hémorrhagies du nez, de l'estomac, du poulmon, ne nous permettent aucun doute là-dessus. Mais de ces mêmes faits résultent encore les principes que nous avons établis; à mesure que la force de l'impulsion diminue dans le sang qui revient au cœur, l'action de cet organe s'affoiblit: & si dans le tems que le cours des liqueurs est si lent, l'irritation, les frictions, le mouvement du corps leur donnent plus d'action, le corps engourdi, pour ainsi dire, se ranime tout à coup.

Non seulement des fluides étrangers, tels que les bouillons, la sérosité, la bière, &c. ne suffisent pas pour exciter de fortes contractions dans le cœur: le sang même, sans une certaine

Tome I.   S s

consistence , sans une certaine pesanteur , sera un agent impuissant. Dès que la partie rouge est diminuée , l'action du cœur
est languissante , ses contractions sont petites , foibles , fréquentes ; ce n'est que lorsqu'elle se répare , c'est à-dire , lorsqu'elle
est plus abondante, que les mouvemens des ventricules sont plus
vifs. Les corps qui ont le pouls plus fort sont ceux dont le sang
est plus dense , plus rouge , moins aqueux.

Cette consistence du sang ne peut-elle pas être excessive , &
alors quelle impression fait-elle sur le cœur ? l'expérience nous
éclaire peu sur les effets de cette consistence excessive , elle ne
peut être que supposée dans l'état naturel des corps animés :
nous sçavons seulement que le sang plus dense de certains animaux , le sang , dis-je , qu'on a fait couler dans les vaisseaux
de l'homme par la transfusion , a excité quelquefois dans le
cœur des mouvemens violens : mais est-ce par sa densité : est-
ce par quelqu'autre propriété inconnue ? Pour ce qui est des
injections , celles qui coagulent le sang bouchent les passages
du cœur ; on ne sçauroit prouver , comme nous le verrons ,
que les corps vivants soient exposés à une telle coagulation.

Mais n'y a-t-il pas dans le sang quelque principe actif qui
excite des contractions plus vives dans le cœur ? celui qui est
le plus sensible , & dont les effets sont les plus certains , c'est
la chaleur : elle ranime souvent le cœur engourdi par le froid ;
elle le remet en mouvement lorsque la mort y a éteint le
principe de la vie , & qu'il a même été séparé du reste du corps :
ce n'est pas seulement en excitant le cœur qu'elle lui donne
plus d'activité , elle en facilite l'action en ouvrant les vaisseaux
capillaires , & poussant le sang dans les artéres. L'injection met
ces effets devant les yeux. Un seul verre d'injection chaude insinué dans l'aorte colore le visage dans un instant. J'en ay
entrevû la cause en injectant le placenta , une vapeur très ra-
réfiée marchoit rapidement avant l'injection.

Ce principe actif , si essentiel au sang des hommes & des animaux quadrupedes , est moins nécessaire aux poissons & aux
insectes : leur corps est froid , leur sang l'est de même en général ; mais la nature de ce fluide est différente dans ces animaux ;
il n'a donc pas besoin du même secours que dans l'homme :
il n'y a qu'à jetter les yeux sur le sang de certains insectes , ou
de certains poissons , il est d'une nature singuliére. Le sang de
l'écrevisse de mer , par exemple , est gluant , blanchâtre ; c'est

une espece de mucosité qui ne paroît pas pouvoir traverser les vaisseaux. La chaleur même des quadrupedes paroîtroit insuffisante pour lui donner de la fluidité. On ne peut donc pas conclurre que ce qui est nécessaire pour mettre en action le cœur de l'écrevisse soit utile dans l'homme & dans les quadrupedes.

Nous ne connoissons d'autre agent que la chaleur dans le tissu du sang. La *volatilité* supposée dans ce fluide par quelques Médecins, & ses parties *spiritueuses*, ne sont presque que des termes, que certains Physiciens ont saisis pour expliquer ce qu'ils n'entendent point. On ne prétend pas nier que le travail des vaisseaux & l'action spontanée des principes du sang, ne changent ce fluide, n'en forment une vapeur pénétrante : mais quelle est l'action de cette eau vaporeuse sur le cœur ? Lancisi a cru nous l'apprendre : il attribue en partie le mouvement du cœur à ce fluide *spiritueux* & *volatil* ; mais a-t-il prouvé ce qu'il a avancé ? Non, son opinion n'est qu'une hypothese.

V.

CES observations ont été faites sur des animaux qui n'avoient pas encore perdu les forces vitales : nous allons examiner les mouvemens du cœur dans ceux qui n'ont qu'un reste de vie prête à s'éteindre. La foiblesse des contractions les rendra plus sensibles en les éloignant les unes des autres dans ces derniers efforts. Nous verrons dans le cœur même les irrégularités du pouls ; enfin en examinant les desordres qu'entraîne la mort, nous pénétrerons peut-être plus aisément dans les causes de cet ordre constant que suivent les mouvemens du premier mobile dans les corps animés.

Observations faites sur des animaux mourants.

Quand l'action du cœur commence à languir dans les animaux mourants, l'harmonie se déconcerte : il y a plus de distance entre les mouvemens de l'oreillette & les mouvemens du cœur : ce n'est qu'après plusieurs pulsations des oreillettes que le cœur se met en contraction. J'ai observé qu'un grand nombre de pulsations dans les oreillettes précede une pulsation des ventricules ; quelquefois les battemens du cœur reprenoient leur fréquence, & répondoient plus exactement aux battemens des oreillettes.

De semblables observations sont répandues dans les ouvrages des Médecins. On lit dans les actes de *Copenhague*, qu'après six pulsations des oreillettes on n'avoit apperçu qu'une pulsation du cœur. Walæus a observé jusqu'à cent pulsations successives dans l'oreillette avant d'appercevoir une pulsation dans les ventricules. Harvei n'avoit remarqué que deux ou trois battemens dans les sacs avant que le cœur fît quelque effort. Stenon avoit vû arriver la contraction du cœur après cinq ou sept contractions de l'oreillette : le même Auteur a observé que deux ou trois contractions de la veine-cave précedoient la contraction du cœur.

Mais est-il bien vrai que dans les cas que nous venons de rapporter les oreillettes sont en mouvement, tandis que le cœur est entierement dans l'inaction ? S'il y a du sang dans les oreillettes, leur contraction l'envoie nécessairement dans le cœur : or il ne sçauroit y entrer sans faire quelque impression dans les ventricules ; c'est ce que confirment les experiences d'Harvei. Lorsque le mouvement des oreillettes subsiste, dit-il, & que le cœur paroît être en repos, on n'a qu'à porter le doigt sur sa surface, à chaque battement des oreillettes on sentira un battement dans le cœur ; un battement, dis-je, semblable au battement des artéres ; mais ces pulsations ne sont que des especes d'ondulations.

Tandis que le mouvement subsiste dans les oreillettes, & qu'il paroît éteint dans le cœur, on n'a qu'à faire une ouverture à la pointe de cet organe, le sang sortira du cœur à chaque battement de l'oreillette. Il s'ensuit donc de-là seulement que le battement de l'oreillette est trop foible pour élever sensiblement les parois du cœur ; car pour les écarter il faut qu'il y ait un certain volume de sang : dès qu'il s'en est ramassé assez pour former ce volume, les parois s'écartent, & on apperçoit leur battement.

Ce qu'on observe dans les oreillettes arrive dans la veine-cave. Les mouvemens alternatifs subsistent dans l'un & l'autre tronc de cette veine lorsqu'on n'en apperçoit plus aucun vestige dans les oreillettes & dans le cœur : mais ces mouvemens alternatifs de la veine-cave doivent en produire de semblables dans les oreillettes & dans le cœur : comme ils sont foibles dans la veine-cave, ils sont insensibles dans le cœur & dans les oreillettes ; on ne doit donc pas y appercevoir ces mouvemens. Mais j'ai toûjours apperçu de petites palpitations dans les ventricules après les contractions des oreillettes : quelquefois ces ventricules se gonfloient subitement comme s'ils se remplissoient d'air,

Les mouvemens de la veine-cave survivent long-tems au mouvement du cœur. Stenon, Bartholin, Borrichius, Lower, Wepfer, Walæus, & d'autres Ecrivains, rapportent des observations curieuses sur ce sujet : mais qu'est il besoin de tous ces témoignages ? le fait dont il s'agit avoit été observé par Harvei : il n'est point d'Anatomiste qui n'ait fait une telle observation, s'il a eu la curiosité d'ouvrir un animal vivant.

Sur ces faits on peut juger de ce qu'on a dit des parties du cœur dans lesquelles se fait appercevoir le dernier mouvement qui est comme la derniere étincelle de la vie. Le ventricule gauche meurt le premier : il est le plus difficile à mettre en mouvement ; cette difficulté vient de sa masse ; d'ailleurs des que le ventricule droit s'affoiblit, le sang s'arrête dans le poulmon : il n'est donc plus porté dans le ventricule gauche ; il faut donc que l'impulsion du sang manque d'abord dans ce ventricule ; or cette impulsion est une des conditions du mouvement du cœur. Le ventricule gauche doit donc être le premier qui perd ses forces, ou ses contractions.

Mais le sang aborde encore au ventricule droit ; son action doit donc survivre à l'action du ventricule gauche : enfin ce mouvement s'affoiblit : la veine-cave envoye pourtant un peu de sang dans l'oreillette droite ; le mouvement doit donc y subsister, tandis qu'il est imperceptible dans le ventricule. Par la même raison la veine-cave est la partie où se montrent les derniers efforts du mouvement vital après que les forces paroissent éteintes dans le cœur. Une experience confirme ce que nous venons d'avancer. Si après que le mouvement a cessé dans ces organes on vient à les ranimer par le soufle, ou par l'eau chaude injectée dans la veine-cave, cette veine se met d'abord en mouvement ; ensuite renait la contraction de l'oreillette droite, & ces deux mouvemens sont suivis de celui du cœur ; voilà donc une experience qui nous ramene encore à l'opinion que nous avons établie, sçavoir, que le sang est la cause déterminante du mouvement du cœur. La secousse que donnent les injections imprime d'abord un mouvement à la veine-cave : ce mouvement est suivi de la contraction de cette veine & des diverses parties du cœur. Tous ces mouvemens dans les animaux vivants, ou dans ceux en qui la vie n'est pas entiérement éteinte, répondent à l'entrée successive du sang dans les diverses cavités du cœur.

V I.

L E principe du mouvement ne s'éteint pas dans le cœur lorsqu'il ne paroît plus dans les autres parties aucun reste de vie. Les Anatomistes, conduits par le hazard, ont trouvé le secret de ranimer le cœur, lors même qu'il semble que la mort a arrêté les mouvemens de cet organe. Nous avons dit que lorsque les contractions & les dilatations alternatives ont cessé, les oreillettes ont un reste d'action ; que les derniers efforts de l'esprit vital produisent dans ces sacs des palpitations qui sont presque insensibles : mais tel est l'effet de l'irritation, après qu'on a séparé des oreillettes les ventricules du cœur, qu'elles sont agitées, selon Harvei, par des mouvemens alternatifs de contraction & de dilatation.

Tandis que ces palpitations subsistent, il n'est pas difficile de donner un surcroît de force aux fibres du cœur : son action n'est pas entiérement éteinte ; les esprits agissent encore, ou font quelques efforts dans les nerfs. Mais l'impression des corps étrangers, l'irritation, les secousses, peuvent donc ranimer les esprits où il ne paroît aucun reste d'action. Des experiences nombreuses prouvent ce que nous avançons ici. Si on picque le cœur avec une épingle, il reprend ses mouvemens : si dans les cœurs des animaux suffoqués on introduit doucement de l'air dans la veine-cave, l'action du cœur se rétablit & continue pendant quelque tems.

Peyer & Brunner ont confirmé cette experience par les observations qu'ils ont faites sur des chats & des chiens dont ils avoient enlevé les entrailles. De semblables experiences avoient été tentées par Wepfer, & avoient eu le même succès. On a redonné au cœur du mouvement, en introduisant l'air par le canal *thorachique*. Stenon rapporte que dans le tems qu'il s'efforçoit de gonfler par le souffle les vaisseaux lymphatiques d'un chien, cet animal mourut ; mais qu'ayant dépouillé le cœur de son péricarde, il trouva que les ventricules étoient pleins d'air, & qu'ils avoient repris leur mouvement. Il a observé la même chose dans un autre chien ; mais de telles observations ont été faites sur l'homme même. M. Hunaud a vû dans un cadavre le mouvement du cœur rétabli par l'air qu'il souffloit dans le canal thorachique.

L'air n'est pas le seul agent qui ait ranimé le cœur : de quelque espece que soit le fluide qu'on pousse dans les ventricules,

il y porte un principe d'action. L'eau, selon Peyer; la bière,
suivant Lower, a ranimé l'action des fibres du cœur. Ces injections qui reffufcitent le mouvement du cœur n'y fuppofent
pas de ftructure différente de celles des autres mufcles, il eft
vrai pourtant que leur action n'eft pas reveillée par les mêmes
caufes : quand on injecte de l'eau chaude dans quelque mufcle
d'un animal qu'on vient de tuer, elle ne rappellera pas le mouvement des fibres de ce mufcle comme la chaleur & l'injection
le rappellent dans le cœur.

On trouve dans beaucoup d'ouvrages de femblables expériences. Celles que j'ai faites s'accordent parfaitement avec
celles que je viens de rapporter. Mais les liqueurs injectées ne
peuvent produire qu'une impulfion fur les parties qu'elles rencontrent dans leur chemin : l'impreffion des corps folides peut
donc produire le même effet ; nous avons déja parlé des pic-
qûures d'épingle ; mais lorfqu'on tiraille, ou qu'on preffe les
poulmons, ce tiraillement ou cette preffion fait renaître les
mouvemens du cœur; c'eft ce qui ne paroîtra pas furprenant
fi on fe rappelle ce que rapportent quelques Anatomiftes, comme nous l'avons déja fait remarquer, que la feule compreffion du
thorax fait renaître les mouvemens du cœur : par cette compreffion le fang eft pouffé dans le ventricule gauche. Ce fang
doit donc y faire la même impreffion que font fur les fibres les
injections dont nous avons parlé.

Boerrhaave rapporte à ce fujet l'accident qui arriva à Vefale,
il ouvrit un cadavre, le cœur étoit en mouvement, la compreffion du thorax l'avoit ranimé, ajoûte Boerrhaave, mais les
particularités de cette hiftoire, ou de ce conte, ne font pas bien
connues.

Les caufes qui pouffent le fang dans le cœur ne font pas
les feules qui en raniment le mouvement. La compreffion fu-
bite de l'aorte, l'injection qu'on a faite dans cette artére a fait
renaître ces mouvemens. L'aorte étant comprimée, le fang
qui y eft ramaffé eft repouffé vers le cœur. L'impreffion que fait
le fang fur les valvules figmoïdes donne une fecouffe au cœur,
de cette fecouffe réfulte un renouvellement d'action. Cela eft-
il furprenant, puifque le doigt feul appliqué une fois au cœur
a rappellé les contractions de l'oreillette, fuivant le témoignage de Stenon?

Mais la chaleur eft l'agent le plus favorable à l'action du

cœur, c'est ce qui résulte des expériences faites par les Ecrivains que je viens de citer ; en les vérifiant j'ai renouvellé souvent le mouvement du cœur d'un petit chien par la seule chaleur des doigts. Je l'ai ranimé de même dans le cœur d'un poulet qui venoit de sortir de la coque, dans un autre qui n'étoit pas encore éclos. J'ai souvent rappellé le mouvement du cœur par la seule chaleur de l'air que je respirois. Enfin dans un autre poulet qui se réfroidissoit déja, j'ai vu renaître le mouvement du cœur en échauffant ce poulet dans ma main, & en portant mon doigt chaud sur les ventricules. On trouve un grand nombre de semblables expériences dans les ouvrages de divers Auteurs.

V I I.

TOUTES les expériences que nous venons de rapporter ne formeroient qu'une histoire stérile, si nous ne les rassemblions pas pour y chercher des guides qui peuvent nous conduire au principe du mouvement du cœur.

La première conséquence qui résulte de ces faits, est que le cœur & les vaisseaux qui en sortent sont susceptibles des plus légéres impressions, lors même que le principe de la vie paroît éteint dans les autres parties ; or si des corps irritans, l'impulsion, la chaleur, sont des aiguillons qui raniment le cœur mourant, faut-il être surpris si les passions, la douleur, les alimens, en un mot l'action de tant de causes qui nous environnent, & que nous portons en nous-mêmes, donnent au cœur un surcroît de force dans l'état naturel, ou dans les maladies qui attaquent les viscéres vitaux ?

La seconde est, comme nous l'avons déja fait observer, que la chaleur est une cause ou une condition essentielle au mouvement du cœur. Dès qu'il est réfroidi, le principe de son action s'éteint, mais il renaît dès que la chaleur se fait sentir ; cet agent est non-seulement nécessaire comme une condition, mais il est une espece d'aiguillon qui anime les ressorts du cœur ; car l'impression de cet agent rappelle d'abord les mouvemens de cet organe.

Mais il résulte encore de ces expériences que le fluide, ou en général la cause immédiate de l'action du cœur, ne perd pas son action aussi facilement que les autres viscéres la perdent ; elle subsiste long-tems apres que l'action est éteinte dans toutes les

autres

autres parties , malgré toutes les apparences de la mort qui
engourdit le reste du corps. Il faut avouer que le principe de
la vie y réside toûjours tandis que le cœur est susceptible de
quelque mouvement.

La troisiéme consequence que nous tirons de nos expériences , c'est que la cause primordiale du mouvement du cœur est
attachée au cœur même , qu'elle est entretenue par l'influence
constante & égale du suc nerveux , ou de l'esprit vital , que cette
cause seule ne produiroit jamais par elle-même le mouvement
du cœur ; qu'elle est déterminée & mise en action par des
causes qui viennent agir contre les fibres des ventricules ;
c'est ce qui paroîtra encore plus évident quand on aura examiné les experiences faites sur des animaux après qu'ils sont
morts.

La quatriéme , c'est que la veine-cave & les oreillettes paroissent plus sensibles , ou plus disposées à se mettre en jeu , que
les ventricules du cœur. L'obscurité qui nous voile les ressorts
de la nature ne nous permet pas de connoître la cause de cette
sensibilité : cependant , comme nous l'avons dit , on ne doit
pas se persuader que tandis que l'esprit vital subsiste dans le
cœur , ce principe abandonne entiérement les autres parties.
Le privilege du cœur est seulement de pouvoir donner des
marques plus sensibles de son action , tandis que la mort a engourdi les autres organes. Le fluide qui coule dans les nerfs
ne s'arrête pas comme les autres liqueurs ; car qu'on prenne un
chien qui n'est pas mort depuis long-tems ; qu'on saisisse les
nerfs qui vont au diaphragme & dans les jambes , ces nerfs
étant pressés par les doigts mettent les muscles en mouvement.

Mais on peut appliquer cette expérience à l'action du
cœur. Le cours du suc nerveux doit être une des causes subsidiaires du mouvement du cœur , ou une cause immédiate. Nous verrons que plusieurs experiences prouvent que
l'arrivée de ce suc n'est pas une cause immédiate , & qu'il y en
a une dans le tissu du cœur même : il est vrai que cette cause
peut s'y rendre par les nerfs , & y résider ensuite ; mais il paroît
du moins s'ensuivre des experiences que le suc nerveux exprimé par les doigts n'est qu'une cause ajoûtée à celle qui est
déja dans le diaphragme. Supposons donc , par exemple , qu'il y
ait un fluide ramassé dans le cœur & qui produise ses mouvemens ; le nouveau fluide envoyé dans les fibres de cet organe

ne fera qu'un nouvel agent ajoûté à celui qui eſt déja dans ces fibres.

VIII.

Experiences faites ſur les animaux où il n'y a aucun reſte de vie dépendant du cours des liqueurs.

Mais venons aux experiences qu'on a faites ſur des cœurs qui ne recevoient rien des autres parties. Si on arrache le cœur d'une grenouille il battra long-tems, quoiqu'il ſoit ſéparé de toutes les autres viſcéres. Si on le coupe en morceaux le mouvement de ſyſtole & de diaſtole y ſeront également ſenſibles. Quand ils ceſſeront on n'aura qu'à picquer ces morceaux de cœur & ils ſe ranimeront auſſi-tôt. La même choſe arrive dans le cœur des ſerpens, des tortuës, des poiſſons, & dans le cœur même des animaux quadrupedes. Si on prend le cœur d'un chien & qu'on le mette en pièces, on verra les mêmes contractions alternatives qu'on voit dans les cœurs des grenouilles. Si on enléve un ventricule, les contractions alternatives ſubſiſteront dans l'autre. Si on les retranche tous les deux, & qu'on épargne la cloiſon, les mouvemens continueront dans le reſte & dans la baſe. On ne devroit donc pas être ſurpris que le cœur de l'homme fût agité des mêmes mouvemens dans les mêmes circonſtances. Les mêmes cauſes ſont raſſemblées dans le cœur humain : il a la même figure : il eſt formé par le même arrangement de fibres ; s'il n'eſt pas refroidi il palpite comme le cœur de la grenouille quand il eſt pincé. On a vû des palpitations lorſqu'il a été arraché ; s'il eſt mis en pièces, elles entrent en convulſions lorſqu'on les picque avec la pointe du ſcapel ; cela arrive ſurtout à la pointe ſéparée du reſte du cœur.

Ces mouvemens ne ſont point particuliers au cœur, on les obſerve dans les lézards, dans les ſalamandres, & dans les lamproyes, dans les anguilles lorſqu'on les coupe en morceaux. La tête de la vipere fait des morſures mortelles lorſqu'elle a été ſéparée du reſte du corps. La tortuë de mer, au rapport de Pechlin, a le ſang auſſi froid que la neige ; cependant ſes muſcles palpitent long-tems après la mort. Quand on coupe la tête & la queue du requin, & qu'on enléve les entrailles, le tronc eſt agité de ſi violents mouvemens, que trois hommes ne peuvent les arrêter.

Le principe du mouvement ſe conſerve tellement dans la tortuë, que long-tems après qu'on lui a coupé la tête elle remue les pieds avec beaucoup de force ; quand on vient à les pincer,

elle fait beaucoup d'autres mouvemens, comme l'a remarqué
M. Redi. Les canards marchent pendant quelque tems après
qu'on leur a coupé la tête : enfin les parties charnues des bœufs
que l'on vient de tuer, & les tegumens même, palpitent long-
tems, c'est-à-dire, qu'elles sont agitées par des mouvemens
alternatifs de contraction.

A ces observations faites sur des poissons & sur des animaux
volatiles, on peut joindre celles de Gallowai. Après avoir enlevé le sternum, il vit dans les muscles du thorax des mouvemens qui durerent un quart-d'heure ; le froid les arrêta, mais
la pointe du scapel, en irritant les fibres, y fit renaître les mêmes mouvemens, ils durerent pendant l'espace d'une heure.
Dans le muscle d'un bœuf on a observé ces tremoussemens de
même que dans le thorax ; la pointe du scapel excitoit ces
mouvemens lorsqu'ils venoient à cesser : en approchant un fer
rouge de ce muscle, on les renouvelloit de même, & l'impression de la chaleur les soutenoit pendant l'espace de deux heures.

Que résulte-t-il de tous ces phénomènes ? il paroît d'abord
qu'ils multiplient les difficultés. La première cause qui se présente dans le mouvement du cœur, c'est l'esprit vital qui coule
dans les nerfs : le cerveau en est la source, il en part pour se
rendre au cœur par des tuyaux invisibles. Dès que la source
est târie, ou qu'elle ne subsiste plus, l'écoulement de l'esprit
vital est interrompu ; le cœur devroit donc perdre son action
dès que la tête est séparée du corps d'un animal ; ce sont-là des
idées qui ont pour elles la vraisemblance.

Mais ce qui paroît le plus vraisemblable est souvent une erreur.
En étudiant la nature nous trouvons dans ses replis des difficultés
qui renversent nos conjectures. L'action du cœur subsiste dans
les animaux après leur mort, après même que cet organe a été
séparé des autres parties. Il y a donc dans les fibres du cœur
un principe d'action, principe que la mort même n'éteint pas ;
il se conserve dans le tissu de ces fibres, lorsqu'elles n'ont plus
de commerce avec le cerveau ni avec les autres parties.

Avant que de pousser plus loin nos recherches, il faut examiner
si la contraction du cœur, ou la palpitation qu'on y observe dans
les animaux qui sont morts, sont les mêmes que celles qui agitent les cœurs des animaux vivans : elles sont produites par les
mêmes instrumens, je veux dire par les fibres musculaires, elles
raccourcissent le cœur, le relâchement succede à ces contrac-

tions , ou palpitations. Tout nous insinue donc qu'elles partent de la même cause & dans l'animal mort & dans l'animal vivant.

Ces palpitations , dira-t-on , paroissent de même dans les muscles des animaux qui sont mourants, ou qui viennent de mourir , mais elles n'existent pas dans l'état naturel ; elles ont donc une cause dont les effets sont suspendus dans cet état. Cette cause peut donc être différente de celle qui meut les fibres musculaires dans l'animal vivant : mais cette objection ne détruit pas les raisons positives que nous venons de rapporter ; les mêmes effets doivent être attribués à la même cause.

Nous pouvons donc seulement conclurre de ces experiences, comme nous l'avons dit , que la cause du mouvement du cœur est inhérente dans ses fibres , qu'elle ne s'éteint pas quand l'animal meurt , qu'elle y subsiste long-tems après : or quelle peut en être cette cause ? On a avancé que l'élasticité des fibres étoit la cause de la contraction alternative du cœur dans les animaux privés de la vie : mais cette élasticité ne subsiste-t-elle pas dans les animaux vivants ? n'y est-elle pas plus active ? ne doit-elle donc pas agiter plus fortement les parties vivantes ? Autre difficulté qui n'est pas moins pressante , c'est qu'on ne connoît pas de corps élastique sensible dont l'élasticité soit si durable , qu'elle puisse produire des contractions alternatives qui se réveillent par la chaleur , par une piquure d'épingle : cette élasticité même si singuliére ne sçauroit être attribuée aux parties des animaux ; ces parties sont lâches & molles ; on ne peut donc supposer cet agent dans de telles parties sans se jetter dans des conjectures purement arbitraires : tout nous raméne donc à un fluide découlé du cerveau par les nerfs , ramassé plus ou moins dans le tissu des fibres musculaires ; ce fluide peut être susceptible de mouvement à la moindre agitation , capable de conserver long-tems ce mouvement qui lui est imprimé , il peut subsister après la mort des animaux , & n'a besoin que d'être déterminé par une cause mouvante.

Ce sont-là les propriétés que les effets nous montrent : nous ne sçaurions pénétrer au-delà ; la nature de cet agent , qui est dans les nerfs , nous est totalement inconnue , mais son existence nous est presque démontrée ; nous ne porterons donc pas plus loin notre curiosité ; nous remarquerons seulement que l'irritation qui subsiste dans les animaux qu'on a tués agite cet es-

prit ou cette matiere si mobile ; (car je ne prétens pas décider
de la nature de cette cause) c'est ce que nous enseignent les
expériences que nous avons rapportées ; elles influent sur beaucoup de phénomènes que nous avons à expliquer.

I X.

TELS sont les divers mouvemens des ventricules du cœur,
des oreillettes , des arteres , de la racine de la veine-cave.
Mais il y a des mouvemens particuliers dans les fibres qui
composent ces organes , mouvemens qui ne s'étendent point
sur toute la masse de chacune de ces parties , & qui peuvent répandre quelque lumiere sur l'action de tout le cœur.
De plus, s'il faut en croire quelques écrivains, il y a une
action particuliere , non-seulement dans la racine de la
veine-cave, mais dans une longue suite de ce vaisseau ; cette
action est semblable à celle du cœur , elle en est indépendante ; entrons dans un détail sur ces mouvemens particuliers tels qu'ils ont été observés par divers Anatomistes.

Les fibres qui forment le tronc de la veine-cave, les oreillettes , & le cœur , présentent des variétés singulieres , même
après la mort. La veine-cave, comme nous l'avons dit , a ses
mouvemens particuliers ; à son origine on apperçoit des pulsations très-sensibles ; le cœur & les oreillettes étant dans
l'inaction , la pointe du cœur étant coupée , le sang étant répandu hors des ventricules, toutes les parties étant réfroidies ,
trois heures s'étant écoulées depuis la mort, Stenon a vû la
veine-cave supérieure en mouvement dans un chien. Le même Anatomiste , après avoir enlevé le ventricule droit du cœur
d'un corbeau, & après que les parois de la veine-cave s'étoient
affaissées , observa des mouvemens alternatifs dans les fibres
transverses de cette veine , l'une s'élevoit après l'autre & paroissoit semblable à un fil saillant.

Ces mouvemens continuerent pendant deux heures , & même
plus long-tems ; mais les fibres de la veine-cave n'ont pas toutes les mêmes mouvemens, ils sont différens & même opposés dans plusieurs parties de ce vaisseau ; la même diversité
se trouve dans les mouvemens des oreillettes , leur action
subsiste assez long-tems en certains endroits tandis que tout
le reste est en repos. Au milieu de la surface de ces sacs on

Les faits qu'on vient de rapporter sont confirmés par beaucoup d'autres expériences aussi singulières.

voit des contractions subites & les environs sont tranquilles ;
il paroît même que le mouvement arrive successivement dans
plusieurs fibres ; car nous avons vû qu'une partie d'une fibre
se contracte & que la partie suivante n'entre en contraction
que lorsque la premiere est dans l'inaction. Ces mouvemens
alternatifs commençoient tantôt par un bout de la fibre &
tantôt par l'autre extrémité.

Les expériences de Lancisi ne font pas moins curieuses que
celles que nous venons de détailler : il a observé des singularités qui ont échappé aux autres Physiciens. Dans les chevaux,
dit-il, la veine-cave a un mouvement très-sensible, tandis que
les autres parties du cœur sont dans l'inaction. Ce fait est confirmé par l'observation de Walæus. Pour connoître l'action de
la veine-cave, il enleva l'oreillete droite. Ce vaisseau, quoique
séparé du cœur, avoit des contractions alternatives : à chaque
contraction il poussoit un jet de sang, de même que les ventricules lorsqu'on les perce à leur pointe. Cet Ecrivain a vû ce
mouvement dans tout le canal de la veine-cave superieure &
dans la veine-cave inferieure jusqu'au foie. Lower a ajoûté un
nouveau témoignage à cette observation : l'oreillette droite
étant dans son mouvement, il a vû dans la veine-cave des ondulations : elles ne devoient point être attribuées, ajoûte-t-il,
à l'action du sang, mais à la corrugation des fibres vasculaires.

Si ce mouvement vient à cesser dans cette veine, la chaleur
des doigts, le souffle, la piqûre d'une épingle, redonnent de
l'action aux fibres de ce vaisseau. Le principe actif qui anime
le cœur, anime donc de même la veine-cave. Ce principe y
excite, selon Lancisi, une espece de mouvement *peristaltique* ;
c'est une suite de fluctuations, ou de palpitations.

Ce qui est encore plus remarquable, c'est qu'après avoir lié
les veines-caves dans de petits chiens, Lancisi observa que l'espace compris entre les ligatures n'avoit point de mouvement ;
mais ces ligatures étant enlevées, l'action renaissoit dans les
troncs de ces veines, quoiqu'il n'y eût pas de sang dans le cœur
qui avoit été vuidé par une ouverture. La veine-cave offrit
dans les poules les mêmes phénomènes à notre observateur : il
vit dans ce vaisseau des mouvemens qui se continuoient jusqu'à
l'oreillette, & de-là jusqu'au ventricule droit ; en même tems le
ventricule gauche & son oreillette étoient dans un repos parfait.

Tous les rameaux de la veine-cave ont, ajoûte-t-il, les mêmes mouvemens qu'on apperçoit dans les troncs : les veines pulmonaires ont de même dans leur tissu un principe qui agit alternativement comme dans le cœur.

De tels mouvemens ne sont pas moins manifestes dans la veine coronaire. Dès qu'on la pince, dit Lancisi, on y apperçoit des vibrations qui commencent vers la pointe du cœur & se continuent successivement vers la base. Mais puisque la veine-cave a de tels mouvemens, il seroit bien surprenant que les veines pulmonaires fussent dans l'inaction : aussi M. Lancisi y a-t-il observé un mouvement peristaltique; mais ce mouvement étoit moins sensible que dans la veine-cave.

Je n'ai jamais pu observer les mouvemens de la veine coronaire dans les animaux que j'ai examinés avec le plus de soin; mais les restes du mouvemens du cœur m'ont quelquefois présenté d'autres particularités : on voit les derniers efforts de cet organe dans la pointe; elle se souléve par de petites secousses, tandis que les ventricules sont dans l'inaction. Si on y enfonce une épingle quand le principe du mouvement ne paroît plus subsister dans toutes les fibres, on y apperçoit de petits fremissemens; elles paroissent se retirer par une petite corrugation. Ces contractions ne s'étendent pas quelquefois au-delà de l'endroit qu'on picque; mais souvent elles s'étendent plus loin : elles entraînent même de semblables mouvemens dans les fibres éloignées, & ces mouvemens ressemblent à des mouvemens vermiculaires.

C'est ainsi que le cœur meurt peu à peu, & que lorsque toute la masse ne peut être ranimée, les parties conservent un principe de vie, principe qui est impuissant par lui-même, mais qui se réveille quand il est aidé par des agents étrangers. Le cœur conserve donc une espece de sensibilité après la mort même. Au reste le raccourcissement des fibres n'est pas obscur dans ces derniers efforts; ainsi lorsque toutes sont en action, elles doivent devenir plus courtes, par conséquent toute la masse du cœur doit se raccourcir de même.

Tous ces phénomènes concourent à établir la cause dont nous avons parlé; je veux dire l'esprit moteur qui anime toutes les fibres du cœur, esprit ou agent inconnu qui est toûjours répandu dans le tissu de ce viscére, qui conserve, comme nous l'avons dit, son action dans les parties mortes, qui a en lui-même un principe d'action comme l'*ether*, principe qui ne se perd pas en même tems par-tout, qui se ranime suivant les causes auxquelles il est soumis. On voit dans les experiences que nous venons d'exposer les restes irréguliers de son mouvement, ou le reste de vie qui jette encore, s'il m'est permis de parler ainsi, quelque étincelle dans les parties qu'elle abandonne : mais les expériences de Lancisi prouvent-elles que les rameaux de la veine-cave ayent réellement un mouvement peristaltique ; il est certain qu'on ne remarque pas un tel mouvement dans tous les animaux ; mais constament on voit des mouvemens alternatifs dans les troncs.

X.

Comment la suite des mouvemens se dérange dans les cœurs où il ne reste qu'un mouvement spontané attaché aux parties solides.

NOUS avons dit que l'harmonie du mouvement du cœur & des oreillettes étoit déconcertée dans les animaux vivants qu'on ouvroit, & qui étoient à demi-morts, ou sur le point d'expirer ; mais cette harmonie est bien plus troublée dans les animaux qui sont morts : quelquefois après deux contractions de la veine-cave, l'oreillette se met une fois en action ; d'autres fois la contraction de l'oreillette n'arrive qu'après la cinquiéme ou sixiéme pulsation de la veine-cave : en certains cas le mouvement paroît commencer dans la veine, & s'étendre successivement sur l'oreillette : en d'autres circonstances la premiere commotion ou le premier effort part des oreillettes, & se communique à la veine.

On ne remarque pas une succession plus réguliére dans les mouvemens de l'oreillette & du cœur ; quelquefois un mouvement de l'oreillette se fait pendant qu'il en arrive deux dans le cœur : quelque tems après j'ai observé le contraire : d'autres expériences m'ont fait voir seulement des frémissemens successifs. Il arrive quelquefois que les mouvemens du cœur & des oreillettes surviennent en même tems. Il y a beaucoup d'autres irrégularités que j'ai remarquées dans plusieurs dissections. De semblables observations sont rapportées par divers Auteurs : je les ai vérifiées, & elles m'ont paru conformes à la vérité.

Dans beaucoup de ces expériences le mouvement du sang n'avoit nulle part au mouvement des oreillettes ou du cœur, nous y avions fait des ouvertures pour qu'il pût s'écouler. Le sang n'est donc pas, dira-t-on, le premier mobile du cœur ;

l'ordre

l'ordre des mouvemens qui agitent continuellement cet organe n'est pas attaché entièrement au cours de ce fluide. Car,
comme nous l'avons dit, le cœur étant séparé du reste du
corps continue long-tems ses contractions; lorsqu'il est mis
en piéces, les piéces séparées sont agitées par des vibrations
alternatives, ces vibrations subsistent même dans les fibres,
lorsque le total de la masse du cœur est en repos.

Ce principe du mouvement qui est attaché à la structure
du cœur, les contractions qui continuent dans le même ordre lorsqu'il n'y a plus de sang dans les ventricules; cette
action, dis-je, indépendante de tout agent étranger ne prouve-t-elle donc pas que le sang n'est pas un instrument nécessaire? Ne peut-on donc pas assurer que dans l'état naturel il
ne contribue pas plus à animer le cœur que lorsque cet organe
est séparé du corps?

Mais, nous l'avons déja dit, ces experiences prouvent seulement que le sang est une cause *déterminante*. L'action du sang
n'est qu'un aiguillon qui irrite le tissu du cœur; les mouvemens
de cet organe deviennent plus vifs lorsque l'impulsion du sang
est plus forte dans les ventricules & dans les oreillettes; elle
s'éteint enfin si elle n'est plus soutenue par la circulation
même qui dépend de cette action. Le mouvement du cœur,
quoique cet organe ait en lui-même un principe d'action, est
donc attaché au mouvement du sang; ainsi l'impulsion de ce
fluide n'est pas une première cause, mais une cause secondaire;
c'est une cause qui met en jeu le principe vital; elle le ranime
 & le soutient.

Si en divers cas le cœur agit sans le secours du sang, quelque
autre agent supplée au défaut de ce fluide; les agents qui peuvent le remplacer, sont la chaleur, l'irritation; les cœurs mêmes
séparés du corps sont sensibles aux impressions de ces agents.
Bien loin donc que ces experiences faites sur les cœurs séparés
du corps, ou sur des animaux qui sont morts & épuisés de sang,
prouvent que ce fluide n'est pas la cause des contractions dans
les ventricules & dans les oreillettes; ces experiences, dis-je,
démontrent que le sang est absolument nécessaire pour que
le cœur se mette en action; car elles nous montrent d'abord
l'effet d'un corps irritant ou d'une impulsion: elles nous prouvent de plus que l'irritation peut subsister, & qu'elle s'éteint
enfin si elle n'est soutenue ou renouvellée par quelque agent:

or de la néceſſité de ce renouvellement réſulte encore la néceſſité du ſang & de ſon action.

Cette détermination, ou l'impulſion du ſang, régle l'ordre
des mouvemens du cœur, je veux dire qu'il eſt déterminé lui-
même par le ſang à agir dans un certain tems & d'une certaine
façon plûtôt que d'une autre : ſuivant que le cours du ſang eſt
plus ou moins précipité, les mouvemens du cœur le ſuivent
plus ou moins rapidement : dès qu'il y a quelque obſtacle dans
les ventricules, l'ordre ordinaire de leurs battemens ſe dérange ;
quand ils ne ſont plus animés par le cours des liqueurs, les contractions des oreillettes & du cœur ſortent de l'ordre naturel.

XI.

Par quels de-
grés le cœur
s'affoibloit - il
en mourant ?

DANS le cours de ces expériences nous voyons quels ſont
les divers dégrés de foibleſſe par leſquels le cœur doit paſſer
lorſque la mort arrive. Les derniers efforts de cet organe
ſont les mêmes dans les hommes & dans les animaux. Pour
mieux connoître ces efforts, ou ces dernieres étincelles de la
vie, examinons-les dans les animaux dont on épuiſe le ſang,
& dans ceux qui meurent ſans que les vaiſſeaux ſoient dé-
ſemplis.

Qu'on ouvre une grande artére dans un chien, le ſang
s'élance d'abord avec impétuoſité, le jet eſt continu, mais il
eſt plus fort à chaque contraction du cœur ; dès que cet organe devient plus foible, le ſang ne ſort plus que par bonds,
il s'arrête pendant quelque tems, enſuite il paroît reprendre
des forces à diverſes repriſes ; ces alternatives ſubſiſtent juſqu'à ce que le cœur ſoit entiérement tombé dans l'inaction.

On voit ces divers efforts du ſang dans les expériences de
M. Hales. Lorſqu'on applique un tube à quelque artére, le
ſang monte dans ce tube, il ſe ſoutient quelque tems à un
certain dégré de hauteur, enſuite il deſcend & il reſte encore
pendant quelques moments au point juſqu'auquel il eſt deſ-
cendu. Après s'être ainſi abbaiſſé, la colomne remonte pour
deſcendre & pour s'élever encore alternativement à diverſes
repriſes.

Lorſque la force du cœur s'affoiblit, ces alternatives doivent néceſſairement arriver ; d'abord le cœur qui n'a rien perdu de ſon action éleve le ſang juſqu'au plus haut dégré où il
peut le porter dans le tube ; mais dès que cette activité di-

minue , la colomne qui n'est plus soutenue par les mêmes efforts doit repousser le sang dans les artéres ; à mesure que le
cœur se ranime cette colomne doit s'élever encore , & quand
il retombera dans la langueur , le sang du tube doit descendre nécessairement.

Mais on observe ces divers dégrés d'abbaissement & de hauteur
dans la colomne du sang avant que le cœur se soit affoibli.
Quelle est donc la cause qui abbaisse & qui reléve le sang alternativement dans le tube ? pourquoi le cœur & les artéres
ne soutiennent pas la colomne à la même hauteur ? Si le sang
descend il n'est pas soutenu par la même force ; il est donc
évident que la force diminue lorsqu'elle l'a poussé à une certaine
hauteur ; il faut donc chercher cette diminution d'effort dans
l'artére même. Quand le sang a été poussé jusqu'au plus haut
degré où il puisse atteindre , l'artére se gonfle , elle est enflée
par le cœur qui y pousse le sang , & par la colomne qui la dilate par sa pésanteur ; alors elle a plus de force ; le sang doit
donc être poussé vers le tronc qui produit l'artére. C'est ainsi
que lorsqu'on lie un rameau artériel il s'enfle , & que le sang
reflue dans le tronc d'où part ce rameau.

Ce qui paroît plus singulier , c'est que le tube étant appliqué aux veines , le sang descend de même & remonte alternativement , les valvules ne l'empêchent pas de revenir sur ses
pas. La même cause qui l'oblige à rétrograder dans les artéres , le force à refluer dans les troncs des veines. Ce n'est donc
pas aux efforts inégaux des cœurs mourants qu'il faut toûjours
attribuer les divers dégrés de hauteur ou d'abbaissement qui
se présentent alternativement dans la colomne du sang. Mais
lorsque l'action du cœur s'éteint & se ranime à diverses répri-
ses , le sang doit monter ou descendre suivant la foiblesse ou
la force de cette action.

Mais suivons les divers degrés de la force qui anime le cœur
lorsque le sang n'est pas épuisé. Qu'on mette le cœur à découvert , son mouvement est d'abord rapide , ses contractions sont
fortes , ensuite elles s'affoiblissent , & cessent peu à peu ; mais
après s'être évanouies pendant quelque tems elles se réveillent ;
cependant lorsque la masse du cœur paroît sans action , les
oreillettes ne perdent pas leur activité , leur mouvement subsiste pendant quelque tems ; nous avons déja prouvé par les
expériences précédentes que les diverses parties du cœur meu-

ent succeſſivement ; nous avons même indiqué les cauſes de cette mort qui arrive en détail, mais ces cauſes ſont-elles bien démontrées ?

Il paroît d'abord vraiſemblable que la différence des maſſes dans les diverſes parties du cœur doit étouffer dans des tems différents les efforts de l'eſprit vital. On ne peut pas douter que le ſang venant à manquer dans le ventricule gauche, parce qu'il ne peut pas traverſer le poulmon, ce ventricule ne doive être le premier dans l'inaction, & que cette inaction ne doive auparavant ſe faire appercevoir dans l'aorte. Le ſang qui aborde encore au tronc de la veine-cave & de l'oreillette, paroît devoir prolonger l'action de ce vaiſſeau & du ſac auquel il abboutit ; comme il marche lentement, parce qu'il n'eſt plus pouſſé par les artéres, le ventricule droit doit perdre auparavant ſon action, & cette perte de mouvement doit commencer dans l'artére pulmonaire.

Mais quand on entre dans le détail on eſt ſouvent arrêté par des difficultés qui naiſſent de ces explications mêmes. Ce n'eſt pas tout, des expériences paroiſſent les démentir ; car lorſque le cœur eſt vuide, ſes diverſes parties meurent ſucceſſivement ; on ne peut donc pas attribuer ſeulement au ſang le reſte d'action qu'on obſerve dans la veine-cave & dans l'oreillette droite, c'eſt l'eſprit vital qui meurt ſucceſſivement, c'eſt-à-dire, que l'irritation, ou la cauſe déterminante, abandonne les parties du cœur l'une après l'autre. Il faut avouer pourtant que cette ſucceſſion ne m'a pas paru auſſi marquée que lorſque le ſang ne s'eſt pas échappé du cœur.

CHAPITRE V.

Le mouvement du ſang dans le cœur.

I.

L'action de la veine-cave ſur le ſang qui entre dans le cœur.

TELS ſont les phénomènes de la contraction & de la dilatation du cœur ; mais quel eſt le principe de ces mouvemens ? nous ne pouvons pénétrer dans les cauſes qu'en ſuivant les traces qu'elles laiſſent dans leurs effets. Les Ecrivains qui par des voies analytiques ſont partis des cauſes pour déterminer ces effets, n'ont été conduits que par

leur imagination ; la voie la plus sure est celle qui des effets
nous conduit à leur principe. Il faut donc, avant de chercher
la cause de l'action du cœur, connoître le mouvement qu'il
imprime au sang ; ce mouvement que nous allons examiner n'est
pas la circulation dans les artères & dans les veines, mais le
mouvement du sang dans les ventricules & dans les oreillettes.

Nous supposerons en entrant dans cet examen l'impulsion
du sang sur la veine-cave, c'est-à-dire, le mouvement qu'il
imprime au tronc de cette veine en y arrivant des autres parties du corps. Cette impulsion est continue, puisque le sang
marche d'un pas égal dans les autres veines ; il s'ensuit donc,
dira-t-on, de cette action égale que la veine-cave est sollicitée continuellement par le sang qui y aborde ; s'il est donc
vrai que l'action du sang soit la cause déterminante de la contraction qui resserre le tronc de la veine-cave, il paroît que
cette contraction doit être continue, puisque sa cause agit
également & sans interruption.

Mais il ne s'agit point ici de la cause qui resserre la veine-
cave pendant sa contraction, nous supposons cette cause
que nous rechercherons ailleurs : nous n'examinons que le
mouvement du sang. De quelque cause que vienne l'action
de la veine-cave, il est certain que le mouvement du cœur favorise cette succession alternative de contraction & de relâchement
qu'on observe dans cette veine. L'impulsion du sang sur le tronc
de la veine-cave est continue & égale : il entreroit d'un pas
égal dans l'oreillette droite si rien n'en ne changeoit la marche ; mais cette oreillette se contracte, alors le sang est repoussé vers la veine-cave : celui qui aborde dans cette veine
ne peut plus avancer : il se ramasse donc dans le tronc ; or ce
sang ramassé cause un surcroît d'irritation dans le tronc de la
veine-cave, irritation qui cesse ou qui diminue dès que l'oreillette est vuidée, c'est-à-dire, lorsqu'elle cesse d'agir ; alors le
sang n'y oppose plus la même résistance, les fibres de ce sac
sont relâchées ; la veine-cave peut donc se décharger du sang
qui y étoit accumulé : délivrée de ce fardeau, ou de cet aiguillon,
elle est moins sollicitée. Il y a donc dans cette veine une suite
d'irritation également interrompue, c'est-à-dire, qui arrive
après des intervalles égaux : or cette irritation peut être comp-
tée parmi les causes des contractions réitérées & du relâchement alternatif de la veine-cave.

I I.

Le sang entre
tout - à - coup
dans les oreil-
lettes & dans
les ventricules

LE sang qui entre de la veine-cave dans l'oreillette, y entre-t-il goutte à goutte, ou y est-il poussé tout d'un coup par une force momentanée semblable à la force de la percussion? S'il n'étoit porté dans l'oreillette que par le mouvement qu'il reçoit des veines, il seroit poussé dans le sac droit par un mouvement uniforme : mais la contraction du tronc de la veine-cave est une force instantanée ; elle pousse donc le sang dans le sac droit tout-à-coup : cette force est suffisante pour dilater le sac & vaincre la résistance qui s'oppose à la dilatation. Dans le premier instant la résistance est petite, il y a peu de sang dans l'oreillette, sa cavité peut donc en recevoir d'autre sans que les parois soient forcées : mais dès que les parois s'écartent du centre, la résistance augmente par gradation jusqu'à ce que la contraction survienne dans leurs fibres ; ce qui arrive dans la veine-cave, arrive dans l'oreillette : elle envoye le sang avec précipitation dans le ventricule droit, *cum impetu*, dit Harvei.

Mais Lower a plus approfondi ce qui concerne la célérité avec laquelle le sang est poussé dans les ventricules du cœur. Les preuves de cette vitesse se présentent aux yeux mêmes ; la contraction des oreillettes est une contraction subite ; l'explosion de la poudre, comme le dit cet Ecrivain, n'est pas plus prompte que la contraction du cœur ; c'est donc une nécessité que le sang soit poussé par l'oreillette dans le ventricule droit comme par un coup de piston. L'action des ventricules ne doit pas être moins rapide : les agents qui la produisent dans les oreillettes la produisent dans ces cavités du cœur : peut-être même que cette rapidité est plus grande dans les ventricules ; ils sont moins lâches que les oreillettes, ils ont plus de fibres, & par conséquent plus de force. D'ailleurs l'irritation qu'y cause l'entrée du sang peut être plus grande.

Mais la force avec laquelle les oreillettes poussent le sang dans le cœur doit être moindre que celle qui resserre les ventricules pendant la contraction. Cette force différente résulte nécessairement de la force inégale des fibres qui composent les sacs & les ventricules. L'oreillette droite, par exemple, est plus foible que le ventricule droit ; cette foiblesse est bien plus grande dans le sac gauche par rapport à son ventricule ; mais il suffit que les sacs soient assez forts pour pousser le sang dans le cœur.

L'oreillette droite a dû nécessairement avoir une plus grande capacité que l'oreillette gauche ; elle est comme un réservoir où se ramasse le sang poussé par l'action de tout le reste du corps, excepté des poulmons ; c'est pour cela que dans sa grande dilatation l'oreillette droite peut contenir jusqu'à cinq onces de sang suivant plusieurs observations ; elle doit donc avoir plus de force que l'oreillette gauche, puisqu'elle doit résister à de plus grands efforts & contenir une plus grande masse de sang.

La nécessité des oreillettes, qui ne manquent dans le cœur d'aucun animal connu, ne peut pas être obscure après ce que nous avons dit. 1°. Il étoit nécessaire qu'il y eût des réservoirs où le sang pût se ramasser lorsque l'entrée du cœur seroit fermée. 2°. Il falloit qu'il se ramassât dans un réservoir une quantité suffisante de sang pour remplir les ventricules. 3°. Dans les violens mouvemens du corps le sang marche avec plus de force & en plus grosse quantité dans le même tems par le canal de la veine-cave ; il falloit donc pour que ce mouvement ne fût pas interrompu qu'il y eût un réservoir qui pût recevoir le fluide.

<h3 style="text-align:center">I I I.</h3>

Le sang poussé dans les ventricules baisse nécessairement les valvules, elles s'appliquent aux parois internes du cœur : on trouve ces valvules couchées sur ces parois ; mais dès que le sang est entré dans les ventricules & qu'ils se resserrent, les valvules s'élevent. J'avois d'abord cru en examinant leur structure, leur figure, leurs lambeaux, qu'elles ne s'appliquoient pas exactement les unes aux autres : il me paroissoit que le sang pouvoit trouver quelque issue entre ces lames membraneuses. Quelques experiences de M. Chirac m'avoient confirmé dans mes premiéres idées : en coupant les oreillettes il avoit observé que le sang sortoit par les interstices des valvules.

Mais des experiences plus exactes m'apprirent que je me trompois. Quand on injecte quelque liqueur par la pointe du cœur, les valvules en s'élevant ferment exactement le passage : elles se voutent même au dehors sans laisser échaper une goutte d'eau, pourvû que l'on pousse la pointe du cœur vers la base pendant l'injection. Enfin lorsqu'on renverse le cœur rempli d'eau, & que les valvules sont baissées, il est certain que ces valvules ne permettent aucun écoulement. La même chose arrive pendant la contraction du cœur.

Les valvules se baissent lorsque le sang entre dans le cœur, & elles se relèvent lorsque les ventricules se resserrent.

Il semble cependant que les valvules devroient être tirées vers la pointe du cœur par l'action des colomnes : si ces colomnes étoient fort longues, la contraction pourroit ne pas les raccourcir suffisamment pour abbaisser les valvules : mais les fi ets des colomnes ne s'étendent pas jusqu'à la hauteur des tendons circulaires auxquelles les valvules sont attachées. Cette longueur démontre donc qu'il est nécessaire que le cœur se raccourcisse ; sans ce raccourcissement les valvules seroient tirées vers la pointe du cœur par l'action des colomnes.

Cette théorie est confirmée par l'expérience de Lower : après avoir injecté de l'eau par la pointe du cœur, il observa qu'en poussant en même tems la pointe du cœur vers la base, les valvules en fermoient exactement l'ouverture. L'experience que rapporte M. *Bassuel* appuie encore plus solidement ce que nous avons avancé : lorsqu'il pressoit les côtés de la base, les valvules se joignoient & fermoient le passage plus exactement & plus facilement ; pourquoi ? c'est que plusieurs filets qui s'attachent aux valvules, & qui viennent des côtés, tirent ces digues vers les parois ; or quand ces parois se rapprochent elles permettent aux pointes des valvules de s'élever : mais en pressant les côtés du cœur, & en l'allongeant, M. Bassuel a observé que l'eau s'échappoit des ventricules & entroit dans l'oreillette. Il faut cependant observer que pour que les valvules se ferment quand on injecte les ventricules il n'est pas nécessaire qu'on presse les côtés, il suffit de pousser la pointe du cœur vers sa base ; quoique les ventricules soient enflés, & que par conséquent leurs parois soient plus éloignées de l'axe de ces cavités, les valvules s'appliquent exactement les unes aux autres.

Il est donc certain que pendant la contraction du cœur rien n'empêche que les valvules ne s'élévent & n'arrêtent le sang qui les pousse. Les valvules du ventricule droit appliquent leurs bords mutuellement les uns aux autres ; mais les valvules du ventricule gauche s'étendent l'une sur l'autre ; c'est ce qui résulte de plusieurs experiences : or cette position leur donnet-elle plus de force pour résister au sang ? c'est ce que Boerrhaave a prétendu, mais c'est-là un petit secours. La résistance des valvules dépend sur-tout des colomnes qui empêchent que ces digues ne soient poussées vers les oreillettes.

La force des valvules doit donc être considérable, elles résistent à la force des ventricules, c'est-à-dire, à l'effort du sang
qu'ils

qu'ils pouffent. Les colomnes doivent donc être tirées avec violence : il n'eft donc pas furprenant qu'elles deviennent fi fouvent offeufes. Je les ai trouvées telles dans plufieurs cadavres. Les valvules s'étoient auffi offifiées dans le dernier que j'ai ouvert, elles étoient immobiles & appliquées aux parois du cœur, elles étoient donc inutiles. La circulation peut donc fe foutenir fans le fecours des valvules.

Malgré la force avec laquelle le fang pouffe les valvules, nulle obfervation ne nous apprend qu'elles ayent été déchirées par les efforts du cœur. Cette réfiftance eft furprenante; car les valvules ne font arrêtées que par des filets affez déliés, & par les colomnes d'où partent ces filets, colomnes dont plufieurs n'ont pas une grande force, fi on en juge par la maffe. Comment donc ces valvules ne cédent-elles pas aux efforts du fang ? Ces efforts ne fçauroient être appréciés exactement, mais ils font grands; ce font les efforts des parois : il y a apparence que la force du fang qui éléve les valvules eft contrebalancée par le fang qui remplit les oreillettes, & qui eft pouffé dans ces facs par la veine-cave.

I V.

QUELLE eft la quantité de fang qui entre dans les oreillettes & dans les ventricules pendant leur relâchement? Nous avons examiné ailleurs cette queftion, mais nous entrerons ici dans un plus grand détail.

Il femble d'abord qu'il n'y a qu'à mefurer les cavités du cœur pour déterminer la quantité du fang qui y entre; c'eft fur les capacités des ventricules que fe font réglés ceux qui ont prétendu fixer la quantité du fang que ces ventricules reçoivent.

Harvei ne décide rien fur ce fujet, il fuppofe feulement qu'il fort de chaque ventricule demi once ou deux drachmes, ou une drachme de fang; c'eft fur cette fuppofition vague qu'eft fondé fon calcul, qui ne put éviter la cenfure de *Riolan*.

Lower prend pour régle la quantité de fang que contiennent les ventricules; &, fuivant l'évaluation d'Harvei, il réduit cette quantité à deux onces. Borelli fans prendre la mefure des cavités du cœur a fuppofé qu'il fortoit trois onces de fang de chaque ventricule; mais c'eft fans nous dire fur quel fondement il appuie fa conjecture.

Keil fuppofe dans un endroit que le cœur n'envoye dans les

artéres qu'une once de fang, mais c'eft plûtôt une fuppofition qu'une détermination exacte. L'Auteur n'a voulu que calculer d'après une fuppofition la quantité de fang qui paffe par le cœur pendant un certain tems; car il ajoûte qu'il n'a prétendu déterminer que la plus petite vélocité du fang. Il s'explique nettement, page 40. & il affure qu'il eft très vraisemblable que le cœur envoye dans l'aorte deux onces de fang : c'eft la viteffe du fang de l'aorte qui eft l'objet de fes recherches dans cet endroit que nous venons de citer. Nous ne parlerons pas de Tabor, qui, fans confulter la nature, ou en la déguifant, a cru que le calcul lui en découvriroit les démarches.

Les travaux des autres Anatomiftes ont encore jetté plus d'incertitude fur cette matiére. Selon les dimenfions de M. Helvetius, le ventricule droit contient deux onces & une drachme de fang. Le ventricule gauche en contient deux onces moins une drachme : une telle capacité n'eft pas même conftante, felon l'Auteur qui a tenté une telle expérience ; car il a trouvé un cœur dont le ventricule droit contenoit trois onces de fang, tandis que le ventricule gauche n'en contenoit que 2. onces & demie.

Les dimenfions prifes par M. Nicolaï ne s'accordent pas avec celles dont nous venons de parler : fes experiences lui ont appris que le ventricule gauche contenoit deux onces & une drachme de fang, & que le ventricule droit en contenoit deux onces & demie. Saltzmann, fon maître, fit à ce fujet quelques experiences en préfence de M. Michelloti : mais ces tentatives ont été faites fur des cœurs de bœufs. Dans ces animaux la différence des deux ventricules eft double. M. Morgagni a examiné auffi le rapport de ces deux cavités Le ventricule droit contenoit dix parties d'eau & de vin, & huit parties d'efprit de vin ; mais le ventricule gauche ne pouvoit renfermer, felon cet Auteur, que cinq parties d'eau & de vin, & quatre parties d'efprit de vin.

Mais les experiences de Haller & de Santorini fur les cœurs humains s'éloignent des experiences de H. & de Nicolaï. M. Haller examina la capacité d'un cœur dont le ventricule droit contenoit trois onces d'eau : le même ventricule peut en contenir jufqu'à cinq onces, fuivant le témoignage de Santorini.

Les experiences font le fondement de la phyfique, mais fouvent elles font fort inutiles. Vouloir déterminer la capacité des ventricules, c'eft vouloir fixer une étendue variable : il en

est du cœur comme de la masse des corps, si les uns sont fort
petits, les autres sont fort grands. Il y a entre ces excès des gra-
dations différentes : il en est de même des cœurs : ils sont
petits dans les enfans : ils augmentent suivant l'âge. La capacité des ventricules varie souvent dans les adultes, l'accroïs-
sement, les forces, les travaux, les maladies entraînent beaucoup de variations.

Mais quand même ces différences ne variroient pas la capacité des ventricules, il seroit fort difficile de la déterminer.
J'ai déja parlé des difficultés qu'on éprouve quand on veut
chercher la mesure de ces cavités ; j'ajoûterai seulement
que si on y injecte de la cire dans les ventricules, ils s'étendent inégalement, parce qu'ils n'ont pas des parois également
ment fortes. Le tissu du ventricule droit cede plus aisément que le tissu du ventricule gauche : lorsque je les ai
remplis de cire j'y ai remarqué souvent une différence extraordinaire. On peut donc seulement conclurre de toutes ces
mesures que le ventricule droit est plus grand que le ventricule gauche.

V.

Avant que de fixer la quantité du sang qui entre dans le
cœur, on auroit dû examiner si les ventricules & les oreillettes se
vuident entierement à chaque contraction. Lower n'en a pas
douté ; mais sur quelles preuves établit-il son opinion ? La dilatation, dit-il, est très-grande ; la contraction resserre extraordinairement les ventricules. Le petit doigt introduit par la
pointe du cœur est serré fortement par les parois ; c'est ce qui
ne me permet pas de douter, continue-t-il, que le cœur ne reçoive pendant sa dilatation autant de sang qu'il en peut contenir, & que tout le sang qu'il reçoit ne soit poussé hors des
ventricules par la contraction.

Pour prouver, dit-il, que l'évacuation des ventricules est «
totale, nous n'avons besoin que d'en appeller au témoignage «
des yeux. Les cœurs des animaux qui viennent de naître, les «
cœurs des grenouilles, des anguilles, des serpens, se vuident «
entièrement à chaque contraction, car ils deviennent blancs «
de même que les oreillettes : il n'est nullement douteux que «
les cœurs des autres animaux n'envoyent dans les artéres tout «
le sang qu'ils renferment dans leurs ventricules. »

On voit par-là que Lower ne soupçonnoit pas qu'il restât

X x ij

du sang dans le cœur : mais les preuves sur lesquelles il s'appuie ne répondent pas à l'assurance avec laquelle il propose son opinion. Les parois du cœur blanchissent dans la contraction ; le sang est donc chassé de leurs vaisseaux resserrés : voilà la seule conséquence qu'on puisse tirer de cette experience ; c'est aller trop loin que d'en inférer l'évacuation totale du cœur.

Malgré l'autorité de cet Anatomiste on peut assurer que les ventricules ne se vuident pas entiérement à chaque contraction ; car nous avons démontré que leurs cavités ne sçauroient s'effacer lorsque leurs parois se resserrent. Il est donc évident qu'il y reste du sang : si ce fluide en étoit chassé entiérement, il y auroit un vuide dans les ventricules : or s'il y avoit un tel vuide dans le cœur, ses parois se déchireroient ; le sang qui y coule romproit les vaisseaux ; d'ailleurs l'impulsion du cœur est-elle assez vive pour surmonter la résistance qui s'oppose par-tout au vuide ? c'est ce qu'on ne peut assurer sur le témoignage d'aucune experience.

Ce que nous avançons trouve un appui dans les faits. Si on lie la veine-cave d'un chien, il reste du sang dans l'oreillette droite & dans le ventricule droit ; cependant la contraction qui arrive au cœur pendant la ligature devroit chasser ce fluide.

Il en est du cœur comme des artéres qui en sont une suite ; ce sont des espéces de cœur ; elles ont, comme cet organe, des fibres musculaires ; elles se resserrent, se dilatent, se remplissent, se vuident alternativement : or il reste toûjours une cavité dans ces vaisseaux. Quelque grande que soit leur contraction, cette cavité ne se vuide jamais entiérement ; il est même certain qu'elle est toûjours pleine, soit pendant la dilatation, soit pendant la contraction.

Mais si les ventricules ne se vuident pas, il est impossible de déterminer quelle est la quantité de sang qui passe par le cœur dans un rems donné : ce n'est qu'en général qu'on peut la connoître. Si à chaque battement il sort du ventricule gauche deux onces de sang, ce ventricule en recevroit dix livres à chaque minute, supposé que pendant ce tems il arrivât quatre-vingt battemens de cœur ; mais, comme nous venons de le prouver, il est impossible que chaque battement envoye deux onces de sang dans l'aorte ; on peut seulement conjecturer qu'elle en reçoit au moins une once à chaque contraction du cœur ; car il n'y a pas d'apparence qu'il reste dans le ventricule gauche plus de la moitié du sang qu'il contient : mais supposé qu'il en sorte une once, il n'en passe que cinq livres par le cœur dans une minute. Suivant ce calcul le cœur reçoit soixante-quinze livres de sang dans un quart-d'heure. Si toute la masse des fluides monte à cent cinquante livres, elle peut passer par le cœur dans l'espace de demie heure : mais de tels calculs ne sçauroient être exacts ; on ne peut déterminer la quantité des fluides qui circulent dans nos corps. De plus ces fluides ne marchent pas tous avec la même vitesse : on ne peut donc pas sçavoir dans combien de tems se fait la circulation de toutes les humeurs.

V I.

NOUS venons de prouver que les ventricules ne se vuident pas à chaque contraction. Ce principe étant posé, les difficultés que présente leur inégalité doivent s'évanoüir. Le ventricule droit, a-t-on dit, est plus grand que le gauche ; le ventricule droit à chaque contraction doit donc envoyer dans les poulmons plus de sang que n'en peut recevoir le ventricule gauche. Mais si le ventricule droit ne se vuide pas entiérement, c'est un réservoir qui ne poussera dans l'artére pulmonaire que la quantité de sang qui peut être contenue dans le ventricule gauche.

Comment le sang peut circuler également dans des ventricules inégaux.

Cette réponse, dira-t-on, laisse la difficulté dans toute sa force. Si un ventricule ne se vuide pas, l'autre retient aussi une partie du sang qu'il renferme. Soit A la quantité de sang qui remplit le ventricule droit ; soit B celle qui peut être contenue dans le ventricule gauche ; qu'il reste $\frac{1}{7}$ de A dans le ventricule droit, & $\frac{1}{7}$ de B dans le gauche à chaque contraction, les mêmes disproportions subsisteront ; car $\frac{1}{7}$ de A sont plus grands que $\frac{1}{7}$ de B : il est donc certain que $\frac{1}{7}$ de A ne pourront pas entrer dans le ventricule gauche. Mais la force du ventricule gauche est fort superieure à la force du ventricule droit : elle est double & même triple dans ce ventricule. La quantité de sang qui sort du ventricule gauche doit donc être proportionnellement plus grande que la quantité qui sort du ventricule droit. Supposons qu'il y ait dans le ventricule droit deux onces & demie de sang, & qu'il y en ait deux onces dans le gauche, quand la contraction resserrera le cœur, qu'arrivera-t-il alors ? Si le ventricule droit envoye dans le poulmon une once & demie de sang, le ventricule gauche pourra envoyer la même quantité dans l'aorte ; il restera une once de sang dans le premier, il n'en restera que demi once dans le second ; car, comme nous l'avons dit, il a plus de force que le ventricule droit.

On trouve donc dans ce partage du sang la résolution des difficultés qui résultent de l'inégalité des ventricules. Ce qui confirme sur-tout notre opinion, c'est ce qui arrive dans les oreillettes mêmes, elles sont plus amples que les ventricules. L'oreillette droite, par exemple, peut contenir plus de trois onces de sang ; elle ne peut donc pas se vuider à chaque contraction ; pourquoi ne resteroit-il pas du sang dans le ventricule droit après qu'il s'est resserré ? Toutes les difficultés qu'on peut former sur l'inégalité des ventricules peuvent s'appliquer à l'inégalité des oreillettes.

Cette inégalité des ventricules ne présente pas plus d'inconvéniens dans l'état naturel que dans les maladies : or dans certaines maladies le ventricule droit devient extrêmement vaste, alors il ne peut pas se vuider entièrement à chaque contraction ; il en est de même de l'oreillette droite & de la veinecave ; elles deviennent quelquefois monstrueuses ; elles ne peuvent donc pas pousser dans le ventricule droit tout le sang qu'elles renferment.

Derniere preuve qui démontre que tout le sang du ventricule droit ne passe pas à chaque contraction dans les poulmons, c'est que dans le premier instant que l'artére pulmonaire se contracte, elle renvoye nécessairement dans les ventricules une partie du sang qu'elle contient ; car les valvules sigmoïdes ne se ferment pas dans un moment indivisible ; en se rapprochant elles permettent au sang d'entrer dans les ventricules.

On pourroit appliquer aux artéres du poulmon ce que nous venons d'établir sur l'inégalité des ventricules du cœur. Dans toutes les parties du corps les veines surpassent les artéres en nombre & en grosseur ; mais dans le poulmon les ramifications de l'artére pulmonaire paroissent, suivant quelques Ecrivains, plus nombreuses & plus grosses que les ramifications des veines.

Un Médecin de l'Académie des Sciences avoit soutenu cette disproportion des artéres & des veines pulmonaires. Michelotti, qui a cherché a dépouiller les vivants pour honorer les morts, a attribué à Drack cette prétendue découverte. Il est certain que dans les figures anatomiques données par cet Auteur, les artéres pulmonaires paroissent plus nombreuses que les veines ;

or l'expreſſion de la gravûre eſt auſſi déciſive que l'expreſſion du langage : puiſque Drack a repreſenté dans les artéres pulmonaires plus groſſes & plus nombreuſes, il a exprimé ſes idées comme s'il les avoit écrites, ce ſeroit avoir une idée injuſte de ſon exactitude que d'attribuer, comme on l'a fait, au Deſſinateur l'inégalité des veines & des artéres marquée dans les figures. Les planches *d'Euſtachi*, quoiqu'elles n'ayent pas été expliquées par cet Anatomiſte, ne ſont-elles pas des monuments où il a gravé ſes idées ?

Mais un ſecond Cenſeur attribue à un autre cette prétendue découverte ; ce critique ſoupçonne du moins qu'elle appartient à M. Winſlow. Un troiſiéme adverſaire a jetté des doutes ſur le fait même. Dans les Tranſactions Philoſophiques, M. Nichols a oppoſé obſervation à obſervation. Enfin, comme nous l'avons déja dit, Santorini a confirmé ces idées par de nouvelles recherches. Suivant les meſures qu'il a priſes avec M. Zendrini, la capacité des veines pulmonaires ſurpaſſe beaucoup la capacité des artéres ; les troncs de ces veines ſont à l'égard du tronc de l'artére du poulmon & de l'aorte, comme 188 à 156, ou comme 47 à 39.

Il eſt certain que les quatre troncs des veines pulmonaires forment enſemble une aire plus grande que les deux troncs de l'artére dont elles reçoivent le ſang, & les ſections de ces veines ſont aux ſections de ces artéres, ſelon Haller, comme 8. à 5.

Les différences ſont plus grandes ſelon les dernieres dimenſions que j'ai priſes. L'artére pulmonaire injectée avoit *douze lignes* de diametre : les troncs des veines qui viennent du côté droit du poulmon avoient un calibre inégal : le diametre du premier tronc avoit *cinq lignes & demie*. Le ſecond tronc étoit diviſé en *deux* : le diametre de l'un étoit de *quatre lignes*, & le diametre de l'autre étoit de *trois lignes*. Les troncs qui venoient du lobe gauche du poulmon avoient, l'un *cinq lignes* de diametre, & le ſecond n'en avoit que *quatre*.

Mais ſi les troncs veineux pris enſemble ſont plus gros que le tronc de l'artére pulmonaire, en eſt-il de même des ramifications qui ſortent de ces troncs veineux ? Il faut d'abord remarquer qu'il eſt difficile de bien remplir les rameaux des veines pulmonaires ; il n'eſt pas plus aiſé de les comparer avec les rameaux artériels, car les rameaux veineux ſont en grand nombre, preſque à leur ſortie du cœur, ils ne naissent pas successivement d'un tronc comme les rameaux de l'artère pulmonaire.

On peut assurer cependant sans craindre de se tromper, qu'on ne trouve pas dans les divisions des troncs veineux & des troncs artériels les différences qu'on a imaginées. Les gros troncs veineux qui aboutissent à l'oreillette gauche se partagent d'abord en des ramifications plus nombreuses que les premières ramifications des artères. Selon les mesures que j'ai prises, la capacité de tous les rameaux veineux est beaucoup plus grande que la capacité des rameaux artériels.

Mais supposons que les veines des poulmons soient toûjours moins nombreuses & moins amples que les artères dont elles reçoivent le sang, que s'ensuit-il de cette inégalité ? Les artères qui contiennent plus de sang doivent-elles surcharger les veines ? Non sans doute : on peut d'abord prouver le contraire par les anevrismes de l'artère pulmonaire : ils subsistent long-tems sans porter un dérangement mortel dans l'économie animale.

Quand même tous les troncs artériels seroient fort dilatés dans le poulmon, & qu'ils formeroient des anevrismes, la circulation pourroit subsister. Il faut regarder comme une colomne continue la masse du sang qui depuis le ventricule droit, & depuis le tronc de l'artère pulmonaire, s'étend jusqu'au ventricule gauche. Dans le même tems que le ventricule droit envoye demi once ou une once de sang dans l'artère pulmonaire, ne peut-il pas en passer demi once ou une once dans les veines, quoiqu'elles soient plus petites que les ramifications des artères ?

Or voilà précisément à quoi se réduit toute la question ; on l'a embrouillée par de vaines subtilités ; d'ailleurs le sang peut marcher avec plus de vitesse dans les veines pulmonaires que dans les artères ; car dans l'expiration, par exemple, il trouve plus d'obstacles dans les artères, & il est poussé plus fortement par les veines. Enfin le sang de toutes les veines ne passe-t-il pas par le tronc de la veine-cave, quoique l'aire de ce vaisseau soit infiniment plus petite que l'aire des autres veines prises ensemble ? d'ailleurs tout le sang de la veine-cave, qui a une si grande capacité, ne traverse-t-il pas l'artère pulmonaire, comme l'a remarqué Santorini ? Pourquoi ne passeroit-il pas de même des artères dans des veines plus petites qu'elles, & pourquoi en arriveroit-il des accidens ?

La

La nature nous présente par-tout des difficultés ; mais notre précipitation ou notre ignorance les multiplie souvent ; c'est parce qu'on n'a pas examiné attentivement le cours du sang, & les loix qu'il suit, qu'on a cru trouver des obstacles dans la disproportion des artéres & des veines pulmonaires. Pour lever ces obstacles imaginaires, on a cherché une ressource dans la condensation du sang : mais, si on s'en rapporte au thermomettre, la chaleur de ce fluide est égale dans le poulmon & dans les autres parties du corps : il n'est donc pas plus condensé dans les vaisseaux pulmonaires que dans les autres parties.

Du moins ne peut-on pas douter que pendant l'expiration l'air qui sort des vésicules bronchiques n'ait le même degré de chaleur que le sang : il est donc certain que pendant l'expiration, le sang du poulmon n'est pas plus condensé que le sang qui coule dans le reste du corps, aussi, comme nous l'avons dit, la chaleur est-elle presque égale dans toutes les parties. Si ce fluide se condense quand l'air vient à le frapper dans les poulmons, la condensation n'arrive que pendant l'inspiration, c'est-à-dire, pendant une action qui donne moins de vitesse aux fluides qui coulent dans ce viscére.

Mais cette condensation, dont on n'a pas douté, est elle constante ? la circulation ne peut-elle pas continuer librement en divers cas sans que l'air puisse condenser le sang ? car, comme M. Martine l'a démontré, n'y a-t-il pas des lieux où l'on respire fort aisément, quoique l'air y ait un degré de chaleur égal à celui qui se trouve ordinairement dans le corps humain ? or si l'air n'est pas plus froid que le sang, il ne sçauroit y produire de condensation.

Enfin l'air est appliqué également à toutes les parties du poulmon ; il doit donc condenser également les artéres & les veines, c'est-à-dire, qu'il doit les réduire à un moindre volume, de même que le sang ; leurs cavités peuvent donc avoir la même proportion après & avant la condensation, l'action de l'air ne fait donc pas disparoître les prétendues difficultés qu'on a trouvées dans l'inégalité des artéres & des veines.

Ce qui est plus singulier, c'est que, sans pouvoir s'assurer par des expériences que la condensation du sang dans les poulmons lui donne un volume proportionné au calibre inégal des vaisseaux, on a hardiment avancé que le sang étoit assez condensé par l'air pour marcher librement par des vaisseaux qu'on croyoit trop étroits. Suivant les mesures prises par le Médecin qui a imaginé cette condensation, le ventricule droit contient deux onces & un gros de sang, le ventricule gauche en contient deux onces moins un gros. Si l'air réduit donc le sang du ventricule droit à un volume qui puisse être renfermé dans le ventricule gauche, il faut qu'il diminue de $\frac{1}{17}$ cette masse de sang, or peut-on croire que la condensation puisse produire un tel effet? un volume de dix-sept livres de sang pourroit-il être assez condensé par le froid momentané de l'air, pour n'occuper qu'un espace égal à l'espace qu'occuperoient quinze livres de sang tel que celui qui entre dans l'oreillette gauche? Peut-on hazarder une telle conjecture sans des expériences décisives?

V I I.

Le reflux du sang dans les oreillettes, & les battements du cœur causés par ce reflux.

Non-seulement les ventricules n'envoyent pas tout leur sang dans les artéres, ils en envoyent une portion dans les oreillettes. Ce qui prouve démonstrativement ce reflux, c'est que les colomnes de sang qui font l'axe des deux ventricules, & qui s'étendent jusqu'aux oreillettes, c'est, dis-je, que ces colomnes dans le premier instant de la contraction des ventricules sont nécessairement poussées vers les oreillettes; les valvules employent un certain tems à parcourir l'espace qui se trouve entre l'endroit où elles ferment les ventricules & les parois du cœur auxquelles elles sont appliquées lorsque cet organe est dilaté; or pendant ce tems-là le sang doit nécessairement refluer dans les oreillettes.

De cette proposition s'ensuit l'explication d'un phénomène sur lequel on a donné beaucoup de conjectures; c'est en partie de ce reflux du sang dans les oreillettes que dépend le battement du cœur. Mais, pour mieux expliquer ce battement, examinons les opinions qui ont partagé les Physiciens. Nous ne parlerons pas de ceux qui ont cru que le cœur frappoit les côtes pendant sa dilatation. Il est certain que le battement du cœur arrive en même tems que le battement des artéres; c'est donc dans la contraction qu'il faut chercher la cause de ce battement.

Les artéres frappent les doigts en se dilatant, mais le cœur frappe les côtes en se resserrant, c'est-à-dire, en s'éloignant des parois du thorax, car il se raccourcit, comme nous l'avons prouvé. La pointe s'éloigne donc des côtes par la contraction ; or quelle est la cause qui le rapproche des parois du thorax, tandis que la contraction l'éloigne ?

Ceux qui avoient imaginé que le cœur s'allongeoit pendant la contraction avoient trouvé une ressource dans cet allongement. Le cœur, disoient-ils, s'approche des côtes en s'allongeant, & les frappe avec sa pointe ; mais l'allongement du cœur pendant sa contraction est-il démontré ; ou, pour mieux dire, est-il même fondé sur quelque vraisemblance ? Nous avons déja examiné les expériences dont on a prétendu inférer que le cœur devenoit plus long en se contractant. Pour ce qui est des preuves tirées de la structure, qu'il me soit permis encore de les rapporter ici, il n'y a qu'à les exposer pour en montrer la foiblesse.

Quelques-uns ont cru que les fibres transversales étoient plus fortes, & que cet excès de leur force sur celle des autres fibres forçoit le cœur à s'allonger. Telle étoit l'opinion que suivoit un grand Anatomiste dans ses leçons. D'autres Ecrivains moins éclairés ont imaginé que la pointe du cœur étoit tordue par l'arrangement de ses fibres. Quand le cœur s'ouvre, ont-ils dit, les fibres spirales le raccourcissent ; mais quand il se contracte, il doit s'allonger, parce que les fibres spirales reprennent leur premiere situation. Cet allongement, selon eux, porte la pointe vers les côtes & fait les battemens ; mais ni la structure du cœur, ni l'expérience, ne favorisent cette opinion.

C'est au mouvement du sang qu'il faut attribuer le battement du cœur, mais ce n'est pas au mouvement qui porte ce fluide dans les ventricules. L'entrée du sang dans ces cavités, le gonflement qu'il y cause & qui écarte leurs parois, ne sauroient appliquer la pointe du cœur au thorax. C'étoit-là cependant l'opinion de Descartes ; elle est pardonnable à un Philosophe qui n'étoit pas Médecin, mais elle ne l'est pas à des Médecins, qui, sur la foi, ou sur l'imagination de ce Philosophe, ont dédaigné le témoignage de l'expérience. Le battement du cœur arrive en même tems que sa contraction ; or comment peut-il se faire que la contraction du cœur & le mouvement du sang produisent ce battement ? c'est ce que nous allons examiner.

Puisque le raccourcissement & l'allongement ne contribuent

en rien aux pulfations du cœur, nous ne pouvons trouver une caufe de ces pulfations que dans un mouvement local. Il faut donc néceffairement que le cœur change de place , & qu'en fortant de celle qu'il occupe , il foit porté vers les côtes. Mais comment l'action du fang peut-elle transporter le cœur d'un lieu dans un autre ?

Nous trouvons deux caufes de ce mouvement local : la premiere eft dépendante des artéres qui fortent du cœur, la feconde fe déduit fur-tout du gonflement de l'oreillette gauche. Ces deux caufes concourent enfemble à pouffer le cœur vers les côtes dans le tems qu'il fe raccourcit.

Examinons d'abord la caufe qui dépend des artéres du cœur : un fait connu de tout le monde mettra cette caufe dans tout fon jour. Un tuyau courbé tend à fe redreffer quand il eft rempli fubitement. Lorfqu'on met une jambe fur le genou de l'autre, le pied eft mis en mouvement à chaque battement du cœur. La caufe d'un tel mouvement eft l'artére courbée fous le plis du genou; chaque fois qu'elle reçoit du fang elle fait un effort pour fe redreffer , cet effort fait faire au pied & à la jambe des ofcillations femblables aux ofcillations des pendules.

Tel eft le mouvement que produifent les artéres qui fortent du cœur; comme elles font courbées, elles font un effort pour fe redreffer; lorfque le fang eft pouffé dans leur cavité, cet effort les redreffe un peu; le cœur qui eft attaché à leur extrémité doit donc être déplacé; fa pointe doit parcourir un arc de cercle plus grand que celui que décrivent les autres parties du cœur; mais en parcourant cet arc de cercle elle rencontre les parois antérieures du thorax; elle doit donc les frapper : de ce choc réfulte néceffairement le battement du cœur.

La feconde caufe eft une caufe fubfidiaire; voici comment on l'a déduite de l'action de l'oreillette gauche. Cette oreillette eft placée entre l'épine & la bafe du ventricule gauche; l'efpace qu'elle occupe eft fort petit ; il ne peut donc la contenir que lorfqu'elle n'eft point dilatée; il faut donc que fi elle fe remplit elle faffe reculer le cœur , puifque l'épine ne fçauroit céder; le cœur fera donc pouffé en avant dès que l'oreillette fe dilatera, mais l'impulfion tombera fur la partie gauche de la bafe du cœur; car c'eft fur cette partie que l'oreillette est appuyée. Cette impulsion fera donc décrire un arc de cercle à la pointe du cœur, laquelle, en la décrivant, ira frapper les côtes.

Tel est l'esprit humain, en rencontrant la vérité il s'en écarte, elle se déguise toujours à ses yeux, même en se montrant. On a cru que le gonflement produit dans l'oreillette par le sang qui arrive des veines pulmonaires pouvoit faire reculer le cœur, mais cette dilatation produite par les veines, ne peut pas porter sur les côtes un coup vif & momentané. Tel est cependant le battement du cœur qui frappe les côtes d'un coup sec, s'il m'est permis de parler ainsi ; il est donc impossible que la dilatation de l'oreillette, la dilatation, dis-je, que produit le sang des veines pulmonaires, soit la cause du battement du cœur.

Nous trouverons cette cause dans le reflux qui porte le sang des ventricules dans les oreillettes ; par ce reflux l'oreillette se gonfle tout-à-coup ; il ne suffiroit pas seul pour former ce gonflement, mais le sang qui vient des ventricules, joint au sang qui vient des veines pulmonaires, peut causer dans l'oreillette une dilatation suffisante, assez vive & assez subite, pour produire le battement du cœur. Nous avons appellé cette cause une cause subsidiaire, celle que nous en avons d'abord établie est une cause qui est secondée par celle-ci.

Mais, dira-t-on, n'y a-t-il que l'oreillette gauche qui écarte de l'épine la masse du cœur ? cette cavité seule en se remplissant pousse-t-elle la pointe du cœur vers les côtes ? Il est certain que lorsqu'on remplit d'eau l'oreillette gauche, le cœur se tourne un peu & avance vers les côtes, mais il faut avouer qu'il s'avance aussi lorsqu'on remplit l'oreillette droite. D'ailleurs lorsque la cavité de cette oreillette est fort dilatée, les palpitations sont violentes ; ainsi il est évident que les deux oreillettes en se remplissant obligent le cœur à reculer, & à frapper les côtes.

VIII.

Le mouvement du sang dans le cœur détermine l'usage des valvules sigmoïdes ; elles s'élévent lorsque le sang sort du cœur ; le passage de ce fluide les applique à la concavité de l'aorte & de l'artére pulmonaire : mais l'action de l'aorte les baisse & les pousse vers les ventricules ; ces artéres en se contractant poussent le sang, qui, étant pressé latéralement, est déterminé vers les ventricules & vers les extrémités des artéres, c'est-à-dire, vers les poulmons & vers les autres parties du corps ; or le sang étant repoussé vers les ventricules baisse nécessairement les valvules.

Mais les valvules baissées opposent un obstacle au sang poussé vers les ventricules : elles soutiennent donc l'effort de ce sang : or partageons cet effort en deux : l'un porte le sang vers l'extrémité des artéres, l'autre le porte vers les ventricules ; c'est cette partie de l'effort qui est soutenue par les valvules sigmoïdes.

Pour mieux exposer ce double effort, supposons le tronc de l'aorte plein de sang & ouvert par les deux bouts : il est certain que l'effort de l'aorte pressée par les côtés pousseroit également le sang vers les deux extrémités. Cet effort produiroit donc deux impulsions égales sur les obstacles qu'on pourroit opposer aux deux bouts de l'aorte : ainsi quoique le sang ne puisse pas forcer les valvules sigmoïdes, il est poussé d'abord par l'action de l'aorte comme s'il trouvoit une issue aux deux côtés opposés, ou comme si ces deux côtés se trouvoient aussi bouchés.

Dans ces deux cas la moitié de tout l'effort tomberoit sur chaque extrémité. Une partie de l'effort du tronc de l'aorte tombe de même sur les valvules sigmoïdes, c'est-à-dire, qu'elles soutiennent une partie de l'effort du sang qui s'élance à chaque battement du cœur dans le tronc de l'aorte. Il est vrai que le sang qui entre dans le cœur lorsque l'aorte se contracte, pousse les valvules sigmoïdes vers la cavité de l'aorte ; elles sont donc soutenues elles-mêmes par le sang qui presse leur convexité : ainsi l'effort du sang de l'aorte sur les valvules est contrebalancé par la masse du sang qui remplit les ventricules. Les valvules sont donc moins forcées que si les ventricules étoient vuides de sang.

Mais peut-on déterminer l'effort que soutiennent les valvules sigmoïdes ? Tabor a réduit cet effort à l'action d'un poids de 63 livres : le calcul de ce Physicien n'est fondé que sur des suppositions arbitraires : ainsi il prouve seulement qu'on peut abuser de la geométrie, & qu'on calcule souvent ce qui se dérobe au calcul. Pour déterminer l'effort du sang dans les valvules sigmoïdes, il faudroit connoître la force du cœur & des artéres, la résistance qu'opposent à la masse du sang les extré-

mités artérielles & les veines : or peut on se flatter de pouvoir
saisir ces objets avec la précision qu'exige le calcul ?

Le sang repoussé par l'aorte applique-t-il exactement les
bords de ces valvules les uns aux autres : il est certain que tout
le sang qui est poussé par le cœur dans l'aorte ou dans l'artére
pulmonaire ne sçauroit revenir sur ses pas. Dès que ces artéres
se contractent la cavité des valvules se remplit ; ces digues
s'abbaissent, leurs bords s'appliquent exactement les uns aux
autres. Les experiences prouvent évidemment que l'application
juste de ces bords ne permet point au sang de rentrer dans le
cœur. Si l'on injecte de l'eau dans l'aorte, par exemple, & qu'on
la pousse vers le cœur, elle n'entre point dans le ventricule gauche dès que les valvules sont baissées.

Mais il se présente ici une difficulté. Les bords des valvules
artérielles ne sont pas comme les bords des valvules auriculaires ;
les valvules sigmoïdes sont des culs-de-sac, le sang qui entre
dans leur cavité les gonfle, & en les gonflant il tend à faire
prendre une figure circulaire à leurs fibres : or trois portions
de cercle adossées ne sçauroient s'appliquer les unes aux autres
par tous les points.

Il est certain que si chaque valvule étoit seule elle prendroit
une forme circulaire ; mais elles sont au nombre de trois, elles
sont posées l'une contre l'autre ; elles sont grandes ; le sang
pousse fortement les bords les uns contre les autres : mais comme
ces valvules ne peuvent pas s'étendre autant que leurs fibres le
leur permettroient, elles sont obligées de se presser à cause du
petit espace où elles sont renfermées, & qui ne leur permet
pas de s'étendre.

Il faut donc regarder ces trois valvules comme trois ballons
pressés les uns contre les autres : ces ballons pressés prennent
une figure qui leur permet de s'ajuster l'un avec l'autre. Les
bords des valvules sigmoïdes prennent donc la figure de trois
angles dont la pointe est au centre de l'aorte : leurs bords plus
fermes que le reste facilitent leur application, les garantissent
des déchiremens auxquels elles pourroient être exposées.

L'usage des boutons placés à leur pointe est plus obscur ; ils
paroissent destinés à remplir plus exactement l'espace qui se
trouve au bout des valvules ; mais ces boutons manquent souvent dans l'artére pulmonaire, ou sont peu sensibles : ils ne sont
donc pas absolument nécessaires.

Tel est l'ufage des valvules figmoïdes, & le méchanifme de leur action : mais leur figure offre encore des objets dignes de notre curiofité. Ces valvules font finguliéres par leur ftructure : fi elles n'avoient formé que des lames femblables aux valvules des oreillettes, elles auroient été enfoncées dans les ventricules par la force du fang : cet inconvénient les rendroit inutiles ; pour le prévenir il eut été néceffaire qu'il y eût dans l'aorte des cordages qui puffent retenir ces digues ; mais leur figure leur donne l'appui qui les foutient. Les fibres mufculaires ne paroiffent pas feconder leur ufage, cependant elles ne leur font pas inutiles, elles donnent plus de force à leur tiffu : quand le fang de l'aorte les preffe il les follicite comme un aiguillon ; l'impreffion de cet aiguillon eft fuivie d'une contraction.

Mais eft-ce là le feul ufage des fibres mufculeufes de ces valvules ? il eft certain que ces fibres peuvent raccourcir la circonférence : or à quoi peut fervir un tel raccourciffement, ou une telle contraction ? aide-t-elle à déterminer le fang vers l'aorte, & à le faire fortir des ces culs-de-fac ? Les fibres mufculaires peuvent produire cet effet ; mais un tel fecours eft bien foible ; il eft même fort inutile. Je ne parlerai pas de l'opinion de ceux qui ont cru que la contraction des valvules arrive pendant le refferrement du cœur ; qu'elle aide ces digues à fe retirer, & qu'elle prépare au fang un paffage plus libre. Il paroît certain que la contraction des valvules fe fait en même tems que la contraction de l'aorte.

Revenons à l'action du fang fur les valvules. Celles qui font pofées à l'entrée des ventricules n'ont pas plus d'action par elles-mêmes que les valvules figmoïdes, ou du moins l'utilité ou les effets de leur contraction ne fe préfentent pas plus clairement dans les unes que dans les autres ; les valvules mitrales, & les tricufpides, ne font que des digues plates, ou, comme le dit Lower, ce font des efpeces de voiles qui font pouffées par le cours du fang ; ce fluide, en entrant dans le cœur, les abbaiffe, & les applique aux parois. Lorfque les ventricules fe refferrent, le fang éléve ces voiles, & fe ferme lui-même les paffages qu'il s'étoit ouverts.

I X.

Si le fang prend des qualités particuliéres dans les ventricules du cœur.

Le fang étant entré dans les ventricules y prend-t-il quelque qualité particuliére ? Nous ne parlerons pas de l'opinion des Anciens, qui s'imaginoient qu'il étoit formé par le cœur ;

l'opinion

l'opinion de quelques Modernes ne mérite pas plus d'attention : il y en a eu qui se sont persuadés que la nature avoit préparé un ferment dans le cœur, & que ce ferment donnoit au sang sa chaleur & son mouvement. Duvernoi a cru trouver dans le tissu du cœur des organes qui filtrent une matiere rouge, que le sang prenoit sa teinture dans cette matiere. C'est ainsi que l'esprit d'hypothèse renaît toûjours, malgré les efforts qu'on fait pour assujettir la physique à l'expérience.

Bien loin que le sang soit travaillé, ou perfectionné, dans le cœur, il y perdroit ses propriétés s'il y séjournoit ; si les ventricules le retiennent, il y dégénere, dans le cours de certaines maladies, car les parties qui le composent s'y condensent, & s'unissent étroitement ; les polypes en sont une preuve.

Mais, dira-t-on, n'est-il pas certain du moins que le sang est divisé par l'action des ventricules ? Nous avons déja parlé de cette espece de trituration, nous l'examinerons ici avec plus d'exactitude : cherchons d'abord les effets du seul mouvement du cœur sur le sang.

Ce mouvement est, dit-on, suffisant pour empêcher que les parties du sang ne soient en repos, pour mêler les parties du chyle avec les parties sanguines ; mais un tel mouvement est-il d'une nécessité absolue ? Si le sang étoit poussé dans le cœur par une force étrangere, si l'impression de cette même force l'en chassoit, si en même tems les parois du cœur étoient immobiles, dans un tel cas, le sang qui ne seroit plus battu par les parois du cœur perdroit-il beaucoup en perdant cet agent ?

On trouve souvent des cœurs où le ventricule droit se dilate & devient extrêmement grand, il renferme alors une grande masse de sang, par conséquent une partie du sang y séjourne, elle ne peut pas s'échapper à chaque contraction, or durant ce séjour ce sang est moins battu que s'il étoit en petite quantité dans un cœur qui ne fût pas sorti de l'état naturel ; cependant la circulation continue longtems dans ces cœurs fort dilatés. Très-souvent on ne trouve pas que le sang soit devenu polypeux dans des ventricules si grands ; il est donc évident que la fluidité du sang ne demande pas absolument un agent qui le divise lorsqu'il passe du cœur dans les artéres.

Il est seulement nécessaire que le sang qui passe par le cœur ne soit pas en repos; c'est le repos qui entraîne la coagulation; encore même la chaleur peut-elle écarter pendant longtems la condensation; ainsi une force qui pousseroit continuellement le sang à travers le cœur entretiendroit la fluidité des parties sanguines : les faits prouvent cette proposition. Il y a des cœurs dont la substance interne devient osseuse; elle devient donc immobile, ou du moins ses mouvemens ne sont pas libres ou faciles; cependant en quelques sujets je n'ai pas trouvé dans ces cœurs des concrétions polypeuses de sang, quoiqu'un tel vice ait subsisté long-tems; il n'entraîne donc pas une condensation; souvent même celle qu'il produit, ou qu'il occasionne, ne fait pas des progrès rapides; le sang qui a traversé si longtems les ventricules de ces cœurs osseux a donc conservé sa fluidité sans qu'ils y ayent beaucoup contribué.

Enfin dans des cœurs monstrueux, dans des anevrismes, on trouve ordinairement des couches de sang caillé autour des parois; le sang qui passe par le milieu ne se fige pas toûjours, ou ne se fige que lentement; on ne doit donc pas croire que le mouvement des parois du cœur soit si necessaire pour entretenir la fluidité du sang; il ne faut donc envisager dans le mouvement du cœur que l'effet principal de ce mouvement. Cet effet est l'impulsion qui envoie le sang dans les artéres. Qu'on juge par-là du grand étalage que fait Boerrhaave dans son Commentaire page 137. sur les usages du cœur. Ces usages se réduisent à deux, selon cet Auteur; d'abord le cœur reçoit le sang, le divise, le brise; ce fluide, séparé en divers portions, passe à travers les colomnes, il traverse d'un mouvement très-rapide ces espaces où les réseaux forment une espece de crible.

Ce n'est pas seulement le sang qui a besoin d'être agité & divisé, le chyle est un fluide étranger qui doit faire une masse homogène, ou prendre la nature du sang; cette transmutation est nécessaire pour soûtenir l'œconomie animale. Or, continue Boerrhaave, le cœur mêle le chyle avec le sang qui arrive des diverses parties du corps; il anime ces deux fluides par le sang le plus vif, c'est-à-dire, par le sang qui a passé d'un mouvement très-rapide par les artéres coronaires; c'est dans le ventricule droit que se fait un tel mélange : le sang qui a traversé le poulmon n'a pas besoin d'un tel secours; or ce

mélange qui se fait dans le ventricule droit prévient la concrétion du sang, concrétion qui forme si facilement des polypes.

De tels effets ne sont pas, ajoûte M. Haller, les effets essentiels du cœur, ou ceux que la nature s'est proposée, ce sont
des effets sécondaires auxquels on peut en ajoûter d'autres.
Mais, dans le détail où Boerrhaave est entré sur ces effets, ne
trouve-t-on pas une vaine subtilité, ou un assemblage de vraisemblances, que l'imagination saisit, sans pouvoir leur donner un appui solide ? Le chyle est mêlé avec le sang étranger
qui arrive dans le cœur ; le sang qui coule dans le tissu des
ventricules se joint à ces deux sortes de fluides ; peut-on se
persuader que le cœur est destiné à faire ce mélange, comme un ouvrage nécessaire à l'œconomie animale ?

X.

Qu'on juge par-là, si le sang en passant par le cœur a
besoin de l'action des colomnes, & de leur entrelacement,
pour être divisé, & pour conserver sa fluidité. La structure
singuliére de ces colomnes a attiré avec raison l'attention des
Anatomistes ; leur singularité a d'abord tourné les vûes des
Physiciens du côté des causes finales, l'épaississement prétendu du sang, la nécessité de le briser, leur a paru demander
l'entrelacement & la multitude des colomnes ; elles leur ont
paru d'abord nécessaires dans l'oreillette droite, parce que le
sang veineux, qui marche plus lentement, & qui est plus épais,
aborde d'abord à ce réservoir ; au contraire celui qui vient
du poulmon est fluide ; il ne demande donc pas un tel secours.

Mais, par la même raison, le ventricule gauche ne devroit
pas avoir des colomnes, cependant il en a de très-fortes &
de très-saillantes. Pour mieux voir le peu de fondement de
cet usage qu'on attribue aux colomnes, & qui n'a pas paru
douteux aux Anatomistes, examinons plus en détail l'action
de ces faisceaux musculeux. Ils forment des saillies, des entrelacemens, des réseaux ; le sang est obligé de passer par tous
les détours que forment les différentes directions des colomnes, ce sont des obstacles contre lesquels le sang va heurter ; mais
c'est dans les détours des colomnes que le sang peut s'arrêter &
qu'il forme ordinairement les racines des polypes.

Pour mieux décider de l'action des colomnes sur le sang,

Si le sang a besoin de l'action des colomnes.

consultons l'Anatomie comparée. Il y a , dit Harvei , des colomnes charnues dans certains animaux , & en d'autres il n'y en a point ; dans tous ceux en qui les ventricules sont tapissés de ces cordages, le ventricule gauche en a un plus grand nombre que le ventricule droit. Dans quelques-uns il y a des colomnes dans le ventricule gauche , & il n'y en a point dans le ventricule droit , elles sont plus nombreuses dans le ventricule que dans les oreillettes ; en quelques-unes il n'y en a presque point de vestiges. Les corps endurcis par le travail ont un plus grand nombre de colomnes dans le cœur ; il y en a moins dans les cœurs des femmes que dans les cœurs des hommes. Dans quelques animaux les parois des ventricules sont lisses & polies, il n'y a ni réseaux, ni colomnes ; tels sont les cœurs de presque tous les oiseaux , des serpens , des grenouilles, des tortues, des poules , des poissons, des perdrix.

Mais dans les oyes, dans les cignes, dans les grands oiseaux, le ventricule droit est lisse & poli , au contraire le ventricule gauche a beaucoup de colomnes ; or de toutes ces observations il s'ensuit que les colomnes ne sont pas absolument nécessaires pour entretenir la fluidité du sang ; il est donc difficile de prouver qu'elles ayent un tel usage dans l'homme.

Mais , dira-t-on , qu'il y ait des colomnes ou qu'il n'y en ait pas dans les cœurs de divers animaux , elles sont fort nombreuses dans l'homme : elles forment des especes de cribles ; les aires de ce réseau, ou les trous de ce crible , changent à chaque instant. Le sang en passant par ces interstices , ou par ces trous que forme l'entrelacement des colomnes , n'est-il pas réellement divisé ?

Ces interstices sont larges en général ; le sang ne peut donc être divisé que grossiérement ; d'ailleurs cette division est passagére ; le sang dans le cœur ne reçoit qu'une impulsion ; ce n'est pas même tout le sang qui est divisé ou frappé ; il n'y en a qu'une partie très-petite qui passe dans le crible : c'est donc pour cette petite quantité de sang qu'est formé le tissu des colomnes.

Il est certain du moins que toutes ne peuvent être destinées à un tel usage. Les colomnes qui sont dans l'oreillette droite ne peuvent agir sur le sang que par leur saillie : ce sont des especes de cordes longues & appliquées sur une membrane ; les petits sillons qu'elles forment sur la surface du sang qu'elles contiennent, peuvent-ils le diviser ? Dans le ventricule droit il y en a quelques-unes qui sont fort grosses & fort saillantes ; ce sont des troncs qui sont plus sensibles par leur masse que par l'entrelacement des branches : or croira-t-on que quelques troncs charnus soient des agents destinés à rendre au sang sa fluidité ou la conserver ?

Ces réflexions nous prouvent au moins que les Physiciens sont sortis de la réserve que l'obscurité de la nature nous impose. Les colomnes partagent le sang en diverses portions grossieres ; il passe par leurs aires ; mais s'ensuit-il de là que ces colomnes & leur entrelacement soient nécessaires pour diviser le sang, & qu'elles soient une ressource contre les polypes, qui se forment si souvent malgré l'action redoublée de ces colomnes & de tout le cœur ?

XI.

Cours du sang dans les vaisseaux propres du cœur.

Examinons le mouvement du sang dans la substance du cœur. Le sang entre dans les parois des ventricules par les artéres coronaires. Nous demanderons d'abord dans quel tems il s'insinue dans le tissu de ce viscére : est-ce pendant la dilatation ou pendant la contraction ?

On a prétend que les valvules *sigmoïdes* s'appliquent toujours aux ouvertures des artéres coronaires ; mais c'est sans avoir consulté la position & l'étendue de ces valvules. Il est évident qu'en s'appliquant aux parois de l'aorte, elles ne peuvent très-souvent couvrir l'embouchure des artéres coronaires ; ces embouchures en plusieurs sujets sont moins élevées que le bord des valvules appliquées à la concavité de l'aorte. Dans le même corps tandis que l'orifice de l'une de ces artéres est placé au-dessus du bord d'une valvule, l'orifice de l'autre artére est placé au-dessous. Il ensuit donc qu'en divers sujets le sang peut s'insinuer dans les artéres coronaires pendant la contraction du cœur, qu'en d'autres il ne peut trouver une entrée facile dans ces vaisseaux que dans le tems que le cœur se dilate ; qu'enfin une artére coronaire est quelquefois ouverte au sang, tandis que l'autre est fermée. Cependant on peut soutenir que le sang entre dans les artéres coronaires pendant la contraction & pendant la dilatation du cœur. 1°. Le sang entre dans ces artéres pendant la dilatation des ventricules, puisque les valvules sont baissées. 2°. Il entre dans ces mêmes vaisseaux pendant la contraction du cœur ; car dans le premier instant que les valvules s'élévent, elles pouffent en partie vers les finus de l'aorte le refte du fang qu'elles foutenoient.

Mais fuppofons que les ouvertures des artéres coronaires foient toûjours libres, le fang entre-t-il également en tout tems dans ces artéres ? Il eft certain que pendant la contraction du cœur le fang trouve plus d'obftacles dans le tiffu des ventricules ; il y entre par conféquent plus difficilement ; cependant la difficulté n'exclut pas le paffage du fang dans ces artéres. Qu'un mufcle foit en contraction pendant fix minutes, cette contraction n'arrefte pas le cours du fang dans les artéres de ce mufcle, la circulation y eft plus difficile, fans y être interrompue : il en eft de même du cœur.

Une experience confirme ce que j'ai avancé fur la difficulté que le fang trouve à pénétrer dans la fubftance du cœur pendant la contraction : fi l'on coupe une partie de la fubftance du ventricule gauche, le fang en fort plus rapidement pendant la dilatation : mais fi l'entrée du fang dans les extrémités des artéres coronaires eft moins libre pendant la contraction, ce fluide doit être pouffé plus fortement par les groffes veines ; la contraction du cœur preffe ces vaiffeaux, & donne au fang veineux un furcroît de force : il marchera donc plus rapidement dans leur cavité ; il eft vrai cependant que ce furcroît de force ne compenfe pas la difficulté qu'il trouve dans les ramifications des artéres.

Mais que le fang entre dans les artéres coronaires pendant la dilatation ou pendant la contraction du cœur, ne doit-il pas être porté dans les veines, & revenir enfuite par ces canaux dans l'oreillette droite ?

Les objets les plus fimples & les mieux connus deviennent des fujets de difpute : la fubftance du cœur eft remplie de veines ; les injections les rendent très-fenfibles ; le tronc de ces veines eft fort gros ; il verfe dans l'oreillette droite le fang qu'elle reçoit : le mouvement du fang paroît donc devoir être dans le cœur tel que dans les autres parties. Pourquoi y feroit-il différent ?

Nous courons après la nouveauté : une experience qui femble nous marquer une exception, eft pour nous une découverte précieufe. Les injections de cire, de mercure, de fuif, paffent dans les ventricules du cœur ; ces matieres y entrent également quand on les pouffe dans la veine couronaire, ou dans une artére. L'air soufflé dans ces vaisseaux s'en échappe de même. Le sang , a-t-on dit , doit donc pénétrer comme ces injections , dans les ventricules : il ne suit donc pas dans le cœur les loix qu'il suit dans le reste du corps.

Vieussens est le premier qui ait avancé ce paradoxe. Thebésius lui a donné plus de crédit , & l'a répandu. Les Anatomistes, pleins d'une reconnoissance précipitée, ont donné son nom aux prétendues veines qui versent ce sang ; mais où sont ces veines ? on ne voit qu'un réseau de colomnes dans les parois des ventricules : les aires de ce réseau ont été regardées comme les embouchures de ces veines ; cependant en examinant ce réseau je n'y ai rien vû où l'on pût soupçonner des vaisseaux ouverts : les trous mêmes qui s'y présentent, percent les colomnes de deux côtés opposés : ils sont formés par le croisement des fibres ; on ne voit pas qu'ils ayent aucun commerce avec l'intérieur des parois du cœur : quand on suit les jets de la cire qui s'extravase , on trouve qu'ils partent de quelque endroit où la cire s'est répandue : elle paroît avoir rejailli par ces trous. De telles observations doivent donc inspirer du soupçon sur ces prétendues embouchures des veines de Thebésius.

Ces veines paroîtront encore plus suspectes si on examine le cours des veines dans les ventricules. La surface interne de ces cavités en est couverte : elles vont toutes aboutir au tronc de la veine coronaire. Quand on injecte dans cette veine une teinture d'encre de la Chine , les parois internes des ventricules se noircissent entiérement : ce n'est pas que la teinture se répande hors du tissu du cœur ; mais les veines sont si nombreuses , qu'il semble d'abord qu'elles forment toute la substance de cet organe. Or s'il y a tant de veines , si elles partent de tous les points de la substance du cœur , peut-on croire que le sang se verse dans l'intérieur des ventricules ? Si cette effusion étoit réelle , quel seroit l'usage de tant de veines ? ne paroit-il pas certain que ces vaisaux étant si nombreux , ils rapportent tout le sang des artéres dans le tronc de la veine coronaire.

Les injections , dira-t-on , passent dans les ventricules ; ils se remplissent de cire , de mercure , &c. cela est vrai ; mais le tissu du cœur n'est-il pas forcé ? la membrane interne , qui est fort mince , n'est-elle pas déchirée par ces injections grossiéres ? Tout concourt à nous persuader que ce déchirement est réel ;

la quantité de cire qui se répand dans les ventricules est telle que si elle ne sort que par des ouvertures naturelles, il ne doit revenir que peu de sang par les veines : cependant leur nombre prouve évidemment que leur usage n'est pas suspendu.

Voici une autre preuve qui montre qu'on doit faire peu de fonds sur l'effusion de ces injections grossières. Quand on injecte doucement par la veine coronaire une liqueur qui n'est pas grossière, elle ne se répand point dans les ventricules, du moins ne se répand-t-elle pas toujours : c'est là une experience certaine, je l'ai répétée très-souvent & avec succès. J'ai observé que si le cœur n'est pas macéré, l'injection se répand plus difficilement hors du tissu des ventricules. Il paroît donc que les injections grossières forcent le tissu du cœur : si le passage des veines dans les ventricules étoit ouvert, les injections fines passeroient plus aisément & en plus grande quantité dans les cavités du cœur que les injections grossières.

Ne pourroit-on pas encore soutenir que si les parois des colomnes & des ventricules étoient percés de trous, il seroit impossible d'injecter toute la substance du cœur ? On sçait que dès qu'il y a des vaisseaux ouverts dans une partie les injections s'échappent par ces vaisseaux : la plus grande partie de l'injection devroit donc se tourner du côté des parois du ventricule. L'extérieur ne devroit pas prendre une forte teinture de l'encre de la Chine ; cependant cette teinture est très-foncée partout : elle ne trouve donc pas dans les ventricules des ouvertures par lesquelles elle puisse s'échapper.

Une derniere preuve rend inutile le témoignage des injections, de quelque nature qu'elles soient. Dans quelle partie les injections fines ne sortent-elles pas ? les parois externes du cœur, la surface interne du péricarde n'ouvrent-elles pas un passage à ces injections ? Peut-on en conclurre cependant que le sang se répande par ces ouvertures qui reçoivent des injections fines ? enfin les injections plus grossieres ne se répandent-elles pas dans les intestins ? ces injections poussées dans la veine ou dans l'artére pulmonaire n'entrent-elles pas dans les vésicules ? or dans ces parties on ne peut accuser que le déchirement des vaisseaux ; il seroit ridicule de dire qu'il y a des ouvertures naturelles qui permettent au sang d'y passer, comme elles le permettent aux injections.

Dès que les parties sont affaissées, & que les veines, ou les
artéres

artéres sont forcées, les fluides qu'on injecte passent en gé-
neral dans le tissu cellulaire; on voit évidemment ces effusions
dans le tissu même du cœur injecté, dès qu'on l'expose aux
rayons du soleil, & qu'on l'examine avec la loupe. Que peut-
on donc conclurre des injections qui passent dans les ventricules ? que le tissu cellulaire est forcé, qu'il s'y fait des ouvertures, que la membrane interne cede à la force qui la
pousse, le mouvement du sang ne s'écarte donc point dans
la substance du cœur des loix qu'il suit dans les autres parties.

N'est-il pas certain, dira-t-on, que les injections reviennent
sans déchirement par les parois de l'oreillette droite ? cela est
vrai, mais cette oreillette est une veine, c'est l'extrémité de
toutes les veines; autour de l'embouchure de la veine coronaire on voit des trous qui versent les injections dans la cavité de l'oreillette; il n'y a donc rien en cela qui soit contraire aux loix de la circulation; ce sont des troncs de veines
qui se rendent dans une veine, mais il faut prouver qu'on les
trouve dans les ventricules, comme on les trouve dans la surface
d'une partie de l'oreillette droite, autrement on sera en droit
de rejetter le sentiment de Vieussens & de Thebesius.

CHAPITRE VI.

Le mouvement du sang dans le cœur du Fœtus.

I.

TEL est le cours du sang dans le cœur des adultes, mais
sa marche est différente dans le fœtus; cette marche
n'est pas obscure, cependant que de disputes n'a-t-elle pas
excitées, ou pour mieux dire, quels efforts n'a-t-on pas fait
pour l'obscurcir ?

Le grand Harvei avoit suivi exactement la route du sang
dans le fœtus, il avoit marqué tous les détours de ce fluide,
& des canaux qui devoient le recevoir. Avant même que la
circulation se fût montrée dans tout son jour, des esprits pénétrans avoient entrevû le premier cours du sang dans le cœur;
Jules-Cesar Arantius, & Colombus avoient soupçonné la route

qu'Harvei lui a marquée. Riolan dans l'édition de son Ouvrage faite en 1626. dit en termes exprès, *que le sang de l'oreillette droite passe dans l'oreillette gauche par le trou ovale, & que de l'artère pulmonaire il se rend par le canal artériel dans l'aorte, qui le porte par tout le corps.* La connoissance du passage du sang par les détours du cœur du fœtus avoit donc précédé la connoissance de la circulation ; ce qui avoit frappé les yeux des observateurs enveloppés des ténébres de l'ignorance a paru obscur, & même incertain, lorsque la lumiére que la circulation a répandue sur l'œconomie animale a fait évanouir tous les doutes.

M. Meri prétendit renverser les idées qu'on avoit sur le cours du sang dans le cœur du fœtus. Tout le sang, dit-il, va de l'oreillette droite dans le ventricule droit, de-là il enfile l'artére pulmonaire pour passer dans le poulmon ; c'est-là le premier pas qu'il fit d'abord : mais une erreur en entraîne une autre. Le sang, selon les idées de cet Anatomiste, passe par le poulmon, va aboutir à l'oreillette gauche, de cette oreillette il rentre en partie dans l'oreillette droite pour repasser dans le poulmon. Selon ces idées, qui ont eû des défenseurs célébres parmi les Médecins, la circulation du sang est, dit-on, abrégée ; elle se fait dans un moindre espace ; car de l'artére pulmonaire le sang se rend au poulmon, il revient dans l'oreillette gauche, de cette oreillette il passe en partie dans l'oreillette droite & dans son ventricule ; de ces deux réservoirs il revient dans l'artére pulmonaire, qui le conduit encore dans le poulmon ; il n'y a qu'une petite quantité de sang qui suit la route de l'aorte, la plus grande quantité ne circule que par le poulmon, par l'oreillette gauche, par l'oreillette droite, & par son ventricule.

M. Duvernei combattit le sentiment de M. Meri avec plus d'ardeur que de succès ; l'animosité & la jalousie donnerent à l'un & à l'autre beaucoup d'opiniâtreté, mais ils étoient incapables de nous montrer la vérité dans tout son jour ; ils avoient des mains & des yeux ; leur industrie prodiguoit les préparations, & en inventoit de nouvelles ; l'appareil de leurs démonstrations en imposoit, & n'instruisoit pas ; les lumiéres de la physique n'éclairoient pas leur esprit ; ils sentoient l'un & l'autre leur foiblesse, s'ils ne l'avoüoient pas ; hardis en public, & défians en secret, ils eurent recours à des Géométres. Tandis que les mains de ces Anatomistes préparoient des armes qu'ils redoutoient également, & qui tenoient des spectateurs en suspens, des acteurs secrets combattoient pour eux.

M. Varignon étoit un de ces acteurs. Il étoit attaché à M. Meri : l'ordre dans lequel il présentoit les raisons de cet Anatomiste leur donnoit au moins une forme séduisante ; les ressources de son esprit lui fournissoient des raisonnemens spécieux, si elles ne lui fournissoient pas des preuves solides.

Le Géométre qui prêtoit sa physique & ses calculs à M. Duvernei, étoit un Académicien fort connu ; voilà donc deux Ecrivains défenseurs secrets des deux opinions, juges en public, ou spectateurs désintéressés en apparence des débats qu'ils fomentoient, & qui sans eux seroient bien-tôt tombés dans l'oubli.

Une singularité bien remarquable nous montre la bizarrerie de cette dispute. Deux Anatomistes peu physiciens disputoient sur un fait de physique, deux Géométres qui n'étoient point anatomistes s'échauffoient sur un fait d'anatomie ; les Anatomistes n'entendoient point les Géométres, & les Géométres n'entendoient point les Anatomistes. Que peut-il résulter du concours de ces travaux ? beaucoup d'écrits, & peu d'éclaircissemens.

Ce qu'il y eût encore de singulier dans cette dispute, c'est que les sçavants se partagerent entre M. Meri & M. Duvernei. Le grand nombre étoit pour M. Meri ; l'erreur eut donc plus de partisans que la vérité ; cela n'est pas surprenant, elle étoit mal défendue par M. Duvernei, qui la connoissoit peu exactement.

Mais l'opinion de M. Meri n'est-elle qu'un jeu de l'imagination ? ne trouve-t-elle pas quelque appui dans la structure du cœur, ou dans les loix auxquelles la nature a assujetti la circulation ? La structure du cœur n'a point décidé en faveur de M. Meri ; ceux qui ont combattu ses idées ont pris leurs preuves dans cette même structure. Les loix que suit le sang dans son cours n'ont pas paru plus décisives : tous ont prétendu également que la nature a tracé au sang la route qu'ils lui ont marquée.

M. Meri a cru découvrir dans la tortuë de mer le chemin que le sang doit suivre dans le cœur de l'homme. La structure du cœur dans cette tortuë est bien singulière : la nature a creusé dans le cœur de cet animal trois cavités qui communiquent les

unes avec les autres ; le ventricule droit & le ventricule gauche
font féparés par une cloifon ; mais cette cloifon eft percée par
un trou, qui permet au fang de paffer d'un ventricule dans
l'autre : au haut de cette cloifon, vers la bafe, eft placé le troifiéme ventricule, qui a une communication avec le ventricule
droit. L'aorte ne fort pas, comme dans les autres animaux, du
ventricule gauche, elle part du ventricule droit, & l'artére pulmonaire s'éléve des bords du troifiéme ventricule ; je veux dire,
du ventricule mitoyen : le fang qui eft porté par cette artére
dans les poulmons revient par une veine qui fe rend dans le
ventricule gauche, & c'eft le feul vaiffeau qui aboutit à cette
cavité ; il n'y a point d'artére qui en forte pour porter le fang
dans le refte du corps.

Ce qui eft de plus fingulier, c'eft qu'entre l'aorte & l'artére
pulmonaire il y a un canal artériel, qui conduit de l'une dans
l'autre ; mais ce canal qui part de l'artére pulmonaire ne s'a-
bouche avec l'aorte que dans le ventre de la tortuë. Or quelles
font les loix que fuit la circulation dans le cœur de cet animal ?

Le fang qui entre dans le ventricule droit eft lancé dans
l'aorte ; mais il y en a une partie qui s'infinue dans le ventricule mitoyen. Si cette portion du fang peut traverfer le poulmon, elle revient par la veine pulmonaire dans le ventricule
gauche ; comme il n'y a dans ce ventricule aucune artére qui
puiffe recevoir ce fang, c'eft une néceffité qu'il paffe dans le
ventricule droit par le trou de communication, & qu'il foit
pouffé enfuite dans l'aorte & dans le troifiéme ventricule avec
le fang qui vient de la veine-cave.

Pour ce qui eft du canal artériel, fi le paffage du poulmon
n'eft pas libre, il reçoit le fang qui trouve un obftacle dans ce
vifcére : or un tel obftacle eft inévitable, lorfque la tortuë ne
peut pas refpirer, c'eft-à-dire, lorfqu'elle eft plongée dans l'eau,
& qu'elle y refte long-tems fans avoir de commerce avec l'air.
La nature, en formant le cœur de la tortuë, s'eft donc écartée
de la forme & de la ftructure qu'elle a donnée aux cœurs des
autres animaux : le cours du fang doit donc être auffi différent
que la ftructure du cœur, dans la tortuë & dans les autres animaux.

Mais la route du fang dans le cœur de l'homme, ne peut
être la route que fuit le fang dans le cœur de la tortuë. Comment donc M. Meri, fur un fondement fi fragile, fi étranger, fi

différent, a-t-il pu élever une opinion que la physique ne sçauroit adopter? comment cette opinion a-t-elle pu partager les Sçavans pendant une longue suite d'années?

II.

DES préparations séches du cœur, des experiences peu décisives, des raisonnemens captieux, entraînerent ceux qui n'avoient pas assez de lumiéres pour se préserver de la séduction & du préjugé. Nous exposerons d'abord les Observations Anatomiques qui servent de base à l'opinion de M. Meri, c'est lui-même qui parle dans les propositions suivantes : pour mieux exprimer ses idées, nous emprunterons ses expressions : on pourra juger par les seuls faits, que nous allons rapporter, du fonds de cette dispute ; mais pour ne pas réfuter des erreurs que la vérité reconnue a fait disparoître, nous marquerons à la marge si les observations n'ont aucun fondement, ou si elles sont peu exactes.

Dans l'homme adulte la capacité du tronc de l'aorte est égale à la capacité du tronc de l'artére pulmonaire.

Dans le fœtus humain la capacité du tronc de l'artére pulmonaire est de moitié ou environ plus grande que la capacité du tronc de l'aorte.

Les parois de l'artére pulmonaire sont de moitié moins épaisses que les parois de l'aorte & dans l'adulte & dans le fœtus.

Dans l'adulte les capacités des deux ventricules sont égales ; mais dans le fœtus la capacité du ventricule droit est de moitié plus grande que la capacité du ventricule gauche.

Dans l'adulte la capacité de l'oreillette gauche est égale à la capacité de l'oreillette droite ; mais la capacité de ces oreillettes surpasse la capacité des ventricules.

Dans le fœtus on trouve la même différence entre les oreillettes & les ventricules, mais la capacité de l'oreillette gauche est d'un tiers pour le moins plus petite que la capacité de l'oreillette droite.

Les fibres musculeuses de l'oreillette droite sont de beaucoup plus grosses & plus fortes que celles de l'oreillette gauche dans l'adulte & dans le fœtus.

Dans le fœtus les deux premiéres branches de l'artére pulmonaire ont plus de capacité que le tronc de l'aorte à la sortie

Faux.

du cœur : « Ces deux branches artérielles & le canal de » communication partent du même endroit de l'artére du » poulmon.

Faux.

Dans l'adulte, la cloison qui sépare les oreillettes, est revêtüe de part & d'autre d'une membrane ; cette cloison s'étend depuis l'embouchure du tronc inférieur de la veine-cave jusqu'à l'embouchure du tronc superieur.

Obscur & peu exact.

Dans le fœtus, la cloison est ouverte, & cette ouverture se nomme *le trou ovale*. La portion de cette cloison, qui est entre les deux troncs de la veine cave, forme la face interne de l'oreillette gauche dans le fœtus & dans l'homme.

Faux.

Dans le fœtus, la portion de la cloison, la portion, dis-je, qui s'étend depuis le tronc inferieur de la veine-cave jusqu'au trou ovale, forme *la prétendüe valvule* que les Anatomistes ont placé *dans le trou ovale*. Cette portion est simple, transparente, composée d'un seul plan de fibres charnues.

Peu exact.

Mais la portion de cette cloison, qui s'étend depuis le trou ovale jusqu'au tronc superieur de la veine-cave, s'unit à ce tronc ; c'est-à-dire, à son embouchure, & est composée de deux plans de fibres.

Le trou ovale est toûjours ouvert dans le fœtus ; mais l'ouverture diminue à proportion que la valvule s'éléve après la naissance du fœtus ; le trou se ferme, parce que les fonds de la cloison, « en croissant se placent l'un devant l'autre, & s'u» nissent ensemble. Dans tous les sujets qui ont été présentés à l'Académie, l'ouverture a paru moindre à mesure que les fœtus étoient moins âgés.

Supposé.

Quand les oreillettes du cœur sont dilatées, la cloison qui les sépare forme une bosse dans l'oreillette droite, soit dans l'adulte, soit dans le fœtus.

Faux.

La cloison charnue, qui sépare les ventricules du cœur, *est convéxe dans le ventricule droit, & concave dans le ventricule gauche, dans l'adulte, & dans le fœtus.*

Si les quatre troncs des veines pulmonaires étoient réunis, les troncs qu'elles *formeroient* seroient plus petits que celui qui *résulteroit* des deux troncs de la veine-cave.

Tels sont les faits sur lesquels est appuyée l'opinion de M. Meri, ils sont d'autant plus séduisans qu'ils ont été vérifiés à l'Académie. MM. Duvernei & Tauvri, temoins non suspects, les ont adoptés, &, en les adoptant, ils ont souscrit en partie à leur condamnation ; cependant malgré leur aveu, la plûpart de ces observations sont fausses, ou peu exactes ; elles sont démenties par le témoignage de la nature & des Anatomistes qui l'ont étudiée avec soin.

Qui auroit cru que des hommes célébres, occupés toute leur vie à développer la structure du corps, soûtenus par l'industrie & par l'adresse des mains, appuyés sur des dissections nombreuses qu'ils vantoient, qui auroit pensé que de tels Anatomistes eussent été incapables de vérifier des faits si faciles à saisir ?

I I I.

LES raisonnemens qui sont fondés sur de telles observations doivent donc porter à faux, ils ne mériteroient pas d'être réfutés, s'ils n'avoient des garans respectables dans ceux qui les ont adoptés. Les Dodarts, les Bourdelins, les Litres, les Morins, &c. se sont rendus aux preuves de M. Meri, comme à des vérités qui devoient soûmettre tous les esprits ; mais leur approbation prouve seulement que l'erreur a souvent les priviléges de la vérité, & qu'elles peuvent également se parer de l'autorité des grands noms, dans les choses mêmes où il ne faut que des yeux pour les démêler.

Difficultés que M. Duvernei oppose à M. Meri ; réponses de celui-ci, principes qu'il établit.

Duvernei & Tauvri, animés plûtot par un esprit de contradiction que soûtenus par la force des preuves, ne se rendirent pas, je ne sçais pourquoi, aux raisons de M. Meri, puisqu'ils adoptoient les fondemens de son systême ; ils n'opposerent du moins que des raisons frivoles à l'autorité de tous ces Médecins, dont l'esprit s'étoit égaré dans les détours du cœur de la tortuë. Ce qu'il y a de plus remarquable dans cette dispute, c'est l'admiration aveugle des approbateurs, la stérilité des contradicteurs, la fécondité de Meri, & l'indécision des autres sçavans. Les Etrangers qui voulurent entrer dans la dispute l'embrouillerent encore davantage. Verrheyen fit des tentatives où l'on ne voyoit que de foibles efforts de sa vieillesse. Bruissiere, en envoyant d'Angleterre avec assurance quelques calculs qui ne prouvoient rien, crut envoyer en France le sceau de la vérité. Sylvestre, sous les noms de *forces mouvantes*, d'*hydrostatique*, d'*hydraulique*, proposa des difficultés où lui-même n'entendoit rien. Ces trois Médecins doivent quelque reconnoissance à l'Anatomiste qu'ils attaquoient ; sans sa réponse, leurs ouvrages sur la circulation du sang seroient peu connus. Ils n'ont gueres eû d'autre mérite dans ces travaux, que d'avoir connu la vérité qu'ils ont mal défendue.

Les premiers efforts de M. Meri tomberent sur M. Duvernei. Ce Médecin d'abord favorable aux idées de M. Meri, fut ensuite le plus obstiné à les rejetter; voici quelques objections qui le caractérisent parfaitement. Son esprit toûjours incertain, même sur ce qu'il sçavoit, trouva d'abord quelque ressource; il soûtint, & avec raison, que la valvule n'étoit pas une suite ou une extension des parois du trou ovale; mais, pour se débarrasser de quelques difficultés imprévues, ou pour les éluder, il imagina que la valvule étoit formée par la veine-cave & par les veines du poulmon.

Après bien des discussions, qui répandirent peu de lumiéres sur l'origine de cette espece de digue, M. Duvernei tâcha d'en fixer l'usage, c'est-à-dire, qu'il combattit pour soûtenir l'opinion d'Harvei; mais dans les preuves qui pouvoient établir cet usage, il ne chercha que des armes contre le sentiment de M. Meri.

Selon M. Duvernei, la disposition de cette valvule favorise l'entrée du sang dans l'oreillette gauche. Une telle disposition se présentera toûjours aux yeux d'un Anatomiste qui ne sera pas aveuglé par le préjugé. La valvule forme un plan incliné, ou un demi canal, qui part de l'oreillette droite, & va s'ouvrir dans l'oreillette gauche. Mais M. Duvernei passa les bornes où il devoit se renfermer; il prononça hardiment que *la valvule s'opposoit au sang qui étoit poussé par l'oreillette gauche vers l'oreillette droite.*

Pour confirmer cette opinion hazardée, il en appella imprudemment à l'expérience, qui ne décida pas en sa faveur. M. Meri seringua dans deux fœtus la veine pulmonaire, l'eau passa d'abord de l'oreillette gauche dans l'oreillette droite, l'air soufflé dans cette même veine suivit le même cours; les fœtus sur lesquels ces expériences furent tentées étoient morts à terme. M. Duvernei condamné par l'expérience trouva dans la mort & dans le relâchement des parties un subterfuge qui laissa au moins les esprits en suspens.

Cette expérience, qui semble favoriser M. Meri, n'est pas décisive; il semble en affoiblir lui-même le témoignage. Dans les cœurs des enfans, dit-il, dans lesquels la valvule ne ferme

pas

pas encore le trou ovale, l'eau ni le soufle ne peuvent passer de l'oreillette gauche dans l'oreillette droite ; or comment peut-on concilier ces faits ? sont-ils constatés ? Quoiqu'il en soit, il est certain que l'eau passe avec facilité de l'oreillette droite dans l'oreillette gauche ; ainsi l'expérience combat l'expérience sur l'usage de la valvule.

Mais M. Duvernei a avancé sans fondement que l'eau ne pouvoit passer de l'oreillette gauche dans l'oreillette droite : quand l'oreillette n'est pas gonflée tout est relâché, la valvule n'est point appliquée au trou ovale, l'eau & le soufle en entrant dans l'oreillette gauche, pénétreront donc dans l'oreillette droite. Mais c'est aussi sans raison que M. Meri soûtient que quand l'oreillette gauche est remplie & tendue, l'eau ou le soufle doivent couler avec plus de facilité dans l'oreillette droite ; l'eau peut s'y insinuer, il est pourtant certain que le passage opposé, je veux dire le passage de l'oreillette droite dans l'oreillette gauche, est beaucoup plus aisé ; j'ai même observé quelquefois que le soufle colloit exactement la valvule à toute la circonférence du trou ovale & qu'elle fermoit le passage à l'air, & c'est dans les enfans à terme que j'ai fait cette observation ; mon expérience est confirmée par celle qui a été faite par M. Saltzmann.

La difficulté qu'oppose M. Duvernei à M. Meri confirme ces idées. La valvule, dit M. Duvernei, est plus étendue que le trou ovale ; elle peut donc le couvrir entiérement. Cette étendue est avouée de M. Meri, quoiqu'il en rejette les conséquences ; mais sur quel fondement les rejette-t-il ? c'est, dit-il, que dans les cœurs souflés & desséchés, la valvule laisse toûjours une ouverture. Ce fait avancé avec tant de confiance n'est pas aussi décisif qu'il le paroît à M. Meri ; car les fibres racornies de la valvule ne sont-elles pas raccourcies ? n'est-ce pas l'état naturel de cette membrane, & non des préparations suspectes, qu'il faut consulter ?

Après avoir exposé les objections de M. Duvernei, M. Meri tâche d'établir son opinion sur des preuves directes ; ces preuves ne sont pas exposées clairement dans son ouvrage, mais je tâcherai de les présenter dans leur véritable jour. Les principes sur lesquels M. Meri appuie son opinion sont tirés du *calibre* des vaisseaux & de leurs *rapports*. Les vaisseaux qui ont le plus de capacité sont ceux qui reçoivent une grande quantité de sang ; & ceux qui reçoivent le plus de sang sont ceux qui ont le plus de capacité. Or si ces principes sont vrais en général, il s'ensuit, dit M. Meri, *que les quantités de sang déterminent les calibres des artéres, & que les calibres déterminent réciproquement les quantités de sang.*

Ces principes, qui sont confirmés par l'expérience, démontrent, ajoûte M. Meri, la route que suit le sang dans le cœur du fœtus ; car si l'aorte & l'altére pulmonaire reçoivent la même quantité de sang, leurs calibres doivent être égaux : mais il est certain que l'artére pulmonaire est double de l'aorte ; donc l'aorte ne reçoit pas autant de sang que l'artére pulmonaire. Le sang doit donc se détourner en partie de l'aorte, il doit passer de l'oreillette gauche dans l'oreillette droite ; il suit donc en sortant de l'oreillette gauche dans le fœtus le chemin qu'il suit dans le ventricule gauche du cœur de la tortuë.

D'abord M. Meri suppose un principe général, sçavoir, que le sang *circule avec la même vitesse dans l'aorte & dans l'artére pulmonaire.* Or ce principe est absolument faux ; car l'aire de l'artére pulmonaire excéde l'aire de l'aorte ; les forces qui poussent le sang dans ces artéres ne sont pas les mêmes ; les résistances qui s'opposent au sang dans les poulmons & dans le reste du corps sont fort différentes : on ne peut donc pas soutenir que le sang marche avec la même vitesse dans l'artére pulmonaire & dans l'aorte.

Le second principe que M. Meri tâche d'établir, c'est *que les capacitez des deux artéres sont proportionnées à la quantité de sang que ces vaisseaux reçoivent.* Or ce principe fondamental n'est pas moins erroné que l'autre. Car des quantités égales de sang peuvent passer en même tems par des tuyaux inégaux, si les vitesses sont inégales : je ne prétends pas prouver cependant par cette raison que ce principe ne puisse être vrai en certains cas ; la quantité du sang qui passe dans le fœtus par l'aorte à son origine, & par l'artére pulmonaire, peut être proportionée à leurs capacités.

Mais l'inégalité des calibres de ces deux artéres est une suite nécessaire du cours que suit le sang, selon l'opinion d'Harvei ; car le sang vient des poulmons en petite quantité. L'oreillette gauche est plus petite & moins forte que l'oreillette droite. Le ventricule gauche a moins de capacité que le ventricule droit : le trou ovale est plus petit que l'embouchure du ventricule droit ; donc le sang doit entrer en moindre quantité dans l'oreillette gauche & dans le ventricule qui lui répond ; il doit donc avoir moins de force & moins de masse ; il doit moins dilater l'aorte : cette artére aura donc moins de capacité, quoique le sang ne suive pas dans les oreillettes du fœtus humain la route qu'il suit dans les ventricules du cœur de la tortuë.

D'autres raisons, qui ne sont pas moins évidentes, affoiblissent encore les preuves qui sont tirées des capacités inégales des vaisseaux. L'oreillette droite & le ventricule droit ont dans l'adulte même des capacités plus grandes que les capacités du ventricule gauche & de son oreillette ; cependant tout le sang qui passe par l'oreillette droite & par le ventricule droit ne passe-t-il pas par l'oreillette gauche & par son ventricule ?

M. Meri a pû ne pas soupçonner qu'on pût lui opposer ces difficultés. Il étoit dispensé de tels soupçons ; plus occupé à l'anatomie qu'à la physique, il pouvoit être séduit par des vraisemblances que lui présentoit la structure des parties : mais n'est-il pas surprenant que les Varignons & les Dodarts se soient livrés à des conjectures avec si peu de défiance ? Le calcul des vitesses du sang, des forces du cœur & des artéres effraye les plus grands Géométres : ces vitesses ne sçauroient être appréciées ; les forces du cœur & des artéres sont inconnuës ; les rapports des vaisseaux dépendent d'un concours de causes qui échappent aux recherches les plus exactes. Cependant ces Physiciens si éclairés ont adopté une opinion fondée sur ces vitesses, ces forces, & ces rapports. Ces erreurs excusent au moins celles de M. Meri. Il est glorieux pour lui d'avoir séduit les esprits qui devoient être difficiles à séduire.

I V.

LES autres raisons dont M. Meri a appuyé celles que nous venons d'examiner, ne sont qu'un assemblage de conjectures que la physique éclairée ne sçauroit avouer. Il suppose d'abord que *l'air s'insinue dans les vaisseaux du sang ; qu'il est*, pour ainsi dire, *le mobile de la circulation ; que l'air qui passe de la mere dans les vaisseaux du fœtus n'est pas un secours suffisant pour pousser le sang dans tous les détours des parties du corps ;* que le sang par conséquent *ne seroit pas poussé par des forces qui pussent le ramener dans le cœur ;* qu'il est nécessaire que la voie que doit suivre une partie du sang soit moins longue pour qu'il la parcoure plus aisément.

Les autres preuves dont M. Meri a appuyé son opinion sont fondées sur de fausses suppositions.

Bbb ij

Or, ajoûte M. Meri, si le sang passe de l'oreillette gauche dans l'oreillette droite, le chemin qu'il doit suivre est plus court ; car supposons que tout le sang de l'oreillette gauche passe par l'aorte, alors il doit se répandre dans toutes les parties du corps : mais si ce sang passe dans l'oreillette droite, il y en aura une portion qui en revenant du poulmon, & en entrant dans l'oreillette droite, repassera d'abord par ce viscére : il marchera donc par un chemin qui sera moins long ; la circulation sera donc plus facile dans le fœtus.

Mais tout ce raisonnement que M. Meri regarde comme une démonstration, & qui a séduit tant de sçavans, est plus captieux que solide. L'entrée de l'air dans les vaisseaux sanguins est incertaine : on ne sçauroit prouver que ce fluide doive être mêlé avec le sang pour entretenir la circulation. Des expériences certaines démontrent qu'il est plûtôt un obstacle qu'un secours ; il perd d'ailleurs son élasticité dès qu'il s'insinue dans le sang, il perd donc le principe de son action.

Si les principes, sur lesquels M. Meri appuie son opinion tombent d'eux-mêmes, les autres suppositions qui lui paroissent des vérités incontestables ont le même caractère de fausseté. On ne sçauroit assurer, avec quelque vraisemblance, que le sang poussé seulement par le cœur & par les artéres ne peut pas circuler par toutes les parties du fœtus. Nulle expérience, nulle preuve physique, ne nous démontre que ces organes soient des agents trop foibles pour donner au sang le mouvement de circulation.

Enfin le sang qui repasseroit par les poulmons, suivant l'hypothése de M. Meri, ne seroit qu'une portion fort petite de toute la masse du sang ; car le poulmon ne forme qu'un volume très-petit par rapport à la masse de toutes les autres parties, & du *placenta*, dans le fœtus de huit ou neuf mois. Une portion si petite de sang retranchée de celle qui suit le grand courant, ne faciliteroit donc pas la circulation. De plus cette même partie du sang trouve plus d'obstacles dans le poulmon que dans les autres parties. Le sang ne peut traverser librement les détours de ce viscére que lorsqu'il est gonflé par l'air. L'hypothése de M. Meri multiplie donc les obstacles d'un côté en les retranchant de l'autre.

Je ne parlerai pas icy de quelques autres raisonnemens encore moins solides dont M. Meri étaye son hypothése. La prétendue valvule, dit-il, ne mérite pas ce nom ; elle n'est qu'une portion de la cloison. Pour nous prêter aux idées de M. Meri, sacrifions-lui un nom qui ne décide point les usages de la valvule ; accordons-lui même que cette valvule n'est qu'une extension ou une continuité de la cloison : il faut cependant fermer les yeux à la structure pour soutenir une telle continuité : mais que peut-il conclurre d'une telle supposition qui est entiérement gratuite ? Quand même le trou ovale n'auroit point de valvule, le sang passeroit de l'oreillette droite dans l'oreillette gauche, nous le démontrerons ailleurs ; ce n'est point parce qu'il y a une valvule dans le trou ovale que le sang entre dans l'oreillette gauche, mais c'est parce qu'il y a des forces superieures qui l'entraînent par cette route. La valvule n'est une digue que pour le sang qui est dans l'oreillette gauche ; elle n'en fait même qu'imparfaitement les fonctions dans les premiers tems que le fœtus est renfermé dans le sein de la mere ; c'est quelque tems après sa naissance qu'elle ferme le passage du sang qui est versé dans l'oreillette gauche.

Mais que s'ensuit-il de la structure de certains cœurs monstrueux dans lesquels les Partis opposés ont cru trouver des preuves de leurs opinions ? Ce qui est monstrueux dans les productions de la nature, ne peut nous montrer les voies qu'elle suit. Mais si le sang dans divers fœtus ne revient point dans l'oreillette droite par le trou ovale ; si au contraire il passe de l'oreillette droite dans l'oreillette gauche, il est certain que la conservation de la vie ne demande point que le sang revienne de l'oreillette gauche dans l'oreillette droite.

M. *Cheminau* présenta à l'Académie un cœur dont la structure singuliére ne favorisoit pas l'opinion de M. Meri. Ce cœur avoit trois ventricules qui communiquoient l'un avec l'autre. Le ventricule droit recevoit le tronc de la veine-cave ; & la veine pulmonaire aboutissoit au ventricule gauche ; l'artére pulmonaire & l'aorte sortoient du troisiéme ventricule, qui étoit posé entre les deux autres. Le diamétre de l'artére pulmonaire étoit fort étroit ; les deux rameaux qui sortoient de ce tronc avoient chacun un diamétre double du diamétre du tronc, & le diamétre de l'aorte étoit double du diamétre de l'artére pulmonaire. Il est évident que dans ce cœur monstrueux le sang ne passoit pas librement par le poulmon. La dilatation des deux branches de l'artére pulmonaire prouve évidemment qu'il y avoit des obstacles qui s'oppofoient au cours du fang. La grande quantité de ce fluide fe portoit dans le troifiéme ventricule & dans l'aorte. Si une ftructure fi finguliére décide quelque chofe, celle-ci décide en faveur d'Harvei.

Mais la nature, en fuivant des routes égarées dans fes productions monftrueufes, paroît fouvent contraire à elle-même. M. de *Littre*, qui étoit un des défenfeurs de l'opinion de M. Meri, a cru qu'elle trouvoit dans des cœurs finguliérement conftruits des preuves qui la confirmoient. Cet Anatomifte a vû dans deux perfonnes âgées de quarante ans le trou ovale entiérement ouvert ; les proportions des vaiffeaux n'étoient pas les mêmes que dans les cœurs où ce trou eft fermé ; voici quels étoient les rapports de ces vaiffeaux dans l'un de ces cœurs.

Les oreillettes *étoient à peu près égales.* Le diamétre de l'artére pulmonaire *étoit d'un pouce dix lignes* ; le diamétre de l'aorte *étoit d'un pouce trois lignes* ; l'embouchure du ventricule droit *avoit deux pouces & demi* ; l'embouchure du ventricule gauche *étoit large d'un pouce & huit lignes.* Le trou ovale étoit femblable à un entonnoir dont le bout le plus évafé s'ouvroit dans l'oreillette gauche. Toutes les mefures ne font pas prifes exactement, comme on peut le voir par l'expofé de M. de Littre ; car qu'entend-t-il quand il dit que les oreillettes avoient trois pouces ? Mais ne nous arrêtons qu'aux difpofitions des vaiffeaux : le diamétre de l'artére pulmonaire étoit plus grand que le diamétre de l'aorte : or s'enfuit-il de-là que le fang paffoit de l'oreillette gauche dans l'oreillette droite ? l'artére pulmonaire n'eft-elle pas plus mince que l'aorte, par conféquent celle-ci ne pouvoit-elle pas réfifter davantage à la dilatation, tandis que l'autre étoit forcée ? Pour ce qui eft du trou ovale, il avoit fans doute une ftructure finguliére ; car le trou de la cloifon dans l'adulte eft plus évafé du côté droit ? On ne peut rien conclurre en faveur de M. Meri de cette embouchure plus grande, ni des autres faits que rapporte M. de Littre ; l'opinion de ces Anatomiftes ne porte donc que fur des fondemens ruineux.

V.

DANS toutes les difputes il s'éleve des Conciliateurs qui font defavoués également des deux partis, parce qu'ils ne veulent jamais être conciliés. M. Winflow crut avoir trouvé un milieu où les opinions contraires fe réuniffoient. Une telle réunion

offre bien des difficultés. Ce milieu est un point d'où partent
le pour & le contre. La conciliation a eu pourtant ses approbateurs. M. Varignon oublia ce que lui avoit couté cette
dispute, & se rendit aux raisons de M. Winslow.

Cet Anatomiste remonte d'abord à toutes les démarches
qu'a faites son esprit. Il rappelle son attachement à l'ancien systè-
me, son éloignement pour les idées de M. Meri, ses conver-
sations inutiles avec lui, ses progrès & les changemens que
porterent de nouvelles réfléxions dans son esprit. Mais à quoy
aboutit un tel préambule ? c'est à adopter quelques faits, qui
selon lui, n'étoient pas contestés.

*On convient, dit-il, que le fœtus ne respire point ; qu'il faut que
quelque chose y supplée pour entretenir les qualités du sang nécessaires à la circulation ; & on croit de part & d'autre l'avoir trouvé
dans le sang, qui revient par la veine ombilicale.* Si l'on avoue
que le fœtus ne respire pas, avoue-t-on qu'il doit être dédommagé des avantages de la respiration par un autre organe, &
qu'un autre agent doit donner au sang certaines propriétés nécessaires pour la circulation ? Mais est-il certain que le placenta
remplace le poulmon ? que le sang prenne dans cet organe les
qualités qu'il auroit prises dans les vaisseaux pulmonaires ? En
adoptant une telle idée, n'adopte-t-on pas un préjugé ? M. Duvernei & M. Meri, physiciens, dont les décisions demandoient
d'autres juges, pouvoient se livrer à de telles conjectures ;
mais elles seront rejettées par tous ceux qui seront plus éclairés
que ces Anatomistes.

Le second fait qu'ont avoué les Anatomistes, selon notre
Auteur, est *que le chemin de la circulation doit être abregé.* Mais
voici à quoy se réduit cet aveu de l'inutilité du poulmon dans
le fœtus : les sectateurs d'Harvei ont conclu que le cours de
la circulation étoit moins long, puisque le sang ne passoit pas
par le tissu du poulmon ; mais parce que, selon M. Meri, le sang
passe par les détours de ce viscére, & qu'une grande partie de
ce sang y revient après avoir repassé par le cœur seulement ;
M. Meri assure que le chemin du sang est abregé.

Ces divers sentimens conduisent donc à des conséquences qui
sont les mêmes. Mais, à entendre M. Winslow, on croiroit que
tous les Anatomistes ont reconnu d'abord la nécessité d'abreger
le cours de la circulation, & qu'il a fallu ajuster leurs idées
à cette nécessité reconnue. Il ne s'agit point ici de sçavoir si

l'on est convenu que le chemin de la circulation devoit être moins long dans le fœtus, il faut sçavoir s'il l'est réellement.

Après avoir exposé ces idées comme des vérités, qu'un systême sur la circulation du sang dans le fœtus devoit renfermer, M. Winslow prétend qu'on ne les trouve point dans le sentiment d'Harvei, de Verrheyen, & de M. Meri. Il accuse Verrheyen d'être en contradiction avec lui-même sur le mélange du sang de la veine ombilicale avec le sang des autres parties du fœtus. Pour ce qui est du cours abregé de la circulation, *il me semble*, dit-il, *que selon l'ancien systême, le canal artériel auroit suffi sans le trou ovale, & que selon le nouveau, le canal auroit été inutile.*

Mais suivant l'idée d'Harvei sur la circulation, l'oreillette gauche, le ventricule gauche, les artéres coronaires, le tronc de l'aorte, n'auroient pas reçu assez de sang. Il étoit donc nécessaire que le sang passât de l'oreillette droite dans l'oreillette gauche; le canal artériel n'auroit donc pas été suffisant pour entretenir les fonctions des parties. Suivant l'opinion même de M. Meri, tout le sang de l'artére pulmonaire ne peut pas traverser les poulmons : il étoit donc nécessaire qu'il pût se détourner par une autre route; le canal artériel étoit donc necessaire. M. Winslow reproche donc à l'opinion d'Harvei & à celle de M. Meri des inconvéniens qu'il leur prête sans raison. Cependant, ajoûte-t-il, *ces inconvéniens & beaucoup d'autres qui m'embarassoient d'autant plus que je ne trouvois ni dans l'un ni dans l'autre systême le moyen d'y remédier, me firent prendre le parti de remédier à tous deux, & de chercher comme si je n'avois jamais oüi parler de l'usage de ces organes particuliers du fœtus.*

C'est donc à des difficultés qui ne sont pas réelles, que nous devons les recherches de M. Winslow; si elles nous conduisoient au dénouement, l'erreur nous conduiroit à la vérité, & ce guide ne la rendroit pas moins précieuse.

Mais le travail & l'attention rapprocherent peu-à-peu M. Winslow des objets dont il s'étoit éloigné. Il se réconcilia avec les idées de M. Harvei & de M. Meri, c'est à-dire, avec le pour & le contre. Leurs sentimens si opposés lui parurent se réunir en plusieurs points : il crut qu'il n'y avoit qu'à retrancher de ces opinions les idées qui se détruisoient les unes les autres; ce qui reste après ce retranchement doit être regardé, selon M. Winslow, comme un fonds de vérité qui porte la

lumière

lumière sur tous les phénomènes de la circulation du sang dans le fœtus.

La première chose que M. Winslow retrancha du sentiment d'Harvei, c'est l'usage de la valvule. D'abord M. Winslow change les noms donnés par les Anatomistes. La valvule qui couvre le trou ovale, n'est, dit-il, qu'une membrane *valviforme*; elle ne ressemble point aux valvules qui sont dans les veines; ces valvules s'éloignent des parois auxquelles elles sont appliquées : mais la membrane valviforme ne s'éloigne point du trou ovale; elle n'est donc pas une valvule.

De telles réflexions sont-elles bien justes ? une membrane qui favorise le cours du sang d'un côté, & qui de l'autre ne le favorise pas de même, ne fait-elle pas la fonction des valvules ? n'est-elle donc pas une véritable valvule ? Qu'on examine cette membrane dans le veau : si on refuse, dit M. Morgagni, le nom de valvule à une telle membrane, quelle machine pourra mériter un tel nom ?

Mais, ajoûte M. Winslow, cette valvule permet le retour du sang de l'oreillette gauche dans l'oreillette droite; les liqueurs seringuées dans l'oreillette gauche passent dans l'oreillette droite, de même que celles qu'on injecte dans l'oreillette droite pénétrent dans l'oreillette gauche. Il est vrai que ce fait est avoué par les Anatomistes, mais il demande quelques éclaircissemens.

Accordons cependant à M. Winslow ce passage réciproque dans les deux oreillettes : il est certain qu'il ne décide point la question; car il s'agit de sçavoir, comme nous l'avons dit, si le sang ne passe pas plus difficilement de l'oreillette gauche dans l'oreillette droite, que de l'oreillette droite dans l'oreillette gauche; or c'est ce qui ne paroît pas douteux, comme nous le démontrerons ailleurs : on ne peut donc pas douter que les fonctions de la membrane qui couvre le trou ovale ne soient les fonctions d'une valvule.

Après avoir refusé cet usage à la valvule, M. Winslow soutient, contre M. Meri, le passage du sang de l'oreillette droite dans l'oreillette gauche : mais, pour se prêter aux deux sentimens, il adopte le retour du sang dans l'oreillette droite après qu'il est entré dans l'oreillette gauche. Voici quel est mon sentiment, ajoûte-t-il; *Je considère les deux oreillettes du cœur du fœtus comme une seule, par rapport au trou de communication, &*

les ventricules comme un, par rapport au canal artériel. C'est-là l'énoncé de l'opinion de M. Winflow. Pour lui opposer des difficultés, il faut attendre ses preuves ; mais quoique les oreillettes communiquent, ce sont deux sacs séparés, l'un est la source, l'autre reçoit des écoulemens ; l'oreillette droite pousse le sang dans le ventricule droit, la gauche pousse ce fluide dans le ventricule qu'elle couvre ; elle en rend seulement un peu, selon les idées de M. Winflow, à l'oreillette droite. On ne doit donc pas les regarder comme si elles ne formoient qu'une seule oreillette.

Les ventricules sont deux cavités encore plus différentes l'une de l'autre : le ventricule droit envoye le sang dans le poulmon & dans le canal artériel ; le ventricule gauche jette seulement ce fluide dans l'aorte ; ils ne doivent donc pas être regardés comme un seul ventricule par rapport au canal de communication : ces quatre machines concourent seulement à certains effets : voilà en quoi elles se réunissent, comme si elles n'étoient qu'une même machine.

Mais dans le sentiment d'Harvei les deux oreillettes peuvent également être regardées comme une seule oreillette à certains égards ; car l'oreillette droite & l'oreillette gauche par leur action envoyent le sang dans le ventricule gauche, & les deux ventricules le poussent dans l'aorte par leur contraction. A n'en juger donc que par les expressions que nous venons de citer, M. Winflow n'auroit pas une opinion différente de celle d'Harvei, dont il n'adopte pas les idées. C'est cependant sur de telles suppositions & sur de tels raisonnemens que M. Winflow croit pouvoir établir son opinion. *Il me semble donc naturel,* dit-il, *de regarder le poulmon du fœtus comme un autre viscère dont j'ignore l'usage. Le trou de communication entre les deux oreillettes étant toujours ouvert, selon les expériences de l'un & de l'autre parti, il me paroit très-simple que le sang pulmonaire & celui des veines-caves se rencontrent sans impétuosité dans les oreillettes, s'y mêlent réciproquement dans leur diastole, & par-là deviennent une masse uniforme & également ranimée de ce que le placenta a fourni ; & que cette masse ainsi mixtionnée se partage dans la systole des oreillettes selon la proportion quelconque des capacités, pour être uniformément distribuée par l'artère pulmonaire, par le canal de communication, & par l'aorte.*

Telle est l'opinion de M. Winflow ; opinion qui, selon lui,

concilie tout, s'accommode à tout, léve toutes les difficultés;
c'est ce que nous allons examiner avec cette impartialité
qu'on doit à la recherche de la vérité.

En quoi consiste la conciliation que M. Winslow a imaginée pour rapprocher deux opinions si contraires? Le sang,
selon lui, passe dans l'oreillette gauche par le trou ovale:
en même tems le sang passe du sac gauche dans le sac droit
par la même ouverture: voilà donc, dit M. Winslow, les deux
sentimens réunis. Il ne s'agit que de sçavoir si le sang a réellement ces deux mouvemens opposés & alternatifs. La valvule
du trou ovale est, selon M. Winslow, une valvule flottante;
donc elle ne s'oppose, dit-il, ni au sang qui vient de l'oreillette droite, ni à celui qui vient de l'oreillette gauche. Il faut
regarder les deux sacs comme deux cavités communicantes
qui n'en forment qu'une; le sang qu'elles contiennent peut
donc passer réciproquement de l'une dans l'autre.

Cet expédient qui a paru à M. Nicolai si heureusement
imaginé ne concilie point les opinions de M. Duvernei &
de M. Meri. Le sang passe-t-il presque tout par le poulmon,
& du poulmon n'entre-t-il pas dans l'oreillette gauche pour rentrer dans l'oreillette droite, & revenir dans le poulmon? est-
ce là la principale route du sang qui circule dans le fœtus?
c'est-ce que demande M. Meri.

Au contraire le sang ne passe-t-il pas de l'oreillette droite
dans l'oreillette gauche? de ce sac ne se rend-t-il pas au ventricule gauche, & ensuite dans l'aorte pour se répandre dans tout
le corps?

Enfin presque tout le sang qui sort du ventricule droit ne
trouve-t-il pas un obstacle dans le poulmon? de l'artére pulmonaire ne passe-t-il pas dans le canal artériel & dans l'aorte?
n'est-ce pas là le grand courant de la circulation? n'est-il pas
certain qu'il passe dans le ventricule gauche & dans le tronc
de l'aorte plus de sang qu'il n'en vient du poulmon? c'est ce
que soutiennent ceux qui sont attachés aux idées d'Harvei.

Or le mélange réciproque du sang de l'oreillette droite &
de l'oreillette gauche concilie-t-il le fonds de ces deux opinions? Je ne crois pas qu'on puisse le persuader aux Physiciens. M. Winslow ne sçauroit se le persuader lui-même sans
oublier les idées d'Harvei & de M. Meri, & ne concilie que
deux faits qu'ont saisis ces deux Anatomistes, ou, pour mieux

dire, il adopte ces faits en les bornant : car il adopte d'abord le passage du sang de l'oreillette droite dans l'oreillette gauche ; & ensuite il adopte un mouvement tout contraire. Or une telle conciliation de ces deux faits ne fera pas disparoître l'opposition des deux opinions.

Je n'ai pas prétendu concilier, dira M. Winslow, toutes les contradictions de ces opinions ; mais pourquoi annoncer une conciliation lorsque le fonds de deux opinions ne sauroit subsister ? Ce qui est plus singulier, c'est que les deux faits mêmes dont nous venons de parler, ne sont pas conciliés dans l'opinion de M. Winslow.

Mais peut-on démontrer que le sang ne passe pas réciproquement d'une oreillette dans l'autre ? Le sang arrive en plus grande quantité dans l'oreillette droite. Cette oreillette a plus de capacité que l'oreillette gauche ; c'est donc dans cette oreillette que le sang doit être poussé. Il y entrera jusqu'à ce qu'il y trouve une résistance égale à la force qui le presse. Alors le sang qui est entré dans l'oreillette gauche n'en sortira point. Il n'y aura donc point de mouvement réciproque dans ce sang pendant la dilatation des oreillettes ; c'est-à-dire, qu'il n'entrera point dans l'oreillette gauche pour en sortir par la même ouverture lorsque les oreillettes se rempliront.

Mais si le sang ne revient pas de l'oreillette gauche dans l'oreillette droite pendant la dilatation, y renviendra-t-il pendant la contraction ? L'oreillette droite a toûjours plus de force, elle pousse une plus grande masse de sang par sa contraction ; elle oppose donc au sang de l'oreillette gauche un obstacle suffisant pour l'arrêter. Le trou ovale est environné de fibres très-fortes, elles se contractent, elles diminuent donc le diamétre de ce trou. Enfin pendant la contraction des oreillettes, la valvule n'est plus flottante ; elle entre elle-même en contraction ; elle est poussée vers les parois de l'oreillette par le sang de l'oreillette gauche ; elle est donc appliquée au trou ovale sans pouvoir flotter ; enfin la source du sang est dans les veines-caves, son courant doit donc toûjours le porter de l'oreillette droite dans l'oreillette gauche : ce fluide doit donc l'emporter toûjours sur celui de l'oreillette gauche ; car la direction du courant, la supériorité des forces, subsiste dans tous les instans du repos & de l'action du cœur : il est donc impossible que le sang de l'oreillette gauche revienne sur ses pas.

Je n'insisterai pas ici sur le mélange du sang des poulmons & des deux veines-caves ; mélange qui semble être l'objet essentiel qui a conduit M. Winslow, & dont la nécessité n'est point démontrée. Si un tel mélange, qu'on cherche sans raison, pouvoit être de quelque utilité dans l'œconomie animale, ne le trouveroit-on point dans le cours du sang tel qu'Harvei l'a marqué ? le sang des veines-caves ne se mêlet-il pas avec le sang du poulmon dans l'oreillette gauche ? mais le sang mêlé ne doit pas revenir dans l'oreillette droite ; il n'a point de propriété qui demande ce retour ; ceux qui soutiennent une telle propriété ne la voyent que par les yeux du préjugé. Le sang du poulmon dans le fœtus est comme le sang de la tête, ou des autres parties ; il ne ressemble pas au sang qui circule dans le poulmon des adultes.

De telles idées ne pouvoient donc être adoptées, ni par M. Meri, ni par M. Duvernei. Rouhault, le seul défenseur qui ait resté à M. Meri, s'est également élevé contre M. Duvernei & contre M. Winslow. Il est vrai que les efforts de M. Rouhault n'ont pu faire revivre une opinion née du préjugé, & condamnée par tous les Anatomistes ; il n'oppose à l'opinion d'Harvei que de vaines difficultés, combattues également par la structure, & par les premiers principes de l'hydraulique ; tout me dispense donc d'examiner ces difficultés ; si l'opinion de M. Meri ne peut plus se soutenir, les idées de M. Rouhault tombent avec elle.

Le cœur du fœtus est une machine fort simple, & fort composée ; il est difficile de déterminer exactement l'action de ses ressorts ; des Anatomistes qui veulent la débrouiller, & qui ignorent même les élements de l'hydraulique, ne doivent-ils pas se défier de leurs forces ? cette défiance, qui n'auroit pas été dans quelques-uns une modestie déplacée, nous auroit épargné beaucoup de discussions inutiles ; mais tel est le sort de la vérité, elle est le jouet de l'esprit humain, ou plutôt de ses caprices.

VI.

Le tems avoit terminé ces disputes. Les écrits qu'elles avoient produits étoient oubliés, comme ils le méritoient ; l'opinion d'Harvei avoit repris les droits que lui donnoit la vérité ; enfin M. Lémeri a réveillé les querelles, il n'a pas plus

Opinion de
M. Lémeri.

épargné les deux Anatomistes que leur conciliateur. On ne
croiroit pas qu'on pût imaginer une troisiéme opinion ; il n'y
a qu'une seule voie qui puisse conduire au dénoûment. Mais
un esprit trop fécond en voit plusieurs lorsqu'il n'y en a qu'une
à découvrir.

Pour mieux entendre l'opinion de M. Lémeri, il faut considérer le fœtus en deux états différens , sçavoir , dans l'état
où ses parties se développent , & dans l'état où elles sont
entierement développées. Lorsque toutes les parties ont pris
leur forme sensible, ou lorsqu'elles servent à l'usage auquel
elles sont destinées, le sang coule dans le cœur du fœtus par
les voies qu'Harvei a marquées ; M. Lémeri ne reconnoît
pas d'autre route que le sang puisse suivre ; il n'ajoûte donc
rien à l'opinion d'Harvei , lorsqu'elle n'a pour objet que le
fœtus dont les parties sont entierement développées.

Mais supposons que les parties du fœtus ne se développent
qu'insensiblement & successivement , ce développement successif étant supposé , M. Lémeri raisonne ainsi , ou du moins,
voici à quoi se réduisent ses raisonnemens, & jusqu'où on
peut les pousser.

Les premiers efforts du sang tombent sur la veine ombilicale & sur l'oreillette droite : or quand cette oreillette se développe, le reste du cœur doit se développer , car le sang doit
être poussé dans le ventricule droit ; il doit par ses efforts
en élargir la cavité. Si le ventricule gauche pour se développer devoit attendre que le sang vînt par les poulmons dans
l'oreillette gauche , le développement seroit trop tardif, le
poulmon s'engorgeroit , ou le sang n'aborderoit point au
cœur, puisqu'il ne peut s'y rendre qu'en passant par les poulmons , le ventricule gauche ne pourroit donc point se développer.

Pour prévenir cet inconvénient, la nature a pratiqué une
route plus courte ; elle a placé une ouverture de communication dans la cloison des oreillettes ; l'oreillette gauche reçoit
donc du sang dès que l'oreillette droite en reçoit ; ce même
sang est poussé successivement dans les premiers tems par l'o-
reillette gauche dans le ventricule gauche ; car les deux ventricules & les deux oreillettes sont les agents qui doivent
mettre en jeu toute la machine animale. Il falloit donc que
ces deux instrumens, qui sont des mobiles nécessaires , fussent

les premiers inſtrumens actifs , qu'ils fuſſent développés avant
les autres : or ſi leur développement étoit d'abord néceſſaire,
la communication des deux oreillettes étoit indiſpenſable.

L'ordre ou la ſuite d'un tel développement nous montre
donc évidemment la route du ſang. L'oreillette droite ſe développe d'abord , elle pouſſe le ſang dans l'oreillette gauche ,
& enſuite dans le ventricule gauche ; il doit donc ſuivre la
même route dans le fœtus entiérement développé. Il eſt donc
impoſſible que dans les premiers inſtans de la circulation le
ſang vienne de l'oreillette gauche dans l'oreillette droite ; car
l'oreillette gauche n'eſt développée qu'après l'oreillette droite.

Ces raiſonnemens paroiſſent auſſi ſpécieux que nouveaux,
ils ſont pris dans les Eſſais de Phyſique, page 308. *Il a fallu*,
dit l'Auteur de ces Eſſais , *que le trou ovale exiſtât pour deux
raiſons.* 1°. *Tout le ſang auroit eû de la peine à paſſer par le
canal artériel pulmonaire.* 2°. *Sans cette ouverture le ventricule
gauche n'auroit preſque pas reçu de ſang ; ainſi il n'auroit jamais
pu ſe dilater , quand le ſang ſeroit paſſé par le poulmon.*

Ces raiſons ſont tirées des cauſes finales, comme l'on voit ;
celles de M. Lémeri ſont priſes de la même ſource : elles conduiſent également les unes & les autres à la néceſſité du
trou ovale pour former la cavité du ventricule gauche ; mais
M. Lémeri en voulant pénétrer dans cette matière obſcure
ne s'eſt pas renfermé dans les mêmes bornes que l'Auteur
des Eſſais de Phyſique. M. Lémeri a cherché dans le développement la cauſe finale de la ſtructure du cœur du fœtus. L'Auteur des Eſſais n'a inſiſté que ſur la néceſſité du paſſage du
ſang dans l'orillette gauche pour dilater le ventricule gauche ;
il eſt vrai cependant que c'eſt à la *dilatation* que ſe réduit le
développement. Examinons les principes qui ſont le fondement
de l'opinion de M. Lémeri.

Eſt-il certain que les cavités des ventricules & des oreillettes
ne ſe développent que ſucceſſivement, c'eſt à-dire, les unes
après les autres ? Il paroît vraiſemblable que les parties du fœtus
ne ſe forment pas ſucceſſivement ; du moins ne peut-on pas nier
que toutes les parties du cœur ne ſoient formées en même
tems ; elles forment un viſcére , elles ſont dépendantes ou une
ſuite l'une de l'autre. Pourquoi voudroit-on imaginer ou ſuppoſer une ſucceſſion dans la formation de la même partie ?

Quand même cette ſucceſſion ſeroit réelle , on ne ſçauroit

au moins la prouver ; elle ne peut donc pas être le fondement de quelque explication physique. Des Physiciens qui exa-
mineroient le cœur dans le premier instant de sa formation ,
pourroient donc proposer cette question : pourquoi la nature
a-t-elle ouvert la cloison des oreillettes ? pourquoi a-t-elle
placé le canal artériel entre les deux grandes artéres qui sortent du cœur ? Le sujet de la dispute qui a divisé M. Meri &
M. Duvernei, se présente donc dans le premier instant qui
suit la formation du fœtus : or comment M. Lémeri décide-
t-il la question ? C'est par le premier pas que fait le sang dans
la veine ombilicale, c'est-à-dire , par les premiers mouvemens
de ce fluide ; or selon cet Auteur ils sont tels que les suivants ,
ils déterminent la route que le sang doit suivre dans le cœur
du fœtus , jusqu'à ce qu'il sorte du sein de sa mere.

Mais est-il nécessaire de déterminer le premier mouvement
du sang pour sçavoir la route qu'il doit suivre dans le cœur
du fœtus ? quand la structure des parties , leurs usages , les
loix de l'œconomie animale , nous parlent si clairement , pourquoi cherchera-t-on d'autres preuves ? Les vrais Anatomistes se
sont rendus d'un consentement unanime aux idées d'Harvei ;
ils n'ont jamais été ébranlés par les efforts de M. Meri ; les
disputes qui ont porté de nouveaux éclaircissemens dans l'œconomie animale , les ont affermis dans leur sentiment. Les loix
qui réglent le cours du sang leur paroissent claires & incontestables ; peut-on se flatter d'affoiblir les preuves qui appuyent
leur opinion , & de leur en présenter de nouvelles, qui soient
plus évidentes ?

De telles raisons, qui se réduisent à l'autorité & au consentement universel, ne sont pas décisives sans doute , mais du
moins donnent-elles d'abord quelque soupçon ; elles auront
plus de poids lorsqu'on sentira toute la force de celles qui
appuyent le sentiment d'Harvei : nous allons les présenter ici
en raccourci.

Le sang doit circuler par tous les vaisseaux ; dans le cours
de sa circulation , il doit passer par le ventricule droit , & en
suite par le poulmon ; mais ce viscére ne peut être traversé
par le sang , lorsque les vésicules bronchiques ne sont pas
dilatées par l'action de l'air. Il a donc fallu que la nature ou-
vrît une autre route au sang pour le détourner de ce viscére :
or cette route est le canal artériel ; il reçoit le sang qui devoit
être

être porté dans le poulmon, il le conduit dans l'aorte descendante, qui doit le porter dans les parties inférieures.

Mais cette reſſource en demandoit une autre, puiſque le paſſage eſt preſque fermé au ſang dans le poulmon, les veines pulmonaires n'en verſeront point dans l'oreillette gauche, ou n'en verſeront qu'une petite quantité; le ventricule gauche & l'aorte ne recevront donc preſque point de ſang du poulmon; leurs cavités ne pourront donc pas ſe dilater; les artéres ſouclavieres, les carotides ſeront donc privées du ſang, de même que le ventricule gauche & le tronc de l'aorte: car le canal artériel s'abouche avec l'aorte deſcendante. Si le tronc de l'aorte ſe rempliſſoit, ce ne ſeroit du moins que du ſang qui reviendroit ſur ſes pas. Il étoit donc néceſſaire que le ſang trouvât une ouverture qui le conduiſit dans l'oreillette gauche, dans ſon ventricule, & dans le tronc de l'aorte.

Or cette ouverture eſt celle qui eſt pratiquée dans la cloiſon, c'eſt le trou qu'on a nommé le trou ovale. Le cours du ſang dans le cœur du fœtus eſt donc démontré par les obſtacles que le ſang trouve dans le poulmon, par la néceſſité qui demande que le ſang paſſe dans l'oreillette gauche. Cette démonſtration eſt ſimple & claire; elle ne laiſſe rien à déſirer à l'eſprit; elle renverſe entiérement les idées de M. Meri. Toutes les autres preuves qu'on voudroit ajoûter à celles qui appuyent le ſentiment d'Harvei ſeront donc ſuperflues; elles ne ſeront pas appuyées ſur des faits mieux conſtatés, ou plus déciſifs.

Pour terminer toutes ces diſputes qui n'ont que trop duré, à la honte de la Phyſique, examinons toutes les preuves dont M. Lémeri a voulu étayer ſon opinion. Suppoſons d'abord avec lui que la progreſſion des fluides, ou du ſang, commence dans la veine ombilicale, eſt-il certain que ce premier pas du ſang décide du cours qu'il doit ſuivre, tandis que le fœtus ne reſpirera point? que le ſang marche dans les premiers inſtants vers le cœur, qu'il s'ouvre l'oreillette droite, qu'il s'inſinue dans le ventricule droit, qu'il pénétre dans l'oreillette gauche, ne peut-il pas dilater ou développer ces cavités, en ſuivant d'abord cette marche, & prendre enſuite une voye différente? car dans le premier inſtant, le ſang, ſelon M. Lémeri, doit marcher dans la veine ombilicale ſans le ſecours du cœur, puiſque le cœur eſt développé par le ſang que cette veine lui apporte; mais dès que ſes reſſorts ſont en action, ils peuvent imprimer au sang qu'ils ont reçu un mouvement différent. Les deux mobiles ne sont pas les mêmes; ils peuvent donc ne pas produire les mêmes effets.

Dans la tortue, par exemple, le sang, selon les idées de M. Lémeri, doit d'abord développer le ventricule droit, après l'oreillette; ensuite il doit passer dans le ventricule gauche pour continuer le développement du cœur. Jusques-là la marche du sang est telle que M. Lémeri la suppose dans les oreillettes du fœtus humain. Mais le sang conduit par sa premiere impulsion dans le ventricule gauche de la tortue, ne doit-il pas revenir sur ses pas ? ne rentre-t-il pas dans le ventricule droit ? dès que le cœur sera en action, le sang ne rebroussera-t-il pas de même dans le cœur du fœtus humain, c'est-à-dire, ne repassera-t-il pas de l'oreillette gauche dans l'oreillette droite ?

Nous avons accordé à M. Lémeri que la marche des sucs, ou du sang, commençoit dans la veine ombilicale; mais cette progression est-elle bien constatée ? Le sang, s'il peut faire quelques efforts, si, étant pressé par le tissu des parties & par la chaleur, il peut recevoir une impression & donner le premier branle au tissu des oreillettes & des ventricules, il ne peut parcourir les veines qu'autant qu'il est poussé par le cœur & par les artéres. Il faut donc attendre que le cœur soit développé, & qu'il ait été mis en action pour que le sang revienne par la veine ombilicale. On ne peut donc pas supposer sans de nouvelles preuves que cette veine soit développée avant le cœur, & avant les artéres ombilicales.

Il est vrai que, selon Harvei, ce vaisseau est plus sensible que les artéres, mais les veines sont plus grosses que les artéres dont elles rapportent le sang. La veine ombilicale peut donc être fort sensible lorsque l'artére ombilicale est presque invisible. Il est vrai encore que le placenta est plus grand proportionnellement dans les premiers tems des fœtus. Or que s'ensuit-il de cette disproportion ? ce volume prouve-t-il que le placenta est le premier instrument qui pousse le sang vers le cœur par la veine ombilicale ? le placenta n'a-t-il pas besoin lui-même de l'action du cœur pour que le sang y circule ?

Enfin il y a des fœtus qui n'ont pas de cordon ombilical. Or dans de tels embryons, qui sont privés de ce secours, comment se fera le développement que M. Lémeri attribue à la veine ombilicale ? dans quel vaisseau le sang commencera-t-il son cours ? De tels fœtus sont monstrueux, il est vrai : ils sont donc hors de la route ordinaire que la nature suit; mais ils prouvent du moins que le développement peut se faire sans le secours de la veine ombilicale.

Examinons encore de plus près le développement du fœtus, & voyons si ce que nous en connoissons s'accorde avec les idées de M. Lémeri. On peut ramener à trois causes cette action secrette qui déploye les parties, qui les étend, qui leur donne de la consistence. La première cause est cachée dans l'esprit séminal : ce principe si actif, cet esprit vital pénétre dans l'œuf, anime le germe, le prépare au développement; mais l'action de ce principe nous est inconnue; elle ne peut donc pas nous éclairer dans la recherche que nous faisons.

La seconde cause est celle qui étend les parties, qui les affermit; elle doit donc porter son action sur des vaisseaux infiniment petits; c'est en les développant qu'elle peut seulement développer les plus grands. Or voilà un développement général qu'on ne sçauroit attribuer à l'action des liqueurs de la veine ombilicale : il faut que les fibres & les canaux qui composent cette veine se développent pour qu'elle soit développée elle-même.

Mais dans le tems que ce vaisseau se développe, tous les autres vaisseaux de l'embryon se développent avec lui : le cœur s'étend en même tems. On ne sçauroit prouver que les fluides qu'il reçoit dans ses parois, dans ses vaisseaux, dans ses nerfs, viennent de la veine ombilicale. Or si les fluides pénétrent d'abord les parois du cœur sans le secours de cette veine, ses cavités pourront se développer sans être dilatées par cet agent.

Voilà donc le cœur pénétré de fluides qui ne sont pas portés dans les cavités des vaisseaux par la voie de la veine ombilicale; animé par ce principe moteur & par la chaleur, il pourra se mettre en jeu, il donnera le branle à la machine animale; au lieu de recevoir la première impulsion des fluides qui coulent dans la veine ombilicale, c'est lui qui leur donnera le premier mouvement. Toutes ces raisons si liées les unes aux autres se réduisent à ces propositions.

Tous les vaisseaux & les nerfs se développent en même tems, quoique les progrès de leur développement soient differens, c'est-à-dire, plus lents ou plus rapides.

Les fluides qui pénétrent d'abord dans l'embryon *ne font pas apportés par la veine ombilicale.*

Le cœur qui reçoit ces fluides *ne peut être mis en action sans le secours de la veine ombilicale.*

C'est le cœur qui *donne le premier branle à la circulation.* On ne sçauroit prouver que le cours des liqueurs dans les vaisseaux, le cours, dis-je, qui fait la circulation, puisse être attribué à une autre cause qu'à cet organe, qu'on doit regarder comme le premier mobile.

La troisième cause du développement consiste dans l'action du cœur & dans la circulation déja établie dans toutes les parties. Cette cause dilate les vaisseaux & les cavités du cœur ; c'est celle dont parle l'Auteur des Essais de Physique : mais M. Lémeri ne peut tirer aucun avantage d'une telle cause, puisque c'est du premier pas du sang dans la veine ombilicale qu'il déduit tout ce qu'il a proposé à l'Académie des Sciences.

Il s'ensuit évidemment de toutes ces raisons que l'opinion de ce Médecin ne donne qu'un foible appui à l'opinion d'Harvei ; que tout ce qu'il avance est hypothétique ; qu'il cherche dans un phénomène incertain, & dans lequel nos lumières ne sçauroient pénétrer, des preuves dont on n'a pas besoin ; que si les raisons qu'on oppose aux idées de M. Meri n'etoient pas victorieuses, les raisons de M. Lemeri nous laisseroient dans l'incertitude, ou dans l'ignorance.

V I I.

Preuves directes de l'opinion d'Harvei.

A P R E's ces discussions, il ne s'agit donc que d'entrer dans le détail des preuves directes qui établissent l'opinion d'Harvei. Il naît d'abord de la structure des parties un préjugé favorable pour l'opinion d'Harvei. La valvule appartient à l'oreillette gauche, les deux pointes de ses bords sont dans la surface interne de cette oreillette ; elle se baisse lorsqu'on la pousse dans la cavité de cette oreillette, & elle s'y enfonce en forme de plan incliné ; elle forme alors une plus grande ouverture quand elle est pressée par le sang qui arrive de l'oreillette droite : mais si dans le fœtus de neuf mois, par exemple, la valvule est poussée de l'oreillette gauche vers l'oreillette droite, elle couvre le trou ovale ; elle s'applique aux parois qui l'environnent : le sang trouve donc plus d'obstacles à passer de l'oreillette gauche dans l'oreillette droite, qu'à couler de l'oreillette droite dans l'oreillette gauche,

Les expériences concourent à établir les idées que donne la structure. Le soufle poussé dans l'oreillette gauche, colle la valvule sur le trou, & cette valvule ainsi appliquée aux parois ne permet plus à l'air de sortir : du moins est il certain qu'en divers sujets on peut gonfler l'oreillette gauche de telle façon, que le trou de communication soit entièrement fermé.

Mais nous trouvons dans la structure du canal artériel des preuves qui ne permettent pas de douter que presque tout le sang ne coule de l'artére pulmonaire vers l'aorte. L'aire de ce tuyau est fort grande ; à sa naissance il a un calibre plus grand qu'à son extrémité ; c'est par le bout qui se joint à l'aorte qu'il commence à se fermer : l'effort du sang dans ce canal est donc plus grand dans la partie qui sort de l'artére pulmonaire ; il coule donc dans la cavité de ce tuyau vers l'aorte.

Les inductions tirées des proportions des vaisseaux & des cavités du cœur, donnent à ces preuves une nouvelle force ; l'oreillette droite est plus grande que l'oreillette gauche ; le ventricule droit a plus de capacité que le ventricule gauche ; c'est donc dans ces cavités que se font les plus grands efforts : or ces efforts doivent pousser le sang dans les autres parties.

On objectera sans doute que les forces sont supérieures dans le ventricule gauche ; mais ne le sont-elles pas dans l'oreillette droite ? ne doit-elle donc pas l'emporter sur l'oreillette gauche, & y pousser le sang qu'elle contient ? or voilà les seules forces qu'il faut d'abord apprécier ; l'oreillette droite agit sur l'oreillette gauche ; mais le ventricule gauche n'agit point sur le ventricule droit ; ils ne reçoivent rien l'un de l'autre.

L'objection tirée de la force du ventricule gauche, supposé qu'elle soit réelle, porte donc à faux ; mais les quantités de sang, contenues dans les capacités, ajoûtent à ces preuves la force d'une démonstration. Le sang du placenta & du reste du corps est en grande quantité ; il va aboutir à la veine-cave & à l'oreillette droite : or cette quantité de sang étant plus grande, il faut nécessairement qu'elle l'emporte sur celle qui est contenue dans l'oreillette gauche ; le sang doit donc y entrer par le trou ovale.

Mais cette preuve, dira-t-on, suppose que le sang ne passe pas par le poulmon, & que par cette voie il ne revient pas dans l'oreillette gauche ; car s'il suivoit cette route, la quantité de sang qui entreroit dans l'artére pulmonaire, & qui retomberoit dans l'oreillette gauche, seroit la même.

Il eſt vrai que c'eſt ſur cette ſuppoſition qu'eſt fondée la preuve que nous venons de détailler ; mais ce n'eſt pas une ſuppoſition ; car n'eſt-ce pas un principe certain que le ſang doit couler par les tuyaux où il trouve moins de réſiſtance ? n'eſt-ce pas la moindre réſiſtance qui fait que le ſang enfile le canal veineux dans le foie ? Il n'entre qu'en très-petite quantité dans les ramifications de la veine-porte : ces ramifications ſont nombreuſes ; elles marchent par des détours infinis ; elles ſe répandent ſur tous les points de la ſubſtance du foie ; elles deviennent extrémement petites à leurs extrémités : le ſang doit donc trouver plus d'obſtacles dans ces tuyaux multipliés décroiſſants, longs, entortillés, que dans un tuyau grand, continu, qui ſe préſente au ſang qui arrive dans la veine-porte. D'ailleurs le foie eſt preſque ſans action ; ſes vaiſſeaux les plus grands ſont ſans action, puiſque ce ſont des veines : voilà donc un ſurcroît de réſiſtance qui s'oppoſe au cours du ſang dans le foie.

Si ces raiſons portent avec elles l'évidence, comme on ne ſçauroit le conteſter, cette évidence ſera bien plus ſenſible ſi on les applique au poulmon. Deux paſſages s'offrent au ſang dans l'artére pulmonaire ; l'un eſt la cavité du canal artériel ; l'autre eſt dans les ramifications, qui du tronc de l'artére pulmonaire vont aboutir au poulmon ; mais le ſang peut-il paſſer par les ramifications de cette artére ? l'état du poulmon nous l'apprendra.

Le volume de viſcére eſt extrémement petit, ſes deux lobes reſſemblent à deux petites languettes qui ſont poſées à côté de l'épine ; dans ce petit volume ſont renfermés tous les vaiſſeaux ; ils ſont repliés dans une ſubſtance ſpongieuſe, lâche, ſans action ; ils ſont extrémement petits & fort nombreux. Il eſt donc évident que tout le ſang qui vient du placenta & du corps du fœtus, trouve plus de réſiſtance dans le poulmon que dans le canal artériel ; il doit donc enfiler ce canal, & ne paſſer par les poulmons qu'en petite quantité.

Des expériences certaines tirées du poulmon des adultes nous démontrent la difficulté inſurmontable que le ſang trouve dans le poulmon du fœtus. Quand le poulmon des adultes eſt affaiſſé, & qu'il eſt entiérement concentré par l'expiration, le ſang ne peut pas y paſſer de même qu'auparavant ; il s'arrête dans les artéres ; les injections paſſent par les poulmons enflés d'air, mais elles ne passent point dans les veines par les poulmons affaissés : or quelle ne doit pas être la difficulté que trouve le sang dans le poulmon du fœtus, puisqu'un tel poulmon est encore plus affaissé que le poulmon des adultes dans l'expiration, l'air n'y étant pas encore entré ?

Pour prouver plus clairement que le sang ne passe point par le poulmon du fœtus, nous n'avons qu'à transporter la difficulté sur un objet facile à saisir. Soient deux tuyaux fort gros A & B ; que le tuyau B sorte du coté du tuyau A ; que le tuyau B marche sans perdre que peu de chose de son diamétre ; que l'autre au contraire se divise en petits tuyaux cent fois plus petits que des cheveux ; que ces petits tuyaux soient entortillés, pressés, & presque bouchés ; que doit-il arriver si l'on pousse de l'eau dans le tuyau A ? Certainement l'eau passera par le tuyau B, parce qu'il y trouvera moins de résistance que dans le tuyau A : or cette question décidée doit décider du cours du sang dans le canal artériel.

Mais les vérités sont liées les unes aux autres dans les phénomènes physiques. Le cours du sang dans le canal artériel détermine le cours du sang dans les oreillettes ; car si le poulmon verse peu de sang dans l'oreillette gauche, il est évident que le sang passe de l'oreillette droite dans l'oreillette gauche : cela suit évidemment de la plus grande quantité de sang qui aborde dans l'oreillette droite, de la force des fibres qui composent le tissu de cette oreillette, & de la nécessité qui exige que le ventricule gauche soit dilaté peu-à-peu par l'action du sang.

Le cours du sang dans le fœtus n'est donc pas douteux ; mais quel est, dit-on, l'usage de la valvule dans le trou ovale ? est-ce un instrument nécessaire dans l'action du cœur, ou n'est-elle destinée qu'à fermer le trou ovale dans l'adulte ? Il est certain que dans les fœtus de quatre mois, & par conséquent dans ceux qui sont au-dessous de cet âge, la valvule est moins élevée ; le sang coagulé même passe avec facilité d'une oreillette dans l'autre ; mais examinons quel est l'usage de la valvule dans des fœtus plus avancés ; & si les fonctions de cette valvule sont encore imparfaites avant l'âge de quatre mois ?

On ne sçauroit nier que la valvule ne se contracte : elle a ses fibres musculaires qui ne doivent pas être dans l'inaction, tandis que toutes les parties qui l'environnent passent sans

cesse du repos au mouvement, & du mouvement au repos:
il paroît donc certain que la contraction de la valvule doit concourir avec la contraction des oreillettes.

Mais en quel sens se fait-elle? La direction de ses fibres nous
l'apprendra. Ces fibres marchent de haut en bas, c'est-à-dire,
qu'elles s'étendent depuis le bord inférieur du trou, jusqu'au
bord du croissant; la contraction doit donc rapprocher le
bord de cette valvule, & le bord supérieur du trou ovale; mais
en même tems le bord du croissant a des fibres musculeuses:
or ces fibres doivent nécessairement raccourcir le contour de
ce bord.

Il ne reste qu'à chercher l'effet d'une telle contraction: le
resserrement des oreillettes applique leurs parois au sang; la
masse de ce fluide qu'elles renferment résiste à leur action;
leurs membranes doivent donc s'appliquer à cette masse, elles
doivent donc être tendues.

La valvule a de même une plus grande tension; elle doit
donc s'appliquer plus fortement aux parois de l'oreillette; le
sang qui résiste favorise cette application: comme les valvules
mitrales & les valvules triglochines sont poussées par le sang
vers les oreillettes, la valvule du trou ovale est poussée vers
l'oreillette droite par le sang contenu dans l'oreillette gauche:
or il s'ensuit de-là évidemment que le sang entre plus facilement de l'oreillette droite dans l'oreillette gauche pendant la
dilatation de ces sacs; car lorsque le relâchement survient,
la valvule peut céder plus facilement; elle n'est plus repoussée
vers l'oreillette droite par le sang de l'oreillette gauche; il y est
en moindre quantité que dans l'oreillette droite.

Les obstacles que trouve le sang à passer dans l'oreillette
gauche pendant la contraction des deux sacs, se montrent
sur-tout dans le fœtus de huit ou neuf mois: la valvule est
assez étendue dans les cœurs de ces fœtus pour couvrir le trou
ovale; mais dans les fœtus plus jeunes elle n'est pas si élevée;
elle oppose donc moins d'obstacles au passage du sang.

Il faut cependant observer que les bords du trou ovale se
contractent; ils deviennent donc plus petits, car les bords
supérieurs s'approchent du bord du croissant, c'est-à-dire,
du bord supérieur de la valvule; mais en même tems ce bord
est tiré par les fibres musculaires vers le bord inférieur du
trou ovale. On ne sçauroit donc juger de l'étendue de la

valvule

valvule par l'étendue qu'on y obferve dans le relâchement.

Ces principes étant pofés, nous en tirerons quatre confé-
quences qui renfermeront les ufages de la valvule ; elles nous
conduiront enfin à la connoiffance du cours du fang tel qu'il
eft dans l'adulte.

La valvule, dans le fœtus qui eft au-deffous de cinq mois,
n'empêche jamais, pendant la contraction même, la communication des deux oreillettes ; cette valvule eft donc dans de tels
fœtus une valvule imparfaite ; mais elle étoit néceffaire pour
que le fang fût déterminé plus facilement vers le ventricule
gauche.

Après la contraction, le commerce des deux oreillettes eft
entièrement ouvert, puifqu'alors la valvule eft une membrane
lâche & flottante.

Plus la valvule eft élevée dans les fœtus qui approchent du
tems marqué pour leur naiffance, plus elle eft appliquée aux
bords du trou ovale, & s'oppofe à l'entrée du fang qui vient
de l'oreillette droite.

Dès qu'il arrive beaucoup de fang par les veines pulmonaires, la valvule doit être plus fortement appliquée aux bords
du trou ovale pendant la contraction des oreillettes, & même
pendant leur dilatation.

I X.

L A valvule ne ferme que peu-à-peu le trou ovale ; une partie du fang fuit donc la route ordinaire pendant quelque tems ;
mais comment cette valvule peut elle boucher le trou auquel elle
eft appliquée ? fe colle-t-elle aux bords de ce trou ? ou le fer-
me-t-elle par quelque méchanique particulière ? Avant que de
développer ce méchanifme nous établirons quelques principes
dont nous avons déja jetté les fondemens.

Il paroît d'abord certain qu'il n'eft pas néceffaire que le trou
ovale foit bouché pour que le fang paffe dans le poulmon ; il
entre dans ce vifcère en grande quantité dès que les veficules
font dilatées par l'air ; alors le fang qui revient par les veines
pulmonaires gonfle l'oreillette gauche : il empêche donc que le
fang qui eft dans l'oreillette droite ne paffe en même quantité
par le trou ovale.

Mais, dira-t-on, comment le fang qui eft dans l'oreillette
gauche s'oppofe-t-il à l'entrée du fang de l'oreillette droite ?

Comment la
valvule bou-
che le trou o-
vale.

Premiérement si le sang, comme nous venons de le dire, remplit les deux oreillettes, elles sont dilatées par des forces qui ne sont pas fort différentes; l'une ne doit donc pas l'emporter sur l'autre. Si le sang de l'oreillette gauche n'est pas en assez grande quantité pour remplir cette oreillette, il s'ensuit seulement qu'il doit y en entrer un peu de celui qui est dans l'oreillette droite; mais alors l'oreillette gauche reçoit moins de sang de l'oreillette droite que lorsque le passage n'étoit pas ouvert dans le poulmon.

Ce n'est pas assez que l'oreillette gauche soit dilatée par le sang; que la valvule s'applique aux bords du trou ovale; qu'elle oppose un obstacle au sang de l'oreillette droite, il faut encore que l'ouverture se ferme; sans cela il y auroit toûjours un commerce entre l'oreillette gauche & l'oreillette droite; ce commerce seroit moindre seulement dans le cœur de ceux qui respireroient, que dans le fœtus; il faut donc que le trou se ferme pour interrompre un tel commerce. Ce n'est pas que cette partie, je veux dire le cœur, ne soit pas exposée aux jeux de la nature, de même que les parties du reste du corps. Le trou ovale est ouvert quelquefois dans les cœurs des adultes de même que dans le cœur du fœtus, comme nous le dirons ci-après.

Le sçavant Ridley a tenté, sans beaucoup de succès, de nous développer le méchanisme qui ferme le trou ovale; voici quelques faits qui nous conduiront à ce méchanisme. Quand la valvule est élevée à une certaine hauteur, les deux pointes s'approchent peu-à-peu; elles ne sont pas éloignées l'une de l'autre dans l'adulte. Le bord qui est entre ces deux pointes de la valvule ne s'applique presque jamais au bord du trou ovale, il doit par conséquent rester une petite ouverture entre le bord de la valvule & le bord du trou ovale: il peut donc couler un peu de sang dans l'adulte même d'une oreillette dans l'autre, s'il ne s'y trouve point d'autre obstacle.

Il s'ensuit de-là que lorsqu'on demande comment se ferme le trou ovale, on propose cette question: Comment les deux pointes du croissant s'élévent-elles & se rapprochent-elles l'une de l'autre?

Les fibres musculaires de la valvule montent depuis sa racine jusqu'au bord superieur du croissant; celles qui sont aux côtés de cette membrane s'étendent jusqu'aux deux pointes: or quand l'oreillette se dilate & prend de l'accroissement, ces pointes

&leurs fibres sont nécessairement tirées en haut, elles doivent donc élever tout le croissant & le rétrécir.

Car soit une corde qui forme un arc de cercle ; que le milieu de cet arc soit fixé par quelque obstacle qui le retienne ; si on tire les deux bouts de cet arc, il est certain que la courbure deviendra plus petite, & que les deux côtés se rapprocheront : or il en est de même de la valvule, son croissant se retrecit & s'allonge, il se colle enfin insensiblement au bord du trou ovale, le plus souvent il y reste une petite ouverture.

Mais en même tems le bord supérieur du trou ne descend-t-il pas ? car ne trouve-t-on pas ce bord fort au-dessous des cornes ? ne forme-t-il pas un cul-de-sac dans l'oreillette droite ? Il est vrai que ce bord est fort au-dessous du bord de la valvule dans les adultes, mais pour que ces bords s'éloignent, il suffit que le bord de la valvule monte au-dessus du trou.

Cependant il faut avouer que le bord supérieur du trou ovale doit descendre nécessairement. Quelques observations m'avoient fait douter s'il ne devenoit pas plus grand dans l'adulte ; mais des observations plus exactes m'ont prouvé qu'il se rétrécit ; les fibres qui le forment se croisent à sa partie inférieure ; or ces fibres étant tirées par la dilatation des oreillettes doivent rendre le trou ovale plus petit, le bord supérieur doit donc se rapprocher du bord inférieur ; la valvule peut donc couvrir ce trou plus exactement ; elle s'y collera d'autant plus aisément que le sang de l'oreillette droite n'écartera plus avec la même force le bord du croissant du bord supérieur du trou ovale. Ces deux bords sont appliqués l'un à l'autre par le sang qui remplit l'oreillette gauche, & qui contrebalance le sang de l'oreillette droite.

Tel est le méchanisme qui ferme le trou ovale, mais comme nous l'avons dit, la valvule ne se colle pas toûjours à ce trou : la voye est ouverte quelquefois dans les adultes comme dans le fœtus ; or dans les cœurs où les premiers passages subsistent le sang doit suivre en partie la même route qu'il suit dans le fœtus.

Diverses observations prouvent que le trou ovale subsiste quelquefois dans les adultes, telles sont, comme nous l'avons dit, les observations de Pineau, de Riolan, de Marchettis, de Bartholin ; elles sont confirmées par des faits plus récents rapportés dans les Mémoires de l'Académie Royale des Sciences,

E e e ij

& dans les Transactions Philosophiques. M. Scheid avoit vû, selon le rapport de M. Saltzmann, ce passage ouvert dans un hydropique : ce malade n'avoit été sujet à aucune difficulté de respirer : peut-être que la respiration n'avoit pas été dérangée, parce que tout le sang qui entroit dans l'oreillette droite ne traversoit pas le poulmon. M. Heucher a vû dans un homme de 60 ans une communication très-libre entre les deux oreillettes, le trou ovale avoit un assez grand diamétre.

Il est rare de trouver cette ouverture dans l'adulte telle qu'elle est dans le fœtus ; elle est ordinairement plus petite ; mais, quoiqu'en dise Diamerbroeck, on en voit quelques vestiges dans la plûpart des cœurs ; ce reste d'ouverture est tantôt plus petit, tantôt plus grand ; dans le plus grand nombre des corps où elle subsiste, elle peut, comme nous l'avons déja fait remarquer, recevoir seulement la tête d'une grosse épingle.

On a cru que les passages qui détournent le sang du poulmon dans le fœtus étoient ouverts dans les plongeurs, que ces ouvertures subsistoient dans ceux qui s'habituoient dès l'enfance à rester sous l'eau pendant quelque tems ; c'est même là le privilége de plusieurs familles & de plusieurs nations, selon Saltzmann.

Cornelius Consentinus, ajoûte cet Ecrivain, compare la vie des plongeurs à la vie du fœtus ; puisque les premieres routes du sang subsistent dans leur cœur, ils peuvent vivre sans le secours de l'air ; car dans la machine du vuide, selon les expériences de Boile, les animaux en qui le trou ovale & le canal artériel ne sont pas bouchés, vivent plus long-tems. Un enfant qui avoit été enterré, fut trouvé vivant, selon un grand Ecrivain.

De telles conjectures ont quelque vraisemblance ; mais, comme le dit Saltzmann, dans les animaux qui vivent plus long-tems sur la terre que dans l'eau, à peine les passages qui distinguent les cœurs des fœtus des cœurs des adultes sont-ils plus ouverts que dans les animaux terrestres : c'est pour cela, dit Jonston, que la *loutre* vient souvent prendre de l'air sur la surface de l'eau.

Cependant, ajoûte Saltzmann, plusieurs Anatomistes ont en vain cherché ces ouvertures dans les cœurs des amphibies, tels que le *castor*, la *loutre*, le *canard*, l'*oye*, &c. Il croit cependant

que dans ceux qui vivent plus long-tems dans l'eau que fur la
terre, le fang circule comme dans le fœtus.

Mais de telles idées font contraires aux experiences de Chefelden; il n'a point trouvé que le trou ovale fût ouvert dans
ces animaux; s'ils vivent long-tems fous l'eau, c'eft, dit-il, que
les veines font fort groffes, elles peuvent retenir une grande
partie du fang qui devroit paffer par les poulmons.

Ces obfervations de M. Chefelden ne font pas nouvelles.
Needham avoit déja foutenu que dans les animaux qui vivent
long-tems fous l'eau, le trou ovale étoit fermé. Les recherches
de Wepfer, de Blafius, de Valentini, prouvent que dans le
caftor ce paffage eft effacé; il n'eft pas plus ouvert dans le *veau
marin*, felon Schellamer, ni dans le *dauphin*, felon Grew, ni
dans la *loutre*, felon les Mémoires de l'Académie, & felon le
témoignage de Koenig.

Malgré l'autorité de ces obfervateurs, il refte encore quelques doutes fur l'état du trou ovale dans ces fortes d'animaux.
Kulmus trouva une communication entre les oreillettes d'un
caftor adulte pris dans des filets: il eft vrai qu'elle étoit très-
petite, mais le même Ecrivain trouva que dans le veau marin
cette ouverture & le canal artériel fubfiftoient comme dans le
fœtus. Le trou ovale eft ouvert dans le caftor, felon Murale.
Dans les oifeaux aquatiques le paffage ne fe bouche point,
felon les Mémoires de l'Académie.

Tel eft l'obftacle qui enfin interdit au fang le paffage qui le
conduifoit de l'oreillette droite dans l'oreillette gauche: mais
quelle caufe ferme le paffage qui conduit de l'artére pulmonaire dans l'aorte? D'abord il eft certain que ce paffage fubfifte quelque tems; comment donc peut-il fe faire que le fang fe
détourne pour entrer dans le poulmon dès qu'il eft rempli
d'air? pourquoi ne fuit-il pas la grande route qu'il fuivoit
auparavant? cette route n'eft-elle pas plus libre, puifqu'elle
eft plus ouverte, plus courte, que la route que le fang doit
fuivre en traverfant les poulmons, route, comme nous l'avons
dit, détournée, difficile, & qui aboutit à des canaux innombrables? voici ce que m'écrivit M. Hunauld, à qui j'avois propofé la queftion & ces difficultés.

Pour mieux déterminer le cours que le fang doit fuivre nous
établirons des principes qui répandront quelque lumière fur
ces difficultés. Dès que l'air eft entré dans le tiffu du poulmon,

les vaisseaux repliés de ce viscére qui avoit un si petit volume & qui étoit sans action, se développent & s'allongent.

Cet air étant entré dans le poulmon est une force appliquée continuellement aux vaisseaux ; ce viscére n'est donc plus sans action comme il l'étoit dans le fœtus avant la naissance, il trouve un surcroit de force dans le mouvement alternatif du thorax.

L'impulsion subite qui pousse le sang dans l'artére pulmonaire, le pousse nécessairement & vers le poulmon & vers le canal artériel : voyons donc si ce sang qui passoit presque tout par le canal artériel doit passer par le poulmon.

Supposons que le poulmon fût placé à l'extrémité d'un vaisseau qui sortît immédiatement de l'aorte, le sang poussé dans cette artére en suivroit les ramifications, mais il entreroit aussi dans le poulmon, selon le degré de résistance qu'il y trouveroit ; c'est ainsi qu'il pénétre dans les reins, par exemple, & dans les autres viscéres qui reçoivent des vaisseaux de l'aorte. Or voilà le cas du poulmon dans le fœtus ; l'artére pulmonaire doit être regardée comme un vaisseau divisé en trois branches, l'une est le canal artériel, les deux autres sont les deux branches de l'artére pulmonaire : il est donc évident que tout ce qu'on pourra dire des ramifications de l'aorte, on pourra le dire de ces trois canaux.

Or puisque les vaisseaux pulmonaires, qui étoient plus pressés & sans action, viennent à s'allonger, à s'ouvrir, à être mis en jeu ; puisqu'ils se dilatent en même tems, & que le tissu du poulmon forme un plus grand volume par l'accroissement, il est certain que le sang qui n'entroit point dans le poulmon pressé, entrera dans le poulmon dilaté. Mais pourquoi en aboutissant à ces trois canaux ne se partagera-t-il pas toûjours selon les calibres ?

S'il y avoit une artére *transversale* entre les deux artéres iliaques, par exemple, qu'arriveroit-il ? Comme le sang trouve une égale résistance dans les deux cuisses & dans les jambes, il est certain que le sang qui couleroit dans ces deux artéres ne couleroit point dans le canal *transversal* que nous supposons ; ce canal ne seroit donc rempli que d'un sang qui ne seroit déterminé à couler ni d'un côté ni d'autre ; car il seroit poussé par des forces égales de deux côtés opposés : un tel canal seroit donc sans action ; mais dès qu'un vaisseau n'agit point il se rétrécit insensiblement , & il se ferme ; or voilà le cas du canal artériel qui est entre l'artére pulmonaire & l'aorte.

Tandis que le sang trouve une grande résistance dans le poulmon du fœtus, il n'entre dans ce viscére qu'en petite quantité , le reste est déterminé vers le canal artériel ; mais quand les vaisseaux se développent dans le tissu du poulmon, quand ce viscére est animé par l'air qu'il reçoit, la résistance diminue dans les vaisseaux pulmonaires , le sang y entre donc avec plus de facilité , il coule donc en moindre quantité par le canal artériel ; enfin quand la résistance que trouve le sang dans le poulmon & dans le reste du corps est égale , il ne coule plus de sang par le canal artériel , puisque l'artére pulmonaire ne doit pas l'emporter sur l'aorte ; ce canal n'a donc plus d'action , il doit donc se fermer comme l'artére ombilicale.

Telles sont les idées d'un des plus célébres Anatomistes , sur le méchanisme qui ferme le trou ovale ; mais en méditant sur ce méchanisme j'ai trouvé une cause plus simple. Le sang marche fort lentement dans le fœtus ; le ventricule gauche n'en envoye qu'une petite quantité dans l'aorte ; ce sang ne heurte donc pas impétueusement contre la courbure de cette artére ; mais dès que le fœtus respire , l'action du cœur est plus vive , le sang dilate l'aorte avec plus de force , il pousse en haut la courbure ; par conséquent le canal est tiré & allongé par cet effort ; or c'est cette action qui , en le tirant, diminue sa cavité ; c'est ainsi qu'un tuyau , un intestin de poule , par exemple , se rétrécit quand on le tire par les deux bouts en sens opposé. L'observation confirme ce que j'avance ici. Le canal artériel est plus mince , & pour ainsi dire étranglé vers le milieu dans l'adulte , & dans le fœtus d'un mois.

Il y a des Ecrivains qui soûtiennent que ce canal se ferme en changeant l'angle qu'il forme avec l'aorte. Dès que le poulmon s'enfle , disent-ils, ce canal est tiré par les branches de l'artére pulmonaire. Mais cette action du poulmon gonflé d'air n'est pas bien prouvée ; cependant il faut avouer que le canal change de situation ; il devient transversal ; par conséquent il est tiré en arrière par la branche gauche de l'artére pulmonaire ; il faut donc nécessairement que l'extrémité du canal , l'extrémité, dis-je, qui s'insere dans l'aorte , se plie &

se bouche un peu, le tronc prend de même une autre situation sur la branche gauche de l'artére pulmonaire ; ces deux changemens peuvent contribuer à arrêter le cours du sang dans ce canal ; mais il ne faut pas croire, comme on l'a dit, que ce fluide n'entre point dans ce canal de communication, parce que son cours y seroit rétrograde, il pourroit suivre son ancienne route, quand même elle seroit si opposée à son ancienne direction.

Si ces ouvertures destinées à la circulation du sang dans le fœtus ne se fermoient pas, les obstacles qui s'opposeroient à la respiration seroient moins redoutables. Dès que le poulmon ne s'ouvre plus à l'air, dès qu'il n'est plus agité par les mouvemens alternatifs de l'inspiration & de l'expiration, le passage du sang n'est plus libre dans les vaisseaux pulmonaires ; il faut donc que le cours de ce fluide soit arrêté ; c'est donc une nécessité que le tissu du poulmon soit forcé, dilaté, gonflé, par le sang que chaque contraction du cœur y envoye. Or si les canaux subsidiaires que la nature a formé dans le fœtus n'étoient pas bouchés, le sang suivroit cette route ; il se détourneroit donc du poulmon, le tissu de ce viscére n'en seroit donc point surchargé.

Mais ce seroit non-seulement une nécessité que le trou ovale fût ouvert, il faudroit encore que la cavité du canal artériel ne fût point bouchée. Il est vrai que si le passage du sang par le trou ovale étoit toûjours libre, il déchargeroit le poulmon d'une partie du sang, mais celui qui entreroit dans le ventricule droit se rendroit au poulmon si le canal artériel ne subsistoit plus. Au contraire, si ce même canal étoit ouvert, le sang qui trouveroit un obstacle dans le poulmon s'écouleroit par cette voie. Le canal artériel seroit donc aussi nécessaire que le trou ovale dans ceux qui ne pourroient pas respirer librement.

Il est certain, dira-t-on, que le canal artériel & le trou ovale peuvent préserver les animaux de la suffocation, lorsqu'ils sont privés du secours de la respiration. Des expériences constantes & multipliées ne permettent pas d'en douter.

Ces expériences qui sont connues, & que nous nous dispenserons de rapporter, nous découvrent une erreur qui a égaré le grand Harvei. Il a cru que dès que le poulmon avoit été rempli d'air, ce fluide devenoit absolument nécessaire pour

soutenir

soûtenir la vie des animaux ; ils meurent , selon cet Anatomiste , dès qu'ils ne peuvent plus respirer. Dans cette idée ,
l'inutilité du trou ovale , l'inutilité , dis-je , qui succéde si subitement à la première inspiration , lui a paru surprenante.
Il a proposé comme un problème difficile à résoudre la cause
de cette inutilité. Mais Harvei n'avoit pas consulté l'expérience,
ou ne l'avoit consultée qu'avec peu d'attention. Les chats &
les chiens qui viennent de naître vivent assez long-tems sans
le secours de la respiration ; j'ai lié la trachée artére de plusieurs de ces animaux , je l'ai coupée , je l'ai bouchée exactement , & la vie a subsistée quelquefois pendant 14 heures.
M. Petit le Médecin avoit été témoin de cette expérience ,
& l'avoit réitérée avec le même succès. Enfin ces mêmes animaux vivent long-tems dans la machine du vuide , & lorfqu'ils en sont sortis , les poulmons reprennent leurs fonctions,
c'est là un phénomène que j'ai souvent observé.

Cependant il ne faut pas trop presser les conséquences qui
paroissent naître de ces expériences. Il semble d'abord qu'elles
prouvent que les animaux peuvent vivre sans le secours de
l'air après qu'ils l'ont respiré. Mais le poulmon n'est qu'une
éponge sans action ; dès qu'il est rempli de sang , il faut qu'il
soit agité par un mouvement étranger ; sans ce mouvement , il
retient le sang , & ne le renvoye pas par conséquent dans le
ventricule gauche ; le sang s'accumule donc dans le poulmon
dès que l'air n'entre pas dans ce viscére ; le secours du trou
ovale & du canal artériel ne peut donc qu'éloigner la suffocation ; elle est inévitable dès que l'air qui anime le poulmon
a manqué pendant un certain espace de tems.

X.

Tel est le cours du sang dans l'adulte & dans le fœtus ;
mais dans le tems où les parties confuses de l'embryon commencent à se développer , quelle est l'action du cœur , &
quel est le mouvement que cet organe reçoit du sang , ou qu'il
lui imprime ? Tous les ressorts de l'embryon humain nous sont
cachés , nous ne pouvons pas y voir la succession du développe-
pement des parties , ni le cours des liqueurs. Nous n'avons
donc d'autre ressource que celle que nous offre la formation
du poulet.

Mais dans des animaux de diverses especes tout n'est-il pas
différent ? les loix de la nature ne varient-elles pas selon la

L'action du
cœur dans
l'embryon

variété des corps qu'elle forme ? Le développement des poulets le plus exactement observé ne nous conduit donc point au développement des animaux quadrupedes & de l'homme ; il se présente cependant dans les œufs féconds & couvés quelques singularités qui méritent de l'attention.

Le cœur devroit, ce semble, paroître sous la même figure dans les premiers instants qu'il se montre à nos yeux ; mais il forme plusieurs vésicules qui paroissent résulter d'un canal enflé en divers endroits : le sang, ou les élémens du sang, coulent successivement de l'une de ces vésicules dans l'autre. La premiere vésicule est l'oreillette droite ; la seconde forme le ventricule droit ; la troisiéme n'est autre chose que le ventricule gauche, &c.

Comment ces ventricules s'unissent-ils, & prennent-ils la figure cônique du cœur ? C'est ce qu'on ne sçauroit expliquer. On peut encore moins déterminer si la formation du cœur dans les animaux quadrupedes passe par les mêmes changemens.

S'il en faut croire diverses observations, le sang dans le poulet paroît prendre sa couleur sans le secours du cœur ; car on voit des points rouges dans les vaisseaux, & même une suite de liqueur rougeâtre, avant qu'on voye des traces du sang dans le cœur, quoiqu'il soit en mouvement ; ces vaisseaux & le cœur sont cependant également transparents. On appercevroit donc également dans le cœur & dans les vaisseaux le sang rouge, s'il étoit dans leurs cavités. Le sang, ajoûtera-t-on, est donc formé dans ces vaisseaux avant qu'il soit formé dans le cœur, & avant même qu'il ait quelque commerce avec cet organe. Ces merveilles qui nous jettent dans l'admiration, ou qui nous surprennent sans nous éclairer, ne portent point de lumiere dans le méchanisme des autres animaux ; comment pourroient-elles nous développer un méchanisme étranger, puisqu'elles ne nous prouvent que notre ignorance sur la premiére circulation qui agite le sang du poulet ?

Mais les observations sont quelquefois des sources d'erreur ; des expériences peu fidéles nous font quelquefois soupçonner du merveilleux dans des objets trés-simples. Il est certain que le sang n'est pas formé dans les vaisseaux avant qu'il ait pénétré dans le cœur ; j'ai observé les battemens de cet organe dans le poulet, dans le rems que toutes les liqueurs sont blanches, quand elles prennent une teinture jaune ; on les voit

également dans les ventricules & dans les vaiſſeaux ; la teinture rouge qui ſuccéde à la jaune ne ſe montre pas dans les
veines plûtôt que dans le cœur.

X I.

LE cours régulier du ſang dans le cœur du fœtus & de l'adulte
étant développé, nous pourrons pénétrer plus aiſément dans
les cauſes qui troublent ce cours. Nous demanderons d'abord
ſi le cours du ſang n'eſt pas dérangé dans les fœtus de huit ou
neuf mois lorſque la valvule manque dans leur cœur. Nous
avons déja remarqué qu'à peine cette valvule eſt-elle ſenſible
dans les fœtus de trois ou quatre mois ; malgré ce défaut il
n'arrive aucun dérangement ſenſible dans le cours du ſang qui
traverſe le cœur.

Mais le ſang coule-t-il avec la même liberté dans le fœtus
de neuf mois lorſqu'il n'y a point de digue qui interrompe le
commerce du ſang des deux oreillettes ? Il eſt certain que la
digue, c'eſt-à-dire la valvule, ne ſe trouve pas quelquefois dans
de tels fœtus ; c'eſt ce que diverſes obſervations nous ont appris.
M. Lieutaut a obſervé la même choſe deux fois : il trouva l'oreillette droite extrémement dilatée ; cette dilatation fut, ſelon
cet Anatomiſte, la cauſe de la mort d'un fœtus de neuf mois.
Il eſt certain que le trou ovale ne ſe ferme pas dans certains
hommes ; des obſervations conſtantes nous prouvent que la
liberté entiere de ce paſſage ſubſiſte dans un âge avancé, ainſi
que nous l'avons déja dit : or de-là il s'enſuit que la reſpiration
n'eſt pas auſſi eſſentielle dans ces hommes en qui le ſang circule
de même que dans les fœtus ; ils peuvent plonger long-tems ;
ils peuvent même être étranglés ſans que la mort ſuive la compreſſion de la trachée artére : mais ſi la reſpiration eſt ſuppri-
mée pendant un certain tems, le poulmon doit ſe remplir de
ſang, la mort eſt donc inévitable.

Ces obſervations prouvent qu'il n'eſt pas néceſſaire que tout le
ſang paſſe par les poulmons : en arrivant donc de la veine-cave
dans le cœur il peut être renvoyé dans les parties d'où il vient
ſans qu'il porte aucun dérangement mortel dans ces parties.
Mais ne s'enſuit il pas de-là, dira-t-on, que la vie pourroit ſe
ſoutenir après la naiſſance, quoique tout le ſang paſſât par le
trou ovale & par le canal artériel ſans entrer dans le poulmon ?
S'il étoit permis de juger de ce qui ſe paſſe dans l'homme par ce
qui ſe paſſe dans certains animaux, cette queſtion paroîtroit

Irrégularitéu
du cours du
ſang en cer-
tains cœurs.

F f f ij

bientôt décidée ; car les poiſſons en général ne reſpirent point, du moins eſt-il certain que leur ſang ne doit pas paſſer dans le poulmon avant de ſe diſtribuer dans les autres parties : un tel paſſage paroît-il donc eſſentiel dans les animaux ?

Rapprochons ces obſervations des loix que ſuit le cours du ſang dans le fœtus humain. Ces loix, dira-t-on, ne nous prouvent elles pas qu'il n'eſt pas abſolument néceſſaire que le ſang traverſe le tiſſu pulmonaire ? car une partie des liqueurs qui viennent du placenta eſt portée dans le cerveau & dans les autres viſcéres ; ces liqueurs n'ont donc reçu aucune préparation dans les poulmons ; une telle préparation n'étoit donc pas néceſſaire au ſang.

Mais dans le tems que ces organes ſont ſans action, le ſang paſſe en partie, comme on vient de le dire, par les vaiſſeaux du placenta. Il paroît donc néceſſaire qu'il ſoit préparé dans les filiéres des vaiſſeaux de quelque partie avant qu'il circule dans celles qu'il doit nourrir & animer. On ne peut donc pas aſſurer que les poulmons ne préparent point le ſang, & qu'ils ne lui impriment pas un caractère qui peut lui être néceſſaire. On pourroit ajoûter à tout cela que les animaux mêmes qui ne reſpirent pas comme l'homme, ont des organes particuliers qui font les fonctions du poulmon ; le ſang doit donc être préparé par quelque partie qui remplace le poulmon. Le placenta ne prouve rien contre la néceſſité d'une telle préparation ; le ſang de la mere paſſe dans les vaiſſaux *ombilicaux* ; pour ce qui eſt des poiſſons que peut-on en dire ?

Des productions monſtrueuſes nous préſentent des irrégularités ſinguliéres dans le cours du ſang qui traverſe le cœur. On a trouvé, comme nous l'avons dit, des cœurs qui n'avoient qu'un ventricule : dans d'autres on a obſervé une ouverture dans la cloiſon : or dans de tels cœurs tout le ſang ne paſſe pas par les poulmons. Ces obſervations nous raménent donc à ce que nous avons déja établi, ſçavoir, qu'il n'eſt pas néceſſaire que tout le ſang traverſe les vaiſſeaux pulmonaires ; la vie ſubſiſte ſans aucun dérangement des fonctions animales, quoique le poulmon ne reçoive qu'une partie du ſang.

Le cours du ſang ne ſuit pas quelquefois les voies ordinaires dans le fœtus : on a trouvé des cœurs dans leſquels la cloiſon des oreillettes n'étoit point percée ; mais que doit-il arriver dans ces cœurs où le trou ovale manque ? Il n'eſt pas douteux

que les corps dans lesquels le sang ne passe pas d'une oreillette
dans l'autre ne puissent vivre quelque tems ; car le sang peut
être porté dans tout le corps par le moyen du canal artériel ;
mais dans de tels cœurs le ventricule gauche ne se dilateroit
que très-peu pendant le séjour de l'enfant dans le sein de la
mere ; car ce ventricule ne recevroit que peu de sang du
poulmon.

Quand la nature forme un cœur, en s'écartant des voies générales qu'elle suit, elle se trace des voies particuliéres qui la
conduisent au même but ; elle a des ressources pour réparer
ses fautes, ou pour corriger ses erreurs : dans des cœurs où le
trou ovale manquoit, elle a ouvert une communication entre la
veine-cave & la veine pulmonaire : le sang qui ne trouvoit
point d'issue qui le conduisît de l'oreillette droite dans l'oreillette gauche à travers la cloison, peut donc couler de la veine-
cave dans l'oreillette gauche.

Lorsqu'il arrive d'autres accidents qui rendent certaines parties du cœur inutiles, la nature se fraye des voies encore plus
extraordinaires que celle dont nous venons de parler. Riolan
dit que dans le cœur d'un Polonois il a trouvé les ventricules
solides, le sang ne pouvoit donc pas y entrer : mais les vaisseaux, dit-il, étoient extrémement dilatés ; les voies que suit
le sang dans le fœtus étoient ouvertes. Riolan n'a pas observé
avec exactitude les particularités que présentoit ce cœur ; car
si les ventricules n'étoient pas creusés, par quelle voie le sang
pouvoit-il s'insinuer dans les artéres ? il y avoit sans doute des
voies singuliéres qui conduisoient le sang dans ces vaisseaux.

CHAPITRE VII.

Les causes éloignées qui peuvent contribuer au mouvement
du cœur.

I.

LE mouvement du cœur dépend du cerveau, des nerfs,
de sa structure, ou de quelque principe qui est renfermé
dans le tissu de ses fibres, ou de l'action particuliere des
autres parties. Nous allons tâcher de développer ces causes qui
n'influent pas également dans l'action du cœur ; les unes sont

essentielles, les autres sont subsidiaires ou conditionnelles.

Le cerveau est-il un mobile essentiel du cœur ? Cette question paroît d'abord inutile ; elle est décidée, ce semble, par la nécessité de l'action des nerfs qui sont les mobiles de toutes les parties : mais des observations certaines nous apprennent qu'il y a des fœtus qui vivent sans le secours du cerveau ; nous pourrions en rapporter un grand nombre répandues dans les écrits des Médecins, mais elles ne pourroient former qu'une histoire inutile, ou un étalage fastueux d'érudition ; personne ne doute qu'il n'y ait des fœtus monstrueux sans tête, les dehors de ces productions singuliéres de la nature ont souvent plus occupé les esprits que l'intérieur qui n'est pas moins surprenant : il s'agit de sçavoir, si dans ces fœtus le cerveau, qui paroît être l'ame matérielle du corps, manquoit entiérement ; nous n'aurons recours pour décider cette question qu'aux observations des Anatomistes dont le témoignage éclairé peut soumettre l'incrédulité de certains Physiciens trop difficiles à persuader sur ce qu'ils ne voyent pas.

Ridley rapporte l'histoire singuliére d'un enfant qui étoit vigoureux, à en juger par les dehors & par la liberté des fonctions de toutes ses parties ; on auroit cru qu'il ne manquoit rien dans les ressorts internes : cependant dans cet enfant, qui vécut presque deux jours, on ne trouva dans l'intérieur du crâne qu'un assemblage de vésicules : au milieu de cet assemblage, sur l'os cunéiforme, vers la glande pituitaire, étoient placés trois corps médullaires, deux étoient de la grosseur d'un haricot, & le troisiéme étoit de la grosseur d'un pois ; c'étoit de ces trois globules médullaires que partoient les nerfs.

J'ai trouvé un fœtus semblable dans lequel le crâne n'étoit rempli que d'une substance cellulaire fort lâche & jaunâtre ; à la partie antérieure étoient un noyau médullaire ; les nerfs optiques qui en partoient étoient extrémement gros : or que peut-on conclurre de ces observations ? est-ce que le cœur ne doit pas au cerveau le principe de son action ? mais les traces du cerveau n'étoient pas effacées entiérement dans ces fœtus ; il étoit concentré dans une petite masse qui pouvoit envoyer l'esprit vital dans les nerfs : on ne sçauroit prouver qu'elle fût insuffisante pour animer le reste du corps.

Plusieurs observations, dira-t-on, nous apprennent qu'on n'a trouvé aucun vestige du cerveau dans plusieurs fœtus ; tel

étoit un enfant qui vécut cinq jours suivant Ridley : la cavité
du crâne ne renfermoit que de l'eau ; il n'y avoit aucune trace
de la substance médullaire. Mais cette observation, dira-t-on,
est-elle assez exacte pour qu'elle puisse être le fondement d'une
objection ? On ne sçauroit soupçonner l'exactitude de cet Anatomiste ; ses observations sont justifiées par des faits dont on ne
peut douter. Ruysch a vû un fœtus sans cerveau ; M. Morgagni
a ouvert la tête d'un enfant dans lequel il n'y avoit nulle trace
de la substance cérébrale ; ce qui est plus surprenant, c'est que
les nerfs qui sortoient du crâne n'étoient pas desséchés ; ils
étoient aussi gros & aussi souples que ceux qui partent des
cerveaux le mieux conformés.

Quand même cette observation n'auroit rien de suspect,
que prouveroit-elle contre l'usage du cerveau ? la moëlle de
l'épine ne subsistoit-elle pas ? les organes du cerveau ne pouvoient-ils pas être placés au haut de cette moëlle ?

On voit déja dans cette réflexion une réponse qui prévient
une autre difficulté qu'on pourroit nous opposer. Il y a des
fœtus qui n'ont point de tête ; j'en ai disséqué un qui n'avoit
point de col ni de tête ; on ne voyoit rien au-dessus des clavicules ; ce qui est de singulier, c'est que le même jour l'Académie
Royale reçut de Strasbourg l'histoire & la figure d'un monstre
qui ressembloit en tout à celui que je venois d'examiner. De
telles productions monstrueuses de la nature ne prouvent rien
contre les loix ordinaires qu'elle suit : on ne peut donc rien
conclurre de ces fœtus sans tête contre l'usage du cerveau
dans ces monstres ; c'étoit plûtôt le volume de la substance
médullaire que la substance même qui manquoit. Les élemens
du cerveau, ou les ressorts, comme nous l'apprenons par une
observation de Bidloo, peuvent être au haut de l'épine ; pendant que les autres parties se développent, la masse du cerveau
ne peut s'étendre & suivre l'accroissement du reste du corps :
on ne sçauroit cependant desavouer que dans de tels corps le
cerveau n'influe très-peu dans le mouvement du cœur, & que
ce ne soit la moëlle de l'épine qui supplée à l'action du cerveau.

I I.

Ces idées qui semblent dégrader le cerveau, en lui ôtant le
titre de premier mobile, sont confirmées par des experiences
nombreuses & singuliéres. Bartholin rapporte l'histoire d'un
cerveau pétrifié. On trouve une semblable histoire dans les

Diverses ob-
servations qui
confirment les
précédentes.

Mémoires de l'Académie des Sciences. Si on avoit examiné exactement ces cerveaux, si on n'y avoit rien trouvé qui ne fût changé en substance pierreuse, il est certain qu'il seroit prouvé invinciblement que le cerveau peut être remplacé par la moëlle de l'épine, qu'elle est un organe qui ne vient pas entiérement du cerveau, qu'elle en reçoit seulement des secours, qu'elle peut agir sans en recevoir les esprits nerveux, que c'est sa substance qui les forme.

Mais, dira-t-on, ces têtes pétrifiées ont été exposées aux yeux de deux grands Anatomistes; l'une a été soûmise à l'examen d'une Société illustre, j'en conviens; cependant des observations si extraordinaires ne peuvent qu'inspirer quelque soupçon sur l'usage du cerveau; pour qu'elles soient décisives, il faut qu'elles soient appuyées par d'autres qui soient bien constatées.

Il faut avouer cependant qu'il y a des faits qui semblent déposer pour elles; ils conduisent du moins aux mêmes conséquences. Une tortue a vécu six mois après qu'on lui a coupé la tête, s'il faut en croire Caldesi; les canards marchent encore pendant quelque tems quoique la tête ait été enlevée; il y a donc un principe du mouvement qui subsiste dans la moëlle de l'épine sans l'influence du cerveau; il est donc certain que le cœur peut se mouvoir sans le secours actuel du cerveau. Cet organe n'est pas cependant inutile au cœur dans la tortue; il faut du moins regarder la substance cérébrale comme une source des esprits.

Mais ce n'est pas la seule qui les fournisse, une seconde source qui est dans l'épine les renvoye dans le cœur. Il ne reste qu'à sçavoir si cette seconde source est seulement un réservoir qui reçoive les esprits préparés dans le cerveau, ou qui les forme, comme s'il étoit un second cerveau. Dans la tortue même, on trouve une structure qui semble prouver que les esprits de la moëlle de l'épine ne sont que des écoulemens du cerveau; cette moëlle peut être divisée en filets, on peut suivre ces filets jusqu'à la moëlle cérébrale, c'est donc de cette substance moëlleuse renfermée dans l'épine que partent les esprits qui coulent par ces filets nerveux. Cependant on peut soupçonner que les esprits se forment aussi dans l'épine; sans une nouvelle formation pourroient-ils conserver la vie de la tortue pendant six mois?

S'il étoit certain que la structure du cerveau & de l'épine fût la même dans la tortue & dans les autres animaux, on pourroit assurer que dans l'homme même le cœur doit son action à la moëlle de l'épine, ou du moins que cette action peut subsister quelque tems sans qu'elle soit soûtenue par l'influence du cerveau. Mais les variétés qu'a répandu la nature sur tant d'autres parties ne nous permettent pas de supposer cette uniformité de structure ; il faut donc avoir recours à d'autres expériences pour déterminer la source des esprits qui donnent le mouvement au cœur de l'homme.

La structure des animaux quadrupedes est moins différente de celle du corps humain que la structure des animaux aquatiques ; consultons donc d'abord l'expérience dans les quadrupedes. Le mouvement du cœur subsiste dans des petits chiens auxquels on a coupé la tête ; il est donc certain que sans l'influence actuelle du cerveau le cœur peut continuer ses mouvemens.

Cette conséquence ne s'accorde pas avec les idées de Boerrhaave. *Si vous ouvrez, dit-il, le crâne d'un chien, & que vous comprimiez l'origine des nerfs, c'est-à-dire, le cervelet & la moëlle allongée, le mouvement du cœur cessera bientôt. M. Duvernei, ajoûte-t-il, a lié la moëlle allongée, le cœur est tombé dans l'inaction, mais il a repris ses mouvemens dès qu'on a enlevé la ligature.*

Mais il est certain que l'action du cœur subsiste malgré la compression de la moëlle allongée : c'est ce que j'ai vérifié par des expériences réitérées. Comment la compression éteindroit-elle le mouvement du cœur, puisqu'après que la tête est coupée le mouvement continue ?

I I I.

Il paroît, suivant ces idées, que l'épine fait les fonctions de la tête ; mais des observations qui ne sont pas moins décisives prouvent que la moëlle épiniere n'est pas plus nécessaire que le cerveau. Welschius a vû un fœtus sans cerveau & sans moëlle épiniere, cependant ce fœtus n'avoit pas été dans l'inaction lorsqu'il étoit renfermé dans le sein de sa mere ; il résulte de là qu'il y a un principe de mouvement dans les nerfs, un principe, dis-je, qui est indépendant du cerveau.

Vanhorne rapporte une observation qui est mieux circonstanciée. Il dit que dans un avorton de sept mois le crâne

Suite d'observations sur le même sujet.

étoit entiérement osseux, il n'y avoit point de cervelle, l'épine étoit entiérement osseuse depuis la premiere vertébre jusqu'à l'os sacrum.

L'observation de Ruysch & de Kerkring n'est pas moins surprenante ; ils ne trouverent ni cerveau, ni moëlle de l'épine, dans un fœtus de neuf mois. De telles autorités saffiroient pour démontrer que le principe du mouvement n'est pas renfermé dans le cerveau seul, & dans la moëlle de l'épine ; mais le sçavoir de ces hommes illustres n'a pas été pour Bidloo un garant respectable : leurs observations, dit-il, ne sont que des fables grossiéres qui font honte à la raison. Cependant le ton décisif de cet Anatomiste ne doit pas l'emporter sur le témoignage des yeux les plus éclairés. De semblables observations ont été soûmises à l'examen rigoureux d'une Société sçavante, l'Académie des Sciences les a vérifiées sur plusieurs sujets.

M. Littre ouvrit un fœtus, dans lequel le cerveau, ni la moëlle de l'épine, ne pouvoient être la source de l'esprit vital ; ce fœtus n'avoit point de crâne, on y trouva seulement quelque vestige de sa base. Cette portion de la boëte osseuse étoit couverte d'une double membrane dont le tissu étoit fort serré ; il n'y avoit point de trace de la moëlle cérébrale dans la duplicature ; les nerfs partoient de la surface inférieure de la membrane externe, ils marchoient entre-deux dans l'espace de trois lignes avant d'en sortir ; tout le canal de l'épine étoit ouvert postérieurement ; l'ouverture avoit neuf lignes de largeur ; ce canal étoit tapissé de la membrane qui revêtoit la base de la tête, la duplicature étoit serrée, il n'y avoit dans toute son étendue aucune apparence de moëlle , les nerfs qui en sortoient tiroient leur origine de la surface interne de la partie postérieure de la membrane.

M. Meri , qui étoit si exact dans les dissections , avoit ouvert un semblable fœtus, il n'y avoit trouvé ni cerveau, ni moëlle de l'épine, cependant ce fœtus vécut pendant l'espace de vingt & une heures, & prit même quelque nourriture. Dans un autre fœtus qui étoit de la même espece, & que M. Fauvel présenta à l'Académie, on ne trouva ni le cerveau, ni la moëlle de l'épine ; mais le sentiment , qui semble demander le concours du cerveau & de la moëlle de l'épine, subsistoit dans cet enfant monstrueux.

Que pourroit-on objecter à ces observations ? Dira-t-on que

les rudiments du cerveau, & de la moëlle épiniere se sont conservés dans ces membranes, qu'ils étoient insensibles dans le fœtus, qu'ils se sont collés à leurs enveloppes, que les organes du cerveau subsistent sous les apparences d'un tissu membraneux, que les filets nerveux sortis du cerveau pour former la moëlle de l'épine sont appliqués à la surface des membranes qui revêtent l'épine. Ce ne sont là que des conjectures sans fondement, elles se détruisent elles-mêmes. Une membrane pourroit-elle faire les fonctions du poulmon, du foie, des reins ? osera-t-on donc soupçonner qu'elle puisse être l'instrument de l'ame, la source de l'esprit vital, le mobile de toutes les autres parties du corps ?

I V.

Ces faits établis décident d'avance de l'usage des nerfs intercostaux & de la huitiéme paire ; ces nerfs ne paroissent pas plus nécessaires que la moëlle allongée ; quand elle est coupée, le mouvement du cœur subsiste, il ne doit donc pas être interrompu lorsqu'on coupe ces nerfs ; or c'est ce que des expériences nombreuses, que la curiosité des Anatomistes a tentées, confirment évidemment.

Si les nerfs cardiaques arrêtent le mouvement du cœur.

Lower a coupé les nerfs de la huitiéme paire. Le cœur, dont les mouvemens étoient d'abord tranquilles & réglés, commença à tremblotter & à être agité par des palpitations, ces mouvemens irréguliers continuerent pendant deux jours, la respiration fut laborieuse & entrecoupée par des soupirs, l'animal étoit tellement agité qu'il ne pouvoit être assujetti à la même place par les liens dont il étoit garroté.

Willis, pour déterminer l'usage des mêmes nerfs, les lia dans un chien ; cet animal perdit l'usage des organes de la voix, il devint pésant, il s'éleva des mouvemens convulsifs vers les hypochondres, il survint des tremblemens de cœur, ces accidents se dissiperent bientôt, mais la langueur subsista ; l'animal ne mangeoit rien, cependant il vécut encore plusieurs jours, il mourut plûtôt d'épuisement que de sa blessure.

Les mêmes expériences ne présentent pas toûjours les mêmes phénomènes, c'est pour cela qu'une seule expérience ne peut donner que des soupçons. Baglivi réitéra à Bologne les expériences de Willis & de Lower, il lia les nerfs de la huitiéme paire dans un chien, cet animal devint pésant, à peine se pouvoit-il soûtenir, il tomboit à chaque pas qu'il faisoit,

Ggg ij

il ne mangeoit presque rien , enfin il mourut au septiéme jour ; on trouva le sang coagulé dans les viscéres.

Tel fut dans cette expérience l'effet de la ligature ; mais Baglivi coupa ces mêmes nerfs dans un autre chien , les organes de la voix perdirent d'abord leur usage , les mouvemens des autres parties ne furent nullement interressés , la respiration devenoit seulement difficile en certains tems , l'animal rejetta tout ce qu'il avala jusqu'au troisiéme jour , ensuite il maigrit extraordinairement , au neuviéme jour il fit des hurlemens extraordinaires , & il mourut le lendemain ; l'œsophage étoit devenu paralytique , il étoit rempli d'alimens.

Il s'ensuit de ces expériences que les mouvemens du cœur ne dépendent pas des seuls nerfs de la huitiéme paire , mais ils ne sont pas plus dépendants des nerfs intercostaux. M. Chirac coupa ces nerfs avec la paire vague , le mouvement du cœur continua pendant cinquante heures dans un chien , & pendant soixante dans un autre qui étoit plus robuste ; ce mouvement se soutint durant l'espace de vingt heures dans un autre chien qui étoit épuisé par la faim depuis onze jours ; ce qui est fort singulier , c'est que , après cet espace de tems , les battemens des artéres furent plus forts & plus fréquents ; le cœur n'avoit donc rien perdu de sa force après que les nerfs intercostaux & ceux de la huitiéme paire eurent été enlevés.

V.

QUE doit-on conclurre de toutes ces expériences ? Il est certain d'abord que les nerfs de la huitiéme paire ne sont pas des organes inutiles ; les animaux ne survivent pas long-tems lorsque ces nerfs ont été coupés : mais la mort survient-elle à cause des accidents qui arrivent au poulmon ? cette partie s'engorge. Le sang qui s'y arrête ne peut-il pas être la seule cause de la mort ? c'étoit là l'idée de M. Chirac & de M. Vieussens ; peut-être les animaux auxquels on a coupé ces nerfs auroient-ils vécu plus long-tems si ces engorgemens n'étoient pas arrivés.

Mais on ne sçauroit prouver que ces nerfs n'influent point sur l'action du cœur ; les fonctions des nerfs ne sont pas toutes les mêmes , les unes sont destinées aux mouvemens volontaires , les autres sont les instrumens ou les organes du sentiment : il y en a d'autres qui produisent les mouvemens spontanées. Nous ignorons quelle est l'action des nerfs de la huitiéme paire ; nous pouvons cependant assurer que leur action sur le cœur n'est pas nécessaire pour chaque mouvement de cet organe ; car les dilatations & les contractions alternatives durent pendant plusieurs jours sans le secours de ces nerfs.

Les nerfs intercostaux paroissent plus nécessaires ; la vie des animaux subsiste moins long-tems quand ces nerfs sont coupés ; cependant l'influence continue du suc nerveux qui coule dans leur tissu n'est pas essentielle au mouvement du cœur : il est vrai que l'origine des nerfs intercostaux n'est pas certainement constatée ; s'ils viennent des vertébres, les rameaux qui vont au cœur reçoivent toûjours les écoulemens du suc nerveux, quand on a coupé ces nerfs ; s'ils viennent du cerveau, les rameaux qui sortent des vertébres, & qui portent le suc nerveux dans le cœur, pourront en soutenir l'action.

Il faut encore supposer, en suivant cette idée, que ce n'est pas le nerf intercostal qui envoye des filets à la moëlle de l'épine, & que ce sont au contraire les nerfs vertébraux qui envoyent des branches aux nerfs intercostaux : je ne crois pas qu'on puisse douter que les filets par lesquels les nerfs vertébraux communiquent avec les intercostaux ne viennent de la moëlle de l'épine, si quelques Anatomistes ont prétendu jetter des doutes sur cette origine, c'est à eux à nous prouver leur opinion.

V I.

Pour mieux décider de l'usage des nerfs cardiaques dans l'action du cœur, examinons le cœur détaché de ses nerfs. Nous avons déja parlé de l'action de cet organe séparé du reste du corps, pour rapprocher les objets, nous rapporterons ici quelques expériences que nous avons détaillées.

Expériences sur le cœur détaché de ses nerfs.

Si on arrache le cœur du corps d'un animal avec les poulmons, il continue ses mouvemens pendant un long espace de tems, selon le témoignage de Bartholin ; le cœur humain même détaché des nerfs & des vaisseaux n'est pas dans l'inaction. Le Chancelier Bacon assure que les battemens y sont très-sensibles pendant quelques minutes. Le cœur des chiens enlevé de la poitrine, & jetté même dans l'eau, continue à être agité par des mouvemens alternatifs, selon l'expérience de Wepfer ; si on en retranche les oreillettes, il ne perd pas pour cela le principe actif qui est le mobile de ses fibres ; c'est ce que nous apprennent les expériences de ce célèbre Ecrivain. Un phénomène encore plus surprenant : le ventricule droit étant séparé du ventricule gauche, l'oreillette droite étant coupée, le mouvement ne s'éteint pas dans le reste du cœur, la mort même, qui étouffe le principe vital, ne peut arrêter l'action de cet organe. Wepfer raconte que dans une chate morte depuis quatre heures, l'oreillette droite commença à se mettre en action quand on eut poussé le soufle dans le canal thorachique, les mouvemens du cœur suivirent le mouvement de cette oreillette, s'ils devenoient languissants, ils se ranimoient bientôt par le soufle, & ils continuerent jusqu'au soir, cependant les membres etoient roides, les liqueurs étoient, pour ainsi dire, glacées.

Des observations nombreuses ont confirmé cette expérience curieuse dans d'autres animaux. Le même principe de vie qui échappe aux atteintes de la mort dans les animaux, se conserve dans l'homme même. J'ai vû renaître dans un homme mort depuis douze heures, les battemens du cœur, ce fut le soufle poussé dans le canal thorachique qui les ranima. Or toutes ces expériences ne détruisent-elles pas les usages qu'on a donné aux nerfs cardiaques ? c'est ce que nous allons examiner.

Ce n'est que sur le témoignage de l'expérience que nous pouvons établir l'usage des parties ; les principes nous échappent ordinairement, ceux que nous saisissons ne se montrent à nous qu'imparfaitement, leur complication ou leur étendue ne nous permet pas de voir la suite exacte de leurs effets. C'est donc par l'assemblage des faits que nous pouvons remonter à leur source ; or que pouvons-nous conclurre de toutes les expériences que nous avons rapportées ? Voici quelques propositions auxquelles ces expériences nous conduisent.

Le cerveau est la principale source de l'esprit vital, les expériences, les maladies, lui donnent le premier rang parmi les forces mouvantes, il est inutile d'insister sur les preuves qui lui assurent ce privilege, elles ne sont ignorées ni des sçavans, ni des ignorans.

Il n'en est pas des mouvemens vitaux, comme des mouvemens volontaires ; les mouvemens soumis à la volonté demandent une influence continuelle des esprits du cerveau ; mais les mouvemens spontanées n'exigent pas cette influence non interrompue, ils subsistent pendant long-tems lorsque cette source est tarie.

L'épine renferme une source d'esprits vitaux. Les enfants nés sans tête, les cerveaux qui manquent, les mouvemens qui subsistent après que la tête a été coupée, nous prouvent démonstrativement qu'il se forme dans la moëlle de l'épine des esprits animaux. Sa structure confirme ces idées, elle est composée, ainsi que le cerveau, d'une substance cendrée, & d'une substance médullaire ; leur volume est plus grand dans les enfants monstrueux qui n'ont point de cerveau. Dans la tortue, le volume de l'épine est extrêmement considérable ; il faut donc regarder la moëlle de l'épine comme un cerveau subsidiaire, mais ce second cerveau a besoin du secours du premier, il ne peut en être privé sans périr, que pendant quelque tems.

L'influence continue des esprits qui découlent de ces sources pour entretenir les mouvemens vitaux n'est pas nécessaire, chaque mouvement du cœur ne demande pas une impulsion qui envoye du cerveau & de la moëlle de l'épine des esprits vitaux, car le mouvement continue dans cet organe lorsqu'il n'a plus de commerce avec ces parties.

Il est donc évident qu'il y a dans les nerfs cardiaques une suffisante quantité d'esprits vitaux pour mettre le cœur en action ; ces esprits peuvent donc couler & agir dans les nerfs, sans recevoir aucune impression du cerveau, lorsque ce viscére ne subsiste plus ; il y a donc un principe actif dans les nerfs, ou dans le suc inconnu qu'ils renferment.

Ce qui est de plus surprenant, c'est que le principe actif est répandu dans le tissu du cœur, il y subsiste quand il est séparé des vaisseaux & des nerfs ; s'il est coupé en piéces, l'esprit vital agit dans chacune, il y est ranimé par la chaleur, il se met en jeu par une piquûre d'épingle, il semble que le sentiment ne soit pas éteint dans cette destruction totale, & que les plus petites parcelles du cœur se révoltent dès qu'on sépare leurs fibres, ou qu'on les pince.

Quoique le cerveau & la moëlle de l'épine ne soient que des sources ou des réservoirs qui réparent la perte ou la dissipation de l'esprit vital, leur concours est plus ou moins nécessaire, suivant les diverses especes des animaux. Dans l'homme, le jeu du cœur ne peut se soûtenir que peu de tems sans leur secours ; dans les chiens, il est un peu plus indépendant ; dans les volatiles & les reptiles, la moëlle de l'épine a, ce semble, autant d'empire que le cerveau ; l'esprit animal conserve plus long-tems son action dans les nerfs & dans le cœur. Ces différences sont des mystères qui nous seront toûjours cachés. La structure délicate des nerfs éludera toûjours notre industrie , & la subtilité de l'esprit animal échappera toûjours à la grossiéreté de nos sens.

VII

La source des esprits vitaux est elle dans le cervelet?

QUELLE que puisse être l'influence du cerveau, il est certain du moins qu'elle est nécessaire pour soûtenir l'action du cœur. Mais on demandera si c'est dans le cervelet, ou dans la substance du cerveau, qu'est la source des esprits vitaux qui doivent concourir au mouvement du cœur ; c'est-là une question que l'expérience seule peut décider.

Vieussens a cherché dans la dissection si la source des esprits vitaux qui animent le cœur, étoit dans le cerveau. Si on ouvre, dit-il, le crâne d'un chien vivant , si on coupe en morceaux le cervelet, si on l'enleve en entier, l'animal meurt dans le même instant, quoiqu'on n'ait blessé ni le cerveau , ni la moëlle allongée ; mais si on coupe transversallement le tronc de cette moëlle à l'endroit où elle sort du cerveau, & où elle n'est pas encore unie avec les jambes du cervelet, l'animal respire pendant six heures, quoiqu'il ait perdu une grande quantité de sang.

Ridley a confirmé la même expérience. Si on coupe , dit-il, avec le rasoir la plus grande partie du cerveau, si on coupe même la moëlle allongée entre le cervelet & le cerveau, & qu'on la tire hors du crâne, les mouvemens du cœur ne seront nullement interrompus ; au contraire si on coupe seulement en morceaux le cervelet sans toucher à la substance du cerveau, l'animal expire. J'ai vû la respiration cesser dans le même instant qu'on comprime le cervelet ; les coups , les blessures de cette même partie, ajoûte-t-il, arrêtent d'abord le mouvement du cœur.

Perrault donne encore plus d'autorité à ces expériences. Il a coupé le cerveau en *rouelles*, c'est son terme ; cette dissection a duré pendant une heure , sans que les mouvemens vitaux fussent interressés ; mais dès que le cervelet a été blessé, l'animal est mort. Bohn rapporte qu'il a tenté la même expérience dans de petits chiens : leur crâne , dit-il, n'est pas durci , les sutures sont entr'ouvertes ; j'ai plongé un couteau dans le cervelet par la suture sagittale, & l'animal est mort , après avoir été agité par quelques secousses convulsives qui étoient fort légéres. La pointe du coûteau avoit pénétré dans un chien

jusqu'au

jufqu'au centre du cervelet, & dans l'autre elle en avoit percé
tout le tiſſu. Des bleſſures qui étoient moins conſidérables ont
produit les mêmes effets. Drelincourt enfonça une aiguille dans
le cervelet d'un chien, & cet animal mourut ſubitement ; voilà
des experiences tentées par des hommes éclairés, réitérées ſur
pluſieurs animaux, faites avec toutes les précautions qui nous
aſſurent de l'exactitude, accompagnées de circonſtances qui
ſemblent prévenir toutes les difficultés.

Mais il y a long-tems qu'on a reconnu l'incertitude de l'expérience même : notre raiſon, preſque toûjours chancelante, trouve
dans tous les objets une ſource de contradictions qu'elle ne
peut concilier. La nature, c'eſt-à-dire tout ce qui eſt au dehors
& au-dedans de nous, ſe préſente ſous des faces différentes, &
en nous inſtruiſant nous plonge de même dans l'incertitude :
il ſemble que pour nous tromper elle oppoſe les faits les mieux
conſtatés aux faits les plus déciſifs.

M. de la Peyronie a tenté les mêmes experiences ; mais le
ſuccès en a été bien différent : après avoir coupé à diverſes repriſes le cevelet d'un chien, il a vû que la reſpiration & le mouvement du cœur ſubſiſtoient long-tems. Un profeſſeur de Montpellier conduit par le doute, qui eſt la ſource des connoiſſances,
n'a pas cru devoir ſe ſoumettre à l'autorité de Ridley, de Vieuſſens & de Bohn : il en a appellé à la nature, comme au ſeul tribunal dont il devoit reſpecter les déciſions ; elle lui a appris,
après diverſes tentatives, que la perte du cervelet n'éteignoit
pas d'abord le principe de la vie.

Incertain entre toutes ces autorités, j'ai cherché la vérité dans
de nouvelles experiences ; elles m'ont appris que le mouvement
du cœur continue après que le cervelet a été coupé en piéces ;
voici ce que j'ai obſervé dans la derniére experience que j'ai
tentée devant pluſieurs témoins. J'ai coupé le cerveau à diverſes
repriſes, & les mouvemens vitaux ſe ſont ſoutenus ; après que
j'ai eu enlevé le cervelet, ces mêmes mouvemens n'ont pas été
interrompus ; un phœnomène plus ſurprenant, c'eſt qu'après
avoir coupé la moëlle allongée tranſverſallement, j'ai vû l'animal
ſe lever ſur ſes quatre pieds, tourner la tête deux ou trois fois
& pouſſer un cri.

Ce qui m'a d'abord inſpiré quelque doute, c'eſt la néceſſité
reconnue du cerveau, c'eſt la mort prompte qui ſuit les bleſſures du corps calleux, c'eſt le principe du mouvement qui

<table>
<tr><td>Tome I.</td><td>H h h</td></tr>
</table>

ne cesse pas dans le cœur dès qu'on coupe la tête des chiens. Ridley & Vieuslens n'ont pas prétendu nous tromper, mais ils se sont trompés eux-mêmes, leurs premiéres experiences les ont séduits, des accidens qu'ils n'ont pas entrevûs ont entraîné la mort subite des chiens, dont ils ont enlevé le cervelet. Contents de leurs premiers essais, ils n'ont pas cherché dans de nouvelles experiences la confirmation des premiéres : peut-être ont-ils blessé la moëlle allongée.

VIII.

Suite des faits qui confirment les précédents.

Quoi qu'il en soit, les faits se réunissent de tous côtés pour détruire leur opinion. Un soldat fut blessé à la tête par un coup de fusil, il vécut deux jours depuis sa blessure : M. Petit ouvrit le crâne de ce soldat, il trouva que la balle avoit traversé la partie gauche du cervelet; cependant, dit M. Petit, *le jugement étoit bon quelquefois, le pouls étoit réglé, la respiration étoit naturelle.*

L'observation de M. de la Peyronie est encore plus décisive; voici ce qu'il trouva dans la tête d'un homme qui avoit été sujet à divers accidens. *Le pléxus choroïde*, dit-il, *du quatrième ventricule n'étoit qu'un amas de glandes gonflées & dures; il y en avoit quelques-unes dans lesquelles on trouvoit un petit noyau de supuration; elles étoient collées les unes aux autres; leur réunion formoit une tumeur de la grosseur d'un œuf de poule, qui occupoit la place du cervelet, lequel étoit réduit à une membrane glaireuse, de l'épaisseur d'une feuille de papier; cette membrane couvroit la tumeur, les peduncules étoient applatis & n'avoient presque pas de consistence.*

L'observation de M. Littre, confirme celles de M. de la Peyronie. Cet Anatomiste trouva dans un enfant, âgé de deux ans, le cervelet *squireux & blanc comme de la craie;* la partie posterieure de la moëlle allongée étoit durcie comme le cervelet.

Il est rapporté dans la troisième Décade des Ephemérides d'Allemagne, que *toute la substance du cervelet d'un enfant étoit parfaitement solide*, mais *la partie droite étoit plus dure que la gauche.* On lit dans la seconde Décade, que dans un *hydrocephale le cervelet étoit jaune, pourri, rempli de corps glanduleux qui contenoient une lymphe glutineuse;* ce débris du cervelet exhaloit une *odeur fœtide.*

Riolan assure qu'il a trouvé la substance du cervelet *seche & friable* dans des malades qui avoient souffert des douleurs vives à l'occiput; de telles maladies s'étoient formées peu-à-peu; dans les derniers tems elles avoient aboli toutes les fonctions du cervelet ; cependant la vie , & par conséquent le mouvement du cœur se soutenoient.

Si on avoit besoin de nouvelles preuves pour enlever au cervelet les priviléges que lui ont donné tant d'Ecrivains , on en trouveroit une dans ce que rapporte *Benivenius* , au sujet d'un voleur qui étoit fort timide , & dont la mémoire étoit fort affoiblie ; Benivenius ouvrit le crâne , & n'y trouva aucune trace du cervelet.

Enfin les experiences nombreuses qu'a fait M. Petit le Médecin confirment les observations que nous avons rapportées. Après avoir coupé une grande partie du cervelet dans plusieurs chiens , la respiration & le mouvement du cœur ont subsisté long-tems. Kaaw a repeté ces expériences avec les mêmes succès , son témoignage leur donne une nouvelle autorité : on peut donc assurer que le cervelet n'est pas le mobile du cœur & des organes de la respiration.

I X.

Q U E L est le principe moteur qui est renfermé dans les nerfs ? cette question demande des recherches qui semblent nous éloigner de notre objet : mais sans ces recherches on ne sçauroit décider sur la cause du mouvement du cœur. Pour pénétrer dans cette cause , il faut connoître s'il y a une matière qui coule dans les nerfs & qui soit le principe des mouvemens. On seroit d'abord tenté de croire que le principe de l'action des nerfs n'est point matériel ; je ne parlerai point de la rapidité avec laquelle les mouvemens volontaires s'executent : un mouvement qui s'élève dans l'ame , est accompagné dans le même instant d'un mouvement d'une partie éloignée ; cette rapidité avec laquelle nos mouvemens s'éxécutent dès que la volonté a parlé , a frappé avec raison plusieurs Physiciens , mais elle prouve seulement la célérité de la matière qui coule dans les nerfs.

Nous trouvons dans la substance des nerfs mêmes une plus grande difficulté. A leur origine les troncs sont très-petits , cependant ils renferment des millions de filets ; la substance de ces filets est extrémement déliée , molle , sans résistance : or dans le tronc le plus délié & le plus mol , l'ame choisira le filet pour y envoyer le suc nerveux ; ce suc y coulera sans ébranler les filets latéraux , qui le pressent & l'environnent ; ce mouvement, qui est capable d'ébranler tout le corps , passe

Quel est le principe moteur renfermé dans les nerfs.

H h h ij

dans ce filet comme dans un canal extrémement solide. Les parois ne reçoivent aucune impression des fluides qui y coulent. Voilà une merveille impénétrable qui se présente dans les mouvemens volontaires.

Les causes externes les plus légères produisent ce même phénomène inaccessible à notre raison; un fétu ou un cheveu appliqué à une partie infiniment petite, du pied par exemple, pousse l'esprit animal dans le cerveau; cet esprit porté par un filet infiniment petit, à travers des faisceaux de semblables filets, n'ébranle point ces filets moëlleux; le même instant où le nerf est ébranlé au pied produit l'ébranlement du cerveau : comment un mouvement si distinct traverse-t-il tout le tissu solide des autres parties assez vif pour porter, malgré ces obstacles, une impression vive dans le cerveau? pourquoi ne donne-t-il pas une secousse aux filets qui environnent le filet ébranlé? voilà un mystère incompréhensible & qui ne paroît pas pouvoir être concilié avec les propriétés de la matière? l'ame ne seroit-elle pas présente à tous les points du corps? n'y agit-elle pas comme dans le cerveau par des loix qui nous sont inconnues? les nerfs qui sont composés de la substance cérébrale ne favorisent-ils pas cette idée? mais établir une telle opinion, c'est se rejetter dans des ténébres profondes; c'est refuser un effet à une cause inconnue pour le donner à une autre qui est impénétrable : la matiere nous est-elle connue? ses dehors sont les seuls objets qu'elle nous présente, nous la sentons seulement sans la connoître : tout ce que nous pouvons conclurre des difficultés que nous avons exposées, c'est que la matière grossiére, l'eau ou l'air, par exemple, ne sçauroient donner aux nerfs leur action; ce seroit être bien crédule que de s'imaginer que ce suc qui sort de la queue du cheval, quand on l'a coupée, est l'agent qui anime les nerfs; cet agent, dis-je, dont les mouvemens sont aussi prompts que les mouvemens de la lumiére.

Malgré ces difficultés on peut assurer que le principe inconnu qui agit dans les nerfs est un principe matériel, il coule dans leur tissu, il est soumis à l'impulsion, il s'affoiblit, il s'épuise, il se renouvelle : si on lie le nerf diaphragmatique, qu'on presse entre deux doigts le nerf au dessous de la ligature, qu'on fasse glisser les doigts vers le diaphragme, alors le muscle se met en mouvement; mais si on continue à exprimer ce qui est dans le nerf, cette nouvelle pression ne causera aucun mouvement dans

le diaphragme : pourquoi ? c'est qu'on a exprimé le fluide qui
étoit dans ce nerf ; il a été poussé vers le diaphragme, il n'en
reste plus dans les petits filets : si on veut donc qu'il agisse sur
les fibres du diaphragme, il faut rétablir le cours du suc nerveux en lui ouvrant un passage qui a été fermé : or en enlevant
la ligature, on enléve l'obstacle qui arrêtoit le suc ; s'il coule
donc dans les nerfs il doit reprendre son cours, & c'est ce qui
arrive bientôt après ; car si on renouvelle la ligature, & qu'on
presse le nerf, le diaphragme entre en jeu comme auparavant.

La mort même n'arrête pas l'écoulement du suc nerveux : si
lorsqu'il ne reste plus aucun vestige de vie dans un chien on
pince les nerfs diaphragmatiques, ou les nerfs sciatiques ; si on
les presse seulement avec les doigts en les faisant glisser, les
fibres du diaphragme & les muscles de la cuisse & de la jambe
entrent en contraction : or ces experiences démontrent évidemment qu'il coule une matière dans les nerfs, & que c'est
cette matière qui est le mobile de tous les ressorts qui composent la machine animale.

X.

Il ne s'agit plus que de déterminer quelle est la nature de
cette matière qui coule dans les nerfs ; mais sa subtilité la dérobe à nos sens, ses effets ne peuvent se rapporter à rien de
ce que nous connoissons, ils sont eux-mêmes une source de
difficultés. Nous ne pouvons donc former que des conjectures
sur la nature de l'esprit nerveux ; ce qui est certain c'est qu'il
est extrémement subtil, c'est qu'il obéit à la moindre impulsion,
c'est qu'il agit dans un instant dans les parties les plus éloignées
des causes qui le mettent en mouvement.

La nature de la matiere qui anime les nerfs.

Il y a apparence que cet esprit nerveux est un fluide fort
élastique ; il paroît difficile qu'une longue colonne de matière
poussée par une extrémité, à travers la pulpe des nerfs, puisse
obéir si promptement ; mais ce qui confirme le plus cette idée,
ce sont les mouvemens alternatifs des fibres des animaux qu'on
vient de tuer, c'est le mouvement du cœur qui subsiste après
la mort, c'est l'action d'un cheveu qui étant appliqué à l'extrémité du pied porte dans un instant son action dans le cerveau :
comment une si légère impression pourroit-elle pousser une colonne fluide à travers les faisceaux des nerfs & des autres parties
qui les pressent ? c'est-là une conjecture qui est appuyée sur les
faits, & qui en est déduite comme une conséquence qui se pré-

sente d'elle-même. Mais la vraisemblance n'est souvent que le masque de l'erreur, renfermons-nous uniquement dans les faits, & ne remontons à leurs causes que lorsque l'évidence nous les montre sans aucun voile qui puisse couvrir l'erreur.

Cet esprit qui anime les corps découle en partie du cerveau & de l'épine ; mais l'épine seule le produit ou le conserve long-tems sans l'influence du cerveau. Les nerfs sont aussi une source subsidiaire de cet esprit ; c'est ce que démontrent ces corps monstrueux où les nerfs, sans le secours de l'épine & du cerveau, entretiennent les mouvemens vitaux : mais dans les nerfs mêmes qui sont coupés, l'esprit animal subsiste pendant quelque tems ; dès que ces nerfs sont piqués, les parties où ils se rendent sont agitées ; cet esprit est donc répandu dans le tissu des viscères ; il y est susceptible de diverses impressions ; il agit comme si les tuyaux nerveux étoient joints au cerveau ou à l'épine.

Les causes qui le mettent en mouvement sont l'irritation, l'impulsion simple, la chaleur ; une piquûre d'épingle, l'eau injectée dans la veine-cave, le souffle poussé dans cette même veine, raniment le cœur, long-tems même après que la mort a éteint l'action de cet organe. Ce n'est pas une contraction seule qui suit ces impressions ; dès que le cœur a commencé ses battemens, son mouvement continue, quoique les causes qui l'ont produit ne subsistent plus ; dans ce mouvement, l'esprit animal suit les loix des corps élastiques ; dès qu'ils ont reçu une impulsion ils continuent leurs vibrations ou leurs frémissemens.

Les loix qui réglent les mouvemens ne sont pas les mêmes dans tous les canaux ; cet esprit coule dans les nerfs soumis à la volonté ; il n'agit pourtant sur les muscles qu'autant que les ordres de la volonté se réitérent, chaque acte ne produit qu'un mouvement, au lieu que les causes qui mettent en jeu les ressorts du cœur y produisent une suite de vibrations par une seule impulsion.

Mais il faut distinguer les causes des mouvemens ; celles qui sont naturelles ne produisent à chaque impulsion qu'un seul mouvement : quand l'animal est mort, ou blessé, ou souffrant, l'esprit animal produit une longue suite de vibrations dans le cœur ; de même lorsqu'on pince les muscles, ils sont agités par diverses secousses, au lieu que l'action de la volonté n'est suivie que d'une seule contraction. Il paroît que dans l'état naturel la force du cœur n'est qu'une force morte ; qu'elle est prête d'agir dès qu'elle est déterminée ; qu'à chaque impression d'une cause étrangère le cœur répond par une seule secousse, ou par une seule contraction.

C'est donc une loi qui s'observe dans le cours de l'esprit animal , *que le cœur n'agit pas continuement* ; son action consiste dans une suite de secousses dont chacune finit dans un instant, qui se renouvellent successivement , & qui sont plus ou moins fréquentes. Il est vrai qu'il y a des maladies où les membres qui se roidissent semblent recevoir un écoulement non interrompu de l'esprit animal , mais alors même n'est-ce pas une impulsion fréquemment réitérée , qui produit une contraction constante.

Quoi qu'il en soit , l'action naturelle de l'esprit nerveux consiste dans une suite plus ou moins fréquente de mouvemens ou de vibrations. Les ressorts qui produisent ces mouvemens nous sont entiérement inconnus ; nous ne pouvons donc pas pénétrer dans la cause qui lance l'esprit animal par des jets interrompus , ou par des secousses momentanées.

Le cœur n'est donc pas comme les autres muscles , il ne doit pas son action à des causes étrangeres ou éloignées de lui , il reçoit seulement du cerveau un principe de force qui n'agit pas de lui-même pour mettre les ventricules en contraction , il a besoin d'une cause qui le détermine ; c'est cette cause que nous allons examiner.

CHAPITRE VIII.

Des causes immédiates du mouvement du cœur.

I.

LES opinions des Anciens sur l'action du cœur ne sont que des erreurs ou des conjectures grossières ; si elles prouvent quelque chose, c'est la foiblesse de l'esprit humain ; elles nous montrent sur-tout que les plus grands hommes se contentent souvent des noms ou des termes qui ne renferment nulle idée.

Les découvertes des Anciens, si leurs idées méritent ce nom, n'ont abouti qu'à établir une faculté *pulsifique*. Ceux qui ont secoué le joug de l'ancienne Philosophie, n'ont été plus éclairés qu'en ce qu'ils ont attribué au méchanisme le mouvement du cœur, mais ils nous ont donné le méchanisme qu'ils ont imaginé ; ils ne sont pas moins éloignés que les Anciens du méchanisme de la nature.

Nous allons donner l'histoire de leurs erreurs qui n'ont pas été entiérement inutiles, la fausseté est quelquefois la source de la vérité, les opinions sont des especes d'édifices élevés sur les ruines les uns des autres ; celles qui sont détruites sont un tribut qu'on a payé pour nous à l'ignorance ; les erreurs s'épuisent enfin, & la vérité reste seule dégagée de ce qui la cachoit, ou de ce qui l'obscurcissoit.

Les Anciens, & quelques Modernes, ont cru qu'il y avoit un feu concentré qui donnoit au cœur un mouvement continuel. Enfin Descartes a imaginé une opinion qui n'est pas fort différente de celle-là : il y a, dit-il, dans le cœur un ferment qui donne aux humeurs une grande expansion : dès qu'une goutte de sang tombe dans le cœur elle se raréfie, elle éléve les parois du cœur, elle ouvre un passage au sang qui la suit. Lorsque les ventricules sont remplis, le sang poussé par la raréfaction s'élance dans les artéres, alors les parois du cœur retombent sur elles-mêmes.

Selon ce Philosophe, il y a donc un ferment singulier dans le cœur ; ce ferment excite dans le sang qui aborde aux ventricules une espece d'explosion ; ce n'est pas peu à peu que l'action de ce ferment se développe, elle est instantanée, elle est aussi subite que l'action de la poudre à canon.

Descartes, & ceux qui ont adopté cette cause, ont-ils pû y trouver une ressource qui satisfît leur curiosité, ou la raison ? n'ont-ils pas senti qu'une telle cause étoit supposée sans preuves, qu'elle n'etoit appuyée que sur une possibilité vague qui souffroit même des difficultés ? Il falloit d'abord se demander s'il étoit vrai que le sang en entrant dans le cœur fût raréfié, il falloit chercher dans l'expérience des preuves de cette raréfaction. Après ces démarches, si on avoit trouvé quelques vestiges d'une telle raréfaction, on auroit pû en chercher la cause ; mais il n'eût pas été permis de la rapporter à un ferment, ce terme même n'auroit été qu'un vain nom, on en auroit ignoré les causes & la nature ; il n'auroit donc présenté à l'esprit que l'idée d'un agent inconnu, qui par conséquent ne pouvoit recevoir d'autre nom.

A peine une telle opinion mérite-t-elle d'être réfutée, mais

des

des Médecins dont le nom est une autorité l'ont adoptée.
De tels témoignages sont des préjugés contagieux, qui entraînent quelquefois les esprits, même les plus difficiles ; l'autorité
séduit au moins ceux qui ne peuvent s'élever par eux-mêmes
jusqu'à la recherche des principes physiques.

D'abord l'expérience dément cette opinion. Si on ouvre le
cœur d'un animal, le sang qui en sort ne bouillonne point,
on n'y apperçoit même aucune marque de raréfaction ; on dira
peut-être que l'accès de l'air étouffe ce mouvement ; mais
on fait d'abord une supposition en établissant cet effet : ce
n'est pas tout, on en fait une autre pour répondre aux difficultés qu'il présente. Il n'est point d'opinion ridicule qu'on ne
puisse soutenir par de tels secours, qui ne sont que des subterfuges.

Quand même une telle réponse auroit quelque vraisemblance,
ne naîtroit-il pas du fonds même d'une telle opinion des contradictions qui la renverseroient ? Y a-t-il quelque ferment
dont l'action soit alternative ? le sang qui reste dans le cœur
ne doit-il pas toûjours se gonfler ? celui qui suit ne doit-il pas,
pour ainsi dire, prendre feu ? ainsi la dilatation du cœur ne
devroit-elle pas être continue ?

Ce n'est pas tout, le sang doit s'élancer dans les artéres pendant que le cœur se dilate, car c'est alors que le sang a le plus
de force, si c'est sa raréfaction qui est l'agent qui met les ventricules en mouvement. Cependant il est certain que la dilatation est un état passif de la substance du cœur, c'est la contraction qui fait sa force, & la force du sang. C'étoit donc
la cause de cette contraction qu'il falloit chercher, & non la
cause de la dilatation.

Mais Descartes s'est trop pressé de raisonner & de remonter aux causes, les expériences lui manquoient, cependant ces
seuls guides pouvoient le conduire dans la recherche des ressorts qui donnent au cœur ses mouvemens, les expériences
lui auroient appris que le cœur arraché, mis en piéces, est
agité par des mouvemens alternatifs, que dans les animaux où
le sang est coagulé, où par conséquent le mouvement de circulation est éteint, le cœur se met en action, qu'il continue
long-tems ses mouvemens alternatifs.

Lower a fait une grande dépense de raisonnemens & d'expériences, pour renverser cette opinion qui se détruit d'elle-
même. Nous avons déja parlé des efforts qu'a fait cet homme

illustre , nous rappellerons ici ce qu'il a fait , pour arracher de l'esprit une erreur si grossière. Après avoir épuisé de sang les veines d'un chien , Lower injecta de la biére & un peu de vin , ce mélange est bien différent du sang , il ne pouvoit donc pas fermenter de même dans les ventricules, c'étoit donc un agent impuissant qui ne pouvoit pas dilater le cœur ; cependant tandis qu'il ne circule que de la biére par tous les vaisseaux , tandis que ce qui sort par les veines n'est qu'une espece de lavure de chair, l'action du cœur se soutient, elle s'affoiblit seulement.

Pour confirmer cette expérience, cet Anatomiste rapporte une observation qui lui a été communiquée. Un jeune homme de seize ans avoit perdu tout son sang , on tâchoit de soutenir ses forces par des bouillons qui augmentoient l'hémorrhagie ; enfin ce qui s'écouloit par le vaisseau ouvert n'avoit plus la forme de sang , ce n'étoit presque que du bouillon ou de l'eau ; cependant le mouvement du cœur se soutint toûjours, le vaisseau se ferma, & le malade se rétablit. Or ce sang appauvri , ou plûtôt le bouillon qui avoit pris la place du sang, fermentoit-il dans les ventricules du cœur ? L'opinion de Descartes n'est donc qu'un ouvrage de l'imagination. Plusieurs Médecins l'ont corrigée , modifiée, étendue ; mais tout ce qu'ils en ont retranché , ou ce qu'ils y ont ajoûté , n'y laisse qu'un fonds stérile , c'est un fondement ruineux qui entraîne tout ce qu'il porte.

I I.

Opinion de Lower.

Nous ne nous arrêterons pas aux explosions qu'on a supposées sérieusement dans le tissu du cœur , elles sont un jeu de l'imagination , & heureusement elles sont rejettées aujourd'hui parmi les chimères philosophiques. Nous viendrons donc aux idées de Lower ; s'il n'a pas pénétré dans ce mystère de la nature , il s'en est au moins rapproché ; conduit par la structure des parties , & par les loix de l'œconomie animale , il n'a eu recours qu'à des agens réels & reconnus de tous les Philosophes.

Cet Anatomiste, aussi sage qu'éclairé a , établi d'abord que le cœur étoit un muscle , que les nerfs étoient les agents qui lui donnoient le mouvement , que les esprits vitaux animoient les nerfs, que le cerveau étoit la source de ces esprits. Le cerveau & le cœur sont, selon lui , deux machines antagonistes , elles agissent réciproquement l'une sur l'autre , c'est le cœur qui met le cerveau en mouvement , c'est le cerveau qui donne au cœur son action.

Tels font les refforts de la circulation. Nous ne cherchons pas, dit Lower, comment les fibres mufculaires entrent en contraction, c'eft-là un fecret que la nature s'eft réfervé ; mais tandis que les nerfs agiffent fur toutes les parties fans inter-ruption, pourquoi y a-t-il une alternative de repos & de mouvement dans l'action du cœur ? pourquoi fe relâche-t-il & fe refferre-t-il ? ou pourquoi fe dilate-t-il & fe contracte-t-il fucceffivement ? C'eft ce que Lower n'a point expliqué.

Mais ne pourroit-on pas dire qu'il y a une action vitale dans les fibres du cœur, que cette action eft toûjours égale, con-tinue & telle que dans les autres mufcles, lorfque la volonté n'envoye point dans leurs nerfs un furcroît d'efprits ; que fi les mufcles qui font foumis aux ordres de la volonté entrent en jeu dès que la volonté agit fur les nerfs, il y a une caufe qui envoye alternativement un écoulement d'efprits dans la fubftance du cœur ; que la caufe qui appelle, ou qui déter-mine cet écoulement, eft l'action des artéres ? Le cœur lance dans les artéres le fang, ce fang va frapper le cerveau, alors le cerveau envoye dans les fibres du cœur un jet d'efprits ani-maux, ce jet n'eft pas fubit, je veux dire qu'il n'arrive pas dans un inftant aux parois du cœur, il faut qu'il y ait un certain efpace de tems entre l'action du cœur & l'arrivée des efprits. Il y aura donc un relâchement dans le cœur, fon action ne fera donc pas continue.

Cette opinion renferme moins de difficultés que la plûpart des autres qu'on a imaginées ; elle a pour elle une vraifem-blance qu'on ne trouve point dans les autres, cependant c'eft celle qui a le moins frappé l'efprit des Philofophes & des Mé-decins ; ce n'eft pas que je prétende l'adopter, je veux feu-lement montrer par ces réflexions la bizarrerie de l'efprit hu-main ; il s'attache à des caufes imaginaires, celles qui fe pré-fentent d'elles-mêmes font celles qui ont le moins d'attrait pour lui, parce qu'elles paroiffent moins merveilleufes.

Mais il faut avouer que la caufe dont nous venons de par-ler n'eft pas fatisfaifante. Si l'action du cerveau & du cœur dé-pendent réciproquement l'une de l'autre, quelle eft la pre-miere ? ce doit être l'action du cœur, fans elle les efprits ne peuvent pas être déterminés à couler dans les nerfs cardiaques ; une telle caufe fuppofe encore que les efprits ne peuvent pas être déterminés fubitement vers le cœur par le fang qui va frapper le cerveau ; car entre l'action des artéres & l'arrivée des esprits dans les fibres du cœur, il y a un intevalle. Or c'est-là une supposition qui n'est appuyée ni sur la structure, ni sur les faits, ni sur la raison. On pourroit peut-être trouver quelque subterfuge pour éluder ces difficultés, les ressources de l'imagination ne sont jamais épuisées ; mais voici une objection qui sape cette opinion par les fondemens. Lorsque le principe du mouvement est éteint dans le cerveau, l'action du cœur subsiste, se renouvelle, continue long-tems ; il n'est donc pas vrai que chaque battement du cœur doive être attribué aux artéres qui expriment le suc nerveux dans le cerveau, qui l'envoyent dans le cœur, & qui y produisent la contraction.

I I I.

Opinion de Borelli. L O W E R étoit un de ces sages Philosophes qui ne croyent pas que la Physique soit une espéce de divination ; ceux qui l'ont suivi ont eu plus de goût pour la fiction que pour la recherche des faits. Borelli, Géométre, Physicien, Anatomiste, n'a pû trouver dans la justesse de son esprit un frein qui arrêtât son imagination ; il semble que la multiplicité de ses connoissances n'aient servi qu'à l'égarer. Les esprits animaux, dit-il, mêlés avec le sang, y excitent une effervessance qui est là cause du mouvement du cœur ; c'est-à-dire qu'il a déterminé le ferment ou le levain que Descartes avoit imaginé.

Mais Borelli ne s'est pas demandé s'il est vrai que les esprits s'échappent des nerfs, s'ils se mêlent ensuite avec le sang, si ce mélange peut exciter une fermentation ; c'étoit cependant le premier pas que devoit faire son esprit ; s'il ne s'est pas fait ces demandes, les premieres & les plus grandes difficultés ne se sont pas présentées à son esprit ; s'il les a entrevues, il ne les a pas senties, ou il n'a pas cru qu'il dût les faire sentir à ses Lecteurs. Il a donc cru qu'il pouvoit supposer ce qui n'étoit point prouvé, ce qui pouvoit ne pas être, ce qui pouvoit au moins être contesté ; conduit par une fausse analogie, il s'est appuyé de quelques exemples tirés des fermentations ; il a répondu à quelques difficultés légères, sans toucher à celles qui renversoient les fondemens de son opinion.

Après avoir examiné si le mouvement du cœur étoit un mouvement machinal, Borelli propose une question, sçavoir si l'ame ne peut pas mettre le cœur en action sans s'en appercevoir. D'abord cette action est quelquefois totalement indépendante de la volonté; le principe des senfations détermine certains mouvemens fans que l'ame s'en apperçoive, c'eft-à-dire, que fes mouvemens ne font pas une fuite de la réflexion, qu'ils ne partent pas d'une volonté exprefle, & qu'ils font de vrais mouvemens machinaux. En dormant nous portons les mains fur des endroits qu'on pince, nous fermons les yeux aux approches d'une main étrangere. Dans les mouvemens même qui font foumis à la volonté, il y en a qui ne demandent pas un acte particulier; nous marchons, fans qu'à chaque mouvement l'ame détermine par une volonté réitérée & fenfible le cours des efprits; il peut donc y avoir des mouvemens alternatifs continus, qui partent de l'action infenfible de l'ame.

Le mouvement du cœur, dit Borelli, ne peut-il pas être un de ces mouvemens? Dès qu'une habitude s'eft formée, l'ame la fuit, pour ainfi dire, machinalement; qu'on s'accoûtume à certains mouvemens, l'ame les produira fans y penfer; c'eft la premiere impreffion qui continue d'agir fur le corps, il fuffit, ce femble, que l'ame ait donné des ordres, pour qu'ils continuent à s'exécuter jufqu'à ce qu'elle les ait révoqués.

D'abord c'eft la poffibilité que Borelli examine; mais pour l'établir, il faudroit connoître la nature de l'ame & de fes opérations; or ce font des myftères pour nous, une poffibilité qui eft fondée fur des objets inconnus eft une poffibilité imaginaire.

Mais fi les mouvemens du cœur étoient attachés à l'action de l'ame, elle pourroit les maîtrifer, les déranger; or elle n'en peut changer ni l'ordre ni la fuite, ils s'exécutent malgré elle.

Enfin ces mouvemens continuent dans les morts, mille expériences le prouvent; ils font donc des mouvemens méchaniques. Il faut donc placer l'idée de Borelli parmi ces idées métaphyfiques, qui ne peuvent entrer que dans des efprits affujettis aux préjugés.

I V.

L'esprit d'hypothèfe a furtout regné en France; il femble que nous ayons porté dans la Phyfique la même légereté qu'on nous reproche dans nos actions. Les travaux de l'Académie des Sciences ont pû à peine corriger notre goût dépravé. Vieuffens parut à Montpellier comme un homme qui avoit plus de zèle que de génie; fon ouvrage fur les nerfs lui mérita cependant l'eftime de tous les Médecins, excepté de ses Confreres; leur jalousie attribua à des Ecoliers un travail qui pouvoit honorer les plus grands maîtres; mais l'équité du Public l'a enfin vengé de cette injustice. Le nom de cet Anatomiste auroit passé sans tache à la postérité s'il s'étoit borné à cet ouvrage, mais il a voulu philosopher sur ce qu'il ignoroit; il attribue le mouvement du cœur à une force élastique qu'il suppose dans le tissu des fibres musculeuses du cœur, & au concours des esprits animaux; tout est hypothétique dans son opinion; comment ces deux causes produisent-elles la contraction & la dilatation alternative du cœur? c'est ce qu'il ne sçauroit expliquer; il n'a d'autre mérite dans ses conjectures hazardées que d'avoir épargné à ses Lecteurs l'ennui de la longueur.

M. Chirac, son antagoniste, s'est plus étendu sur les causes de la contraction & de la dilatation du cœur, sans nous donner des idées mieux fondées. Figurez-vous un homme, qui dans une profonde obscurité croit voir de ses yeux les objets qui se présentent à son imagination. Tel étoit ce Médecin si fameux dans les Ecoles; sans sçavoir le calcul, il a calculé la force des nerfs, cette force inconnue qui auroit effrayé les plus grands géométres n'a point effrayé M. Chirac. Selon ses idées, le mouvement du cœur est produit par une fermentation, la cause de cette fermentation est une matiére acide que le sang verse dans des locules creusés par la nature dans le tissu des fibres; c'est-là le sujet d'un livre de 350 pages. De telles idées n'attirent l'attention que par l'excès de leur ridicule; ainsi nous nous dispenserons de les réfuter. Ce qui est de plus surprenant, c'est qu'il y ait encore aujourd'hui des esprits assez bizarres pour les adopter.

V.

Opinion
d'Hoffmann &
de Stahl.

PLUSIEURS Médecins ont comparé le cœur à une pompe; contens de cette comparaison, ils ont cru avoir trouvé le principe du mouvement du sang. Mais si le cœur est une pompe, les artéres le sont aussi; elles reçoivent le sang, elles l'envoyent dans les veines; d'ailleurs trouve-t-on dans le cœur les conditions nécessaires à l'action de la pompe? sans le vuide que forme le piston en s'élevant, l'eau n'entreroit point dans la pompe; or trouve-t-on un tel vuide dans le cœur? Peut-on prouver que tout le sang qu'il renferme en sort à chaque contraction, que le sang des veines est poussé dans les ventricules

& dans les oreillettes par l'action de l'air extérieur ? C'est donc le seul nom de pompe qui a satisfait ceux qui en ont trouvé les apparences dans l'action du cœur.

Mais supposons que cet organe soit une véritable pompe, comment cette pompe agit-elle, quelle est la force qui la met en mouvement ? c'est ce que n'ont pas expliqué ceux qui ont avancé hardiment que le cœur étoit un instrument semblable à une pompe ; ou s'ils ont proposé quelques explications, il n'y a que le préjugé qui ait pû les imaginer, ou les adopter.

M. Hoffmann, & d'autres qui n'ont pas approfondi plus que lui une telle question, passent légèrement sur ces difficultés. Comme il y a, dit-il, un double mouvement dans le cœur, il y a une double cause de ce mouvement. Le sang porté dans les cavités du cœur, les dilate par son volume & par l'expansion que cause sa chaleur ; mais le fluide qui coule dans les artéres coronaires & dans les nerfs, ce double fluide, qui se ramasse dans les interstices des fibres, est la cause de la contraction des ventricules. M. Hoffmann a-t-il pû être satisfait lui-même de ces idées vagues ? dans le mouvement du sang qui aboutit aux ventricules & aux artéres coronaires, dans le cours du suc nerveux, voit-on clairement la cause des mouvemens alternatifs qui remplissent & qui vuident le cœur ?

Stahl, dans son ouvrage informe sur la théorie, prononce que la recherche des causes de l'action du cœur est une recherche stérile. Mais ce Médecin est lui-même un Physicien peu fécond, il dédaigne ce qu'il ignore ; s'il a essayé quelquefois d'expliquer l'action des parties du corps humain, ses tentatives n'ont pas été heureuses. Qu'est-ce que cet agent spirituel qui *préside* dans les actions spontanées des corps animés, qui s'élève contre les obstacles qui s'opposent au cours des fluides, ou qui blessent le tissu des parties. Chercher dans un tel agent les causes des mouvemens vitaux de l'action même du cœur, n'est-ce pas chercher ces causes dans un agent inconnu ? n'est-ce pas avouer que les ressorts du méchanisme ne sçauroient être le principe de nos mouvemens involontaires ? Mais M. Stahl avoit-il bien prouvé l'insuffisance du méchanisme ? Pour le rejetter, il faudroit en connoître toutes les ressources & les bornes ; mais le plus grand génie, éclairé des connoissances les plus sublimes peut-il se flatter de connoître tous les mouvemens qui peuvent résulter du méchanisme ? M. Stahl est donc suspect en refusant aux ressorts méchaniques les actions spontanées des animaux ; cet agent qu'il suppose n'est qu'un nom qui lui épargne des recherches pénibles ; il n'a pas même le frivole avantage d'avoir imaginé cette cause inconnue ; il a adopté sous un autre nom *l'archée* de Vanhelmont, *le macrocosmetor* ou *le cardimelec* ridicule de Dolée, *le præses systematis nervosi* de Wepfer. J'ai presque honte de rapporter ces idées ridicules, mais de tels excès serviront au moins à montrer la foiblesse & les égaremens de l'esprit humain, & seront des préservatifs qui donneront plus de réserve aux Médecins & aux Physiciens.

V I.

Opinion qui a quelque vraisemblance.

Si les Philosophes qui ont cherché dans des causes méchaniques les mouvemens du cœur ont été plus raisonnables, ils n'ont pas été plus heureux dans leurs recherches. Voici une opinion qui a du moins paru vraisemblable.

Tous les muscles tendent à se contracter, comme on le voit dans les muscles qu'on coupe transversallement sur les animaux vivants ; car les parties coupées se retirent toûjours vers leurs insertions.

Tout muscle qui n'a pas d'antagoniste se contracte toûjours ; car si l'on vient à couper, par exemple, les muscles extenseurs de la jambe d'un chien, alors les fléchisseurs l'emportent toûjours, & tiennent la jambe fléchie.

Les artéres sont des muscles qui poussent le sang dans les veines, les veines poussent le sang dans les oreillettes du cœur par la pression de leurs parois, l'impulsion du sang qu'elles reçoivent des artéres aide la progression du sang veineux.

Les oreillettes par leur ressort pressent le sang qu'elles contiennent, & ce sang pressé force la résistance du cœur ; le cœur par sa réaction agit sur le sang qu'il vient de recevoir, & l'envoye dans les artéres.

Cette maniere d'expliquer l'action du cœur est toute méchanique. Voilà le sang qui circule par l'action des artéres sur les veines, par l'action des veines sur les oreillettes, par l'action des oreillettes sur le cœur, par la réaction du cœur sur les artéres. Le cœur forcé, dit-on, par l'impétuosité du sang que les oreillettes envoyent dans les ventricules doit être

poussé

pouſſé au-delà du point où il ſeroit en équilibre avec l'action
des oreillettes, par la même raiſon qu'un bâton fléchi & ab-
bandonné à ſon reſſort ſe fléchit du côté oppoſé, au lieu de
s'arrèter au point où il ſeroit en ligne droite, de même qu'il
revient ſur ſes pas par la force de ſon reſſort, le cœur revient
à ſon état naturel par l'action de ſon élaſticité & par la force
de contraction qui réſide dans ſes fibres.

Rien ne paroît d'abord mieux imaginé que cette hypothèſe ;
mais qu'on diſe à un Méchanicien, voilà des tuyaux élaſtiques
abouchés à un cœur, ou à une machine qui a un grand reſſort ; tous ces vaiſſeaux ſont tellement diſpoſés qu'ils reſſemblent parfaitement aux vaiſſeaux des corps animés ; or que
doit-il s'enſuivre ſi on injecte une liqueur dans ces vaiſſeaux ?
pourroit-on ſe promettre d'avoir trouvé le mouvement perpétuel ? Certainement un Méchanicien, quand même ſes lumiéres ne ſeroient pas fort étendues, répondroit hardiment
que toutes les forces de ces vaiſſeaux tendroient à l'équilibre,
& que par conſéquent le mouvement ceſſeroit bientôt. Voilà
une réponſe qui renverſe entiérement l'opinion que nous venons d'expoſer ; on ne peut pas dire pour la ſoûtenir que la
reſpiration & le mouvement des parties ôtent l'équilibre ; car
la reſpiration & l'action des autres parties ne doivent-elles
pas leur origine au mouvement du cœur ? Il y a un Philoſophe qui a avancé que c'étoit l'ame qui, en agiſſant ſur la
tête, rompoit toûjours l'équilibre ; mais c'eſt une ſuppoſition
qui n'eſt ſoûtenue d'aucune preuve, l'adopter, c'eſt avoir recours à une puiſſance dont on ignore la nature & l'action.

V I I.

Aprè's avoir examiné tant d'hypothèſes frivoles, examinons
les reſſources que le grand Boerrhaave a trouvées dans ſon genie
& dans ſes lumières pour expliquer le mouvement du cœur. Pour
entendre le méchaniſme qu'a imaginé ce Médecin, il faut remonter à quelques principes qui ſont le fondement de ſon opinion.

La cauſe du mouvement du cœur eſt une cauſe qui agit alternativement. Cette cauſe, ſelon M. Boerrhaave, eſt dans les nerfs,
& ce ne peut être qu'une matière qui parcourt les petits tuyaux
nerveux. Mais cette matiere agit continuellement & ſans interruption, ainſi le cœur doit être dans une contraction continuelle.

Quelle eſt donc la cauſe qui ſuſpend alternativement l'influence du ſuc nerveux, & lui donne la liberté d'agir ſur les

Opinion de
Boerrhaave.

fibres du cœur ? Lorsqu'on vient à comprimer les nerfs qui vont à la cuisse, par exemple, cette partie devient paralytique ; si on pouvoit donc trouver une cause qui dans un instant rendît paralytiques les nerfs du cœur, & qui dans l'instant suivant leur rendît la liberté d'agir, nous aurions une cause alternative du relâchement & de la contraction du cœur.

Or supposons que les ventricules du cœur se resserrent ; cette contraction pousse le sang dans l'artére pulmonaire & dans l'aorte ; mais ces artéres sont adossées ; elles sont renfermées dans une capsule qui les unit ; elles ne sçauroient donc se dilater sans qu'elles compriment les nerfs cardiaques qui passent entr'elles.

Une telle compression arrête le suc qui coule dans les tuyaux de ces nerfs ; le cœur ne peut donc pas recevoir les écoulemens de ce suc pendant que les artéres sont remplies ; il doit donc être dans le relâchement. Mais lorsque le cœur est relâché, le sang arrive de toutes les parties du corps, il remplit les ventricules, en même tems les artéres se vuident ; elles ne pressent donc plus les nerfs cardiaques ; il est donc nécessaire que les fibres du cœur se contractent, jusqu'à ce que le sang poussé dans les artéres ramène le relâchement.

Quelle découverte ! auroit-on cru que nos forces, notre vie, le mouvement du sang dépendissent d'une paralysie ? croiroit-on qu'un homme dont les artéres auroient plus de force, recevroient plus de sang, auroient de plus grands accès de paralysie dans les fibres du cœur ? M. Boerrhaave, dont les yeux éclairés ont percé dans les replis les plus cachés des corps animés, lui qui a saisi avec tant de sagacité le foible des opinions des Médecins, a-t-il pû être satisfait de cette cause imaginaire à laquelle il attribue les mouvemens du cœur ?

Il ne passe que quelques filets de nerfs entre l'aorte & la veine pulmonaire, les autres qui sont nombreux sont répandus aux environs.

Nous avons prouvé que ces filets mêmes ne pouvoient pas perdre leur action par la dilatation des artéres qui sortent du cœur ; le cerveau perd-t-il rien de son activité lorsque les vaisseaux artériels se dilatent ? le nerf optique qui a une artére qui le traverse comme un axe, devient il paralytique à chaque battement ? les muscles par leur contraction dans les mouvemens volontaires pressent fortement le sang & les nerfs, cependant ces nerfs agissent avec plus de force.

Les oreillettes ont un mouvement alternatif de contraction

& de dilatation ; cependant leurs nerfs ne font point comprimés lorsqu'elles fe rempliffent. On a trouvé les deux artéres qui fortent du cœur entiérement offifiées ; il eft certain qu'alors les nerfs qui paffent entr'elles ne pouvoient pas être comprimés par la dilatation de ces vaiffeaux.

Il y a des palpitations violentes lorsque le fang ne peut pas paffer dans l'aorte : or dans ce cas les nerfs cardiaques ne font expofés qu'à une légère compreffion ; comment donc peut-il y avoir dans le cœur un relâchement & une contraction ?

Il y a des cas où il n'entre dans les deux artéres qu'un filet de fang, comment donc les nerfs peuvent-ils être comprimés par ces vaiffeaux qui ne fe dilatent prefque point ?

Dans la tortue, dans les poiffons qui n'ont qu'un ventricule, le cœur a le même mouvement que dans les animaux quadrupedes ; cependant on ne peut pas foupçonner que les nerfs cardiaques foient comprimés.

Enfin lorsqu'on ouvre le ventricule droit dans un chien vivant, le fang fe répand ; il n'entre donc point dans l'artére pulmonaire ; il ne peut donc point comprimer les nerfs : cependant le mouvement continue dans ce cœur, il fe refferre, & il fe relâche alternativement*.

VIII.

Opinion de Lancifi.

LANCISI étoit en droit de propofer fes idées fur le mouvement du cœur ; il en avoit examiné fcrupuleufement les refforts ;

* On a dit au fujet des Inftitutions de Boerrhaave que dans les Effais de Phyfique on n'avoit pas rendu juftice à cet Auteur, qu'on avoit adopté fon opinion fans le nommer, que prefque tout cet ouvrage étoit pris des Commentaires de ce Médecin.

On n'a point adopté l'opinion de M. Boerrhaave dans la premiere édition des Effais ; on a même dit qu'elle fouffroit des difficultés, & on l'a réfutée dans la feconde édition.

Les Commentaires n'avoient pas été donnés au Public lorfque les Effais ont paru ; ainfi on n'a pû rien prendre dans ces Commentaires.

Les idées de Boerrhaave font rejettées dans beaucoup d'endroits des Effais, il y a même plufieurs traités qui ne contiennent rien de ce que Boerrhaave a enfeigné ; j'en appelle à tous les Lecteurs.

Ce n'eft point pour juftifier ces Effais que j'entre dans cette difcuffion ; ils ne renferment que des leçons que j'avois faites à quelques étudians, ces leçons ont été imprimées fans que j'y aie mis mon nom ; fi elles ont été utiles aux jeunes Médecins, je fuis dédommagé du travail qu'elles m'ont coûté.

Mais de tous les Ecrits qu'on m'a attribués, je n'adopte entiérement que ceux qui font dans les *Mémoires de l'Académie*, les *Lettres de Moriffon*, & quelques differtations qui font dans le *Journal des Savans*.

Pour revenir à Boerrhaave, il ne faut pas attribuer à ce célébre Ecrivain tout ce qui eft contenu dans le Commentaire qu'on a fait fur fes Inftitutions ; des Auteurs qu'on ne cite point peuvent revendiquer beaucoup de chofes.

les experiences qu'il avoit tentées, l'avoient dégagé des préjugés qui avoient féduit tant de Médecins : mais a-t-il été plus
heureux dans ses conjectures ? Qu'on en juge par le détail des
principes qui servent de fondement à son opinion.

» Une piquûre d'épingle, dit Lancisi, suffit pour ranimer le
» cœur & le mettre en mouvement lorsque la mort semble avoir
» éteint le principe de son action ; il est donc certain que les
» nerfs sont des instrumens qui contribuent beaucoup aux mou-
» vemens alternatifs de cet organe.

» Puisque la chaleur & l'action des corpuscules qui s'exhalent
» des matières volatiles ressuscitent le mouvement du cœur, on
» peut assurer que l'action des parties actives du sang, des par-
» ties, dis-je, qui ont un principe volatil, est une des causes de
» ce mouvement.

» Enfin l'experience nous apprend que si on lie la veine-cave,
» le mouvement cesse dans le cœur ; que si on enléve la ligature
» l'action de cet organe se rétablit ; que si le sang séjourne dans
» l'oreillette droite & dans la veine pulmonaire, l'oreillette
» gauche perd le principe de son mouvement ; qu'en même
» tems le ventricule gauche est presque dans l'inaction. Il est
» donc évident que la cause *prochaine* de l'action du cœur est
» le sang qui entre dans ses ventricules.

Lancisi explique plus au long son opinion dans la 58ᵉ proposition. « La chaleur, dit-il, l'action des matières volatiles &
» la pression du sang agitent les fluides qui remplissent les pe-
» tits locules des fibres, & qui se condensent après que la vie
» est éteinte ; ces fluides ranimés s'insinuent dans les petits
» conduits qui sont creusés dans les fibres ; ils enfilent les pe-
» tites veines, qui sont alors forcées de se resserrer ; les fibres
» musculaires, lorsqu'elles se refroidissent, sont dans l'équilibre ;
» mais dès qu'elles sont ébranlées par quelque impulsion, elles
» reprennent leurs mouvemens alternatifs : ces mouvemens re-
» naissent avec d'autant plus de facilité, que la masse du sang
» que renferment les ventricules est fort petite dans les animaux
» mourants.

» Enfin les fibres nerveuses, piquées par une aiguille, sont
» séparées les unes des autres, s'étendent de tous côtés, poussent
» les fluides qui sont contenus dans les vaisseaux des environs,
» les obligent d'entrer dans les *sinus* des fibres ; voilà pourquoi ces
» mêmes fibres entrent en contraction ; c'est la même cause qui

» agite les parties d'un cœur qu'on a mis en piéces, ces parties
» divisées continuent leurs vibrations de même que les pen-
» dules qu'on a mis en mouvement.

Telles sont les idées de Lancisi ; il a cherché les causes occasion-
nelles qui raniment le mouvement du cœur, c'est à ces causes qu'il
attribue l'action naturelle de cet organe. La cause qu'il trouve dans
la chaleur, & dans la volatilité des parties qui s'exhalent, ne doit
être regardée que comme une cause auxiliaire qui manque en divers animaux; le sang des poissons n'est pas chaud; la chaleur ne peut
donc être regardée comme un aiguillon qui agisse sur leur cœur.

Il s'exhale du sang des parties volatiles; mais n'est-ce pas sans
preuves que M. Lancisi attribue à la volatilité des parties du
sang les oscillations du cœur?

L'action du sang est plus nécessaire, plus constante, plus universelle. Il est vrai qu'on peut objecter à Lancisi que sans le secours du sang les cœurs des animaux, & de l'homme même,
conservent leur action. *Cornelius Consentinus* a soutenu que la
ligature de la veine-cave n'arrêtoit point le mouvement du
cœur. M. Chirac après avoir lié tous les vaisseaux, a remarqué
qu'elle continue ses battemens alternatifs : j'ai répété la même
experience, & elle m'a appris que le cours du sang arrêté ne
suspend point les mouvemens du cœur; mais il faut avouer
cependant que sans le secours du sang, le cœur languit, son
action devient d'abord moins vive, & s'éteint peu-à-peu: or de
ce reste d'action s'ensuit une seconde difficulté que M. Lancisi
n'a point prévûe.

Ces expériences prouvent qu'il y a un principe de mouvement
dans le cœur même; que ce principe est indépendant de l'impression du sang sur ses ventricules; que si elle est nécessaire,
c'est pour exciter l'action de ce principe, & empêcher qu'elle ne
vienne à s'éteindre. Mais si le sang doit être regardé comme
une des causes de l'action du cœur, la manière dont il concourt
à cette action, suivant Lancisi, est imaginée grossiérement : ces
locules vuides dans le tissu des fibres, ces *petites veines* qui entrent en contraction, cet *équilibre* que la mort produit, ne sont
que des ressources imaginaires supposées sans preuves. Comment
Lancisi a-t-il pû être satisfait d'une telle explication? Dans
ces locules, dans les veines, dans cet équilibre supposé, a-t-il
vû clairement les causes d'un mouvement perpétuel, d'un mouvement & d'un repos alternatifs? Il a donc seulement saisi une

experience connue avant lui, & il a avancé que les causes de l'action du cœur dans les animaux vivants étoient les mêmes que celles qui le mettent en mouvement dans les animaux qui sont morts.

Voilà l'histoire des opinions ou des erreurs des Médecins & des Physiciens qui ont travaillé à développer l'action du cœur; l'aveu de notre ignorance est moins honteux que cette confiance, ou cette présomption, qui ose expliquer ce qui est inexplicable. Pour éviter les erreurs dans lesquelles ils sont tombés, nous n'adopterons que les principes tirés des faits, qui doivent seuls nous guider : nous nous arrêterons quand nous serons arrivés aux causes qui nous sont inconnues; mais avant que de rechercher ces causes, nous examinerons une question, sçavoir si les palpitations qu'on remarque dans les animaux qu'on vient de tuer sont naturelles, ou si elles viennent de l'irritation ou du déchirement des fibres. Dans les animaux vivants, ces palpitations n'arrivent point; toutes les parties sont tranquilles dans les animaux qui meurent sans qu'on les ouvre d'abord après leur mort; on n'apperçoit point ces agitations qu'on apperçoit dans les chairs des animaux qu'on vient de tuer; on peut donc assurer que ces palpitations viennent du déchirement des parties & de l'irritation : elles sont encore susceptibles d'irritation après la mort, de même que le cœur dont le mouvement se réveille dès qu'on vient à le pincer.

Mais peut-on croire que les mouvemens de cet organe dans les animaux qui sont morts viennent aussi de l'irritation ? c'est ce qui ne paroît nullement douteux; car il s'affoiblit d'abord que les animaux meurent; on n'apperçoit presque aucun vestige de pulsation dans l'instant qu'ils expirent. Quand on ouvre des hommes d'abord qu'ils sont morts, on trouve le cœur dans un parfait repos : mais si le principe actif peut se réveiller dans les fibres du corps après la mort, il se réveille bien plus aisément dans le cœur. Il est plus difficile à ranimer dans les grands animaux que dans les petits. Dans les serpens, dans les poissons, le principe du mouvement s'éteint plus difficilement que dans les animaux quadrupedes.

Il est donc certain que l'esprit vital est sans aucune action sensible dans le cœur de même que dans les muscles des animaux vivants, c'est-à-dire, que ce principe n'agite pas les fibres du cœur, ne les met pas en contraction sensiblement; elles ſeroient en repos de même que les fibres des autres muſcles, ſi elles n'étoient pas irritées, ou ſollicitées, par un aiguillon étranger; c'eſt une irritation toûjours renaiſſante qui les oblige à ſe raccourcir par des efforts alternatifs.

I X.

Nous allons développer les principes qui ſont néceſſaires pour connoître la cauſe du mouvement du cœur: ils ſont déja répandus dans cet ouvrage, ainſi nous n'aurons qu'à les raſſembler.

Les muſcles ſont dans le relâchement lorſqu'ils ſont dans leur état naturel; le cœur n'eſt donc pas continuellement en contraction, comme l'ont prétendu quelques Phyſiciens; ce qui leur avoient fait croire que la contraction étoit l'état naturel des muſcles, c'eſt que lorſqu'il arrive, par exemple, une paralyſie au muſcle buccinateur du côté gauche, le muſcle buccinateur du côté droit ſe raccourcit; mais alors ce muſcle ſe racourcit ſeulement par la contractilité naturelle à toutes les fibres, & non par la contraction qui eſt la cauſe du mouvement muſculaire.

Si l'état naturel du cœur eſt le relâchement, il doit ſurvenir à chaque battement une cauſe qui le mette en contraction: or quelle peut être cette cauſe? c'eſt ſans doute la même qui agit dans les autres muſcles, puiſque le cœur eſt un véritable muſcle: la cauſe ou l'inſtrument qui met le cœur en contraction eſt dans les nerfs cardiaques; or dans les nerfs il n'y a que l'eſprit animal, ou un fluide inconnu, qui puiſſe y être un principe d'action; c'eſt donc à ce fluide qu'il faut rapporter le mouvement du cœur.

Dans les muſcles ſoumis à la volonté, c'eſt le cerveau qui détermine l'eſprit animal à couler dans leurs fibres; mais dans le cœur il n'eſt pas néceſſaire que l'eſprit animal y ſoit porté à chaque battement par l'action du cerveau. Dans les enfants qui naiſſent ſans cerveau; dans ceux en qui la moëlle de l'épine manque, dans les hommes & dans les animaux auxquels on coupe la tête & les nerfs cardiaques, l'action du cœur ſe ſoutient quelque tems; le cerveau, la moëlle de l'épine, les nerfs mêmes, ne ſont donc que des ſources qui envoyent dans le cœur l'eſprit animal, & qui empêchent qu'il ne tariſſe: leur action n'eſt nullement néceſſaire à chaque contraction du cœur.

L'eſprit animal réſide donc dans les nerfs du cœur & dans ſes fibres; il y peut agir ſans le ſecours des autres parties, & même ſans le ſecours des nerfs, je veux dire, de leurs troncs;

mais il ne sçauroit continuer long-tems son action dès que le cerveau cesse d'agir, & dès que les nerfs sont coupés; alors la source de l'esprit animal s'épuise bien-tôt. Il ne s'agit donc que de sçavoir quelle est la nature de cet esprit ou de cette matière qui coule dans les nerfs, & qui agit long-tems dans les fibres du cœur : mais cet esprit nous est entierement inconnu; on ne feroit que de vains efforts pour en dévoiler la nature; elle est une barrière que la foiblesse de l'esprit humain ne pourra jamais franchir. Les conjectures ne peuvent satisfaire que des esprits qui sont dominés par l'imagination; il faut donc rechercher les opérations de cet esprit; c'est à la connoissance de ces effets que nos efforts doivent se terminer; or voici quels sont ces effets.

L'esprit animal renfermé dans le cœur n'a pas seulement un mouvement progressif, il agit encore par des oscillations, il revient sur ses pas comme les pendules & les corps élastiques. Pourroit-on conclurre de là que c'est un vrai corps élastique ? Les apparences semblent favoriser cette idée; les parties des cœurs mis en piéces ont les mêmes mouvemens que les corps qui ont de l'élasticité. Mais encore une fois nous ne connoissons pas la nature de l'esprit animal; ainsi on ne sçauroit attribuer ses oscillations à l'élasticité, si on ne connoît pas toutes les causes qui peuvent produire des oscillations, & si on ne prouve pas que ces causes inconnues n'agissent point dans l'esprit animal.

Que l'esprit animal soit un corps élastique, ou qu'il soit d'une autre nature, il est certain que ses oscillations renaissent dès qu'on présente à ses fibres un aiguillon qui les divise ou qui les agite; une piquure d'épingle, la chaleur, l'action des liqueurs qui entrent dans les ventricules font reparoître les mouvemens du cœur, & par conséquent les oscillations de l'esprit animal se renouvellent par l'action des causes externes dans les animaux vivants où tout est tranquille, les fibres de leurs corps se mettent en mouvement dès qu'elles sont agitées : si on pince les nerfs, les muscles dans lesquels ces nerfs se répandent entrent en contraction; les intestins pincés se resserrent; le pharynx se met en jeu dès qu'il est touché par quelque corps étranger.

L'action des muscles est momentanée, quand c'est la volonté qui la produit; cette action cesse dans le même instant
que

que l'acte de la volonté ; de même quand c'est l'irritation ou l'impulsion qui excitent une contraction , cette contraction finit avec sa cause ; ainsi l'impression que font ces causes & le mouvement qui les suit ne sont qu'une action & une réaction ; dès que l'action cesse , la réaction de l'esprit animal cesse de même. Lorsqu'il y a donc quelque cause mouvante appliquée au cœur , l'impression de cette cause est suivie de la réaction de l'esprit animal , & la réaction finit dès que l'impression qui l'avoit produite ne continue plus.

On voit par là la différente marche des causes qui agissent dans les cœurs des animaux vivants & dans les cœurs des animaux qui sont morts ; dans les cœurs des animaux qui ont perdu la vie , une irritation est suivie de plusieurs contractions alternatives ; ces contractions renaissent d'elles-mêmes , dès que les filets musculeux du cœur ont reçû le premier branle ; elles sont les mêmes dans le cœur & dans les autres muscles des animaux qu'on vient de tuer ; mais dans les cœurs des animaux vivants , il faut que l'impression des causes se renouvelle pour qu'il y ait une suite d'oscillations.

Il ne nous reste donc qu'à chercher une cause qui excite alternativement les oscillations de l'esprit animal dans le cœur ; nous ne trouverons point cette cause dans la chaleur , puisque les animaux qui meurent ne la perdent pas entiérement ; il n'y a donc que le seul mouvement du sang qui puisse produire les oscillations du cœur ; le souffle , l'eau injectée font renaître ce mouvement ; si la veine-cave est liée , le cœur tombe peu-à-peu dans l'inaction ; dès qu'on enlève la ligature , le mouvement revient dans les fibres du cœur. Lorsque l'action du sang diminue , l'action du cœur s'affoiblit ; il est donc évident que le sang qui entre dans les ventricules est la cause à laquelle est attachée l'action du cœur.

L'impression du sang sur le tissu délicat & sensible des parois & des colomnes met l'esprit animal en action. Dans le ventricule droit il y a , par exemple , beaucoup de colomnes & de filets qui traversent sa cavité ; ses parois ne sçauroient donc être écartées par le sang que les deux bouts des filets transversaux ne soient tirés ; l'effort qui les tire doit donc exciter une irritation dans les endroits où ils sont implantés ; les filets transversaux du ventricule gauche doivent produire la même irritation ; elle doit augmenter lorsque les

valvules font pouffées par le fang vers les oreillettes ; les tendons auxquels elles font attachées doivent être forcés.

D'abord l'action de la veine - cave, qui a fes contractions
alternatives, fait entrer le fang dans les oreillettes ; l'impulfion
de ce fang eft fuivie de la contraction de ces facs mufculeux ;
cette contraction pouffe le fang dans les ventricules, qui à
leur tour fe refferrent & chaffent le fang qu'ils ont reçû ;
c'eft ainfi que ces trois machines, à l'aide du fluide qu'elles
contiennent, agiffent alternativement pendant que l'efprit vital
fubfifte dans le tiffu du cerveau & des nerfs ; mais dès que cet
efprit perd fon action le fang ne coule plus dans fes vaiffeaux,
& n'agit plus fur le cœur. Ainfi c'eft dans l'extinction de cet
efprit qu'il faut chercher les caufes qui arrêtent ordinairement
la circulation dans des maladies aiguës, lorfqu'elles n'offrent
pas une réfiftance infurmontable au cours du fang dans fes
vaiffeaux & dans les ventricules du cœur.

Quand je propofai ces idées fur le mouvement du cœur en
1714. en 1718. & en 1734 on m'oppofa diverfes difficultés.
Le fang, me dit on, n'a d'autre mouvement que celui que
lui imprime le cœur ; comment donc peut-il être la caufe du
mouvement de cet organe? Mais les artéres chaffent d'elles-
mêmes le fang dans les veines. Le fang pouffé dans les veines
eft porté par cette impulfion & par l'action même des veines
dans le cœur. Or la plus légère impulfion fuffit pour exciter le
mouvement du cœur ; dès qu'il eft en action, l'impulfion du fang
qui arrive dans les oreillettes eft proportionnée à cette action ;
voilà donc une action réciproque du fang & du cœur, dès que
l'une ou l'autre a commencé.

On m'objecta encore que le fang ne pouvoit pas être la caufe du
premier mouvement du cœur dans le fœtus : mais il y a dans le
premier développement du fœtus des agents qui nous font inconnus. L'efprit feminal dont l'action nous eft cachée, eft le
premier agent qui anime les parties infenfibles du fœtus : les
fluides qui font renfermés dans les vaiffeaux de l'embryon font
fujets aux mêmes loix que le fang qu'ils doivent former : ces
fluides peuvent donc agir fur le cœur de même que le fang.
De plus les fibres du cœur dans le fœtus font plus difpofées au
mouvement que les fibres des cœurs dans les animaux qui font
nés depuis un certain tems ; car dans les chiens qui viennent
de naître, la chaleur, le fouffle feul, excitent les mouvemens

alternatifs du cœur : la chaleur peut donc être le premier agent qui met le fœtus en action dans le fœtus.

La troisième difficulté qu'on m'opposa étoit tirée du mouvement qui subsiste dans le cœur des animaux sans le secours du sang ; mais nous avons déja prouvé que les parties sont en repos dans l'animal vivant ; que les mouvemens du cœur dans les animaux qui sont morts sont excités par l'irritation & par le déchirement des parties ; que l'action du cœur dans ces animaux n'est pas différente de la palpitation qu'on observe dans les chairs des animaux qu'on vient de tuer, palpitations qui n'agitoient point les chairs avant la mort, ou avant qu'on les eût ouverts. Nous admettons un principe de mouvement dans le cœur ; ainsi cette objection est détruite par le principe même que nous supposons. Quand même il y auroit dans les cœurs des animaux vivants une action semblable à celle des chairs des animaux qu'on vient de tuer, l'experience nous assure qu'elle auroit besoin de l'action du sang pour être ranimée, augmentée, & excitée : mais, comme nous l'avons dit, le mouvement cesse dans le cœur dès que l'action du sang vient à s'éteindre.

On m'a enfin objecté, qu'en établissant cette opinion, on ne sçauroit expliquer la nature de cet esprit, ou de cette matière élastique, qui agit dans le cœur ; qu'on ne connoît point le méchanisme par lequel cette matiere met le cœur en mouvement : mais les premieres causes nous sont inconnues, nous ne pouvons qu'évaluer leurs effets. La structure des muscles étant un mystère, nous ne sçaurions déterminer le méchanisme de l'action des fibres du cœur : nous avons seulement prétendu pousser nos recherches jusqu'à ces deux barriéres, sans nous engager dans des conjectures qui ne sçauroient jamais satisfaire l'esprit, c'est-à-dire, que nous nous sommes proposés de chercher la cause sensible, immédiate, ou occasionnelle des mouvemens alternatifs du cœur, & non le principe de ces mouvemens & son méchanisme.

X.

Il est surprenant que les Physiciens ne se soient pas attachés à cette cause qui se présente d'elle-même, & qu'ils se soient égarés dans des conjectures ridicules : quelques-uns l'ont saisie ou entrevûe, mais elle leur a échappé comme une lueur qui à peine a frappé leurs yeux ; c'est une cause qui s'est présentée à eux comme une possibilité qu'ils n'ont pas approfondie, c'est-à-dire

Divers Médecins ont reconnu cette cause sans l'approfondir.

L ll ij

qu'ils ont deviné cette cause sans y être conduits par les faits & par une suite de principes.

Backius, Médecin de Rotterdam, combattit l'opinion de Descartes avec succès, lorsque Harvei eut publié sa découverte de la circulation. Dans un ouvrage qui a pour objet la circulation & l'action du cœur, il détaille les experiences qu'on a faites sur les cœurs des animaux ; il conclut de ces experiences, que dès que les parties sont sollicitées par quelque aiguillon, elles entrent en contraction ; *c'est ainsi*, dit-il, *que le cœur étant sollicité par le sang qui le dilate, se met en contraction dans les animaux vivants.*

Bohnius est entré dans un détail plus circonstancié, en traitant du mouvement vital : il établit, comme un principe certain, qu'il y a dans le tissu des parties un agent qui y conserve le mouvement dans diverses parties, même après la mort : il soutient que le concours du sang est nécessaire pour soutenir l'action de cet agent dans les muscles. Il confirme ce qu'il avance par l'experience de Bartholin ; après avoir lié les vaisseaux cruraux dans un chien, ce Médecin a remarqué qu'il restoit quelque frémissement dans les chairs ; mais dès que l'on a lavé ces vaisseaux avec de l'eau tiéde, le mouvement s'éteint entièrement.

Pour ce qui est du cœur Bohnius trouve dans d'autres parties une cause motrice qui nous découvre celle qui agit dans ce premier organe de la circulation. La force motrice de certaines parties, dit-il, est excitée par les fluides qui les traversent. Les intestins, ajoûte-t-il, ont une force qui les resserre ; mais les alimens que le ventricule envoye dans leur cavité excitent divers mouvemens dans leurs parois ; le poids, la masse, le mouvement de ces matières, sont comme des aiguillons contre lesquels s'élève la force motrice des intestins ; c'est-là, selon cet Ecrivain, une image de ce qui arrive dans le cœur ; dès que le sang entre dans les ventricules, leurs fibres sollicitées par cet aiguillon entrent en contraction ; ce mouvement est suivi d'un relâchement, qui est suivi encore d'une contraction. J'ose, dit-il, assurer que dès que la veine-cave est liée, le mouvement du cœur s'éteint après quelques battemens ; il ne reste dans les cœurs blessés, arrachés, pincés, mis en piéces, que des palpitations, qui ne sont qu'une ombre de ses pulsations ordinaires, & qui en sont entièrement différentes.

Bohnius n'eſt pas entré plus avant dans cette matière ; mais Lanciſi l'a encore moins approfondie : ſatisfait d'avoir indiqué une cauſe ſans preuves, il a laiſſé aux autres le ſoin de les chercher & de les débarraſſer des difficultés. Après que nous eûmes propoſé cette cauſe en 1735. & que nous l'eûmes miſe dans un plus grand jour, M. Lieutaud l'adopta dans ſes Eſſais Anatomiques ; mais il n'eſt entré dans aucun détail, il a cru ſeulement pouvoir prononcer ſur la nature de l'eſprit animal, ou de la matière qui anime les nerfs : il aſſure que c'eſt une matière *élaſtique*, comme nous l'avions inſinué en parlant des eſprits animaux. Van-Swieten quelque tems après a donné ſon ſuffrage à cette même cauſe dans ſes Commentaires ; mais il ne l'a appuyé d'aucune preuve ; il ne rapporte que l'experience dont Bohnius & Lanciſi font mention.

CHAPITRE IX.

De la force du cœur.

I.

QUAND on demande quelle eſt la force du cœur, on ne propoſe pas une queſtion facile à décider ; nous allons expoſer en général les difficultés qu'elle préſente ; nous les examinerons plus au long, en traitant de la circulation. Il eſt néceſſaire de donner ici une idée de ces difficultés, pour qu'on puiſſe juger des tentatives qu'ont fait les Géométres & les Phyſiciens qui ont prétendu évaluer la force du cœur.

La force du cœur n'eſt pas conſtante, je veux dire qu'elle n'eſt pas toûjours au même dégré ; elle peut augmenter & devenir preſque inſenſible. On doit donc établir d'abord qu'il y a un *maximum* & un *minimum* dans la force du cœur ; c'eſt en vain qu'on chercheroit ces deux termes ; pour les déterminer, il faudroit ſçavoir quelle eſt la force des frémiſſemens les plus petits qui agitent le cœur, & quel eſt le plus haut dégré de force que les nerfs peuvent lui donner.

On peut donc demander ſeulement ſi l'on peut apprécier quelque degré de force entre ces deux *extrêmes* qui nous ſont inconnus. Mais cette queſtion eſt auſſi vague que celle d'un Phyſicien qui demanderoit ſi l'on peut déterminer la force du

Difficultés qu'on trouve quand on veut évaluer la force du cœur.

vent : connoître un degré de force dans l'air dont l'action peut augmenter ou diminuer indéfiniment, c'est ne rien connoître. Auroit-on des connoissances beaucoup plus exactes, si l'on sçavoit quel est, dans quelques circonstances, le degré de force qui agiroit dans le cœur ?

N'y a-t-il pas, dira-t-on, un degré de force qui soûtient la santé, & qui se trouve ordinairement dans les animaux ; ne peut-on pas évaluer ce degré ? Mais la santé n'est point attachée à un degré de force qui ne varie point ; dans le même homme, quoique la santé n'ait reçû aucune atteinte, le pouls est tantôt plus fort & tantôt plus foible ; on peut dire seulement que la santé est renfermée entre certaines limites de l'action du cœur ; nous ne connoissons pas exactement ces bornes, les degrés d'action que le cœur peut avoir entre elles sont extrêmement variables. Nous rentrons donc encore dans la question où il s'agit de trouver un *maximum* & un *minimum*, que nous ne pourrons pas déterminer.

Si on pouvoit fixer quelque degré de force dans l'action du cœur, la connoissance de cette force ne seroit pas inutile ; on pourroit juger par le degré de cette force qui nous seroit connu, de l'augmentation dont elle seroit susceptible dans d'autres circonstances ; cherchons quelles sont les conditions nécessaires pour déterminer ce degré d'action.

En cherchant cette force, ce n'est pas la seule action du cœur qu'on se propose d'évaluer, il doit en partie son mouvement à une cause étrangère, c'est-à-dire, au suc nerveux, à l'action de la moëlle de l'épine & du cerveau, à la respiration ; or nous ne sçaurions apprécier la force de ces agents.

Les ressorts invisibles du cœur ne nous sont pas moins cachés ; la structure de ses fibres, le méchanisme qui les contracte & les racourcit, sont des énigmes qu'on ne sçauroit expliquer. Quand on demande donc quelle est la force du cœur, on demande *quelle est la force d'une machine inconnue qui doit son action à un mobile inconnu.*

C'est donc dans les effets qui suivent l'action du cœur, c'est-à-dire, dans le mouvement du sang, qu'il faut chercher quelle est la force de cet organe ; mais est-ce dans le mouvement de toute la masse du sang, ou dans le mouvement du sang qui s'élance des cavités du cœur que nous pouvons trouver la mesure d'une telle force ?

Pour connoître la force de toute la maſſe du ſang, il faut déterminer quelle eſt cette maſſe ; mais on ne peut pas même prouver
qu'elle n'excede pas une certaine quantité , & qu'elle n'eſt pas
au-deſſous d'une autre ; on ne ſauroit donc prendre une quantité moyenne entre ces deux termes , il eſt donc impoſſible de
trouver quelque point fixe qui puiſſe nous conduire.

Quand même nous pourrions évaluer la maſſe du ſang , cette
évaluation ſeroit inutile ; le ſang trouve des réſiſtances qui ſe
multiplient dans les détours des vaiſſeaux , c'eſt-à-dire , que
les frottemens , la dilatation des artéres , emportent une
partie de la force du ſang ; il ſe perd encore beaucoup de
cette force dans les graiſſes , dans les tiſſus cellulaires qui n'ont
preſque pas d'élaſticité ou de réaction ; or peut-on évaluer ce
que le ſang perd de ſon mouvement parmi tous ces obſtacles ?

Ce qui multiplie les difficultés , c'eſt que la maſſe du ſang
& les réſiſtances étant fixées , on ne ſçauroit déterminer la
force du cœur par la force de la circulation ; car les artéres
ſont des machines actives , ce ſont des tuyaux élaſtiques , animés comme le cœur par l'influence des nerfs ; ces tuyaux peuvent augmenter la force que le ſang a reçue de l'impreſſion
du cœur ; or quel eſt le Géométre qui ait ſeulement déterminé quelle eſt la différence qui ſe trouve entre les mouvemens des fluides qui coulent dans des tuyaux élaſtiques , &
de ceux qui coulent dans des tuyaux qui n'ont pas d'élaſticité ?

La viteſſe du ſang dans le corps n'eſt pas moins difficile à
déterminer , comme nous le prouverons ailleurs ; cependant il
faut connoître néceſſairement cette viteſſe pour fixer quelle eſt
la force du cœur.

La viteſſe de toute la maſſe du ſang n'eſt pas uniforme , elle
varie dans toutes les parties du corps & dans tous les vaiſſeaux.
La partie rouge qui coule dans les plus grands vaiſſeaux , marche inégalement dans le cerveau , dans les poulmons , dans le
foie , dans le tiſſu graiſſeux : on ne peut donc pas fixer un degré
de viteſſe qui ſoit la viteſſe de toute la maſſe du ſang.

La partie blanche du ſang ne ſçauroit marcher avec la même
viteſſe dans les artéres qui ne reçoivent pas la partie rouge ;
ces artéres ſont infiniment petites , leur tiſſu eſt extrémement
foible & délié ; les vaiſſeaux lymphatiques qui reçoivent les
fluides qui ſortent de ces artéres ne peuvent permettre qu'une
marche lente aux ſucs lymphatiques ; ce ſont comme des ruiſ-

feaux extrémement petits & nombreux qui partent de la même source, & qui portent avec une vitesse inconnue dans les veines sanguines les fluides qu'ils renferment : comment donc pourroit-on fixer la vitesse de ces fluides qui rentrent dans la masse du sang ?

Si on ouvre une artére, & qu'on connoisse le volume du sang qui en sort dans un tems marqué, que pourra-t-on conclurre de cette connoissance ? La vitesse du sang dans cette artére ouverte n'est pas la vitesse du sang de l'aorte, ou d'une infinité de branches qui en sortent ; ce n'est pas même la vitesse du sang telle qu'elle est dans ce vaisseau lorsqu'il n'est point ouvert ; car la vitesse est moindre dans un tel vaisseau, puisque le sang, lorsqu'il coule dans l'artére, doit surmonter des frottemens qu'il ne trouve pas dans l'air, & qu'il doit pousser le sang qui est dans les extrémités capillaires des artéres & dans les veines mêmes.

Si l'on veut apprécier la force du cœur, on est donc réduit à chercher seulement quelle est la force du sang en sortant des ventricules, c'est-à-dire, dans le tronc de l'aorte ou de l'artére pulmonaire.

Mais pour connoître cette force, il faut sçavoir quelle est la force d'un cylindre formé de sang, & poussé par le cœur ; d'un cylindre, dis-je, qui a pour diamétre le diamétre de l'ouverture du cœur, & qui a pour hauteur celle que peut lui donner la quantité qui s'élance d'un ventricule.

Le diamétre de ce cylindre peut être déterminé, puisqu'on connoît le diamétre de l'ouverture du cœur ; mais il ne sçauroit être déterminé rigoureusement ; car le diamétre de l'ouverture du ventricule gauche, par exemple, est entouré de fibres qui se raccourcissent pendant la contraction du cœur ; cette ouverture doit donc devenir plus petite : on dira peut-être que lorsqu'on perce l'oreillette & qu'on met le doigt dans l'ouverture, on ne sent point de resserrement, suivant l'experience de M. Chirac : mais il est impossible que la contraction des fibres musculaires ne resserre l'orifice artériel du ventricule gauche ; le cœur est sans force dans l'état où M. Chirac a fait son expérience ; cette expérience ne prouve donc pas que l'orifice du cœur ne se resserre point : il est vrai que la force du sang peut être un obstacle à ce resserrement ; mais l'effort que font les fibres pour resserrer l'ouverture est un effort réel.

Si

Si on peut en général déterminer le diamétre du cylindre qui
sort du cœur, on ne peut pas en déterminer la hauteur ; car
on ignore quelle est la quantité du sang qui sort du cœur : il
en reflue une partie dans les oreillettes ; les ventricules ne se
vuident jamais entiérement : on ne peut donc pas sçavoir quelle
est la quantité du sang qui entre dans l'aorte à chaque contraction du cœur.

On peut encore moins déterminer quelle est en sortant du
cœur la vitesse de ce cylindre inconnu ; car ouvrira-t-on le
tronc de l'aorte pour sçavoir combien il s'écoule de sang dans
un certain tems : mais la circulation ne cessera-t-elle pas dans
le même instant que ce vaisseau sera ouvert ? Si, comme nous
l'avons déja dit, on ouvre quelque branche qui vienne de
l'aorte, la vitesse du sang dans cette branche sera-t-elle la vitesse
qu'a le sang en sortant du cœur ? On ne peut donc connoître
la vitesse qu'auroit le sang dans le tronc de l'aorte, s'il ne poussoit point toute la masse du sang renfermée dans les vaisseaux.
La vitesse avec laquelle il marcheroit en trouvant cet obstacle
sur son chemin n'est pas moins difficile à déterminer ; c'est
ce qui est évident après ce que nous avons établi en examinant
les difficultés qui se présentent dans cette recherche.

I I.

Nous venons d'exposer les difficultés insurmontables qui
se présentent lorsqu'on veut évaluer la force du cœur ; nous
pourrions donc nous dispenser d'examiner les tentatives qu'ont
faites divers Géométres pour déterminer cette force. Celles de
Borelli sont comme ces opinions surannées, dont le seul nom
de l'Auteur conserve le souvenir ; ce qu'il y a de plus singulier dans ces tentatives, c'est l'esprit éclairé, & les erreurs
grossiéres qu'il adopte ; c'est l'appareil géométrique, je veux
dire, une longue suite de propositions, qui conduisent à une
opinion qui n'a pas même cette vraisemblance qui en impose
si souvent dans les hypothèses physiques.

Borelli établit d'abord que, dans une progression arithmétique, le second terme a un plus grand rapport avec le premier que le dernier avec le pénultiéme ; de-là il conclut que
dans une suite de cercles concentriques, le second est plus
grand par rapport au premier que le dernier ne l'est par rapport à celui qui le précéde ; il applique ce qu'il dit de ces
cercles aux pas de la spirale ; il parle sans doute de la spirale

Calcul de
Borelli.

d'Archiméde, car c'est sur la propriété de cette seule spirale qu'est fondé tout ce qu'il avance.

A quoi aboutissent toutes ces propositions ? c'est à un peloton de fil, dont les circonvolutions paroissent à Borelli avoir quelque rapport avec le pas de la spirale, & avec une suite de cercles concentriques ; de ce rapport il conclut que la surface d'un peloton mouillé doit être tendue, que les fils internes doivent être ridés & repliés, que les rides & les replis doivent augmenter dans les fils internes à proportion qu'ils sont plus proches du centre, que par conséquent ces fils ne sont pas tendus ; que s'il y avoit une cavité dans le peloton, elle ne seroit diminuée que par les plis & les rides des fils ; qu'il en est de même des fibres qui composent le cœur ; que par conséquent ce sont les seules fibres externes qui poussent le sang par la force de leur contraction ; que les fibres internes étant ridées, repliées, gonflées, ne sont point tendues, qu'elles ne diminuent la capacité des ventricules que parce qu'elles sont poussées dans ces cavités par les fibres externes.

C'est donc par le méchanisme obscur qui resserre le peloton mouillé que Borelli prétend expliquer le méchanisme encore plus obscur de la contraction du cœur. Mais dans ce qu'il avance sur le raccourcissement & sur le gonflement des fils, trouve-t-on l'exactitude qu'on pourroit attendre d'un Géométre tel que Borelli ? avant que le peloton fût mouillé, les couches des fils se pressoient les unes les autres, elles pouvoient être également tendues malgré leurs différens rapports ; pourquoi auront-elles une tension inégale lorsqu'elles seront imbibées d'eau, & qu'elles seront gonflées ?

Quand même on accorderoit à Borelli ce qu'il a imaginé sur le raccourcissement des diverses couches de fils, pourroit-on prouver que ce qui arriveroit dans le peloton arriveroit dans le cœur ? les fibres du cœur agissent-elles comme les fils du peloton ? la cause de leur contraction n'est-elle pas différente ? le méchanisme de cette contraction ne dépend-t-il pas dans le cœur d'une structure qui n'a nul rapport avec la structure des fils ? n'est-il pas certain que toutes les fibres musculaires du cœur se raccourcissent, que celles qui sont internes sont tendues par la force qui les met en contraction, que cette contraction universelle doit resserrer les ventricules, que pendant cette contraction la pointe du cœur s'approche de la

bafe, que par conséquent les ventricules diminuent en tout
sens ?

Après avoir taché de déterminer les agens qui pouffent le
fang contenu dans les ventricules du cœur, Borelli examine
la force de ces agens. Pour la trouver, il cherche quelle feroit la force d'une veffie pleine d'eau & preffée dans tous les
points de fa circonférence. Suppofons, dit-il, que cette veffie
foit cylindrique, & qu'au bout il y ait un tuyau par lequel
l'eau puiffe fortir, nous connoiffons la maffe de l'eau contenue dans la cavité de la veffie, nous connoiffons en même
tems les rapports des fections tranfverfes de cette veffie & du
tuyau; la différence des viteffes de l'eau dans la veffie & dans
le tuyau peut donc être déterminée; on peut donc fçavoir
quelle eft la force qui pouffe l'eau dans le tuyau, quand on preffe
la veffie de tous côtés.

La force qui agit fur cette veffie eft égale, felon Borelli,
à la réfiftance qu'elle trouve dans le tuyau; il déduit des mêmes principes que la force qui pouffe un pifton dans une feringue eft égale à la réfiftance que doit furmonter l'eau en
coulant par le canon. Mais c'eft une erreur groffiére qui ne
devoit pas échaper à Borelli; il eft vrai que fa réfiftance augmente dans l'eau qui fort par le canon, lorfque la force qui
pouffe le pifton devient plus grande, mais il n'y a point d'é-
galité entre la force & la réfiftance qui eft furmontée.

Si Borelli s'eft appuyé de faux principes, l'application qu'il en
fait n'eft pas plus jufte. Dans la veffie, ou dans la feringue, qu'il
prend pour exemple, la viteffe de l'eau & la quantité qui en
fort peuvent être déterminées, mais nous ne fçavons point
quelle eft la quantité du fang qui fort du cœur, ni quel eft
l'efpace que ce fang parcourt dans l'aorte.

Dans les propofitions fuivantes, Borelli marche d'erreur en
erreur; ces propofitions où l'on ne trouve ni cette précifion,
ni cette brieveté élégante qui caractérife les vrais Géométres,
ne font fondées que fur une fuite de faits fuppofés : l'expofition feule fuffit pour en montrer la fauffeté.

Borelli établit d'abord hardiment qu'il n'y a dans le cœur
que la dixiéme partie des fibres qui agiffent fur le fang, que
la quantité de fang qui eft renfermée dans tous les vaiffeaux
ne monte qu'à 18 ou 20 livres, que les artéres n'en contiennent que 5 livres, qu'il en fort 3 onces des ventricules du

cœur à chaque contraction ; que la force du cœur est égale à
la force du muscle masseter & du temporal, parce que ces
muscles forment une masse égale à la masse du cœur, que les
fibres du cœur peuvent soutenir un poids de 3000 livres, parce
que les muscles dont nous venons de parler peuvent soutenir
un semblable poids.

De ces faits, Borelli, qui ne croyoit pas qu'ils fussent douteux, conclut hardiment que la vitesse des parois du cœur,
lorsqu'il se contracte, est trois fois moindre que la vitesse du
sang dans l'aorte ; que la résistance du sang dans les ventricules est à la force qui les resserre comme 3 à 2 ; que la force
du sang qui sort du cœur est à la résistance du sang contenu
dans les artéres comme 1 à 40, que la force absolue qui raccourcit les fibres du cœur est à la résistance du sang qui est
contenu dans les artéres comme 1 à 60, que la force motrice du
cœur surmonte une résistance plus grande que celle que lui
offriroit un poids de 180000 livres ; que lorsque le cœur ne
pousse hors des artéres qu'une petite portion du sang qu'elles
contiennent, la résistance qu'il surmonte est plus grande que
celle d'un poids de 135000 livres.

Toutes ces conséquences, qui en ont imposé à tant de lecteurs, ont le defaut des principes, c'est-à-dire, qu'elles n'ont
d'autre appui que celui que leur prête l'imagination. Leur fausseté est déguisée sous une longue suite de propositions souvent
mal énoncées, & toûjours mal prouvées ; elles ne sont que des
problêmes qui rendent la vérité plus problématique ; tout y est
supposé & couvert de cette obscurité dans laquelle une ignorance orgueilleuse prend toûjours soin de s'envelopper : ce qui
est singulier, c'est que si Borelli n'avoit pas été Géométre, il
auroit fait moins de fautes, du moins n'en auroit-il pas fait de
plus grossiéres que celles qui flétrissent son ouvrage ; c'est ce qui
a fait dire à Keill : *Nec gravis perplexusque Borelli labor quem ad
cordis impetum XI. propositionibus determinandum impendit aliud
quidquam demonstrat, quam illum methodo perquam difficili, & im-
placatâ nimis viâ, hunc impetum indagasse. Tantum geometriæ à tanto
viro frustra adhibitum alios ab eadem re aggredienda non parùm
deterruit.*

<h2 style="text-align:center">I I I.</h2>

KEILL n'a pas été découragé par les succès peu heureux de
Borelli : il s'est flatté de pouvoir mieux développer la force du

cœur ; il est certain que si la clarté , la précision , la simplicité , l'élégance, étoient des garants de la vérité, il pourroit être assuré de l'avoir saisie : fertile en ressources, ce n'est pas par une seule voie qu'il a tâché de pénétrer jusqu'à l'objet de ses recherches ; l'accord même des deux méthodes qu'il employe semble former un préjugé favorable pour lui ; s'il n'a pas réussi, ce n'est pas le génie, ou le sçavoir qu'il faut accuser , c'est le sujet qui s'est refusé à la géométrie ; on ne peut lui reprocher qu'un peu trop de confiance , ou des préjugés qui ne lui ont pas permis de voir des difficultés qui se présentent à des hommes moins éclairés que lui.

Nous ne parlerons pas ici de la première méthode que Keill employe ; elle a un fondement ruineux ; car elle suppose que la vitesse du sang est déterminée : cependant il est évident qu'elle nous est entièrement inconnue ; si, comme nous l'assure cet Ecrivain , le sang parcouroit dans chaque minute l'espace de 78 pieds , on ne pourroit pas même fixer la force du cœur ; car on ignore quelle est la quantité du sang que le ventricule gauche envoye dans l'aorte à chaque contraction : or pour déterminer la force d'un corps il faut sçavoir quel est son volume & sa vitesse.

La seconde méthode est plus facile ; elle porte sur moins de suppositions ; elle a pour elle cette briéveté & cette précision qui font le caractère du génie. D'abord Keill suppose une proposition qui est tirée des principes physico-mathématiques de M. Newton ; voici cette proposition.

Soit un vaisseau rempli d'eau, soit un trou au fond de ce vaisseau , la force qui pousse l'eau par ce trou est égale à la force d'un corps qui tomberoit d'une hauteur double de la hauteur du vaisseau.

M. Hughens avoit adopté cette proposition ; il y avoit cependant soupçonné quelque erreur : M. Michellotti, qui , en marchant avec un grand appareil géométrique , ose à peine faire un pas de lui-même , appelle à son secours des autorités respectables : fier d'un tel appui, il censure M. Newton , en le chargeant cependant d'épithetes enflées & entassées ; c'est *le très-célèbre* , le *très-clair-voyant* philosophe qui s'est trompé. Michellotti étayé , s'il l'en faut croire , du suffrage de M. Bernoulli , soutient que l'eau qui sort du fond du vaisseau est poussée par une force égale à la force d'un corps qui tomberoit de la hauteur du vaisseau ; car soit, dit-il, un corps qui tombe de la hauteur du vaisseau, ce corps montera à la hauteur dont il est tombé : or l'eau qui sort du fond de ce vaisseau remonte à la même hauteur ; donc les forces qui les poussent sont égales.

Mais cette proposition est démentie par les experiences de Guillelmini : aussi ne devoit-elle pas y trouver un appui, puisqu'elle est fondée sur le principe le plus arbitraire. Nous n'examinerons pas ici ce principe ; il suffit de sçavoir que la viscosité des liqueurs, ou la *cohérence* de leurs parties, ne permet pas de les assujettir aux loix que suivent les corps solides ; l'eau, le lait, le sang, la sérosité, ne doivent pas sortir par le trou qui est au fond du vaisseau avec la même vitesse, quoique ces liqueurs soient pressées par une colomne d'égale hauteur ; soit même un vaisseau dont la moitié soit remplie d'un fluide quelconque ; soit un corps qui ait la même pesanteur spécifique, ce corps étant ajouté à ce fluide dans le vaisseau, peut on dire qu'il sortira par un trou qui sera au fond de ce vaisseau une quantité d'eau égale à la quantité qui sortiroit si le vaisseau étoit seulement rempli d'eau ?

Il s'ensuit de là que si la proposition de Keill n'est pas exacte, celle de Michelloti n'a pas plus de justesse ; mais l'experience peut nous découvrir la vérité que nous ne pouvons pas démêler dans la théorie : elle peut donc corriger l'évaluation qu'a fait Keill de la force du cœur, en s'appuyant de la proposition que Michellotti combat avec moins de solidité que de confiance ; voici quels sont les principes qui servent de base à l'opinion de Keill ; nous les développerons dans un ordre un peu différent de celui qu'il leur a donné, & nous exposerons ses calculs sous une forme plus commode qui les rendra plus intelligibles.

Si un corps est projetté horisontalement, il décrira une ligne parabolique ; il s'agit de sçavoir quelle est la force avec laquelle ce corps a commencé à décrire cette ligne. Soit une ligne égale à la quatriéme partie du *paramètre* de la parabole que décrit le corps dont nous venons de parler : si ce corps tomboit du haut de cette ligne posée verticalement, il auroit acquis à l'autre extrémité de cette ligne la force avec laquelle il seroit lancé horisontalement en commençant à décrire la ligne parabolique.

Si le sang étoit donc lancé horisontalement par une ouverture ou du cœur, ou du tronc de l'aorte, il décriroit une parabole par le moyen de laquelle on pourroit déterminer la force qui le pousseroit.

Mais il eſt difficile d'avoir un jet de ſang qui ſorte du cœur ou du tronc de l'aorte horiſontalement ; ſi on ouvre l'aorte, l'animal meurt ; ſi on perce le cœur, toute la machine ſe dérange ; on n'auroit même en ouvrant le cœur ou l'aorte qu'une partie du ſang ; la méthode dont Keill ſe ſert eſt donc entiérement inutile.

Cet Ecrivain n'a donc pû déterminer tout au plus que la force du ſang qui coule par l'artére iliaque ; car c'eſt ce vaiſſeau qu'il a ouvert, & c'eſt ſans fondement qu'il ſuppoſe que le ſang a dans cet artére la même viteſſe qu'il a dans le tronc de l'aorte. S'il ne s'agiſſoit donc que de renverſer l'opinion de Keill, nous pourrions nous arrêter à cette ſeule difficulté : mais la viteſſe du ſang dans l'artére iliaque eſt un objet digne de notre curioſité ; or comment M. Keill a-t-il déterminé cette viteſſe ?

J'ai ouvert, dit-il, cette artére dans un chien ; l'ouverture jettoit le ſang horiſontalement, le ſang tomboit à terre à 28. pouces de diſtance du diamétre de la *parabole* qu'il décrivoit * ; la partie du diamétre, ou l'abciſſe qui lui répondoit, avoit trois pieds de hauteur : or ayant l'abciſſe & l'amplitude de la *parabole*, nous pouvons trouver le paramétre, qui eſt une troiſiéme proportionnelle à l'égard de *l'abciſſe* & de *l'ordonnée*.

Soit donc *a* la quatriéme partie du paramétre, ſoit *x* l'abciſſe, ſoit *y* l'ordonnée.

$$4\,a\,x = yy$$

donc

$$a\,x = \frac{yy}{4}$$

$$x : \tfrac{1}{2}y = \tfrac{1}{2}y : a$$

a eſt donc la quatriéme partie du paramétre ; nous n'avons donc pour l'exprimer en nombres qu'à ſubſtituer, aux termes de cette proportion, les nombres 28. & 36. & nous trouverons,

$$28 : \frac{16}{1} = \frac{16}{1} \quad \frac{18 \times 18}{18} = \text{XI. 5.}$$

La quatriéme partie du paramétre eſt donc une ligne qui a onze pouces : or le double de ce paramétre, c'eſt-à-dire, une ligne de 22 pouces, ſelon la propoſition de M. Newton, formera la longueur d'un cylindre de ſang, qui ayant une baſe

---

* La force avec laquelle le ſang ſortoit dans ce chien n'eſt pas la même dans tous les chiens dont le corps a la même maſſe : *Neſcio quo pacto*, dit M. Martine, *experimentum Keilianum exhibet vim & velocitates ſanguinis juſto minores ſi cum ſimilibus aliorum tentamentis conferatur, ego quidem experimento ſatis accuratè facto, in cane, Keilii caſum magnitudine non multùm ſuperante, ex ſanguine horiſontaliter projecto, comperi altitudinem velocitatis ſanguinis effluentis generatricem, ex calculo Keiliano elicitâ altitudine plus duplo majorem.*

égale à la ſection tranſverſe de l'artére iliaque, pourra poûſſer le ſang avec la force qu'il a dans cette artére.

M. Jurin a critiqué ſévérement l'ouvrage de M. Keill ſur la force du cœur : il l'accuſe d'abord de n'avoir pas entendu M. Newton ; voilà donc deux Géométres qui ſont comme des commentateurs qui diſputent ſur le ſens d'un texte de quelque ancien Auteur ; mais il faut avouer que cette critique paroît avoir été dictée par le préjugé & par la jalouſie.

M. Michelloti, en combattant Jurin, eſt venu à ſon ſecours contre M. Keill. Parmi les difficultés pointilleuſes qu'il lui oppoſe, il y en a une qui eſt fort ſinguliére pour un Géométre, éléve de M. Leibnits, & confident de M. Bernoulli : un cylindre, dit-il, dont la baſe eſt égale à la baſe de l'aorte, n'eſt pas le cylindre qui peut nous indiquer la force du cœur ; mais c'eſt un cylindre dont la baſe eſt égale à la ſurface du ventricule gauche : ſi cette ſurface eſt, par exemple, décuple de la baſe de l'aorte, un cylindre décuple du cylindre de 8. onces, un cylindre qui péſe 80. onces, eſt la maſſe qui exprime la force du cœur, c'eſt-à-dire que s'il ſortoit dix aortes de la baſe du cœur, le ſang ſortiroit de chacune avec la même force qu'il a dans l'aorte ſeule, or c'eſt ce qui eſt évidemment faux ; ainſi le cenſeur de Keill tombe lui-même dans des erreurs groſſiéres qui l'expoſent à la cenſure. Je ne prétends pas cependant adopter toutes les idées de Keill ; mais dans ſes fautes mêmes il a laiſſé des traces d'un génie & d'un ſçavoir qui méritent du reſpect.

I V.

JURIN n'a pas craint de marcher dans une route où Borelli & Keill ont fait tant de faux pas ; il a été en cela moins ſage que Michellotti, qui s'eſt borné au mérite facile de cenſeur : il examine d'abord l'opinion de Borelli, il lui reproche même avec raiſon quelques fautes où la géométrie même ne devoit pas lui permettre de tomber ; enſuite il apprécie les recherches qu'a faites *Morland* ſur la force du cœur ; mais pour ouvrir un champ plus libre à la critique, il lui prodigue des éloges. Morland eſt, ſelon Jurin, un homme très-ſçavant ; ſa méthode eſt un effort d'eſprit ; mais le ſçavoir & le génie ne l'ont conduit qu'à des erreurs qui n'ont pas mérité l'honneur d'être réfutées ; une de ces erreurs, qui à la vérité n'eſt pas une erreur légére, c'eſt qu'il a prétendu ſérieuſement, que toute l'action du cœur n'étoit employée qu'à dilater les artéres.

Sur

Sur les ruines de cet édifice géométrique bâti à frais perdus par tous ces géométres, Jurin en a élevé un qui n'a pas plus de solidité. 1°. Il suppose d'abord un vaisseau conique rempli d'eau. 2°. Il suppose que tous les filets d'eau qui s'étendent depuis la circonference du vaisseau jusqu'à l'orifice soient des tuyaux. 3°. Il prétend prouver que *le mouvement de l'eau dans chacun de ces tuyaux est égal à la section du tuyan multipliée par la vitesse de l'eau qui en sort, & par la longueur du tuyau.*

Mais la théorie du mouvement des eaux, la théorie, dis-je, que M. Jurin a imaginée n'a pas eu le suffrage de plusieurs géométres; je ne crois pas du moins que l'application qu'il en fait au cas qu'il propose, mérite d'être adoptée; car tous les tuyaux aboutissent à l'orifice du vaisseau, suivant la supposition; ces tuyaux diminuent donc à proportion qu'ils approchent de l'orifice de ce vaisseau; leur capacité ou leur section ne peut donc pas être égale dans toute leur longueur; la vitesse de l'eau est donc différente dans chaque point de cette étendue : cette vitesse doit encore changer dans l'endroit où tous les tuyaux se dégorgent dans l'orifice du vaisseau; elle est augmentée par le concours de tous les filets aqueux, qui en sortant des tuyaux vont se réunir à l'orifice : peut-on donc conclurre avec assurance que le mouvement de l'eau qui sort par l'orifice du vaisseau, *est égale à la somme des filets aqueux ou des sections transverses des tuyaux : à cette somme, dis-je, multipliée par les vitesses respectives de l'eau, & par la longueur des filets aqueux, ou des tuyaux?*

Cette proposition est d'autant plus suspecte, qu'elle est appuyée sur un théorême dont les fondemens sont ruineux. Suivant ce théorême, qui est le troisiéme dans le Traité de M. Jurin (*de motu aquarum fluentium*), *le mouvement de l'eau dans un tube est égal à la section de ce tube multipliée par la vitesse de l'eau qui y coule, & par la longueur du tube.* Une telle proposition est évidemment fausse dans le cas que nous venons d'examiner, à moins qu'on ne suppose que l'eau parcourt dans un même espace de tems ces tuyaux dont la longueur est si différente : mais dans une telle supposition, à quoi se réduit la proposition de M. Jurin? *c'est à prouver que le mouvement des fluides est proportionnel à la section des tuyaux qui les contiennent, multipliée par le quarré de la vitesse de ces fluides :* or c'est ce que personne n'ignore, & ce qui ne sçauroit répandre de nouvelles lumiéres sur la matiére que traite M. Jurin.

Tome I.   N n n

Après un tel prélude, qui ne promet pas beaucoup d'éclaircissemens, M. Jurin passe hardiment à la recherche de la force du cœur : Soit, dit-il,

p ——————— le POIDS du ventricule gauche du cœur.
S ——————— la SURFACE du ventricule.
l ——————— la LONGUEUR des filaments du sang.
f ——————— la section de l'aorte.
q ——————— la QUANTITÉ du sang contenue dans le cœur.
t ——————— le *Tems* que le sang employe à sortir du cœur.
u ——————— la vitesse variable du sang.
x ——————— la *longueur* variable de l'aorte.
z ——————— le tems que le sang employe à parcourir cette longueur.

Il s'ensuit de-là que la vitesse moyenne & variable du sang qui sort du ventricule gauche, ou la vitesse moyenne de ce ventricule . . . . $=\dfrac{1u}{s}$

Le mouvement du ventricule . . . . . $=p\times\dfrac{1u}{s}$

Le mouvement du sang qui en sort . . $=s\,u\times l+x$

La puissance du ventricule . . . . $=s\,u\times\dfrac{p}{s}+l+x$

or . . . . $u=\dfrac{sx}{dz}$

donc, *par la méthode inverse des fluxions*, la puissance du ventricule gauche . . . $=\dfrac{sx}{z}\times\dfrac{p}{s}+\dfrac{x}{z}+l$

mais . . . . $z=t$

. . . . $s\,x=q$

donc la puissance du ventricule gauche $=\dfrac{q}{t}\times\dfrac{p}{s}+\dfrac{q}{zt}+l$

la puissance du ventricule droit se trouve de même, la voici en caractères grecs : $=\dfrac{\pi}{\tau}\times\dfrac{\Pi}{\Sigma}+\dfrac{\pi}{\zeta\tau}+\lambda$

donc toute la puissance du cœur $=\dfrac{q}{\tau}\times\dfrac{p}{s}+\dfrac{\Pi}{\Sigma}+\dfrac{q}{zt}+\dfrac{\pi}{\zeta\tau}+l+\lambda$

mais supposons que
P . . . . . . = 8 onces
Π 4
S . . . . . . 0 . . . 10 pouces
Σ . . . . . . 0 . . . 10
l 2
λ . . . . 1 ½
q 2
s 0.4185
σ 0. 585
ξ 0. 5

Il s'enfuit de-là que la force du ventricule gauche eſt égale au mouvement d'un poids de 9 livres & 1 once, & celle du ventricule droit au mouvement d'un poids de 6 livres 3 onces. La force du cœur eſt donc égale au mouvement d'un poids de 15 livres 4 onces, lequel parcourroit la longueur d'un pouce à chaque ſeconde.

Croiroit-on que ce grand appareil ne fût qu'un vain étalage plein d'erreurs ? D'abord M. Jurin ſuppoſe qu'on peut regarder les ventricules du cœur comme des corps ſolides qui choquent le ſang, & qu'on peut eſtimer ſa force par les régles du choc des corps durs ; cependant les ventricules ne ſont qu'un compoſé de fibres qu'un fluide inconnu racourcit ; ces fibres par leur action tendent un reſſort, c'eſt-à-dire, les parois de l'aorte. Voilà donc des fibres élaſtiques du cœur ; les fibres qui ſont peut-être miſes en action par un fluide élaſtique, & qui agiſſent ſur un reſſort ; mais comment le mettent-elles en mouvement ? elles lui tranſmettent leur action par un milieu qui eſt fluide & coulant, dont le mouvement eſt bien plus difficile à comparer avec celui des reſſorts que ne le ſeroit le mouvement d'un corps dur. Ce n'eſt pas tout ; le poids du cœur réſulte des fibres muſculaires du tiſſu des vaiſſeaux, & de la maſſe des fluides que ces vaiſſeaux renferment, le poids des fibres muſculaires n'eſt pas peut-être la vingtiéme partie de la maſſe du cœur ; ainſi en prenant le poids du cœur, on confond dans ce poids les agents & les parties paſſives qui ſont mues de même que le ſang.

M. Jurin exprime le mouvement du ventricule gauche par $p \times \frac{u}{s}$, il exprime le mouvement du ſang qui en ſort par $s\,u \times l + x$, enſuite il ajoûte ces expreſſions l'une à l'autre ; or que prétend-t-il prouver en ajoûtant le mouvement du cœur au mouvement du ſang, puiſqu'il ajoûte l'effet à ſa cauſe ? l'addition de cette cauſe & de cet effet peut-elle repréſenter, comme il le dit, la puiſſance du ventricule gauche ?

Ce qui eſt plus ſingulier, c'eſt que pour déterminer la valeur de u, M. Jurin lui ſubſtitue $\frac{e}{t}$, c'eſt-à-dire, une expreſſion qui ſignifie l'eſpace diviſé par le tems. Enſuite il ajoûte au numérateur & au dénominateur la marque des différences, ce n'eſt plus $\frac{e}{t}$ mais $\frac{de}{dt}$; or $\frac{d}{d}$ ſe détruiſent par elles-mêmes ; c'eſt donc uniquement pour avoir le plaiſir d'ajoûter & d'effacer en même tems ces deux caractéres que M. Jurin les employe fans y fubftituer d'autres expreffions qui faffent évanouir ces différences. Mais, pour terminer en peu de mots ce qu'on pourroit dire là-deffus, je demande pourquoi l'on regarde $\frac{zz}{q}$ qu'on a fubftitué à la place de u comme une differentielle, quoiqu'elle contienne des différences au dénominateur & au numérateur, & qu'elle foit par conféquent une grandeur finie? Pourquoi, après avoir intégré en fuppofant d z conftante, fubftituer de nouveau z au lieu de dz? pourquoi enfin égaler cette prétendue intégrale à la même force à laquelle eft égale la prétendue différentielle? Ne peut-on pas dire que tout cet appareil de démonftrations n'eft autre chofe qu'un fatras imaginé pour en impofer à des ignorants?

Mais quand même ce calcul feroit exact, M. Jurin n'auroit pas déterminé la force du cœur; il fuppofe que la quantité du fang qui fort des deux ventricules à chaque contraction eft égale à la quantité de deux onces; le tems que ce même fang employe à fortir du cœur eft l'efpace d'une feconde, felon la fuppofition de notre Auteur; cependant cet efpace de tems n'eft pas égal à la moitié d'une feconde; tout eft donc fuppofé, incertain, mal apprécié, dans le calcul de M. Jurin.

Ce qui eft encore plus étonnant dans ce calcul, c'eft que M. Jurin en calculant la force du fang qui fort du cœur n'évalue que le mouvement qui lui refte après avoir furmonté la réfiftance du fang & des artéres; or ce mouvement reftant n'eft qu'une petite partie de la force du fang, & par conféquent de la force du cœur.

V.

Evaluation de M. Hales.

M. Hales a fenti le défaut de tous ces calculs où l'efprit des Médecins s'eft égaré. Pour éviter leurs erreurs, il a cherché la vérité dans des expériences nombreufes qui ne prouvent pas moins fon genie que fon induftrie. S'il n'eft pas arrivé au but qu'il s'eft propofé dans tant de travaux, fa peine n'a pas été perdue, il en a été dédommagé par des découvertes qui éclairent la Phyfique & la Médecine.

Pour connoître quelle eft la force du fang & du cœur, M. Hales a ouvert diverfes artéres & diverfes veines. Il a abouché un tuyau avec ces vaiffeaux. Le fang, qui de ces vaiffeaux paffoit dans le tuyau élevé perpendiculairement, montoit à diverfes hauteurs en différens animaux; la hauteur à laquelle le fang montoit étoit même différente dans chacun de ces animaux, suivant la quantité de sang qu'ils perdoient pendant toutes ces tentatives.

Le sang monta dans le tube appliqué à l'artére crurale de trois chevaux jusqu'à la hauteur de 8 pieds 3 pouces, de 9 pieds 8 pouces, & de 9 pieds 6 pouces. Dans un mouton, la hauteur du sang ne fut que de 6 pieds 6 pouces; dans un daim elle ne fut que de 4 pieds 2 pouces; en diverses expériences faites sur des chiens, la colomne de sang fut suspendue dans le tube à différentes hauteurs; elle monta à la hauteur de 6 pieds 8 pouces, de 5 pieds 8 pouces, de 4 pieds 11 pouces, de 3 pieds 1 pouce, de 1 pied 6 pouces.

Le poids du corps de ces divers animaux paroissoit décider en général de la hauteur à laquelle le sang devoit monter dans le tube, c'est-à-dire, que le sang montoit plus haut dans les gros animaux; il est cependant arrivé que dans le tube appliqué aux artéres de quelques chiens qui pesoient moins, le sang est monté à la même hauteur à laquelle il montoit dans des chiens dont les corps pesoient davantage. Mais ce n'étoit pas le poids du corps qui par lui-même contribuoit à élever le sang à la plus grande hauteur; dans les grands animaux, le cœur est plus gros en général, c'est la masse du cœur, qui étant plus grande dans les animaux dont le corps a plus de volume, donne plus de force à cet organe. Dans les chevaux que M. Hales a examinés, la capacité du ventricule gauche étoit égale à 10 pouces cubes; la capacité de ce même ventricule dans le bœuf montoit à 12. 5. dans le mouton à 1. 85. dans le daim à 9. dans les chiens à 1. 172. 0. 633. 0. 5. 1. 25. 1. 171. Au reste en parlant du volume ou du poids des animaux, nous n'entendons que ce volume ou ce poids qui vient de la charpente; le poids qui vient de la graisse ne doit pas apporter beaucoup de changement dans la force du cœur.

La force du cœur n'est point proportionnelle au nombre des battemens du cœur, car dans les grands animaux, les battemens sont moins mombreux; dans les chevaux, par exemple, selon M. Hales, le cœur ne bat que trente-six fois dans une minute, mais il bat soixante-cinq fois dans le daim, & quatrevingt-dix-sept fois dans les chiens. On trouve de même une grande différence entre le nombre des battemens du cœur dans les hommes fort grands, & le nombre des battemens du pouls dans les enfans.

Après avoir tenté un grand nombre d'expériences, M. Hales a tâché de déterminer la force du cœur dans divers animaux; voici la voie qu'il a pris pour mesurer cette force. Il a cherché d'abord quelle étoit l'étendue de la surface du ventricule gauche, & il a trouvé que dans les chevaux elle étoit égale à 16 pouces quarrés; il a multiplié ensuite cette surface par la hauteur du sang qui étoit monté dans le tube, sçavoir par la hauteur de 114 pouces, ce qui fait la somme de 1964 pouces cubiques, or un pouce cubique de sang pese 167 grains, & $\frac{7}{10}$ donc en multipliant ce nombre par 1964, nombre des pouces cubiques, & en réduisant le résultat en livres, on trouvera que le cœur soutient une colomne de 113 livres $\frac{82}{100}$: voilà donc la pression d'un poids de 113 livres qui est égale à la force du cœur.

C'est par la même méthode que M. Hales a tâché de déterminer la force du cœur dans plusieurs autres animaux. Cette force, selon l'évaluation de cet Auteur, doit être égale dans l'homme à la pression d'un poids de 51 livres; dans le cheval à la pression d'un poids de 113 livres; dans un mouton elle égale la pression d'un poids de 35 livres; dans divers chiens elle est égale à la pression d'un poids de 33, 19. x1 livres.

Mais cette évaluation est certainement erronée. Premièrement M. Hales n'a mesuré que la force du sang dans l'artère *crurale*, ou dans l'artère *carotide* : or la force avec laquelle le cœur pousse le sang dans une branche de l'aorte n'est ni la force du cœur ni la force de l'aorte; il s'ensuit seulement des expériences de M. Hales, que l'effort que fait le sang pour entrer dans l'artére crurale, ou dans la carotide, étoit égale à la pression du sang contenu dans le tube appliqué à ces artéres. Secondement peut-on soutenir que la surface du cœur multipliée par la hauteur du sang exprime la force du cœur, la force, dis-je, qui pousse le sang dans toutes les parties du corps ? c'est ce qu'on ne prouvera jamais par aucun principe de méchanique; car des cœurs qui auront des dimensions différentes pourront pousser le sang à la même hauteur. La force d'un cœur plus petit peut être égale à la force d'un cœur plus grand: M. Hales confond ici un principe d'équilibre avec un principe d'impulsion : il est vrai que la force d'une colomne d'eau, qui a 114 pouces de hauteur, demi pouce de diamétre vers le haut, & 14 pouces à sa base est estimée par la base & par la hauteur; mais si 11 tuyaux qui auroient un orifice dont l'aire seroit égale dans chacun à un pouce quarré, étoient appliqués à la base d'un cœur dont la surface auroit douze pouces d'étendue, il est certain que la force qui agiroit dans chaque pouce quarré des fibres du cœur ne pousseroit pas le sang dans chaque tube à la hauteur où il monteroit dans un seul tube s'il y étoit poussé par toutes les forces réunies de toute la masse du cœur. Enfin M. Hales suppose que les artéres n'ajoûtent rien à la force du cœur : or nous prouverons évidemment que le sang est poussé dans les artéres par une force qui augmente dans ces vaisseaux.

V I.

Ces discussions servent moins à établir quelle est la force du cœur qu'à dévoiler les erreurs de ceux qui l'ont cherchée ; le fruit de leurs travaux, c'est de nous montrer la vérité dans un plus grand éloignement ; il y a pourtant des Physiciens qui se flattent de pouvoir la saisir parmi les conjectures & les expériences que nous venons d'examiner.

Le célébre Boerrhaave n'avoit pas été séduit par le nom des Géométres & des Médecins qui ont évalué la force du cœur, ni par leurs prétendues démonstrations, qui en ont imposé à tant de Lecteurs : mais dans le commentaire qu'on a fait sur les Institutions de ce grand homme, on ne croit pas que les travaux de Keill, de Jurin, & de Hales, ayent été entiérement inutiles ; ce n'est pas qu'on adopte toutes leurs idées, mais on tâche de les concilier, ou de les corriger les unes par les autres.

Pour évaluer la force du cœur, dit-on, nous ne nous servirons pas de la méthode de Borelli ; ce géométre a cru, sans fondement, que les forces des muscles étoient en raison de leurs masses. Nous n'adopterons pas non plus les évaluations de Keill qui assure « que le sang en tombant de la hauteur d'onze » pouces & demi doit acquérir une force semblable à celle qui » pousse le sang dans l'aorte, & qui conclut de-là *que la force* » *du cœur dans le* CHIEN *est égale à la force d'un poids de huit* » *onces.*

Nous ne nous arrêterons pas ici aux reproches qu'on fait à Borelli : nous avons déja apprécié les idées de ce Géométre, elles méritent d'être rejettées ; mais celles de Keill sont plus justes, il faut donc les examiner avec plus de circonspection ; il faut du moins sçavoir si on l'a rendu en le réfutant, & si on cite fidellement ce qu'il a écrit.

L'experience même de Keill est fautive, dit-on ; c'est-à-dire, qu'il n'a pas sçu mesurer l'*axe* & l'*amplitude* d'une parabole donnée : mais sur quel fondement lui fait-on un tel reproche ? c'est que, selon M. Hales, le sang de quelques chiens est monté à la hauteur de six pieds : mais dans le détail des experiences de ce Physicien ne trouve-t-on pas que le sang est monté dans un chien à la hauteur d'un pied seulement ?

Keill a conclu, dit-on, de ses observations, que la force du cœur dans *le chien* est égale à la force d'un poids de *huit onces* ; mais dans la page qu'on cite, Keill n'attribue cette force qu'au cœur humain : *Si etiam*, dit-il, *cordis humani pondus duodecim uncias ponderare concedamus, talis cordis vis 8. unciarum ponderi quam proximè æqualis invenietur.*

Il a tort, continue-t-on, de nier que le sang qui sort du cœur *ne trouve pas de résistance dans le sang qui est dans les vaisseaux*, parce que ce sang fuit devant celui qui est poussé par les ventricules ; mais Keill dit seulement dans la page qu'on cite, que le sang qui est sorti du cœur ne perd pas tout son mouvement, qu'il ne faut pas le regarder comme une masse qui seroit dans le repos ; que le cœur pousse ce sang avec plus de facilité, parce qu'il est déja en mouvement ; que les obstacles qu'il rencontre sont tels que sans une nouvelle impulsion du cœur il cesseroit bientôt de marcher ; que ces obstacles sont dans les vaisseaux, que le sang doit parcourir (*a*).

On a cité l'ouvrage de Keill en divers autres endroits de ce Commentaire. Suivant cet Ecrivain, dit-on , page 139. *il sort du ventricule gauche une once de sang*. Mais on n'a qu'à consulter l'ouvrage de Keill (*b*) , & on verra s'il a cru que le ventricule gauche n'envoye qu'une once de sang dans l'aorte à chaque contraction. On ne rapporte pas plus fidellement dans ce Commentaire l'opinion d'Harvei sur le même sujet. Le ven-

---

(*a*) A la page 38 on trouve ces paroles : *Sanguis qui ex corde profluit ab anteriori sanguine in arteriis & venis contento multùm tardatur . . . . Imminuitur impetus ejus, resistentiam qua de religuo sanguine oritur exsuperando . . . . .* Keill ajoute dans la page 41 ; *Quod si sanguis cum motu sibi priùs impertito semper moveretur, nullamque resistentiam à tunicis vasorum acciperet, posterior sanguis ab anteriori non impediretur ; sed tam ob resistentiam à tunicis vasorum sanguineorum acceptam, quàm ob vim in vasis distendendis impensam sanguinis motus semper tarderetur, brevique quiesceret, si diminutus motus novo impetu à corde accepto non suppeditaretur. . . . .*

(b) *Ejiciatur unaquaque contractione sanguinis uncia una in aortam . . . . . . quod si duas uncias omni systole emittat ut nonnulli autumant . . . . quod si duas uncias ut vero simillimum est cor emittat.*

tricule

tricule gauche *ne pousse*, dit-on, selon Harvei, *que demi-once* (a) *de*
sang dans l'aorte ; mais les paroles de cet Ecrivain démentent
l'opinion qu'on lui attribue (b). Lower a eu de même le malheur
de n'être pas entendu, ou de n'être pas lû exactement. Suivant
cet Anatomiste, *il sort*, dit-on, *de chaque ventricule deux onces*
de sang : mais Lower ne parle que du ventricule gauche dans
l'endroit qu'on cite : il rapporte d'abord le sentiment d'Harvei,
& s'il parle ensuite d'après ses propres observations, c'est pour
contredire cet Anatomiste, & pour prouver que le ventricule
gauche contient plus de deux onces de sang (c).

Après avoir réfuté ce que Keill n'a pas dit, on tâche de déterminer la force du cœur : on nous assure qu'il ne nous manque rien de tout ce qui est nécessaire pour connoître cette force.
Nous sçavons, continue-t-on, *par l'experience de Hales, p. 46.*
que le cœur de l'homme pousse le sang à la hauteur de 7. 5'. Mais
M. Hales n'a point fait d'experience qui lui ait appris que le
cœur de l'homme a assez de force pour faire monter le sang à
une hauteur déterminée ; ce Physicien dit seulement, *que si nous*
supposons, *ce qui est fort probable*, *sçavoir*, *que le sang monte à*
la hauteur de sept pieds & demi dans un tube appliqué à l'artére
carotide d'un homme, *le ventricule gauche du cœur soutiendra un*
poids de 51. *livres &* $\frac{1}{10}$: or ce qui est supposé par M. Hales
est il déterminé par une experience ? On peut demander en-
core ce que signifie cette expression 7. 5'. substituée à celle-ci
7 † ½ qui signifie sept pieds & demi.

Il s'ensuit encore de l'experience de Hales, ajoute-t-on, *que*
le sang parcourt dans une SECONDE *l'espace de* 74. *pieds* (d) : mais

(a) *Harveius solam* semi-unciam *po-*
surrat.

(b) *Supponamus cogitatione vel expe-*
rimento quantum ventriculus sinister cum
repletus est continet sanguinis . . . vero-
simili conjecturâ ponere licet per arteriam
immitti partem vel quartam, *vel quin-*
tam, *vel sextam*, *ad minimum octa-*
vam ; *ita in homine protrudi singulis*
cordis pulsationibus supponamus unc.
semiss. vel drachm. III. vel drachm. I.
Harvei.

(c) *Supponamus itaque ventriculum*
sinistrum duas uncias, *prout clarissimus*
observavit Harveius, *simul capere*, *quan-*
quam multo capaciorem in aliquibus sæpe

observavi. Il est fâcheux qu'on puisse si
peu compter sur des citations entassées
les unes sur les autres, & qui font
tout le mérite des Notes dans le Commentaire de Boerrhaave.

(d) *Invenimus ex clarissimi Halec*
experimento, *pag.* 40, *cor hominis ex-*
pellere sanguinem ad altitudinem 7. 5'.,
& eâ ratione sustinere cylindrum sangui-
nis 202 *librarum*, *si uterque ventriculus*
aqualis fuerit, *& eum sanguinem mo-*
veri eâ celeritate ut 74 *pedes in uno*
minuto secundo temporis percurrat. Quæ
si transferas in formulam Jurini, habet is po-
tentiam aliquot centenarum librarum, *licet*
eam Jurinus 13 *tantùm librarum fecerit.*

une telle vitesse ne résulte pas, comme on le dit, de l'expérience de M. Hales qui s'exprime ainsi : *Si à chaque contraction il sort, suivant l'évaluation du Docteur Keill, un pouce cubique de sang du ventricule gauche; si l'orifice de l'aorte est égale à 0. 4187 parties d'un pouce . . . le sang parcourra* 74 $\frac{6}{10}$ *pieds dans l'espace d'une* MINUTE. M. Hales ne déduit donc pas cette vitesse d'une experience; il ne l'admet que sur l'évaluation faite par le Docteur Keill : il ne prétend pas que le sang parcourt 14 pieds dans une *seconde*; il dit expressément que ce n'est que dans une *minute* que le sang parcourt un tel espace.

» *Si vous transportez, continue-t-on, ces évaluations dans la* » *formule de Jurin,* SUIVANT LAQUELLE *le sang parcourt dans* » *l'aorte l'étendue d'un pouce dans une seconde, vous trouverez que* » *la puissance du cœur est égale à la pression de plusieurs centaines* » *de livres.* Mais pourquoi avance-t-on que suivant la formule de Jurin le sang parcourt l'étendue d'un pouce dans le tems d'une seconde? Cet Ecrivain a donné une formule générale; elle est fondée sur divers principes qu'il croit avoir établis, ensuite pour déterminer la force du cœur, il substitue aux termes de la formule divers nombres fixés par les évaluations qui ont été faites par le Docteur Keill, & qui sont fondées sur diverses experiences rapportées par cet Ecrivain; c'est suivant ces nombres substitués, & non suivant la formule, que le sang parcourt l'espace d'un pouce dans une seconde.

Mais supposons qu'on ait rendu exactement les idées de Jurin, peut-on transporter dans sa formule les évaluations de Hales & de Keill? n'avons-nous pas fait voir que cette formule est défectueuse, & que par conséquent il n'en peut résulter que des erreurs? d'ailleurs Hales réduit la force du cœur à une force qui peut soutenir un poids de 51 livres. Or le nombre qui exprime cette force ne peut être substitué à aucun des termes de la formule $\frac{q}{s} \times \frac{p}{s} + \frac{q}{gr} + L$; car tous les termes de cette formule pris ensemble ne marquent que la puissance du cœur. Peut-on donc *transporter* dans cette formule, comme on le prétend dans les Notes, le nombre de 51 qui exprime, selon Hales, toute la puissance de cet organe? Pour ce qui est de la vitesse du sang, déterminée par Keill, Jurin lui même l'a adoptée; ainsi elle ne changeroit rien dans le résultat de la formule dont nous venons de parler.

Nous ne pousserons pas plus loin nos réfléxions sur le Commentateur de Boerrhaave : notre dessein n'est pas de nous ériger en censeurs d'un Ecrivain qui est d'ailleurs si estimable : il nous suffit d'avoir prouvé que les Notes que nous venons de rapporter, ne sçauroient servir à déterminer la force du cœur : ce qu'on ajoûte à ces Notes ne regarde que la vitesse du sang dans les artéres capillaires ; cette vitesse nous est entiérement inconnue : pour prouver qu'il se présente de grandes difficultés quand on veut l'évaluer, il n'est pas nécessaire de citer *Amontons* ou *Mariote*, qui n'ont pas travaillé sur ce sujet.

I X.

M. Martine, dont le genie promettoit à la Médecine d'heureux travaux, a traité en passant ce sujet qui a occupé vainement tant de Géométres ; ce qu'il y a de singulier dans son ouvrage, c'est qu'il y a prodigué un étalage d'érudition qu'on n'a jamais accompagné de la géométrie. Virgile, Horace, Lucréce y égayent la sévére & séche raison qui marche appuyée sur des calculs ; il n'a pû se préserver du goût dépravé qui entasse des citations, goût qui ne prouve autre chose, si ce n'est que les yeux ont parcouru beaucoup de livres. Un autre défaut qui intéresse davantage la philosophie, c'est qu'il a cru que la géométrie étoit une clef qui ouvre tous les secrets de la nature. Les efforts des plus grands génies n'ont pû déterminer les forces d'un seul animal ; les difficultés ne l'ont pas arrêté, il nous a donné des régles pour apprécier & comparer les forces de tous les animaux semblables, c'est-à-dire, des animaux dont la forme & la structure sont les mêmes ; c'est de la masse ou du volume des corps animés qu'il déduit leurs forces relatives. Voici une proposition qu'il a avancée au sujet de la force du sang : *In similibus animalibus, pertusis similiter positis sanguineis vasis, altitudines atque distantiæ ad quas projici queat sanguis ex iisdem prosiliens, sunt in ponderum animalium ratione* SESQUITRIPLICATA.

Mais pour qu'on puisse mieux juger de l'usage que M. Martine a fait de la géométrie, qu'on me permette ici de rappeller quelques-unes des spéculations auxquelles il s'est livré & sans craindre de se tromper. Selon cet Ecrivain, la stature des femmes est à la stature des hommes comme 14 à 15 ; par cette proportion il a prétendu mesurer la quantité d'alimens nécessaires aux hommes & aux femmes : or la digestion, la nutrition, les évacuations dépendent-elles de la masse des corps ? j'en appelle aux juges les moins éclairés. M. Martine est tombé dans un excès bien moins pardonnable en fixant les doses des médicaments : voici deux régles singuliéres qu'il prétend établir sur ces doses : *Dosis medicamenti in sanguinem operantis debet esse in composita ratione ex directo quantitatis sanguinis & reciproca hujus mobilitatis . . . Dosis medicamenti vi suâ in animalis villos ipsiusque fibras agentis debet esse ut pondus ipsius animalis directè & sensibilitas ejus fibrarum* INVERSE. On n'a qu'à proposer de tels axiomes pour en faire sentir l'inutilité ou le ridicule, ne ressemblent-ils pas aux régles qu'a données un géométre Allemand sur le même sujet ? par un effort surprenant de génie, il a déterminé les doses des remédes qu'on peut donner dans divers âges par les ordonnées d'une courbe.

Ce n'est point un esprit de critique qui m'a conduit à ces réflexions : je n'ai d'autre vûe que d'exposer l'abus qu'on a fait de la géométrie dans la Médecine. Revenons aux idées de M. Martine sur les forces du cœur & du sang dans les animaux semblables : ces forces ne décroissent & n'augmentent pas selon des proportions qu'on puisse tirer des masses des corps : dans des hommes d'une structure inégale les calibres des vaisseaux peuvent être égaux; le cœur peut agir avec la même impetuosité, l'action des muscles peut être la même; un petit homme est souvent plus vigoureux qu'un homme d'une grande stature; le cœur a souvent une action plus vive dans un petit corps que dans un grand; des circonstances imperceptibles peuvent varier les proportions de nos organes & de leurs forces; la structure du cerveau, les nerfs, l'élasticité, les qualités des fluides produisent nécessairement des variétés totalement indépendantes des masses des corps.

L'ouvrage de M. Martine est donc entiérement inutile : nous exposerons cependant ses idées sur la force du cœur; on verra au moins dans ses calculs les dissensions qui régnent parmi les géométres : à ne juger de leurs travaux sur le corps humain que par ces disputes, on diroit que ce sont des métaphysiciens pointilleux qui errent de conjecture en conjecture.

M. Martine ne rejette pas la méthode de M. Keill; mais les résultats de leurs calculs ne sont pas les mêmes. Supposons, dit M. Martine, que la masse du chien sur lequel M. Keill a fait son experience fût à la masse du corps de l'homme comme 1 : 6, la hauteur à laquelle le sang monteroit en sortant de

l'artére iliaque d'un homme seroit de 43 pouces selon notre
régle : mais je ne sçai, continue M. Martine, pourquoi l'experience de M. Keill s'accorde si peu avec les experiences des autres
physiciens ; j'en ai tenté une exactement sur un chien ; la masse
du corps étoit dans cet animal telle que dans celui qui a servi
à l'experience de M. Keill : cependant le sang devoit monter à
une hauteur double, suivant le calcul de cet Ecrivain. Ses expériences ne s'écartent pas moins de celles de Baglivi. Le sang
des artéres crurales, selon ce Médecin, est monté dans deux
chiens à 50 pouces : supposons que le corps de chacun de ces
chiens fût trois fois plus petit que le corps d'un homme, il s'ensuit que selon la proposition que j'ai démontrée, le sang de
l'artére crurale monteroit à 104 pouces.

Mais, selon M. Hales, le sang poussé par l'artére crurale des
chiens peut monter à une hauteur bien plus grande : il appliqua
un tube à cette artére dans un petit chien, & le sang monta à la
hauteur de 78 pouces : mais dans un chien plus grand il s'éleva
jusqu'à 84 pouces : or en supposant que le volume du plus grand
chien fût à l'égard du corps d'un homme comme un 1 : 3, le
sang qui sortiroit de l'artére crurale de cet homme monteroit
à la hauteur de 175 pouces.

Voilà donc M. Martine entraîné de supposition en supposition ; ses calculs varient & doivent varier selon les experiences :
après un grand appareil géométrique les soupçons le saisissent ;
il croit que le cœur humain a un tissu moins ferme que celui du
chien : les conséquences qu'on tire de la force de ces cœurs
ne peuvent donc pas être appliquées à l'un ou à l'autre. Enfin
M. Martine s'apperçoit que les experiences de Hales ne lui sont
pas favorables : tandis que suivant ces experiences le sang d'un
chien monta à 18 pouces, il monta à 39 dans un autre qui étoit
plus petit : dans deux autres dont les corps étoient comme 1 : 2,
la différence ne fut pas telle que la différence des corps, le sang
avoit beaucoup moins de force dans le grand chien ; où sont donc
les proportions que M. Martine a prétendu établir entre la masse
des corps & les forces des vaisseaux ? il est vrai qu'il trouve un
subterfuge dans l'âge & dans les maladies de ces animaux, mais
il est du moins évident qu'il a appliqué ses calculs à des experiences fort variables.

Mais il est inutile d'insister sur de pareils écarts indignes de
la raison & du savoir qui en paroissent la source ; les idées de

Martine ne méritent pas plus d'attention que les travaux de Morland. Nous n'avons pas parlé des tentatives qu'a fait cet Ecrivain pour déterminer la force du cœur ; elles sont tombées dans l'oubli ; on ne peut les rappeller que pour justifier le mépris qu'elles ont trouvé dans l'esprit des Physiciens.

L'ouvrage de Morland est un petit volume : il semble promettre de la précision par la briéveté ; mais il est diffus, obscur & plein d'erreurs : sa première proposition est vraie, & mal démontrée ; la seconde est fausse : la scholie destinée à l'éclaircir n'est qu'un assemblage de termes qui ne peuvent donner aucune idée ; les propositions suivantes, qui avec les deux précédentes sont au nombre de huit, sont ambigues, ou fausses, ou mal appliquées ; les réfuter, c'est supposer qu'elles peuvent séduire les Lecteurs : il seroit à souhaiter qu'ils ne fussent jamais exposés à des erreurs plus contagieuses.

Il ne me resteroit qu'à examiner une question qu'on n'attendroit pas ici : on a demandé si on ne peut pas concilier les travaux des Géométres sur la force du cœur. Un Ecrivain d'ailleurs fort éclairé a cru que cette conciliation n'étoit pas impossible ; mais il faut d'abord demander si les évaluations que nous avons examinées approchent de la vérité ? si elles s'en écartent, pourquoi tenter de concilier des erreurs ? ce qui n'est pas douteux, c'est que les Géométres qui ont tenté après Borelli de déterminer la force du cœur, n'ont pas prétendu s'accorder ni se corriger les uns les autres ; chacun s'est flatté de suivre la vérité qui avoit échappé à ceux qui avoient travaillé sur le même sujet.

X.

On est réduit à des conjectures sur la force du cœur.

TELS sont les travaux des Géométres, & des Médecins : mais ces travaux sont-ils entiérement inutiles ? Si on ne peut pas apprécier exactement la force du cœur, ne peut-on pas marquer les bornes dans lesquelles les variations de cette force sont renfermées ? ne peut-on pas sçavoir si l'évaluation de Keill & de Hales s'écartent beaucoup de la vérité ?

Il est certain que les tentatives de ces Philosophes ne décident point la force du cœur : mais celles de Hales s'éloignent moins de la vérité ; il a appliqué un tube à l'artére carotide ; cette artére est moins éloignée du cœur que l'artére crurale, la hauteur à laquelle le sang monte dans le tube exprime exactement la force avec laquelle il est poussé ; il ne manqueroit

rien de ce qui est nécessaire pour découvrir la force du cœur si le
tube pouvoit être appliqué à la racine de l'aorte : malheureusement il est impossible de tenter avec succès une telle experience ;
l'animal meurt dès que l'aorte est fermée ; les forces du cerveau
s'affoiblissent ou s'éteignent entiérement ; les autres parties ne
sont plus animées par l'influence des nerfs ; l'action des artéres
& des veines est languissante ; celle du cœur ne peut donc se
soutenir, elle dépend en partie du même mobile.

Le secours des experiences nous manque donc pour déterminer
la force du cœur dans les animaux ; mais si elles avoient pu nous
conduire à quelque principe, elles auroient été inutiles pour
fixer la force du cœur humain : on ne pourroit pas fixer les
rapports des forces qui agissent dans les cœurs des hommes &
des animaux : nous sommes donc réduits à des conjectures dont
la vraisemblance même nous doit être suspecte.

Puisque les experiences ne sçauroient nous apprendre quelle est
la force du cœur, trouverons-nous des lumiéres dans l'économie
animale ? d'un côté cette force paroît extraordinaire ; le nombre
des artéres & des veines est presque infini ; chaque artére est un
agent qui se resserre, & qui oppose par conséquent une résistance
à l'action du cœur ; les détours des vaisseaux, les frottemens, la
pression des parties, offrent des obstacles qui ne sont pas faciles
à vaincre : or c'est à travers ces obstacles qu'il faut que le cœur
pousse toute la masse des fluides ; la force de cette organe doit
donc être proportionnée aux forces qu'elle doit surmonter.

D'un autre coté toutes ces résistances multipliées par tant de
forces contraires sont surmontées par des cœurs où il n'y a
presque aucun principe d'action ; on a trouvé des cœurs ossifiés,
j'en ai vû un où le ventricule gauche & les piliers étoient d'une
substance osseuse : on en a trouvé qui étoient gangrenés, pour-
ris, friables : de tels changemens ne sont pas arrivés dans l'instant de la mort ; la force presqu'éteinte de ces cœurs a donc
été suffisante pendant quelque tems pour soutenir la vie & la
circulation : les oreillettes seules dans plusieurs de ces cœurs
ont été les seuls mobiles du sang ; il est donc certain qu'une
force extrêmement petite dans le cœur peut faire rouler le sang
par les artéres & par les veines.

Voilà donc deux vérités qui semblent bien établies, sçavoir,
que les artéres opposent au cœur une grande résistance, & que
le cœur la surmonte lors même qu'il est presque sans force :

il n'est pas moins certain que cette force peut être excessive ; & que nous ne sçaurions la déterminer ; nous sçavons seulement qu'elle est quelquefois si violente , qu'elle a déchiré la pointe du cœur , & qu'elle a ouvert l'aorte à sa racine ; j'ai vû un anevrysme dans le tronc de cette artére ; ses parois étoient extrémement épaissies ; ce fut dans l'endroit où l'épaisseur étoit plus grande que le sang déchira les membranes ; il avoit donc beaucoup de force en sortant du cœur ; d'autres observations ne sont pas moins décisives sur cet excès de force ; pour s'enformer une idée on n'a qu'à enfoncer un tuyau dans le cœur d'un chien , le sang jaillit fort loin , il est lancé par le ventricule gauche à dix & à douze pieds quand l'aorte est liée. Mais il faut l'avouer, les experiences multipliées par l'industrie & par la curiosité ne présentent à l'esprit que des objets vagues où il ne peut apprécier que son ignorance.

Fin du Livre second.

TABLE

TABLE
DES MATIERES
contenues dans ce premier Volume.

Fin de la Table des matières du premier Volume.

EXPLICATION DES FIGURES.
Avec divers éclaircissemens.

PLANCHE PREMIERE.

CEtte Figure représente la face convexe du cœur, mais il a été fort dilaté par la cire dont il a été rempli ; on ne pouvoit faire voir autrement la figure naturelle des sacs ; l'injection n'a pas conservé la proportion exacte des vaisseaux, ils ont été diversement forcés.

L'aorte C, par exemple, paroît moins grosse que l'artére pulmonaire. La veine-cave supérieure B, a été trop dilatée, les proportions manquent de même dans les artéres coronaires.

A mesure que les ventricules ont été dilatés, ces artéres se sont allongées : à leurs extrémités, de même que dans leur cours, elles sont marquées par des points, ce sont ces points qui les distinguent des veines.

A   L'oreillette droite remplie de cire, il n'y paroît aucune dentelure, quoiqu'il y en ait quelque trace dans l'état naturel.

B   La veine-cave supérieure qui est continue avec l'appendice à sa partie postérieure.

C   L'aorte qui vient de derriere l'artére pulmonaire, & se courbe en montant.

D   L'artére pulmonaire.

E   L'oreillette gauche qui est plus élevée que la droite.

F   La veine pulmonaire antérieure.

I I   Les valvules de l'artére pulmonaire qui avoient été poussées dans les sinus par l'injection, & qui paroissoient au dehors.

g   Branche antérieure de l'artére coronaire gauche.

h   Artére coronaire droite.

i i   Veines innominées, qui débouchent dans l'oreillette par leur tronc.

KK   La veine qui accompagne l'artére.

L   La branche antérieure de l'artére coronaire qui passe à la partie postérieure par la pointe du cœur.

m.m.m.m.m.m.   Artéres qui rampent sur les oreillettes & les grands vaisseaux.

Il n'est pas douteux qu'il n'y ait des variations dans les vaisseaux coronaires ; il est peu de sujets où on trouve ces vaisseaux exactement les mêmes ; mais c'est dans les branches que se présentent les variations.

Les troncs en général sont peu différents, les principales divisions sont aussi moins variables : on ne finiroit jamais si l'on vouloit marquer toutes les différences qui sont très-fréquentes dans les vaisseaux.

Il faut cependant observer ces différences pour établir ce qui est le plus général, elles peuvent d'ailleurs nous découvrir quelque usage particulier, ou quelque vue de la Nature.

PLANCHE II.

Cette figure représente la face applatie du cœur & les oreillettes remplies ; les ventricules & les vaisseaux coronaires, sont aussi remplis, le sinus de la veine coronaire a été forcé par l'injection.

A   Oreillette ou sac gauche dont la surface supérieure est toûjours oblique.

B   Le sac droit qui est plus court que le sac gauche.

C   La veine pulmonaire gauche & postérieure.

DD   Le sinus coronaire qui a été trop dilaté par la cire.

E   La veine pulmonaire droite, postérieure du sac gauche.

F   La veine-cave inférieure qui avoit été liée, & dont l'orifice paroît plus petit que dans l'état naturel.

GGG Adossement des sacs qui sont liés par un plan extérieur des fibres communes à l'un & à l'autre.

H   Embouchure du sinus coronaire dans l'oreillette droite.

I   Veine innominée avec les branches oooo.

L   Artére coronaire qui vient de l'autre face du cœur.

aaaaaa. Branche des arteres coronaires sur la surface du cœur.

bbb   Veine qui marche le long de la cloison.

ccc   Seconde veine qui n'a pas une artére qui l'accompagne.

dd   Deux autres veines.

eee   Branche où se réunit la veiner.

ffff Extrémités arterielles qui marchent transversalement.

gg   Branches veineuses sur lesquelles passe une branche arterielle, a, en forme d'anneau.

hhhh Veines qui se répandent sur les sacs.

iiiiii Artéres qui rampent sur les sacs.

oooo Branches de la veine innominée I.

On voit dans cette Figure si les artéres coronaires par leurs extrémités se joignent & forment un anneau, comme Ruysch l'a prétendu, elles sont ici fort éloignées.

PLANCHE III.

Première Figure.

Ces Figures représentent les artéres coronaires injectées avec leurs veines, sans que le cœur soit rempli ; on a lié les sacs & les appendices pour que les vaisseaux parussent à découvert sur la base du cœur, qui est représenté ici applati, parce qu'il étoit maceré.

A   L'aorte.

B   L'artére pulmonaire qui paroît toûjours telle qu'elle est ici lorsque le cœur est applati & maceré.

CCC La face convexe du cœur.

D   Artére coronaire gauche qui est plus grosse que la droite.

E   Artére coronaire droite, plus antérieure & plus basse que la gauche.

F   Veine coronaire antérieure qui accompagne l'artére du même nom.

a   Suite de l'artére coronaire gauche qui marche autour de la base, & qui est représentée ici moins grosse que dans le naturel.

bb   Suite de la veine coronaire droite.

cc   Branches de l'artére coronaire droite ; la branche qui est au côté du cœur passe sous une veine innominée, & l'accompagne.

dddd Artére antérieure avec ses branches ; cette artére descend le long de la cloison.

ee   Veines qui viennent de l'autre face du cœur.

f f Suite de la veine antérieure.

gg Tronc des veines innominées, qui se dégorgent dans l'oreillette droite.

h Extrémité de l'artére antérieure qui passe de l'autre côté.

iiii Branche de l'artére antérieure.

Seconde Figure.

Cette Figure représente les vaisseaux coronaires qui rampent sur la surface applatie du cœur, on y voit comme dans la seconde Planche, que les artéres coronaires ne se réunissent pas en forme d'anneau.

A L'aorte.

BB La surface applatie du cœur.

CCC Artére coronaire gauche.

DDD Artéte coronaire droite.

F L'oreillette liée, pour découvrir les vaisseaux coronaires.

a Sinus de la veine coronaire.

bb Première veine qui se rend au sinus.

ccc Seconde veine coronaire qui va au sinus.

dd Suite de la grande veine coronaire.

eee Trois branches qui vont au sinus coronaire.

ff Petites artéres qui vont à l'oreillette droite.

ggg Petites veines qui appartiennent à la même oreillette.

hhh Veine latérale du ventricule droit, avec une artére qui l'accompagne.

iiii Extrémité de l'artere coronaire gauche.

kkk Dernieres ramifications de l'artére coronaire droite.

lll Veine laterale du ventricule gauche.

m L'extrémité de l'artére qui de la face convéxe passe par la pointe à la face applatie.

PLANCHE IV.

Première Figure.

Cette Figure représente l'aorte dans la situation naturelle, avec l'artére pulmonaire.

A L'aorte qui sort de derriere l'artére pulmonaire passe en se courbant par dessus la branche droite de cette artére, pour s'aller rendre derriere la branche gauche de la première division de la trachée artére.

B L'artére pulmonaire qui a ordinairement dans l'adulte deux pouces & quelques lignes jusqu'à sa division.

C Veine-cave supérieure.

D Veine-cave inférieure qui est plus grosse.

E Trachée artére.

F Appendice de l'oreillette droite, ou sac droit.

G Appendice de l'oreillette gauche.

H Première division de la trachée artére; on a ôté les branches pour mieux montrer la courbure de l'aorte.

I Veine pulmonaire gauche antérieure; elle est ici plus bas que dans l'état naturel, parce que l'oreillette est affaissée & qu'elle n'est pas tirée en haut par le poulmon qui a été séparé.

K Veine pulmonaire gauche postérieure.

L Artére pulmonaire droite.

M Artére pulmonaire gauche; leur division fait un angle fort obtus; on diroit dans certains sujets qu'elles font une ligne droite; l'enfoncement est très-petit à l'angle.

N   L'aorte qui fuit en arriere en montant fur la branche H.

n   Le tronc de la fouclaviere, & de la carotide droite.

o   La carotide gauche; ces deux vaiffeaux, en s'écartant, forment un angle au milieu de la trachée artére, & en montant fe portent en arriere vers fes côtes.

p   Souclaviere gauche.

q   L'infertion du canal artériel.

q s   Canal artériel deffeché, plus gros à fes extrémités qu'au milieu, & plus long dans ce fujet qu'il ne l'eft ordinairement; il eft plus court dans les adultes, il n'a pas très-fouvent plus de deux lignes.

t t t   Le grand finus de l'aorte; l'artére M eft trop abaiffée; elle eft ordinairement plus elevée.

Seconde Figure.

Cette Figure repréfente l'arrangement des fibres des artéres dans leurs divifions.

a, b. Les fibres circulaires.

c, d. Les fibres qui s'elevent pour former un angle curviligne, au point blanc qui eft une efpece de bourlet dur & tendineux.

e   L'angle où les fibres des deux branches fe preffent en s'y raffemblant, & forment la digue ou l'epéron en s'enfonçant.

Troifiéme Figure.

Cette Figure repréfente les fibres des Veines à leurs divifions, les fibres de ces vaiffeaux font longitudinales, elles fe raffemblent au milieu du tronc.

AAA   Paquet de fibres qui fe preffent en fe raffemblant & vont paffer par le bourlet tendineux qui eft marqué en blanc. De-là ces fibres partent pour marcher fur les branches en s'épanouiffant.

B   Bande tendineufe qui forme l'angle cBd, & qui affermit la divifion; il eft marqué en blanc.

a, b. Fibres longitudinales, qui forment le tiffu des veines.

e, f. Bande tendineufe qui affermit par le côté la branche D, en fortant du tronc; on voit clairement cette ftructure dans les iliaques où la droite eft le vrai tronc, & la gauche eft feulement une branche.

Quatriéme Figure.

Cette Figure repréfente les finus de l'aorte par la partie poftérieure, pour qu'on puiffe voir un finus en entier.

a   L'aorte qui étoit fort groffe dans le fujet dont elle a été prife.

b   Le finus poftérieur; la figure de ce finus eft ovale, l'axe le plus long eft tranfverfal.

c, d. Les finus lateraux; on a rempli l'aorte de charpi; pour qu'on pût montrer ces finus, il n'en doit paroitre qu'un peu plus d'un quart de chaque côté.

e   L'artére coronaire gauche qui eft plus groffe.

f   L'artére coronaire droite qui eft plus petite & fort au-deffus du finus.

Il y a inférieurement des angles formés par les finus adoffés, la membrane y eft plus mince & tranfparante.

PLANCHE V.

Cette Planche repréfente diverfes branches des Nerfs cardiaques qui vont former les plexus du cœur, il eft prefque impoffible de les montrer tous enfemble, & dans leur fituation.

Si on léve feulement les vaiffeaux, fi on tire le plexus pour les montrer au Deffinateur, tout eft dérangé; on

trouve tant de branches différentes
qu'il est difficile que les yeux les suivent & saisissent les unions & les réu-
nions des filets qui vont au cœur; mais
voici des difficultés qu'on trouve dans
les deux plexus principaux.

Le grand plexus antérieur est formé
devant les vaisseaux qui sortent de
l'aorte par la huitiéme paire & par
des branches de l'intercostal; il faut
ruiner ce plexus pour montrer les nerfs
qui sont derriere ce grand vaisseau.

Le second plexus qui est le plus considérable, est derriere l'aorte sur l'artére pulmonaire; il ne sçauroit être
montré sans qu'on ruine beaucoup
d'autres nerfs & leurs communications, ni sans qu'on enleve l'aorte &
le plexus précédent.

La huitiéme paire en formant le recurrent du côté droit, formoit d'abord
dans un sujet que je viens d'examiner,
un grand plexus avec l'intercostal.
Mais dans un autre sujet il parroit de ce
plexus un grand filet pour le cœur, &
il n'en venoit pas de la courbure de
ce recurrent; en même tems il y avoit
diverses communications avec l'intercostal, & il en partoit des filets: or
il étoit impossible de bien montrer
ce plexus au Dessinateur.

La huitiéme paire gauche marchoit
le long de la souclaviere antérieurement, & y étoit collée; il en partoit
deux grands rameaux, qui en se joig-
nant à des filets venus du grand plexus postérieur, & à d'autres, formoient le plexus antérieur; on ne pouvoit représenter que ces deux branches, sans leur union avec d'autres.

Le recurrent gauche à sa courbure
lâchoit un grand épanouissement sur
le pericarde, il s'y répandoit d'abord,
& il falloit le détruire pour montrer
quelques filets qui alloient au cœur.

Au ganglion cervical inférieur il y
avoit un grand plexus au côté droit,
& c'étoit de ce plexus qui est fort va-

riable, que partoit une branche pour
le cœur. Il étoit impossible de représenter exactement cette origine.

Les nerfs qui venoient du côté gauche au cœur dans un autre sujet, étoient
arrangés d'une façon entierement différente, elle avoit quelque rapport
avec la description de Lancisi.

Ajoûtés à ces difficultés les anses
que forment divers filets plus petits,
autour de la souclaviere droite, autour des veines pulmonaires, & enfin
les nerfs qui passent dans le poulmon
en suivant ses vaisseaux; car il en part
des plexus cardiaques pour accompagner les artéres & les veines.

Il y a beaucoup de choses à examiner
sur les anses; la carotide, par exemple, a plusieurs anneaux, certaines
artéres passent dans des nerfs dont les
fibres s'écartent pour former un anneau, telles sont des branches de l'artére ophtalmique.

Je n'ai presque marqué jusques-là
que les difficultés qu'on trouve à représenter les plexus du cœur; le cours
de l'intercostal & de la huitiéme paire,
avec leurs differentes communications,
ne sont pas moins difficiles à représenter, il faut marquer leur véritable situation, tous leurs entrelacements, si
on veut bien montrer les nerfs qui en
sortent pour aller au cœur.

Pour ce qui est des nerfs qui pénétrent dans la substance du cœur, tout
est plein de difficultés, il y a pourtant
des recherches à faire.

Les branches, par exemple, qui suivent les artéres pénétrent dans l'intérieur, elles vont enfiler les piliers à
leur racine, y penetrent & marchent
par leur milieu comme des axes.

Ensuite ces filets étant arrivés au
haut se divisent en filaments, & suivent les filets tendineux qui vont aux
valvules auriculaires: or c'est ce qu'on
ne peut représenter.

Je ne vois qu'un seul moyen pour

donner des Figures des nerfs du cœur.

1° Il faut les chercher dans un adulte hydropique & fort émacié, afin que les nerfs soient plus dégagés.

2° Il faut les représenter en quatre Figures; on en fera une pour chaque côté, car c'est de côté qu'on peut les mieux voir.

3.° La troisiéme Figure représentera le grand plexus antérieur.

4° On abaissera l'aorte, & on la séparera des nerfs pour laisser voir le plexus postérieur; mais encore une fois tout cela est fort difficile à exécuter.

Rebuté par ces difficultés j'ai donné seulement cinq Figures, où je représente séparément quelques branches qui vont former les plexus.

Mais c'est sur des enfans que ces nerfs ont été dessinés; comme leurs cordons sont petits, il est plus difficile de faire exprimer les différentes grosseurs des troncs & des branches.

Première Figure.

aaa Représente une branche de l'intercostal droit qui va se répandre sur l'aorte.
bbb Branche de l'intercostal gauche qui passe derriere & qui produit le rameau c, lequel passe entre l'aorte & l'artére pulmonaire.

Seconde Figure.

aaa Branche de l'intercostal gauche qui produit le rameau que je viens de marquer, & les rameaux b, c, d, e, sur l'artére pulmonaire.

Troisiéme Figure.

aa Huitiéme paire droite.
b Recurrent.
C, e. Branche du recurrent, laquelle va derriere l'aorte.
d Branche qui se répand sur ce même vaisseau.
f Branche du même qui va sur l'artére pulmonaire droite.

Quatriéme Figure.

aa Huitiéme paire gauche.
b Rameau qui en sort à côté de la glande thyroïde.
c Deux rameaux qui se jettent sur l'aorte & qui avec d'autres y forment un plexus.
d Rameau qui est sur l'artére pulmonaire.

Cinquiéme Figure.

aa Branches de la huitiéme paire.
bb Jonction de ces branches qui étant jointes avec des branches de l'intercostal forment le grand plexus postérieur à l'aorte.

PLANCHE VI.

On représente dans cette Figure le cœur attaché au poulmon par les artéres & par les veines.

A Le cœur vû par la face convéxe.
B L'appendice droit.
C L'appendice gauche.
D L'artére pulmonaire qui est trop courte ici, parce qu'en réduisant les parties en plus petit volume, on a racourci ce vaisseau qui a deux pouces de longueur dans l'état naturel; elle étoit fort grosse dans ce sujet.
E La branche gauche de l'artére pulmonaire; cette branche est plus courte & moins grosse que la droite.
F La branche droite de l'artére pulmonaire.
G Veine pulmonaire gauche antérieure.
H Veine pulmonaire gauche postérieure.
I Veine pulmonaire droite antérieure.
K Veine pulmonaire droite postérieure; cette veine est plus grosse ordinairement, mais elle étoit double dans ce sujet; l'autre veine étoit derriere celle-ci.

L   Veine-cave supérieure.

MMM Lobe droit du poulmon qui est représenté en noir replié jusqu'au blanc N.

O   Trachée artére qui n'est pas représentée ici assez grosse à proportion du reste.

P   Veine-cave supérieure coupée, élevée pour montrer les vaisseaux pulmonaires ; elle est représentée trop grosse.

Q   Branche droite de la trachée artére ; elle est plus grosse que la gauche, mais dans ce sujet elle l'étoit plus qu'elle ne l'est ordinairement.

R   Branche gauche de la trachée artére, cette branche est moins grosse que la droite.

SSS Le lobe gauche du poulmon replié par son bord jusqu'au noir N.

T   La partie antérieure de l'aorte qui a été coupée, la lettre T est sur un lambeau de cette artére.

VV Partie postérieure & inférieure du poulmon.

aaaa Quatre branches de l'artére pulmonaire droite.

bbb Trois branches de l'artére pulmonaire gauche.

ccccc Cinq branches de la veine pulmonaire droite, antérieure.

dddd Cinq branches de la veine pulmonaire gauche antérieure.

eee Trois branches de la veine pulmonaire gauche, inférieure & postérieure.

ff Quatre branches de la veine pulmonaire droite, inférieure & postérieure.

g   Angle de la trachée artére qui n'est pas vis-à-vis l'angle I de l'artére pulmonaire.

hh La division du poulmon gauche en deux lobes

ii   La division du poulmon droit en trois lobes. La premiére division n'alloit que jusqu'à K dans ce sujet.

m   Veine-cave inférieure.

PLANCHE VII.

Première Figure.

On a représenté dans cette Figure les fibres musculaires du cœur & leurs contours, pour cela on a durci un cœur par la coction, on a auparavant rempli ses cavités de charpie.

A   L'artére pulmonaire qui paroit relevée à la racine, parce que le ventricule droit est rempli.

B   L'aorte.

C   La pointe du ventricule gauche, avec ses fibres en tourbillon ; mais ce tourbillon ne peut pas être bien représenté ici à cause de la petitesse de la pointe resserrée par la coction ; c'est une espece d'étoile avec des rayons courbes qui sortent du centre, ou qui s'y rendent.

D   La pointe du ventricule droit ; elle est en général moins longue que la pointe du ventricule gauche.

E   Le ventricule droit vû par sa face convéxe ou supérieure.

F   Le ventricule gauche vû de même.

ggg Le sillon qui termine ou unit les deux ventricules, les fibres externes s'élevent ici en petite bosse près du sillon, parce que les ventricules sont remplis, & que la cloison n'a pas prêté autant que les fibres.

C'est pour cela qu'on ne voit pas bien la continuité apparente de celles du ventricule droit avec celles du ventricule gauche, mais cette continuité n'est pas douteuse, on n'a qu'à enlever de petites lames, on verra qu'elles partent du bord du ventricule droit pour s'étendre sur le gauche.

hhh   Le côté du ventricule gauche ; c'est sur ce côté que sont les fibres droites, ou approchantes des droites, lorsqu'il y en a dans le cœur ; ces fibres forment une couche si mince qu'on les emporte facilement en enlevant la membrane qui les couvre.

Seconde Figure.

Cette Figure représente la face applatie ou inférieure du cœur.

AA   Les fibres qui sont à la racine des oreillettes.
B   La cloison des oreillettes.
C   Le ventricule gauche.
D   Le ventricule droit.
e   La pointe du ventricule gauche.
f   La pointe du ventricule droit.
ggg   Le sillon qui termine les deux ventricules.

Troisième Figure.

Cette Figure représente la seconde couche des fibres sur la surface convéxe du ventricule droit.
A   Artére pulmonaire.
BB   Ligne où les fibres de cette couche se terminent.
C   Pointe du ventricule droit, où se termine cette ligne, ou ce sillon duquel il part des fibres plus inclinées vers la pointe que les précédentes.
DD   Seconde ligne ou second sillon, où se terminent les fibres qui viennent de l'autre ligne, & d'où il en part d'autres plus inclinées.
E   Ventricule gauche.

Les fibres de cette couche sont roulées immédiatement sur les colonnes qui forment l'intérieur du ventricule ; on n'a qu'à les lever on verra qu'au dessous elles s'attachent à divers points de ces colonnes, ou que des colonnes il s'éleve des fibres pour former cette couche ; ces fibres sont très-pressées & très-nombreuses.

Quatrième Figure.

Cette Figure représente la seconde couche des fibres du ventricule droit, sur la surface applatie du cœur.
A   Ventricule droit.
B   Angle que forment les deux ventricules.
cccc   Sillon qui sépare les deux ventricules.
Cd, Cd, Cd.   Direction des fibres de cette seconde couche qui est plus épaisse que celle qui la couvre.

Cette couche a son sillon, où au bord de la cloison ne paroît pas avoir la même continuité que la couche supérieure avec le ventricule gauche.

PLANCHE VIII.

Cette Planche représente le ventricule droit seul avec la seconde couche, & celles que forment les fibres du ventricule gauche ; comme ces couches sont extrêmement nombreuses & qu'elles changent de direction par gradation, on a seulement représenté les trois termes ; sçavoir, la première direction, la moyenne & la derniere, ou la plus interne.

Première Figure.

A   Le ventricule droit vû de côté.
aaaa   Ligne où les fibres se terminent & s'implantent ; je l'ai vûe sur le côté dans plusieurs cœurs, mais je ne l'ai pas trouvée constament, comme celles que j'ai marquées dans la troisiéme Figure de la Planche précédente.

Seconde

Seconde Figure.

A Le ventricule gauche seul avec les fibres externes.

B Reste de l'oreillette.

Troisiéme Figure.

A Les fibres transversales.

Quatriéme Figure.

A Les fibres en sens opposé à celles de la seconde Figure.

Ces fibres forment la derniere couche, & elles sont attachées d'espace en espace sur les colonnes ou sur les piliers.

C'est là qu'on voit les fibres du cœur disposées en feuillets, comme je l'ai dit dans la description ; ces feuillets vont d'une colonne à l'autre, ou elles naissent du corps de certains piliers.

Le corps de certains piliers, comme je l'ai dit, est enfoncé dans la substance du cœur, & sert pour ainsi dire de tronc à des fibres feuilletées qui en sortent.

Cinquiéme Figure.

Cette Figure représente quatre directions dans le même cœur ; on ne sauroit les représenter toutes ; ainsi on se borne aux deux externes, à la moyenne & à la derniere.

A La direction des fibres externes.

B La couche qui est dessous.

C La couche transversale.

D La couche en sens opposé à la couche A.

Sixiéme Figure.

Cette Figure représente la séparation des ventricules, & la direction des fibres qui les unissent.

A Fibres externes du ventricule gauche sur la surface aplatie, ou inférieure de ce ventricule.

B Fibres qui forment une partie de la cloison sur ce ventricule.

C Fibres de la cloison sur le ventricule droit ; c'est dans ces fibres qu'on voit clairement comment elles sont roulées sur les colonnes.

D Fibres du ventricule droit qui sont au bord ; elles passent sur le ventricule gauche, & unissent les bords de ces cavités ; de ce ventricule il vient aussi des filets qui passent aussi réciproquement sur la surface du ventricule droit.

Mais quand on dévide les fibres, on ne peut guéres les pousser que jusqu'à leur bord commun, c'est-à-dire, jusqu'au sillon ; ainsi à cette union ou à ce bord sillonné il est difficile de montrer la continuité des fibres sur ses deux ventricules.

PLANCHE IX.

Premiére Figure.

Cette Figure représente la face inférieure des sacs du cœur, & la direction des fibres musculaires qui forment le plan externe.

A Le sac gauche.

B Le sac droit.

C Veine pulmonaire gauche postérieure

D Veine pulmonaire droite postérieure.

E Veine-cave inférieure qui avoit été liée.

F Veine coronaire.

GG g GG. Faisceau musculeux qui part en partie de la cloison pour aller depuis g, à gauche & à droite, vers GG ; mais plusieurs fibres passent sur la cloison ... les fibres aux deux côtés GG , vont se rendre sur les appendices.

Seconde Figure.

Cette Figure représente le bas des sacs derriere l'aorte & l'artére pulmonaire, les fibres sont dans l'état naturel.

J'ai remarqué jusqu'à trois plans dans les fibres du sac gauche ; ces plans se croisent , mais l'extérieur est tel qu'on le présente ici.

aa   Bande ou paquet constant, oblique & transversal , qui s'étend sur les deux sacs & vers la veine-cave.

bb   Bande oblique & transversale qui est opposée à l'autre & passe par dessous.

ccc   Diverses bandes qui varient en plusieurs sujets.

Troisième Figure.

Cette Figure représente la même chose que la précédente ; mais les sacs & les appendices ont été un peu enflés avec du charpi, pour que leurs fibres fussent plus sensibles.

Comme j'ai observé quelques variations dans l'arrangement de ces fibres, j'ai voulu les donner telles que je les ai trouvées dans deux sujets.

Quatrième Figure.

Il y a un faisceau transversal sur tout le devant des sacs, c'est-à-dire, près de la base du cœur derriere l'aorte, du moins ai-je trouvé ce faisceau en plusieurs sujets.

Du côté gauche ce faisceau ou cette bande musculeuse, embrasse l'appendice ; mais du côté droit, c'est sur l'appendice que cette bande se répand.

Au reste ses deux extrémités s'épanouissent & se divisent en deux faisceaux principaux, dont l'inférieur embrasse la racine de l'appendice sous lequel il passe.

PLANCHE X.

Cette Planche représente encore le plan externe des fibres musculaires , qui couvrent la surface supérieure, ou antérieure des sacs du cœur & des appendices ; comme leurs cavités sont injectées , les plans de fibres ne paroissent pas tels que dans l'état naturel.

Il est impossible que par une dilatation forcée les directions ne changent, & que les fibres ramassées en páquers ne s'écartent.

Les sacs qu'on représente ici sont pris de deux sujets , ainsi il n'est pas surprenant qu'il y ait quelque différence ; on y trouve des variations fréquentes.

Au reste, il étoit nécessaire d'injecter ces sacs & leurs appendices , car sans l'injection on ne pouvoit pas montrer leur face supérieure.

Premiére Figure.

A   La veine pulmonaire droite antérieure.

B   La veine pulmonaire gauche antérieure.

C   Appendice gauche.

D   Appendice droit.

E   Sac gauche.

F   Sac droit.

G   Veine-cave supérieure forcée par l'injection.

f   Fibres du sac droit qui vont à la cloison.

h   Fibres du sac gauche qui vont aussi à la cloison.

gg   Cloison qui sépare les sacs ; il y a un enfoncement à cause du gonflement des sacs de chaque côté.

Seconde Figure.

Cette Figure représente de plus que l'autre les appendices relevés, pour qu'on puisse voir leurs fibres musculaires.

A   Sac droit.

B   Sac gauche.

C   Appendice gauche relevé & vû par dessous.

D   Appendice droit relevé & vû par dessous.

g   La cloison.

PLANCHE XI.

On a représenté dans cette Figure l'intérieur du ventricule gauche ; pour cela on a fait une section par l'aorte, & on l'a poussée le long de la cloison ; il n'y a que cette section qui puisse montrer la grande valvule, & laisser les piliers dans leur entier.

A   La grande valvule mitrale qui surpasse de beaucoup celle qui est cachée dessous.

B   Scissure qu'on a été obligé de faire pour étendre le ventricule & le montrer.

C   Autre scissure qui a été nécessaire pour la même raison.

D   Troisième scissure qu'on a faite à la pointe.

E   Espace lisse & poli qui est sous l'aorte.

F g, f G. Piliers d'où partent les filets tendineux, dont on a représenté l'entrée dans la valvule.

a a a Bande ou cordon tendineux auquel la valvule est attachée.

b b b Filaments tendineux qui rampent dans la valvule, & qui vont joindre ceux qui viennent de la racine de cette valvule.

c c c Piliers postérieurs avec leurs colonnes ; de ces piliers partent les filets pour la petite valvule.

ddddd d. Racines de piliers & les colonnes avec leurs aires.

On voit au bas des piliers les colonnes, les faisceaux, les filaments, les aires, les fossettes dont le ventricule est couvert ; il n'y a rien sur cette surface qui ne soit représenté d'après nature jusqu'aux aires les plus petites.

PLANCHE XII.

Cette Planche représente la petite valvule mitrale qui est sous la grande.

AA   La petite valvule mitrale.

BBB   Ce qui manque dans cet espace est dans la Figure qui représente la grande valvule.

CCCCCC. Les piliers.

DD Sections faites pour étendre le ventricule & pour le montrer.

a a   Filets tendineux coupés qui appartiennent à la grande valvule.

b b   Restes de la grande valvule.

c c c   Cordon où est attachée la petite valvule. Il n'est pas bien gravé, il doit être un peu plus haut & plus droit.

dddd Colonnes postérieures.

Cette valvule est beaucoup plus petite que l'autre, on voit qu'elle n'a rien qui ressemble à une mitre, c'est une bande plus étroite & elle a diverses dentelures qui reçoivent les filets tendineux.

PLANCHE XII.

On a représenté dans cette Planche tout ce qui est sous l'aorte, les valvules sigmoïdes & leur structure, le cordon auquel sont attachées les valvules auriculaires ; la façon dont se terminent les colonnes à ce cordon ; comme ce cœur avoit été dans l'eau alumineuse, le tissu avoit été resserré.

Première Figure.

AA Espace lisse & poli qui est sous l'aorte.

B Pilier avec ses filets tendineux qui vont au reste de la valvule f, qui a été déchirée.

C Autre pilier avec quelques filets tendineux qui va à un reste g de la valvule.

DDD Ce qui manque ici a été représenté dans la précedente Figure.

aaa Valvules sigmoïdes avec leurs tubercules; on a omis les sinus.

bbb Cordon qui est sous ces valvules; il est un peu plus large dans l'état naturel, & plus proche du fond des valvules.

cccc Colonnes, faisceaux, filaments & fossettes.

ddd Cordon des valvules mitrales.

eeee Insertion des fibres des colonnes sous ce cordon.

i, h. Embouchure des artères coronaires.

Seconde Figure.

Cette Figure représente la structure des valvules sigmoïdes.

a Le tubercule.

b Bosse ou second tubercule, qui est dessous.

c, d. Les angles que forment les cornes. Toutes les fibres qu'on voit dans cette Figure sont musculaires.

e, f. Artères coronaires.

Troisième Figure.

Cette Figure représente une valvule sigmoïde prise d'un autre sujet.

a Tubercule.

b, c. Les cornes.

PLANCHE XIV.

Cette Planche représente le ventricule droit ouvert par la partie antérieure le long de la cloison, en partant du côté droit de l'artère pulmonaire; on a choisi cette coupe pour montrer les trois valvules de suite, & ce sont ces valvules principalement qu'on a voulu donner ici.

A Grande valvule qui est devant l'artère pulmonaire.

B Petite valvule qui est la seconde.

C Troisième valvule qui est un peu plus grande que la seconde.

On a marqué sur les trois valvules les filets tendineux qui se croisent diversement en rampant entre les deux membranes de ces digues; il y a parmi ces filets des fibres charnues en divers sujets.

On voit aussi dans cette Figure la continuité des valvules; elles ne peuvent être bien séparées qu'au dessus de l'endroit K vers i, h; elles tiennent moins l'une à l'autre dans ces points.

D Grand pilier qui envoie des filets tendineux, & qui a diverses racines nnn.

EE Petits piliers qui fournissent aux valvules suivantes des filets tendineux; ces filets au reste, sont plus courts que ceux des valvules du ventricule gauche. On en a pris exactement la mesure ici en les dessinant.

FF Piliers transversaux qui doivent nécessairement borner la dilatation du cœur, & y causer une irritation quand il se remplit; cette irritation est le *stimulus*, ou l'éguillon qui peut être la cause de la contraction.

G Espace lisse & poli qui est sous l'embouchure de l'artère pulmonaire.

H Espace charnu qui est la racine des piliers.

III Diverses coupes ou échancrures qu'on a faites pour montrer l'intérieur du ventricule.

K   Bouquet de petits tendons qui sont coupés & qui vont à la valvule A; on voit les restes coupés en m.

hhh   La petite bande tendineuse à laquelle les valvules sont attachées.

iii   Petits filets qui viennent des parois de la cloison, & vont à la valvule C.

III   Diverses colonnes qui forment la surface d'une partie du ventricule.

m, n. Tendons qui sont coupés & qui étoient unis au bouquet K.

o   Endroit où est attachée l'extrémité de la grande valvule; on voit par cette position que cette soupape est devant l'orifice de l'artère pulmonaire; mais dans la dilatation cette valvule est tendue, puisqu'elle est tirée par des piliers & des filets posés à des endroits opposés.

La valvule ne peut donc pas s'appliquer à cet orifice; or si elle ne s'y applique pas pendant que le cœur est dilaté, elle ne peut fermer ce vaisseau dans aucun cas; c'est là du moins ce qui s'ensuit de la structure.

PLANCHE XV.

Pour montrer ce qui est représenté dans la Figure précédente on a ouvert le ventricule droit par devant le long de la cloison; mais on a ruiné 1°. beaucoup de fibres à la pointe où il s'en élève un grand nombre. 2°. On a détruit des piliers, des faisceaux & des filets transversaux qui vont de la cloison aux parois.

Pour montrer donc ce qu'on a enlevé, on a fait une autre coupe à la partie postérieure le long de la cloison, & on a ouvert l'artère pulmonaire en coupant BB, BB; car cette artère est implantée dans la substance du cœur, de laquelle elle est environnée de tous côtés.

Par cette coupe on montre 1°. l'artère pulmonaire ouverte. 2°. les valvules sigmoïdes; 3°. les diverses colonnes & les faisceaux, qui tapissent le ventricule.

AAA L'espace lisse & poli qui est sous l'artère pulmonaire, & qui est tel sans doute pour que le sang glisse plus facilement vers l'embouchure de ce vaisseau.

BB, BB. La substance du cœur coupée derrière l'artère pulmonaire qui en est environnée; car BB & BB sont unis.

CCC Les valvules sigmoïdes avec leurs tubercules qui sont représentés trop pointus.

DDD La façon dont se terminent les colonnes vers la base du ventricule, au cordon tendineux.

EE   Continuation du cordon où les colonnes se terminent.

F   Pointe du ventricule qu'on a épargnée autant qu'on a pû pour montrer le grand nombre de fibres qu'on y trouve ordinairement, & desquelles s'élèvent les piliers comme d'autant de racines.

GGG Piliers transversaux & leurs diverses racines.

Dans le bœuf on trouve ordinairement un grand pilier transversal; il est quelquefois dans le cœur humain comme une poutre qui le traverse.

Mais plus souvent il est appliqué aux parois. Outre cela on trouve dans ce ventricule des racines transversales, & des filets qui traversent de même; cependant tout cela est sujet à des variations.

H   Grand pilier avec un flocon de tendons coupés.

I   Autre pilier avec son flocon de tendons coupés.

aaa   Bande tendineuse sous les valvules sigmoïdes.

bbb   Bande tendineuse qui est à la racine des valvules tricuspides.

ccc   Continuation de la bande tendineuse de ces mêmes valvules, à la racine desquelles les colonnes finissent en diminuant, & en se changeant en filets tendineux.

Ces filets entrent du moins en partie dans la duplicature des valvules, se joignent aux filets qui viennent par les bords de ces soupapes, ou en sont une continuation ; du moins cette continuation paroît réelle en plusieurs de ces filets.

PLANCHE XVI.

On a voulu représenter dans cette Figure l'intérieur du sac du ventricule droit ; pour cela on a coupé ce sac à sa racine, autour de la base du cœur.

AAA Grand faisceau musculeux.

B   La veine-cave inférieure ouverte pour montrer la valvule d'Eustachi, telle qu'on l'a trouvée dans ce cœur qui étoit le cœur d'un adulte.

C   La veine coronaire.

D   La valvule de cette veine, telle qu'elle étoit dans ce cœur. On a vû dans les détails combien elle varie ; je l'ai vûe depuis peu au milieu de l'ouverture, & ayant un croissant à chaque côté.

eee   La valvule d'Eustachi dans laquelle il y avoit un trou vers k, le reste étoit un reseau musculaire ; on voit derriere la partie convéxe de cette valvule des faisceaux qui ont la même courbure, & qui ne lui appartiennent pas.

F   La veine-cave supérieure ouverte.

GK   Grand faisceau musculaire, qu'on a pris pour la queue de la valvule.

LLL Divers faisceaux.

J'ai trouvé ce qui suit dans des remarques que j'ai faites autrefois sur le cœur ; dans l'oreillette proprement dite, on trouve des faisceaux *lacerti*, sous lesquels on peut passer un filet entr'eux & la membrane ; c'est dans le cul-de-sac sur-tout qu'on trouve cette séparation par laquelle les lacerti sont détachés de la membrane ; ailleurs les faisceaux y sont collés

f   Corne de la valvule d'Eustachi ; cette corne est sur la partie supérieure antérieure du trou ovale. Dans le fœtus quelquefois elle le couvre tellement qu'on ne peut le voir que par dessous cette corne ; de-là vient qu'il est difficile de représenter ce trou dans sa situation naturelle avec ses accompagnemens. On a abbaissé la corne f en la détachant du bord du trou ovale ; elle devroit être élevée vers i, pour qu'elle fût dans sa situation naturelle par rapport au trou ovale.

g   Faisceau qui va à l'appendice, dont l'intérieur est représenté entre g, mmm ; les colonnes dans cet appendice s'épanouissent en bouquets ; il y en a beaucoup, & on en trouve moins dans l'appendice gauche ; elles sont differemment disposées.

hhhhh Racine des faisceaux musculeux.

k   Corne gauche de la valvule.

On voit dans ces faisceaux que leur entre-deux n'est pas tout formé par des fibres plumiformes, comme on l'a dit ; tous ces intervalles ont été représentés avec exactitude, on y voit diverses fibres & leurs diverses directions.

PLANCHE XVII.

Cette Planche représente le cœur du fœtus, & les diverses parties qui lui sont particuliéres; elles ont été desfignées dans leur grandeur naturelle, & on leur a donné toutes les proportions qu'elles avoient dans le sujet sur lequel elles ont été prises.

Première Figure.

A   Le cœur dans la grandeur qu'il avoit dans un fœtus à terme.

B   L'oreillette gauche avec ses dentelures.

C   L'oreillette droite avec des traces de dentelures qui s'efacent ensuite.

d   L'artére pulmonaire dans sa longueur naturelle.

e   L'aorte dont on a représenté exactement la grosseur & la courbure.

f   La veine-cave supérieure.

g   La carotide gauche.

hh   Le canal artériel qui est fait d'une substance fort élastique, & où je n'ai pû découvrir des fibres.

h   L'insertion oblique du canal artériel, au dessous & au côté de la souclaviere gauche.

i   L'artére pulmonaire gauche, plus petite que la droite.

k   L'artére pulmonaire droite, plus grosse & plus proche du cœur que la gauche.

l   La souclaviere droite, dont le tronc est le même que celui de la carotide du même côté.

m   La souclaviere gauche.

Seconde Figure.

AB, aa   La valvule d'Eustachi telle qu'elle étoit dans ce fœtus.

AB   Les cornes de cette valvule; la corne B étoit au-dessus du trou ovale, qu'on voioit par le coin i.

La corne A débordoit du côté d'A l'ouverture de la veine-cave; Lancisi a pris pour le manche les faisceaux bbb.

d   Le grand faisceau musculeux d'où partent les faisceaux charnus de l'oreillette.

On voit dans cette valvule le bord flottant qui est musculeux, le réseau, les fibres musculeuses qui forment tout le reste de la valvule.

Depuis que cet ouvrage est achevé j'ai vû le traité de *Guiffart*, qui a décrit cette valvule.

1°. Il l'a représentée dans la veine-cave, & précisément au confluent de la veine-cave supérieure, & de la cave inférieure.

2°. Elle appartient, selon lui, à la veine-cave inférieure, & elle couvre l'orifice de ce vaisseau.

3°. Elle est *au-dessous* de la veine coronaire.

4°. A sa partie postérieure elle laisse dans la veine-cave un espace pour *que le sang qui monte vers le cœur par ce vaisseau, ait un passage libre*.

5°. Selon cet Écrivain, l'usage de la valvule est d'empêcher que le sang & le chyle qui viennent de la cave supérieure, ne tombent dans l'inférieure.

Troisiéme Figure.

Cette Figure représente le trou de communication, la valvule, & sa structure.

a   Partie supérieure où les fibres qui viennent de bbb, passent sur celles qui viennent de ddd; elles sont dans leur concours un paquet musculeux plus fort & plus élevé, qui forme une bosse en a.

bbb, cc, dd. Le contour du trou de communication, où l'on voit lateralement les fibres s'écarter & se détacher comme les jones du bord d'un panier d'osier.

c vis-à-vis de a, marque le croisement des fibres qui viennent des deux côtés.

Le trou ovale a été deſſigné ici dans la grandeur qu'il avoit dans un fœtus de neuf mois. Les fibres musculaires de la valvule ont été marquées exactement ; ces fibres subsistent dans l'adulte, & grossiſſent même beaucoup.

Au reſte le bord flottant de la valvule, je veux dire, le bord supérieur est fort épais.

Quatriéme Figure.

Cette figure représente la valvule du côté du sac gauche.

a La corne poſtérieure de la valvule ; cette corne est terminée vis-à-vis la lettre a.

bb, c. La corne antérieure ; elle est terminée en c.

ddddd Le contour de la valvule qui couvre le trou de communication, on voit à ce contour le terme des fibres musculaires qui couvrent la valvule ; le plan de fibres ddddd appartient au ventricule gauche.

e L'ouverture du trou ovale, & le bord flottant de la valvule ;

ce bord est plus gros, & comme un cordon qui est en partie accompagné de fibres musculaires.

ff Espace qui s'étend sous le bord de la corne cb, sous laquelle on peut pousser & promener aſſez profondément un stilet depuis c jusqu'au trou ovale ; c'est ce qui fait dans l'adulte le sac dont parle M. Morgani.

Cinquiéme Figure.

Cette Figure représente un plan de fibres perpendiculaires qui appartiennent au ventricule droit, qui sont ſur le plan de la troiſiéme Figure, & qui disparoiſſent dans l'adulte, ou n'y laiſſent que quelque veſtige au bas ; souvent même on ne les voit pas dans le fœtus de neuf mois ; les fibres qui sont ſous les extrémités du bord flottant se continuent en montant avec les cornes en forme de petits faiſceaux.

Sixiéme Figure.

Cette Figure représente l'ouverture du canal artériel h dans l'aorte, avec l'eſpéce de valvule ou de pli cd.

Septiéme Figure.

Cette Figure représente la position des deux artéres pulmonaires à leurs naiſſance, avec leur pli ab, ef ; l'une, c'est-à-dire, h est devant & vers le côté gauche ; l'autre g est derriere & vers le côté droit.

Toutes les Planches ont été deſſinées par le ſieur JACQUES POTTIER, Capitaine d'Infanterie, & Ingénieur de Monſeigneur le Maréchal de Saxe ; & ont été gravées par le ſieur ROBERT.

FIN.

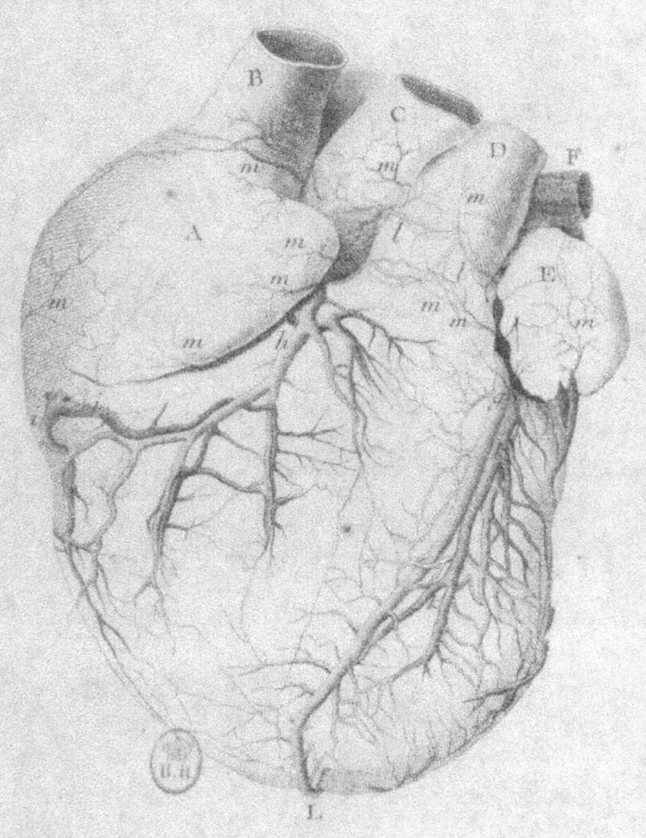

Pévée del.   J. Robert sculp.

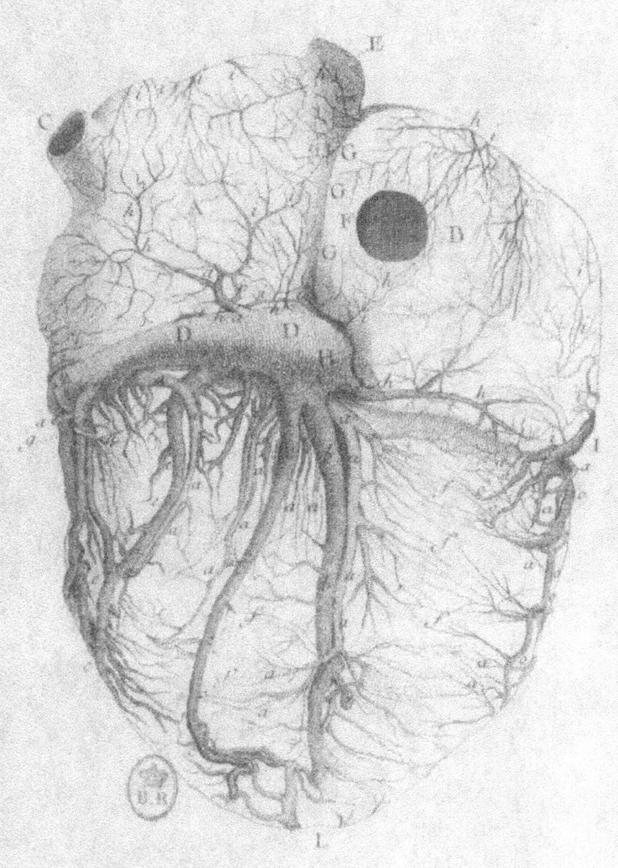
E
C
G
G
F
G
h
D
D
D
U.R
L

fig. 2

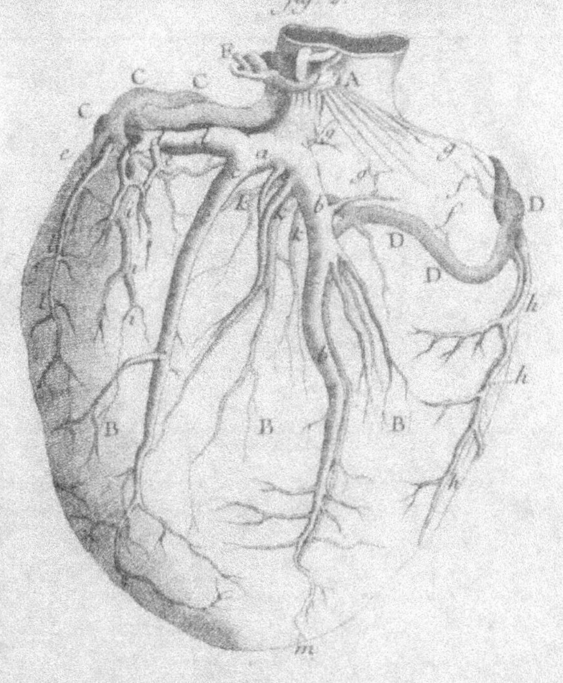

fig. 1

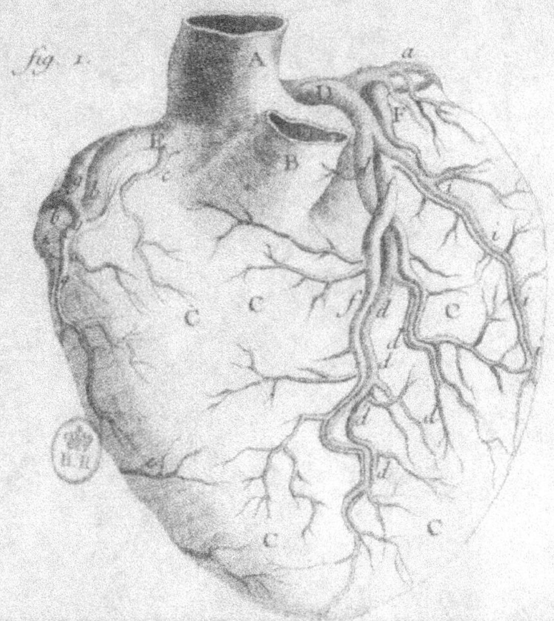

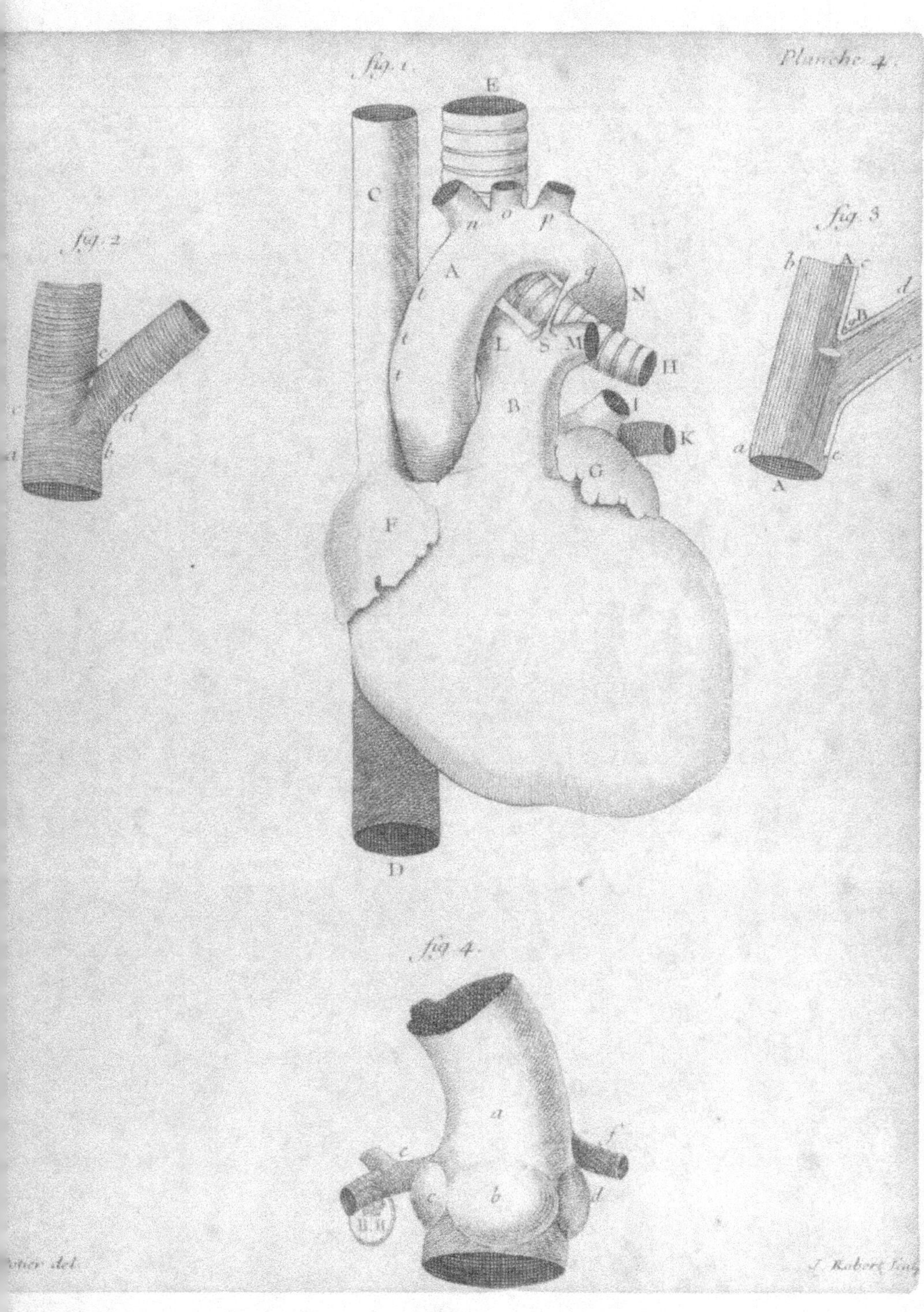

fig. 1
Planche 4.
fig. 2
fig. 3
fig. 4
E
C
A
N
H
K
G
F
B
D
L S M
n o p
d
a b c
A
Potier del.
J. Robert sc.

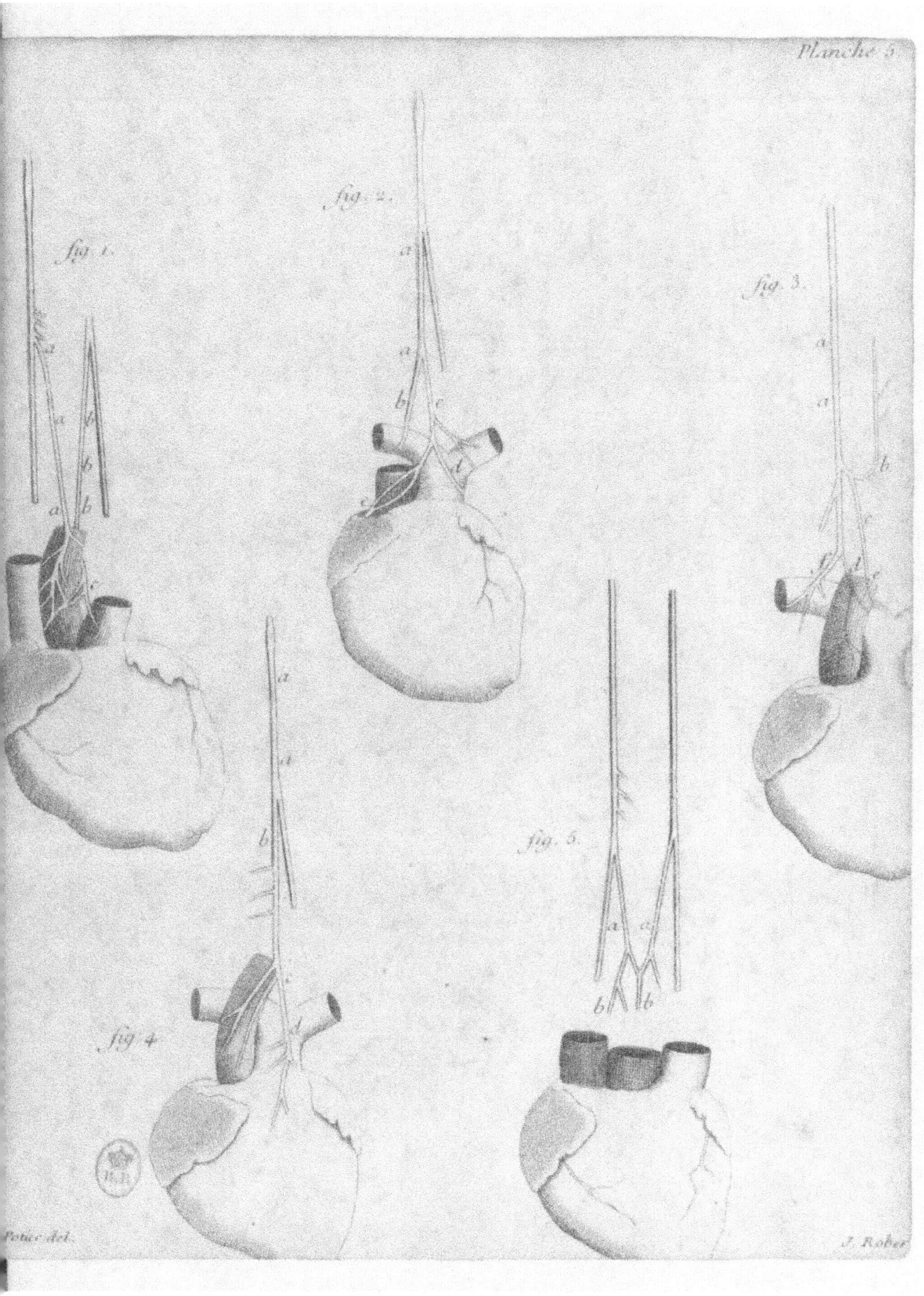

fig. 1.
fig. 2.
fig. 3.
fig. 4.
fig. 5.
Potier del.
J. Rober.

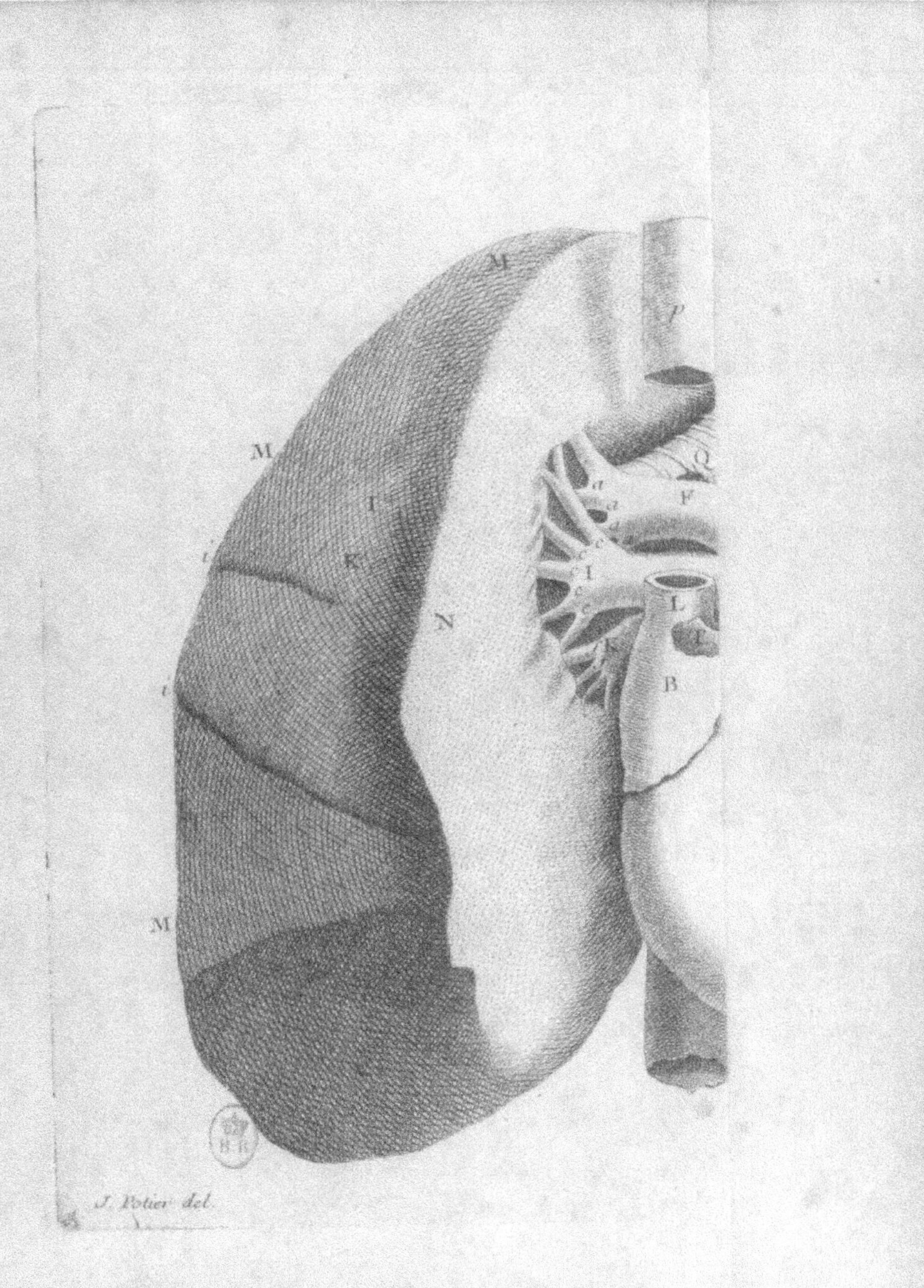

M
P
M
I
i
K
N
Q
F
a
a
e
I
e
e
L
d
B
i
M
J. Potier del.

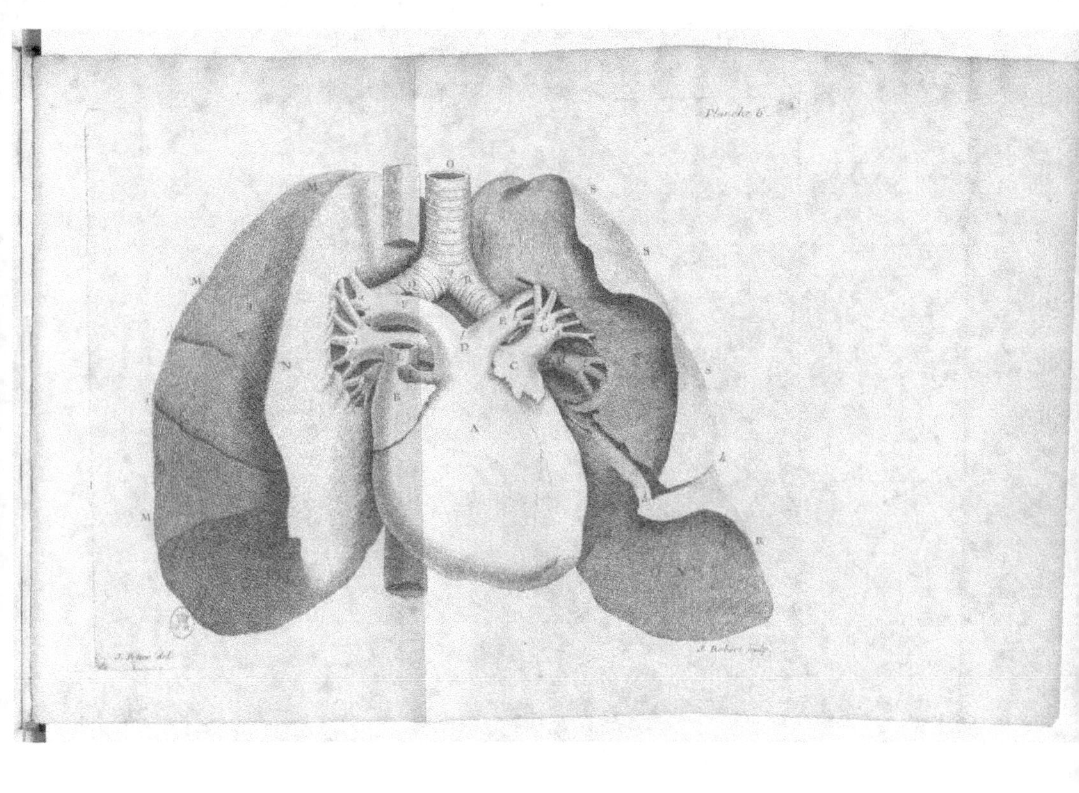

Planche 6.
J. Milsaa del.
J. Robert Sculp.

Planche 7.

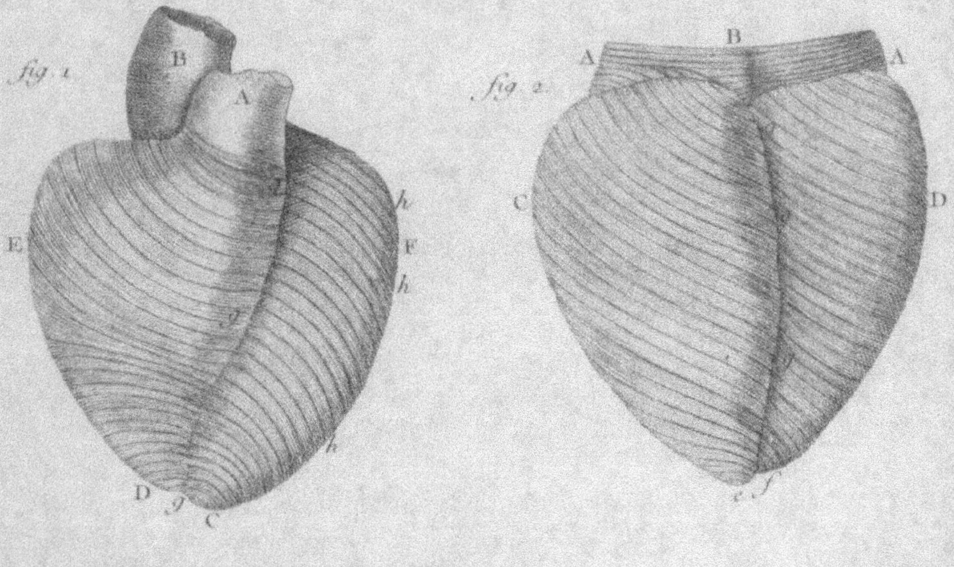
fig. 1
fig. 2
fig. 3
fig. 4
A
B
C
D
E
F
g
h
c
d
f

J. Potier del.

J. Robert sculp.

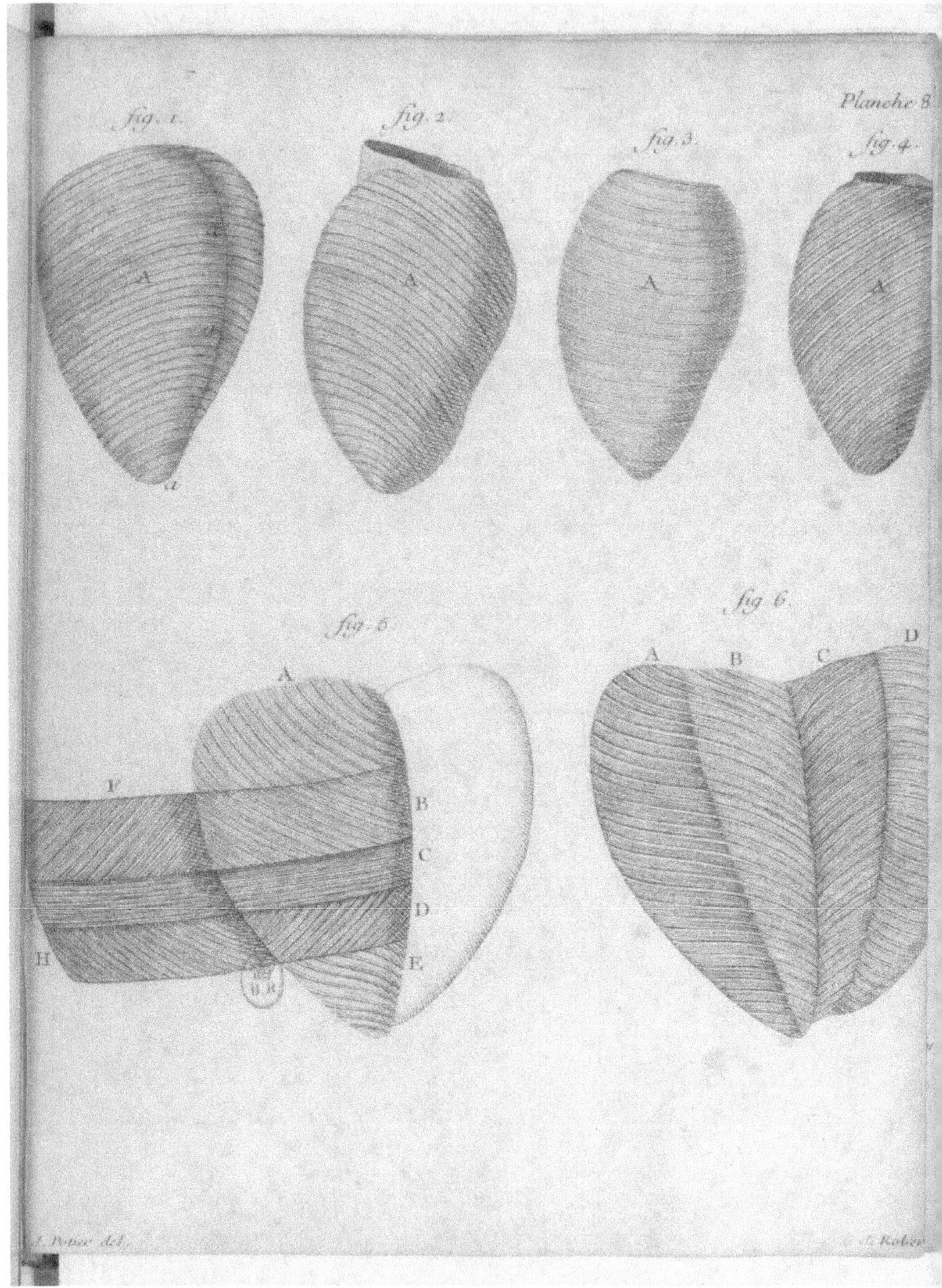

Planche 8
fig. 1.
fig. 2.
fig. 3.
fig. 4.
A
A
A
A
fig. 5.
fig. 6.
A
A
B
C
D
F
B
C
D
E
H
J. Penier del.
J. Robin

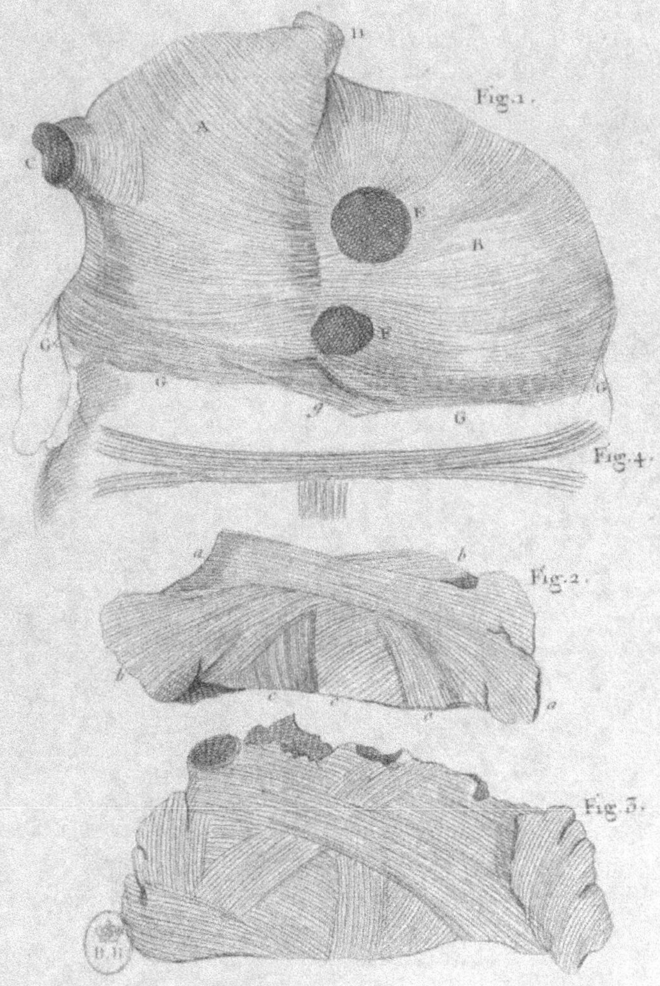
Fig.1.
H
A
C
E
B
F
G
G
g
G
G
Fig.4.
a
b
b
Fig.2.
c
c
a
Fig.3.
D.H.
N. B. de Poilly
Petier Delin.

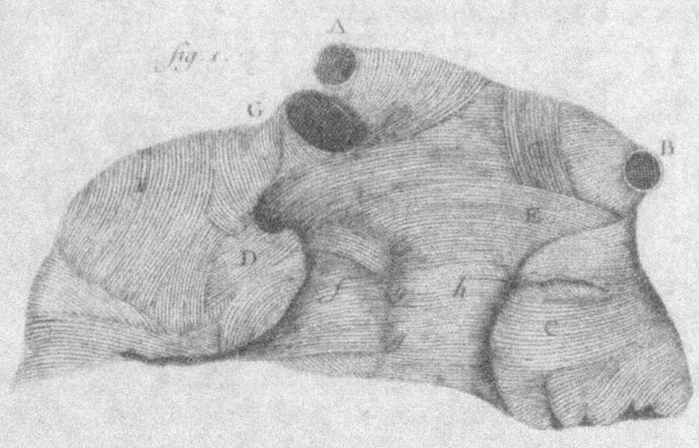
fig. 1.
A
G
B
E
D
f
g
h
C

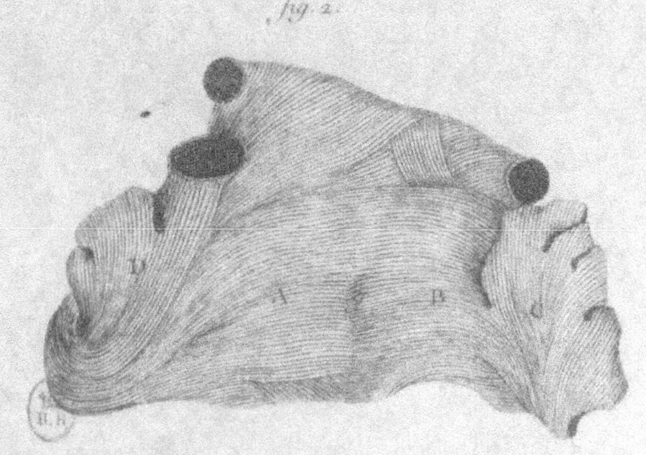
fig. 2.
D
A
B
C

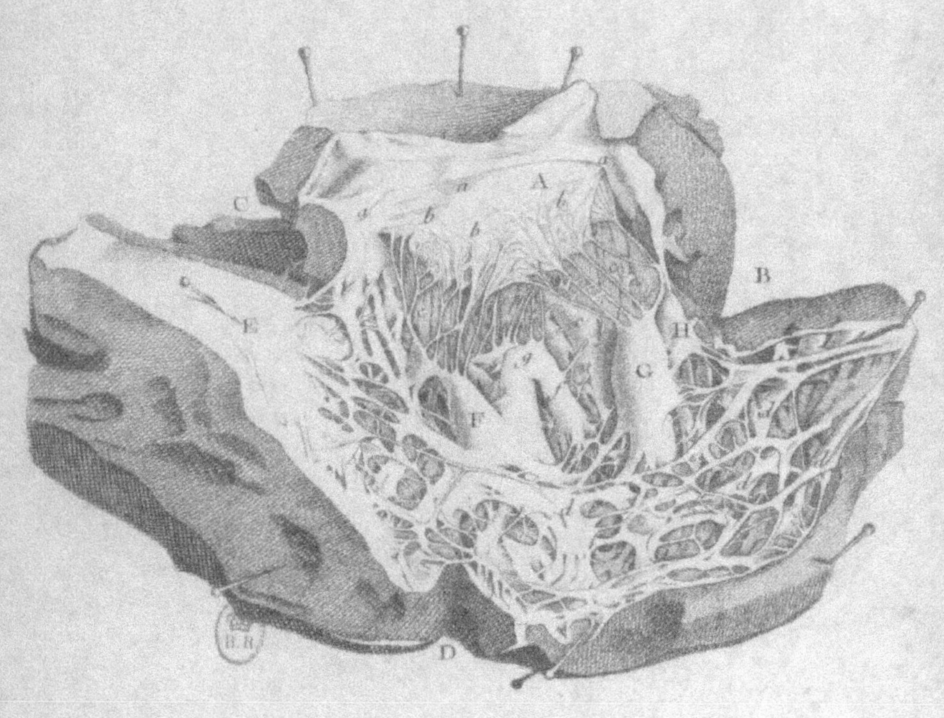

C
E
A
a
b
b
B
H
G
F
D
J. Potier del.
J. Robert Scul.

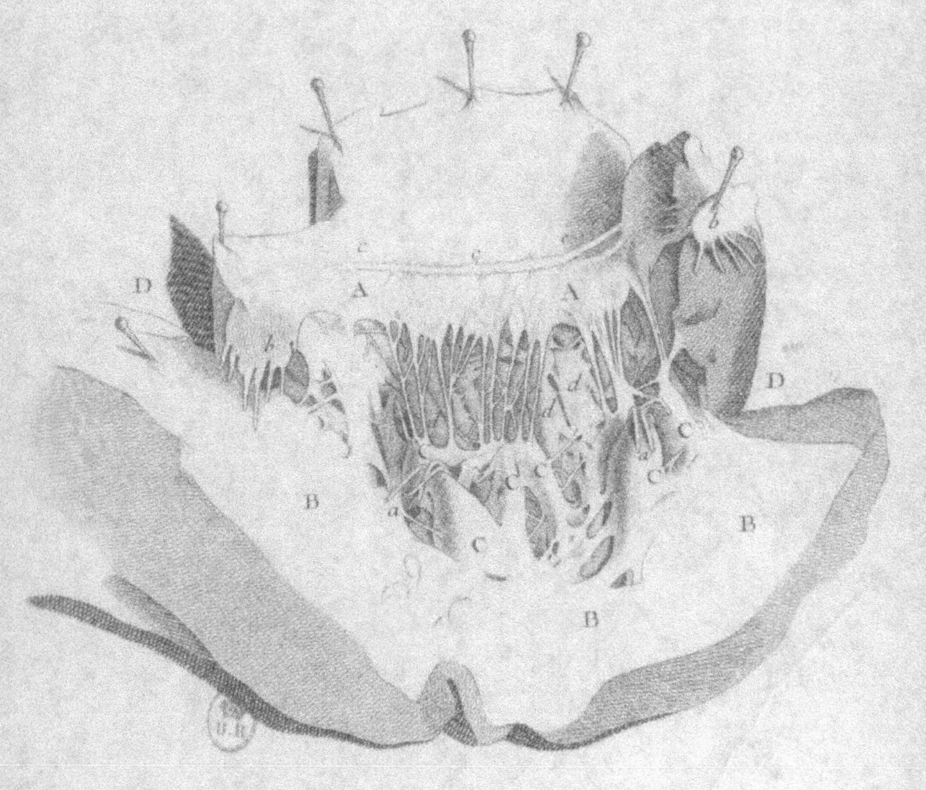

J. Potier del.

J. Robert sculp.

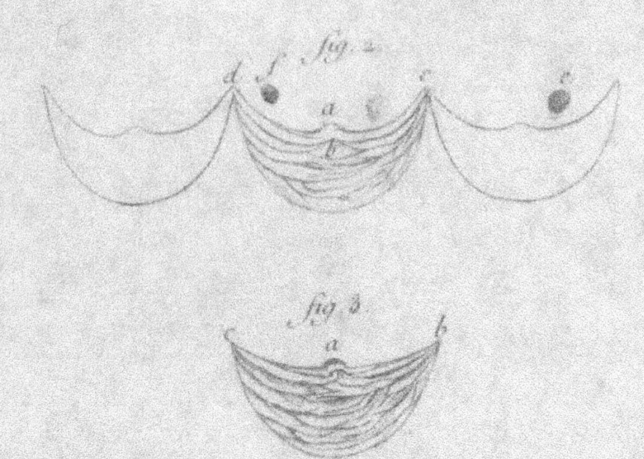

fig. 2.
d f a c e
b

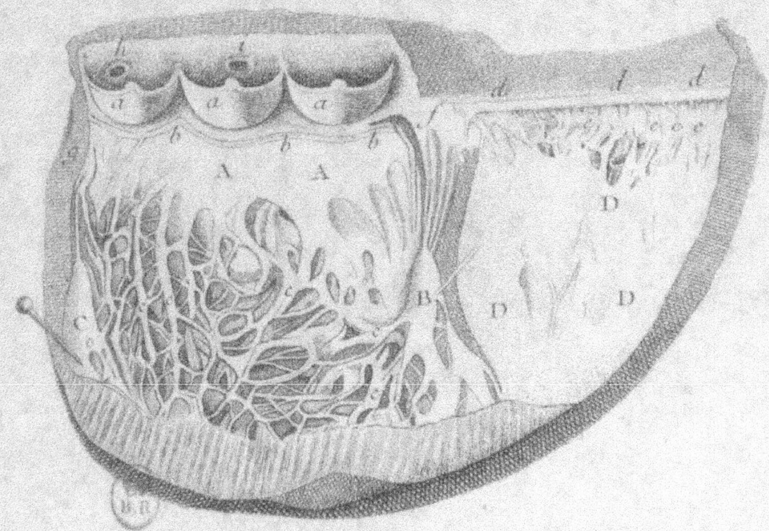

fig. 3.
a b

fig. 1.
d d d
a a a
b b b
A A
c e e
B
D
D D

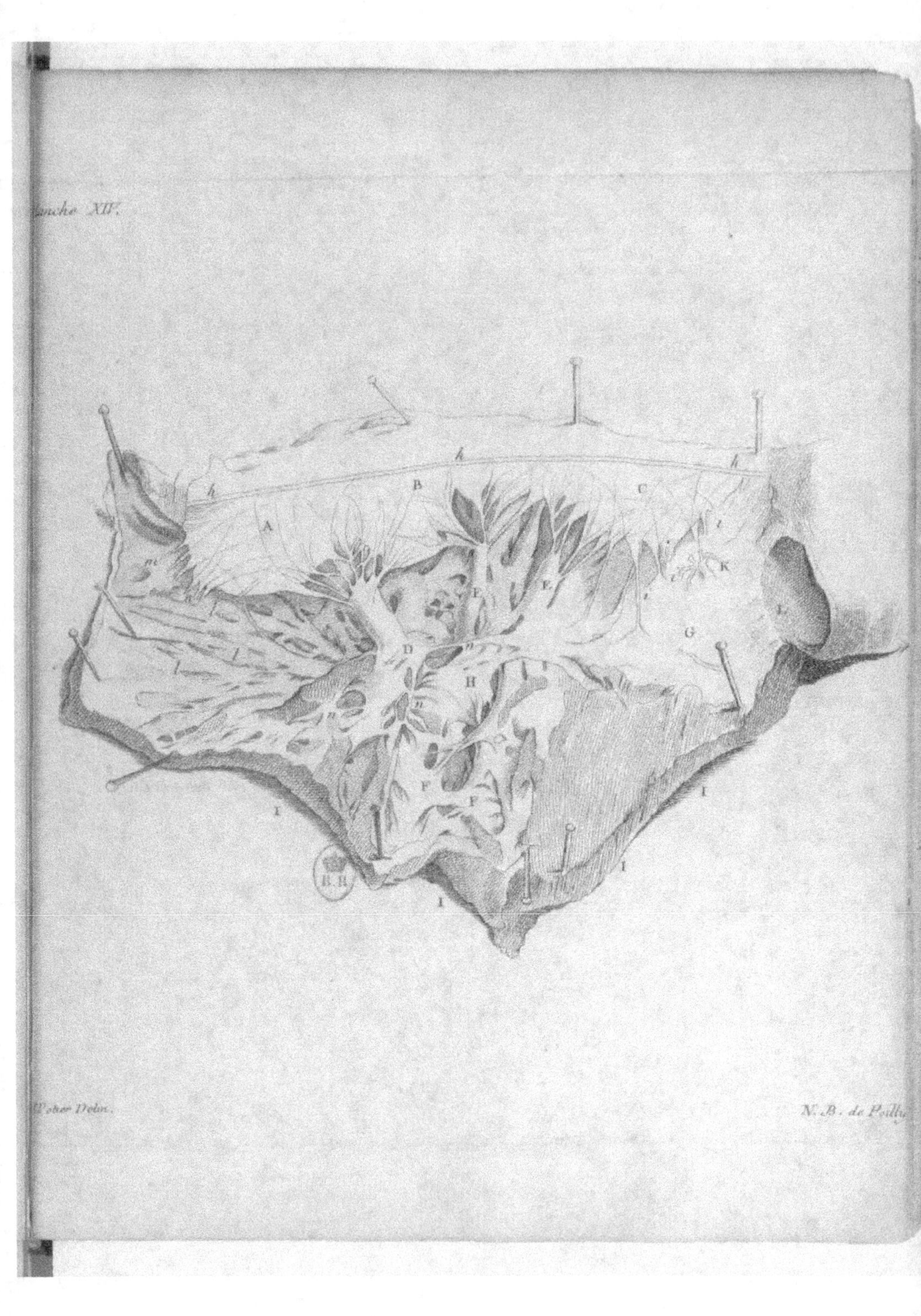

h
A
B
C
D
E
F
G
H
I
K
L
h
h
R.R.

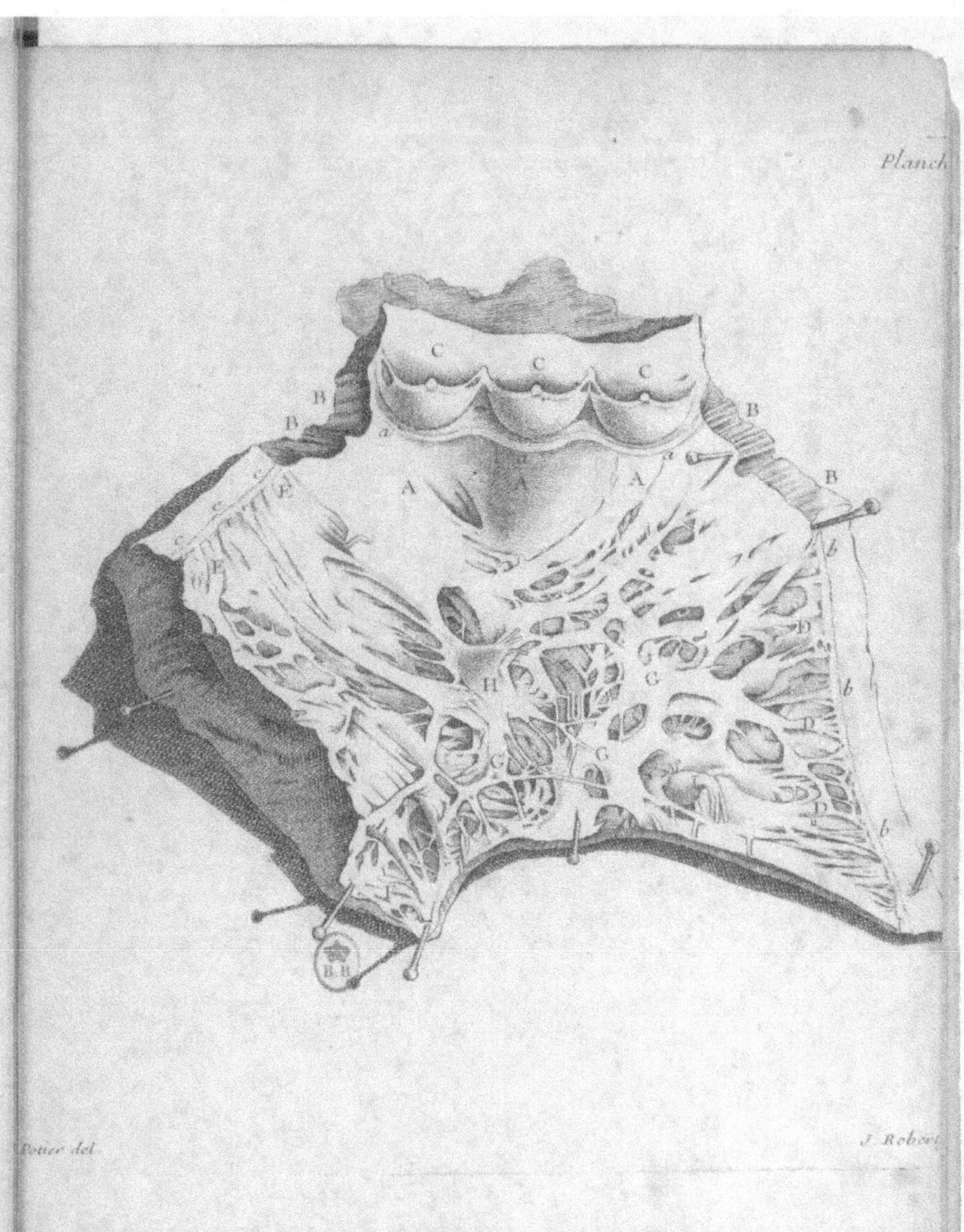

Planch.
Potier del.
J. Robert

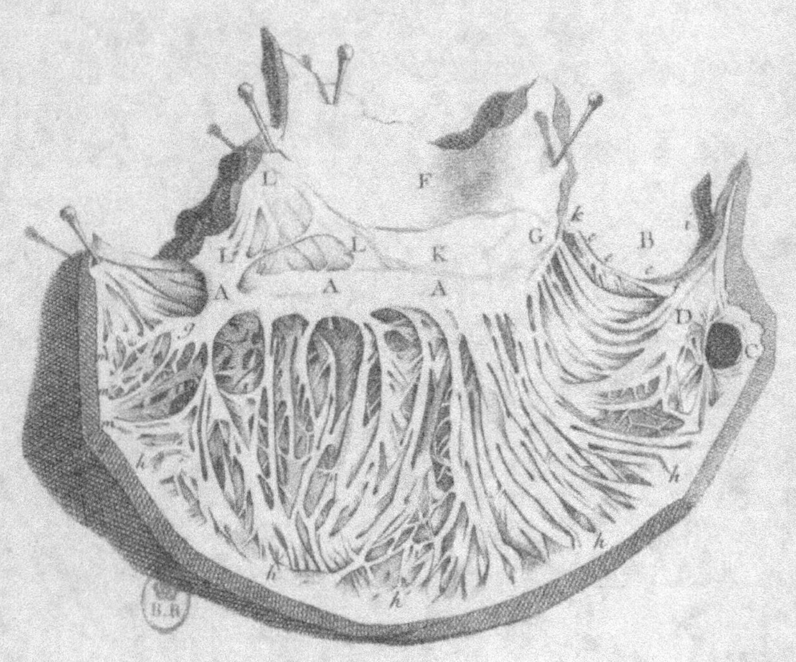
L
F
L'
L
K
G
k
B
i
A
A
A
D
C
m
h
h
h
h
h
h
B.B

fig. 2.

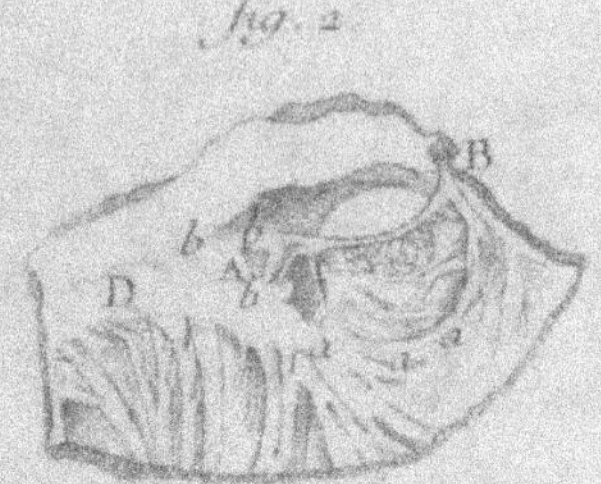

fig. 5.

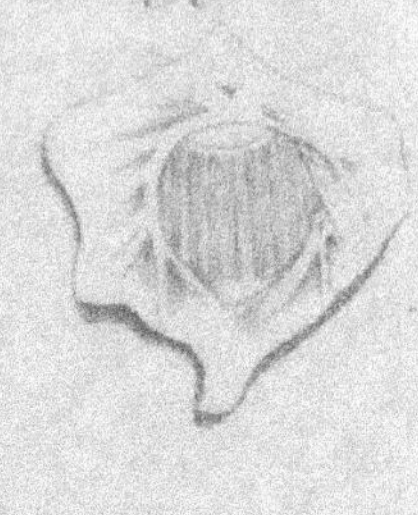

fig. 4.

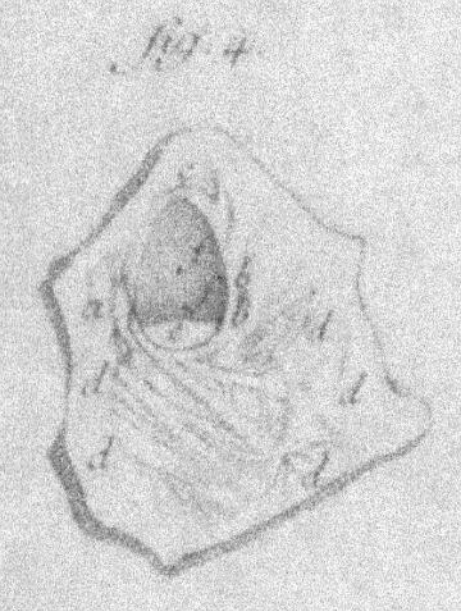

fig. 1.

fig. 6.

fig. 7.

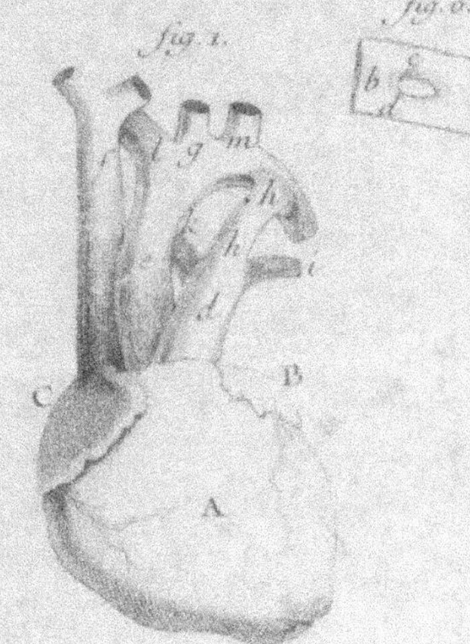

fig. 3.

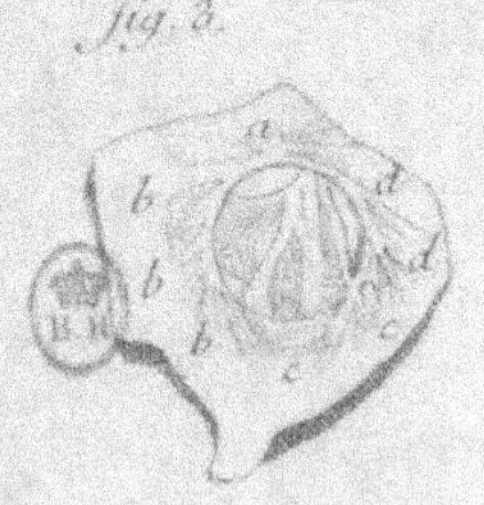

ERRATA DU PREMIER VOLUME.

Page 7. *ligne* 17. dans le fœtus, *ajoûtez* dit-on,
— *lig.* 18. en haut, *ajoûtez* mais cette idée est fausse.
Page 11. *lig.* 34. musculaires, *ajoûtez* dans les premiers tems.
Page 34. *lig.* 37. liens, *lisez* tiers.
Page 26. *lig.* 7. Spighius, *lisez* Spigelius.
Page 52. *lig.* 10. Ce qui a partagé plusieurs, *ajoûtez* Écrivains.
Page 58. *lig.* 11. l'autre à, *lisez* & a.
— *lig.* 11. l'oreillette, *lisez* l'autre.
Page 65. *lig.* 5. corps humain, *lisez* cœur humain.
Page 115. *lig.* 21. filets, *lisez* filtres.
— *lig.* 26. *idem.*
Page 116. *lig.* 27. effacez, & Fallope.
Page 130. *lig.* 10. le jetta, *lisez* me jetta.
Page 133. *ligne* 17. vaisseaux, *lisez* faisceaux.
Page 142. *lig.* 31. lignée, *lisez* ligne.
Page 143. *lig.* 26. sa couleur, *lisez* la couleur.

Page 185. *lig.* 31. du cœur est, *lisez* du cœur n'est pas.
Page 201. *lig.* 21. pour suivre ces fibres dans leur état naturel, *ajoûtez* (je parle ici des fibres de la seconde couche).
Page 208. *lig.* 36. envoyent, *ajoûtez* dans quelques endroits seulement.
Page 218. *lig.* 36. plus grosse, *lisez* moins grosse.
Page 225. *lig.* 1. dessus, *lisez* dessous.
Page 238. *lig.* 15. & par Riolan, *lisez* & niée par Riolan.
Page 270. *lig.* 29. le rendent plus pesant, *ajoûtez* (ce fait est contredit par un Physicien, qui a éprouvé le contraire dans les bains chauds) mais.
Page 281. *lig.* 6. diverses, *lisez* divers.
Ibidem, cylindrique, *ajoûtez* il y a des espèces de vessies qui se contractent successivement.
Page 288. *lig.* 6. Harvei, *ajoûtez* (c'est ici le Secrétaire qui parle, Harvei n'étoit pas dans cette idée).

On s'est presque borné à marquer ici des fautes qui sont dans le premier livre qui roule sur la Structure, le Lecteur pourra corriger plus facilement celles qui peuvent se trouver ailleurs. Comme l'Auteur a été absent pendant l'impression, il est impossible qu'il ne se soit glissé d'autres fautes dans un Ouvrage aussi étendu.

ERRATA DU SECOND VOLUME.

Page 11. *lig.* 31. toison, *lisez* cloison.
Page 14. *lig.* 31. un nommé Heriot, *ajoûtez* a été placé parmi ceux qui pouvoient disputer au grand Harvei le fruit de ses travaux.
Page 46. *lig.* 1. *Fortunius*, *lisez Fortunatus Plempius.*
— *lig.* 1. Homobon de Crémone, *effacez* le nom de cet Écrivain.
— *lig.* 4. Walæus, *lisez* Plempius.
Page 48. *lig.* 27. ce fut Homobon de Crémone qui proposa, *lisez* c'est Homobon de Crémone qui a proposé.
Page 77. *lig.* 5. dedans, *lisez* dans le sang.
Page 160. *lig.* 9. prise, *ajoûtez* ensemble.
Page 184. *lig.* 7. Winteringham, *lisez* Wintringham.
Page 199. *lig.* 30. flétrie, *lisez* flechie.
Page 212. *lig.* 5. de ses, *lisez* des.
Page 218. *lig.* 37. l'inspiration, *lisez* l'expiration.
Page 243. *lig.* 30. dans un plus grand, *lisez* dans ceux qui sont plus grands.

Page 270. *lig.* 12. viennent, *lisez* vienne.
Page 271. *lig.* 14. faire reculer, *lisez* pousser.
Page 309. *lig.* 1. repompant, *ajoûtez* dans des lieux resserrés & fermés.
Page 310. *lig.* 34. fiévres épidémiques, *lisez* épidemies.
Page 578. *lig.* 11. globules, *lisez* lobules.
— *lig.* 12. le cône, *lisez* la pointe du cône.
Page 581. *lig.* 11. couches externes, *ajoûtez* qui fussent communes.
Page 590. *lig.* 13. cavité, *lisez* valvule.
Page 605. *lig.* 9. a dit que la pointe du milieu, *lisez* que le milieu.
Page 606. *lig.* 13. quesce qui, *lisez* qui est-ce qui.
Page 607. *lig.* 13. l'observation faite, *lisez* l'observation seule.
Page 617. *lig.* 13. caractériques, *lisez* caractéristiques.
Page 618. *lig.* 5. Bouchin, *lisez* Bauhin.
Page 620. *lig.* 16. s'élevent, *lisez* s'éleveroient.

Page 621. _lig._ 6. on il , _lisez_ qu'il.
— _lig._ 26. Il n'est pas douteux que de telles valvules s'opposent , _lisez_ Il pourroit paroître douteux que de telles valvules s'opposent.
Page 623. _lig._ 10. Mais l'explication présente,
lisez Voici l'explication qui présente.
Page 625. _lig._ 30. autant de différences.
Dans cette digue , _lisez_ autant de différences dans cette digue.
Page 628. _lig._ 9. flux , _lisez_ reflux.
Page 630. _lig._ 13. transversalement , _lisez_
transversale.

Page 634. _lig._ 13. d'utres , _lisez_ d'antres.
Page 643. _lig._ 6. séparées dans cinq. La séparation , _lisez_ séparées ; dans cinq la
séparation.
Page 644. _lig._ 25. au contraire , _effacez ces
mots._
Page 648. _lig._ 30. mais je n'en ai pû , _lisez_
mais dans beaucoup de cœurs je n'en
ai pû.
Page 670. _lig._ 21. canelures , _lisez_ canelures transversales.
Page 677. _lig._ 21. avérées , _lisez_ avouées.

ADDITION.

ON a dit dans l'explication de la quinzième Planche que les tubercules qui sont sur les valvules ligaroïdes, étoient représentés avec une pointe ; mais cette pointe a été corrigée depuis l'impression.

La description de la valvule appliquée au trou ovale a besoin de quelques corrections, on les trouvera dans le Supplément, & sur-tout dans les dernières Figures.

Depuis l'impression du premier Tome j'ai fait diverses recherches sur les fibres musculaires de cette valvule, j'ai trouvé le double plan de fibres qui la composent en partie.

Le plan le plus considérable appartient au côté gauche, il est formé par des faisceaux fort obliques par rapport au bord flottant de la valvule ; ces faisceaux subsistent & grossissent, même dans les adultes ; ils communiquent les uns avec les autres par des fibres qui s'en détachent latéralement.

Le plan qui a des fibres parallèles, & à peu près perpendiculaires par rapport au bord flottant de la valvule, appartient au côté droit ; ce plan n'est pas aussi sensible que l'autre, ses fibres sont fort déliées, elles disparoissent en divers sujets, & dans divers âges ; c'est ce qui m'avoit fait soupçonner d'abord que ce plan n'étoit pas constant.

Au bord du trou ovale, c'est-à-dire au bord inférieur, j'ai trouvé divers croisemens des fibres musculaires qui viennent du contour ; les fibres musculaires qui arrivent d'un côté, passent sur des fibres venues du côté opposé, & d'autres passent dessous.

Dans la description de la valvule d'Eustachi j'ai parlé du manche de cette valvule, mais ce manche n'est pas constant ; je l'ai donné tel que je l'ai observé dans un cœur. Ces corrections au reste, regardent le Chapitre pénultième du premier Livre.